医药卫生类普通高等教育校企合作“双元规划”精品教材

U0393321

临床营养学

赵颀涵　马云霞　王晓静　主编

江苏大学出版社
JIANGSU UNIVERSITY PRESS
镇　江

图书在版编目（CIP）数据

临床营养学 / 赵颀涵，马云霞，王晓静主编．--镇江：江苏大学出版社，2023.5

ISBN 978-7-5684-1960-4

Ⅰ.①临… Ⅱ.①赵… ②马… ③王… Ⅲ.①临床营养 Ⅳ.①R459.3

中国国家版本馆 CIP 数据核字（2023）第 058824 号

临床营养学

Linchuang Yingyangxue

主　　编 / 赵颀涵　马云霞　王晓静
责任编辑 / 李经晶
出版发行 / 江苏大学出版社
地　　址 / 江苏省镇江市京口区学府路 301 号（邮编：212013）
电　　话 / 0511-84446464（传真）
网　　址 / http://press.ujs.edu.cn
排　　版 / 北京世纪鸿文制版技术有限公司
印　　刷 / 三河市恒彩印务有限公司
开　　本 / 889 mm×1 194 mm　1/16
印　　张 / 21
字　　数 / 639 千字
版　　次 / 2023 年 5 月第 1 版
印　　次 / 2023 年 5 月第 1 次印刷
书　　号 / ISBN 978-7-5684-1960-4
定　　价 / 69.00 元

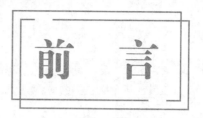

前　言

《临床营养学》主要针对医学护理专业和医学相关专业学生编写。本书各章节的编写围绕人才培养这一根本任务，以全面实施素质教育为主题，以提高教学质量为核心，采用创新人才培养模式并着力于提高学生实践创新能力。高等教育教学要以应用为目的，以必需、够用为度，尤其突出应用性和实践性，强化技能培养。根据这一编写思路，本书在相应章节中为不同生理和疾病状态人群的营养支持及治疗提供了参考食谱，这使得教学内容更加具体，可操作性强，便于学生在有限的课时内掌握临床营养学的基本内容。

临床营养学是营养学的重要组成部分，随着临床医学和营养学的发展，这两个领域的关系更加密切。此外，临床营养学还是一门综合学科，与临床医学、预防医学、康复医学、护理医学等多门学科相关。因此，临床营养学不仅仅是疾病的临床辅助治疗，也不单纯是对营养缺乏症进行治疗，其内涵覆盖了营养在正常人体的生理状态及疾病的病因、病程、预防、治疗、康复等方面的作用。

本书在编写过程中得到了各高等医学院校多位专家的指导和支持，在此我们表示衷心的感谢！由于编者的水平和能力有限，书中疏漏和不足之处在所难免，敬请专家、同行和广大读者批评指正。

编　者

编委会

主　编　赵颀涵　马云霞　王晓静

副主编　范文燕　吴有根　于娓娉

宋家乐　裴艳琴　何莉雅

编　委　(排名不分先后)

赵颀涵（九江学院）

马云霞（江苏省南通卫生高等职业技术学校）

范文燕（九江学院）

王晓静（济源职业技术学院）

于娓娉（东营职业学院）

吴有根（江西应用科技学院）

潘敏侠（江苏省南通卫生高等职业技术学校）

张　娟（沧州医学高等专科学校）

宋家乐（桂林医学院）

裴艳琴（西安医学高等专科学校）

余　涛（九江学院附属医院）

刘清壮（高州人民医院）

谭益秋（廉江人民医院）

何莉雅（广州卫生职业技术学院）

李　玲（南通市第三人民医院）

吴琪芳（九江学院附属医院）

黄显光（广州市白云区第二人民医院）

李华蕊（沧州市中心医院）

李研研（沧州市人民医院）

包曦元（中国人民解放军联勤保障部队第九二四医院）

目　录

第一篇　营养学基础

第一章　营养素与能量 …… 1
第一节　蛋白质 …… 1
第二节　脂类 …… 5
第三节　碳水化合物 …… 7
第四节　能量 …… 10
第五节　维生素 …… 13
第六节　矿物质 …… 19
第七节　水 …… 24
第八节　膳食纤维 …… 25
第九节　植物化学物 …… 27
第二章　各类食物的营养价值 …… 29
第一节　植物性食物的营养价值 …… 29
第二节　动物性食物的营养价值 …… 35
第三章　食品安全 …… 43
第一节　食品污染及其控制 …… 43
第二节　食品安全的管理 …… 52
第四章　合理营养与膳食指南 …… 56
第一节　合理营养与膳食营养素参考摄入量 …… 56
第二节　膳食结构 …… 58
第三节　中国居民膳食指南和平衡膳食宝塔 …… 59
第五章　不同生理人群的营养与膳食 …… 70
第一节　孕妇、乳母的营养与膳食 …… 70
第二节　婴幼儿的营养与膳食 …… 75
第三节　儿童、青少年的营养与膳食 …… 78
第四节　中、老年人的营养与膳食 …… 79

第二篇　临床营养概论

第六章　营养状况评价与食谱编制 …… 84
第一节　膳食调查和营养状况评价 …… 84
第二节　患者的营养健康教育 …… 89
第三节　食谱编制和评价 …… 91
第七章　医院膳食种类 …… 101
第一节　常规膳食 …… 101
第二节　治疗膳食 …… 107
第三节　试验膳食 …… 121
第八章　临床营养支持 …… 124
第一节　肠内营养 …… 124
第二节　肠外营养 …… 136
第三节　肠内营养和肠外营养的相互关系 …… 146

第三篇　临床营养各论

第九章　代谢性疾病的营养治疗 …… 149
第一节　糖尿病 …… 149
第二节　血脂异常和脂蛋白异常血症 …… 155
第三节　痛风 …… 159
第四节　肥胖症 …… 162
第五节　骨质疏松症 …… 167
第十章　胃肠道疾病的营养治疗 …… 171
第一节　胃炎 …… 171
第二节　消化性溃疡 …… 177
第三节　炎症性肠病 …… 182
第十一章　肝胆疾病的营养治疗 …… 188
第一节　慢性肝炎 …… 188
第二节　脂肪肝 …… 191
第三节　肝硬化 …… 194
第四节　肝性脑病 …… 198
第五节　肝豆状核变性 …… 202
第六节　胆结石和胆囊炎 …… 205
第十二章　胰腺疾病的营养治疗 …… 210
第一节　急性胰腺炎 …… 210
第二节　慢性胰腺炎 …… 214
第十三章　心脑血管疾病的营养治疗 …… 217
第一节　原发性高血压 …… 217
第二节　冠状动脉粥样硬化性心脏病 …… 221
第三节　脑血管疾病 …… 225

第十四章 肾脏疾病的营养治疗…… 230
第一节 急性肾小球肾炎…… 230
第二节 慢性肾小球肾炎…… 232
第三节 肾病综合征…… 234
第四节 急性肾衰竭…… 236
第五节 慢性肾衰竭…… 240
第六节 糖尿病肾病…… 243
第十五章 呼吸系统疾病的营养治疗…… 246
第一节 支气管哮喘…… 246
第二节 呼吸衰竭…… 249
第三节 慢性阻塞性肺疾病…… 253
第十六章 儿科疾病的营养治疗…… 259
第一节 小儿腹泻…… 259
第二节 佝偻病…… 264
第三节 小儿糖尿病…… 268
第四节 儿童肥胖症…… 271
第五节 苯丙酮尿症…… 274
第十七章 外科疾病的营养治疗…… 279
第一节 围手术期…… 279
第二节 短肠综合征…… 284
第三节 肠瘘…… 287
第十八章 恶性肿瘤的营养治疗…… 291
第一节 概述…… 291
第二节 恶性肿瘤的临床表现…… 293
第三节 营养相关因素与恶性肿瘤发病的关系…… 296
第四节 肿瘤患者的代谢特点…… 299
第五节 肿瘤患者的营养治疗…… 300
附录一 中国居民膳食营养素参考摄入量 DRIs …… 303
附录二 常用食物成分表(食部 100 g)节选 …… 309
参考文献…… 325

第一篇　营养学基础

第一章　营养素与能量

学习目标

1. 掌握营养素基本功能、食物来源、参考摄入量。
2. 掌握生热营养素在营养上的作用。
3. 理解营养对人体健康的重要性。

第一节　蛋白质

蛋白质（protein）是所有生命细胞极其重要的结构成分和活性物质，占人体体重的16%~19%，约占人体固体成分的45%。人体内的蛋白质始终处于不断分解和不断合成的动态平衡，每天约有3%的人体蛋白质被更新。

一、必需氨基酸和蛋白质的分类

蛋白质是由氨基酸以肽键连接而成的，组成蛋白质的氨基酸有20种。其中有9种是人体自身可以合成以满足机体需要的，称为非必需氨基酸（non-essential amino acid）；另有9种是人体自身不能合成或合成速度不能满足机体需要的，必须由食物提供，称为必需氨基酸（essential amino acid，EAA），包括缬氨酸、异亮氨酸、亮氨酸、苯丙氨酸、蛋氨酸、色氨酸、苏氨酸、赖氨酸、组氨酸，其中组氨酸为婴幼儿必需氨基酸；还有2种氨基酸，即半胱氨酸和酪氨酸，它们在体内可分别由蛋氨酸和苯丙氨酸转变而成。如果食物中含有充足的半胱氨酸和酪氨酸，那么可以减少蛋氨酸和苯丙氨酸的需要量。因此，半胱氨酸和酪氨酸也被称为条件必需氨基酸（conditional essential amino acid）或半必需氨基酸（semiessential amino acid）。

食物蛋白质所含的必需氨基酸种类和数量不同，它们的营养学价值也不同。必需氨基酸含量和比值越接近人体需要，其营养价值就越高。蛋白质根据营养学价值高低可以分成完全蛋白质、半完全蛋白质和不完全蛋白质。①完全蛋白质中必需氨基酸种类齐全、数量充足、比例适当，不但能维持人体健康，还能促进生长发育。如肉、奶、蛋、禽、鱼、豆类食品中的酪蛋白、白蛋白、卵磷蛋白、肌蛋白、大豆球蛋白等。②半完全蛋白质中必需氨基酸种类虽然齐全，但含量不足或相互间比例不适当，若以它作为膳食蛋白质的唯一来源，可以维持生命，但不能促进生长发育。如小麦和大麦中的麦胶蛋白，其中赖氨酸含量较少。③不完全蛋白质中必需氨基酸种类不全，如果以它作为膳食蛋白质的唯一来源，则既不能维持生命，也不能促进生长发育。如玉米中的玉米胶蛋白、动物肉皮和结缔组织中的胶原蛋白、豌豆中的球蛋白等。

二、蛋白质的生理功能

（一）机体主要构成成分

蛋白质占正常成人体重的16%~19%，其含量仅次于水。人体的所有组织、器官中均含有蛋白质。

（二）构成体内各种重要的生理活性物质

生物体内的生命现象几乎都离不开蛋白质。如调节人体代谢和机能的绝大多数酶、激素，在体内参与物质转运的血红蛋白、载脂蛋白、载体蛋白，调节人体免疫机能的抗体、细胞因子，血液凝固、视觉形成等重要生理活动都与蛋白质有着密切的关系。

（三）体内其他含氮物质的合成原料

体内嘌呤、嘧啶、肌酸、肌酸酐、尿素等含氮物质的合成都是以某些氨基酸为原料的。精氨酸代谢产生的一氧化氮、含硫氨基酸代谢产生的牛磺酸具有特殊的生理功能。

（四）供给能量

1 g蛋白质在体内代谢约产生16.7 kJ（4.0 kcal）的能量。

（五）肽类和氨基酸的特殊生理功能

近年来的研究发现，某些肽类和氨基酸还具有特殊的生理功能。如以牛奶中的酪蛋白为原料，利用酶技术分离取得的酪蛋白磷酸肽可促进钙、铁的吸收；从乳酪蛋白、鱼贝类、某些植物蛋白中可分离取得具有降血压作用的降压肽；从牛的κ-酪蛋白、α_1-酪蛋白、β-酪蛋白中可得到具有免疫调节作用的免疫调节肽；谷胱甘肽作为自由基清除剂，可保护生物膜免受氧化破坏；精氨酸代谢产生的一氧化氮对许多生理过程都有着重要的作用，如防止胸腺退化、参与巨噬细胞吞噬和杀灭细菌；牛磺酸可促进中枢神经系统发育、谷氨酰胺可防止长期接受肠外营养支持患者的胃肠发生废用性改变等。必须指出的是，目前所知的具有特殊生理作用的氨基酸都是非必需氨基酸，今后的研究可能会有更多的发现。

三、食物蛋白质的营养学评价

食物中蛋白质的营养学价值评价对食品品质的鉴定、新食品资源的开发、指导居民膳食等都是十分必要的。常用指标有以下六种。

（一）蛋白质的含量

食物中蛋白质的含量是评价食物蛋白质营养价值的基础。一般用凯氏定氮法（Kjeldahl determination）测定食物中的含氮量，再乘以系数6.25得出食物粗蛋白质含量。

（二）蛋白质消化率

蛋白质消化率（digestibility of protein）是指蛋白质可被消化酶分解的程度。蛋白质消化率越高，表明该蛋白质被吸收利用的程度越高。蛋白质消化率可分为真消化率（net digestibility）和表观消化率（apparent digestibility）。

$$蛋白质真消化率(\%)=\frac{摄入氮-(粪氮-粪代谢氮)}{摄入氮}\times 100\%$$

$$蛋白质表观消化率(\%)=\frac{摄入氮-粪氮}{摄入氮}\times 100\%$$

粪代谢氮是指消化道脱落的黏膜细胞和肠道微生物及由肠黏膜分泌的消化液随粪便排出所含的氮。一般情况下，动物性蛋白质消化率高于植物性蛋白质消化率。

（三）生物价

生物价（biological value，BV）是反映食物蛋白质消化吸收后被机体利用程度的指标，生物价越高，表明其被机体利用的程度越高。

$$蛋白质生物价(\%)=\frac{储留氮}{吸收氮}\times 100\%$$

$$吸收氮=摄入氮-(粪氮-粪代谢氮)$$

$$储留氮=吸收氮-(尿氮-尿内源氮)$$

尿内源氮为机体不摄入蛋白质时尿液中所含的氮，主要来源于组织分解。

（四）蛋白质净利用率

蛋白质净利用率（net protein utilization，NPU）是反映食物中蛋白质被利用程度的指标，它将食物蛋白质的消化率和生物价结合起来评定蛋白质的营养价值。

$$蛋白质净利用率(\%)=\frac{储留氮}{摄入氮}\times 100\%$$

$$蛋白质净利用率(\%)=生物价\times 消化率$$

（五）蛋白质功效比值

蛋白质功效比值（protein efficiency ratio，PER）是用处于生长阶段中的幼年动物实验期的体重增加和摄入蛋白质的量的比值来反映蛋白质营养价值的指标。该指标广泛用于婴幼儿食品蛋白质的评价。

$$蛋白质功效比值=\frac{同期动物增加体重(g)}{实验期间动物摄入蛋白质(g)}$$

在不同的实验条件下，所测同一食物的功效比值常有明显差异。为使实验结果具有可比性，设立常用标化酪蛋白（其 PER 应为 2.5）对照组，按下列公式计算校正 PER。

$$校正\ PER=\frac{2.5}{标化酪蛋白\ PER}\times 实验组\ PER$$

（六）氨基酸评分

氨基酸评分（amino acid score，AAS）是食物蛋白质中 EAA 和参考蛋白质或理想模式中相应的 EAA 的比值，它反映了蛋白质构成和利用率的关系。

$$氨基酸评分=\frac{被测蛋白质中每克氮（或蛋白质）中氨基酸含量（mg）}{参考蛋白质中每克氮（或蛋白质）中氨基酸含量（mg）}$$

参考蛋白质（reference protein）是指某种食物蛋白质，其必需氨基酸的含量达到或接近人体对氨基酸需要量的构成模式。一般指鸡蛋蛋白质。

被测蛋白质中 AAS 小于 100 的氨基酸称为限制氨基酸（limiting amino acid），分值由小到大排列，分别称为第一、第二、第三限制氨基酸等。

氨基酸评分方法比较简单，其缺点是没有考虑食物蛋白质的消化率。因此，美国食品药品监督管理局（Food and Drug Administration，FDA）推荐应用经消化率修正的氨基酸评分，其计算公式：

经消化率修正的氨基酸评分=AAS×真消化率

由于各种食物蛋白质中必需氨基酸构成模式不同，将富含某种必需氨基酸的食物与缺乏该种必需氨基酸的食物搭配食用，使混合食物蛋白质中必需氨基酸模式更接近人体需要模式，从而提高蛋白质的生物学价值，这种作用叫蛋白质互补作用（complementary action of protein）。如谷类缺乏赖氨酸而富含蛋氨酸，豆类缺乏蛋氨酸而富含赖氨酸，将两者混合食用可提高蛋白质的生物学价值。

评价蛋白质质量的指标还有相对蛋白质比值（RPV）、净蛋白质比值（NPR）、氮平衡指数（NBI）等。几种常见食物蛋白质的质量见表 1-1。

表 1-1　几种常见食物蛋白质质量

食 物	BV	NPU（%）	PER	AAS
全鸡蛋	94	94	3. 92	1. 06
全牛奶	87	82	3. 09	0. 98
鱼	83	81	4. 55	1. 00
牛肉	74	73	2. 30	1. 00
大豆	73	66	2. 32	0. 63
精面粉	52	51	0. 60	0. 34
大米	63	63	2. 16	0. 59
土豆	67	60	—	0. 48

来源：孙长颢．营养与食品卫生学［M］．8 版．北京：人民卫生出版社，2017.

四、蛋白质营养不良

蛋白质营养不良在各年龄人群中均可发生，但处于生长发育旺盛期的儿童更容易发生。据世界卫生组织估计，目前世界上大约有 500 万儿童患有蛋白质—能量营养不良（protein-energy malnutrition，PEM），大多数是由食物缺乏蛋白质引起的，少数由疾病或营养不当引起。

儿童的 PEM 分为两种。一种叫水肿型（kwashiorkor，加纳语），指能量基本满足，而蛋白质严重不足的儿童营养性疾病。主要表现为头发变色、变脆、易脱落，表情淡漠、虚弱，生长发育迟缓，容易发生肺内感染，肢体压陷性水肿等。另一种叫消瘦型（marasmus），多是由蛋白质和能量均严重不足造成的。患儿外观消瘦，皮肤干松、多皱、失去弹性和光泽，严重时呈“皮包骨”状，颊部深陷、眼大而似小猴面容，容易发生感染性疾病而死亡。这两种情况可以单独存在，也可混合存在。

对成年人来说，蛋白质长期摄入不足可表现为体重减轻、免疫力低下、压陷性水肿、记忆力减退等。

五、蛋白质的食物来源及推荐摄入量

（一）蛋白质的食物来源

粮谷类蛋白质含量为 8%～10%，动物性食物如肉、蛋、禽、鱼及奶制品，其蛋白质含量为 10%～20%，干大豆中蛋白质含量为 30%～40%，坚果类蛋白质含量为 15%～30%，鲜奶类正常情况下蛋白质含量为 3%～3. 5%。蔬菜、水果中蛋白质含量较少，一般仅为 1%左右。

我国居民蛋白质的主要来源是粮谷类，每天有 30～40 g 蛋白质来源于粮谷类食物，其次来源于动物性食物。

（二）蛋白质的推荐摄入量

通常以氮平衡来测试人体蛋白质需要量和评价人体蛋白质营养状况。公式为：$B=I-(U+F+S+M)$。其中 B 表示氮平衡状况，I 表示食物氮的摄入量，U、F、S、M 分别表示尿氮、粪氮、皮肤损失氮和其他氮排出量。$B>0$ 称为正氮平衡，$B=0$ 称为氮零平衡或零氮平衡，$B<0$ 称为负氮平衡。正常生长发育中的婴幼儿处于正氮平衡，饥饿或疾病引起蛋白质摄入不足者或分解代谢加剧者处于负氮平衡，正常成人一般处于零氮平衡。理论上，成人每天摄入 30 g 左右的优质蛋白即可满足零氮平衡，但考虑到我国居民膳食蛋白质的质量、社会经济发展的现状，建议正常成年人蛋白质摄入量为 1.0~1.2 g/(kg·d)。处于生长发育阶段的婴幼儿及儿童的蛋白质摄入量为 2~3 g/(kg·d)，青春期少年的蛋白质摄入量为 1.5~2.0 g/(kg·d)。或以蛋白质提供的能量占全日总能量的百分比为指标，成人应达到 10%~12%，儿童及青少年应达到 12%~14%。为保证食物蛋白质的质量，膳食中优质蛋白质的摄入量应占蛋白质总摄入量的 1/3 以上。

第二节 脂 类

脂类是人体结构的组成成分，具有重要的生物学作用，同时也是人和动物重要的能量来源。人类的食物中不能没有脂类，但脂类摄入过多又会因能量过剩而增加肥胖、动脉硬化、肿瘤等疾病发生的危险性。

一、脂类和脂肪酸的分类

（一）脂类

脂类（lipids）包括脂肪（fat）和类脂（lipoid）。脂肪又称中性脂肪（neutral fat），即甘油三酯（triglycerides），是由一分子甘油和三分子脂肪酸组成的。类脂包括磷脂（phospholiplids）、糖脂（glycolipids）、固醇类（steroids）、脂蛋白（lipoprotein）等。食物中的脂类 95%是甘油三酯，人体内贮存的脂类 99%是甘油三酯。

（二）脂肪酸

食物中的脂肪主要以甘油三酯为基本结构，甘油三酯由一分子甘油和三分子脂肪酸形成，目前已知自然界有 40 多种脂肪酸。脂肪酸根据碳链长短，可分为长链脂肪酸（14 碳以上）、中链脂肪酸（8~12 碳）和短链脂肪酸（6 碳以下）。根据饱和程度可分为饱和脂肪酸（saturated fatty acid，SFA）、单不饱和脂肪酸（monounsaturated fatty acid，MUFA）和多不饱和脂肪酸（polyunsaturated fatty acid，PUFA）。脂肪酸的不饱和键能吸收碘，每 100 g 脂肪吸收碘的毫克数称为碘价（iodine value），碘价越大，则脂肪酸的不饱和键越多。

1. 反式脂肪酸

由于不饱和脂肪酸的双键是不能自由旋转的，因此存在顺式和反式两种异构体。天然的不饱和脂肪酸多以顺式形式存在，但牛奶中的反式脂肪酸约占不饱和脂肪酸的 1/5。不饱和脂肪酸的双键可与氢结合变成饱和键，随着饱和程度的增加，油类可由液态变为固态，这一过程称为氢化。氢化过程中可产生反式不饱和脂肪酸，如人造黄油含 25%~35%的反式脂肪酸。流行病学研究显示，摄入过多的反式脂肪酸可增加血液低密度脂蛋白（low-density lipoprotein，LDL）含量，从而增加动脉硬化的危险性。《中国居民膳食营养素参考摄入量（2013 版）》将我国 2 岁以上儿童及成人膳食中来源于食品加工产生的反式脂肪酸的摄入量（tolerable upper intake levels；UL）定为小于总能量的 1%，大致相当于 2 g。

2. 必需脂肪酸

人体除了从食物中获得脂肪酸外，还可以自身合成多种脂肪酸。但亚油酸（linoleic acid；$C_{18:2}$，n-6）和 α-亚麻酸（α-linolenic acid；$C_{18:3}$，n-3）不能在人体内合成，必须通过食物供给，称为必需脂肪酸（essential fatty acid，EFA）。

3. 长链多不饱和脂肪酸（long-chain polyunsaturated fatty acid，LCPUFA）

LCPUFA 是指链长在 18 个碳原子以上并含有多个顺式不饱和键的脂肪酸。根据碳链上双键的位置，LCPUFA 可以分成 n-3、n-6、n-9（或 ω-3、ω-6、ω-9）等系列。

LCPUFA 中比较重要的有花生四烯酸（arachidonic acid，AA；$C_{20:4}$，n-6）、二十碳五烯酸（eicosapentaenoic acid，EPA；$C_{20:5}$，n-3）、二十二碳六烯酸（docosahexaenoic acid，DHA；$C_{22:6}$，n-3）。它们可以由必需脂肪酸合成，但合成速度较为缓慢，因此直接从食物中获取是最有效的途径。目前研究认为，EPA 和 DHA 具有降低甘油三酯、调节免疫功能和抗炎作用，是脑和视网膜正常发育必需的物质。

需要注意的是，LCPUFA 的摄入应适当，过量摄入 LCPUFA 可大大增加机体对抗氧化剂的需要量，所以食物中 SFA、MUFA、LCPUFA 比例应适当。

二、脂类的生理功能

（一）构成人体的重要成分

磷脂和固醇是构成生物膜的主要成分；脂肪的主要成分是甘油三酯，具有保持体温，支撑、保护脏器的作用。

（二）储能、供能、节约蛋白质

1 g 脂肪在体内代谢可产生 37.7 kJ（9 kcal）热能。人体脂肪是能量储存的重要形式，可防止机体动员蛋白质分解供能。

（三）改善食物的感官性状

食物中的脂类，可改善食物的感官性状，提高食欲，增加饱腹感。

（四）促进脂溶性维生素的吸收

食用油脂又是脂溶性维生素的重要来源之一，并有利于其吸收。如鱼油中的维生素 A、D，植物油中的维生素 E、K 等。

（五）提供必需脂肪酸

必需脂肪酸是体内合成甘油三酯、磷脂、胆固醇酯、类二十烷酸物质（前列腺素、血栓素、白三烯等）、长链多不饱和脂肪酸必需的原料。

1. 必需脂肪酸是磷脂的重要组成成分

磷脂是生物膜的主要结构物质，必需脂肪酸缺乏可影响细胞膜、线粒体膜的功能，严重时线粒体肿胀、溶解，甚至导致细胞坏死、溶解。

2. 与胆固醇代谢有关

体内的胆固醇多以胆固醇酯的形式存在，低密度脂蛋白（LDL）主要负责把肝脏合成的胆固醇和甘油三酯转运到周围组织代谢、贮存，而高密度脂蛋白（high-density lipoprotein，HDL）主要负责把外周组织合成的胆固醇和甘油三酯转运回肝脏进行代谢。临床上常用动脉硬化指数（AI）来评估动脉硬化发生的危险性，AI=（TC-HDL）/HDL，其中TC为血总胆固醇。AI的正常数值应小于4。AI数值越大，发生动脉硬化的危险性就越高。必需脂肪酸同n-3、n-6系列的其他多不饱和脂肪酸（如EPA、DHA）具有降低血LDL、升高血HDL的作用，从而降低AI值，降低发生动脉硬化的危险性。

3. 必需脂肪酸是合成类二十烷酸的前体物质

类二十烷酸物质主要有前列腺素（prostaglandin，PG）、血栓素（thromboxane，TXA）和白三烯（leukotriene，LT）。它们是二十碳三烯酸 $C_{20:3}$，n-6、二十碳四烯酸 $C_{20:4}$，n-6、二十碳五烯酸 $C_{20:5}$，n-3在环氧化酶和脂氧化酶的作用下生成的，在调节血压、血脂、人体内的凝血和出血状况、炎症反应、体温等方面起着重要作用。

必需脂肪酸缺乏可导致婴幼儿生长发育迟缓，湿疹性皮炎，神经和视觉异常，肝、肾功能异常，等等。

三、脂肪的食物来源及摄入量

脂肪的植物性来源主要有植物油和坚果类食品，动物性来源主要是动物油脂和肉、禽、鱼、蛋黄等食品。植物油脂中富含必需脂肪酸、PUFA和维生素E。动物性脂肪中饱和脂肪酸的含量较高，脑、肝、肾等内脏中胆固醇含量高。鱼油中维生素A、D和EPA、DHA含量较为丰富。蛋黄中虽然胆固醇含量较高，但它也含有丰富的磷脂，以及维生素A、E、B_2，应综合评定其营养价值。

脂肪摄入过多可导致肥胖、动脉硬化性心脑血管疾病、高血压和某些癌症发病率的升高，限制脂肪的摄入已成为预防这些疾病的重要措施。中国营养学会为各类人群制定了详细的适宜摄入量。正常成人膳食脂肪应占总热能的20%~30%；必需脂肪酸的摄入量应不少于总热能的3%；饱和脂肪酸、单不饱和脂肪酸、多不饱和脂肪酸的比例应为1∶1∶1；胆固醇摄入量应不超过300 mg/d。

第三节 碳水化合物

碳水化合物（carbohydrate）也称糖类，是由碳、氢、氧三种元素组成的一类化合物。

一、碳水化合物的分类

中国营养学会（CNS）根据联合国粮农组织（FAO）/世界卫生组织（WHO）专家组1998年的报告，把碳水化合物按其聚合度分为糖类、低聚糖（或称寡糖）、多糖三大类。

（一）糖类

糖类（sugar）又可分为单糖、双糖和糖醇。

1. 单糖

单糖（monosaccharide）是不能再被简单水解为更小的糖类的分子。常见的单糖有葡萄糖、果糖、半乳糖、甘露糖等。

2. 双糖

能水解为两分子单糖的碳水化合物叫双糖（disaccharide）。常见的双糖有：①蔗糖，由一分子葡萄糖和一分子果糖构成；②乳糖，由一分子葡萄糖和一分子半乳糖经β-1，4糖苷键连接而成，是乳类中的主要糖类；③麦芽糖，俗称饴糖，是两分子葡萄糖经α-1，4糖苷键连接形成；④海藻糖，由两分子葡萄糖通过半缩醛羟基缩合形成，海藻糖在蘑菇、藻类、真菌中含量丰富，具有保护生物膜的作用，并可作为蔬菜、水果等食品的保鲜剂。

3. 糖醇

糖醇是单糖还原后的产物，如D-山梨醇是D-葡萄糖的还原产物，D-卫矛醇是D-半乳糖的还原产物，D-甘露醇是D-甘露糖的还原产物。此外，还有麦芽糖醇、木糖醇、混合糖醇等，常作为甜味剂和湿润剂广泛用于食品加工业。

（二）低聚糖

低聚糖（oligosaccharide）又称寡糖，由3~9个单糖分子通过糖苷键连接形成。低聚糖水解后产生的单糖都是葡萄糖的称为麦芽低聚糖，水解后产生两种或两种以上单糖分子的称为杂低聚糖。目前已知具有重要功能的低聚糖有：①异麦芽低聚糖（isomalto-oligosaccharide），在发酵食品如酱油、酒中少量存在，现已商品化；②低聚果糖（fructo-oligosaccharide），存在于蔬菜、水果中，其中洋葱、牛蒡和芦笋中含量丰富；③大豆低聚糖（soybean oligosaccharide），广泛存在于豆科植物中，主要有棉籽糖（也称蜜三糖，raffinose）、水苏糖（stachyose）。水苏糖是人们食用豆类食物后引起肠胀气的主要物质。

人体的消化酶不能消化低聚糖的化学键，但大肠中的细菌可以使其发酵产生乙酸、丙酸等多种短链脂肪酸和二氧化碳、氢气、甲烷等气体。据估计，人体每日所需的能量有10%来自大肠内的短链脂肪酸。目前研究认为，短链脂肪酸还具有因促进肠道上皮增殖、刺激结肠蠕动加快、抑制初级胆汁酸代谢生成次级胆汁酸而起到的抗癌作用。

（三）多糖

多糖（polysaccharide）是由10个或10个以上单糖以直链或支链形式缩合而成的，可分为淀粉多糖、非淀粉多糖、活性多糖和结合多糖。

1. 淀粉多糖

常见的有淀粉（starch）、糖原（glycogen）和抗性淀粉（resistant starch，RS）。抗性淀粉是在健康人体小肠内剩余的不被消化吸收的淀粉及其降解产物的总称。RS广泛存在于豆科植物和某些水果（如青香蕉）中，有些食物通过加工可产生抗性淀粉，如煮熟后放冷的土豆。抗性淀粉在小肠内被部分消化，在结肠内发酵并被完全吸收，这一特征与膳食纤维类似。

2. 非淀粉多糖（non-starch polysaccharide，NSP）

NSP包括纤维素、半纤维素、果胶和树胶等。

3. 活性多糖

活性多糖专指具有某种特殊生物活性的多糖物质，包括植物多糖、动物多糖和微生物多糖。目前，常见的植物多糖有人参多糖、枸杞多糖、香菇多糖、甘薯多糖、银耳多糖、黄芪多糖等。研究发现，活性多糖具有抗癌、抗炎、抗病毒，调整血糖、血脂以及增强机体免疫力等功能。

4. 结合多糖（glycoconjugates）

结合多糖指与氨基酸或脂类结合的多糖，包括糖蛋白（glycoprotein）和糖脂（glycolipid）。糖蛋白是消化道、呼吸道分泌物的成分，起润滑和保护作用；镶嵌在细胞膜上作为标志物具有识别功能。糖脂作为细胞膜的成分，在对细胞的识别、信号转导、黏附方面都具有重要意义。

二、碳水化合物的生理功能

（一）提供能量

1 g 葡萄糖在体内代谢可释放 16.7 kJ（4 kcal）能量，最终产物是水和二氧化碳，是人体最经济、最主要的能量来源。

（二）构成机体组分

如核糖和脱氧核糖是组成核酸的必要物质，糖脂是神经组织和细胞膜的重要成分，糖蛋白是抗原、抗体、酶、激素的组成成分等。

（三）抗生酮作用

脂肪酸、氨基酸、糖类代谢产生的乙酰辅酶 A 须与草酰乙酸结合才能进入三羧酸循环彻底氧化，草酰乙酸是由葡萄糖酵解产生的丙酮酸、磷酸烯醇式丙酮酸经羧化产生的。当碳水化合物摄入不足时，草酰乙酸合成不足，因此，乙酰辅酶 A 不能进入三羧酸循环，转而合成酮体。因此，食物中充足的碳水化合物能有效地防止酮体的产生。

（四）节约蛋白质作用

碳水化合物供应不足时，人体通过糖异生作用将氨基酸转变为葡萄糖来维持血糖稳定。摄入足量的碳水化合物可防止蛋白质作为能量消耗，使更多的蛋白质参与机体构成与修复等重要生理活动。

（五）改善食物感官性状

碳水化合物不仅是食品烹制的原料，而且在烹制过程中，碳水化合物与蛋白质发生美拉德反应，使食品具有金黄色泽和特殊香气。摄入碳水化合物含量丰富的食物，容易增加饱腹感。

（六）解毒作用

经糖醛酸途径生成的葡萄糖醛酸能与多种含极性基团，如-OH（酚、吗啡、苯巴比妥、胆红素、类固醇激素等）、$-NH_2$、-COOH、-SH 等的毒物结合，可以降低其毒性，增强其水溶性，使其易于排出体外。

（七）膳食纤维的生理功能（见第一章第八节）

三、血糖指数及其应用

1997 年 FAO/WHO 专家委员会对血糖指数（glycemic index，GI）的定义是：含 50 g 碳水化合物的食物血糖应答曲线下面积与同一个体摄入含 50 g 碳水化合物的标准食物（葡萄糖或面包）血糖应答曲线下面积之比，以百分比表示。

消化不良者宜选用高GI的食物。糖尿病患者、控制体重和血压的人应选用低GI的食物，这类食物消化吸收相对缓慢，饱腹感强。此外，血糖指数还广泛用于指导运动员补糖、改善患者胃肠功能和营养状况，以及对食物中碳水化合物消化吸收的研究等。

常见食物的血糖指数见表1-2。

表1-2 常见食物的血糖指数

食物名称	GI	食物名称	GI	食物名称	GI
馒头（富强粉）	88	马铃薯（煮）	66	可乐饮料	40
白面包	75	大麦粉	66	扁豆	38
大米饭（籼米、粳米）	82	菠萝	66	梨	36
面条（挂面、精制小麦粉）	55	荞麦面条	59	苹果	36
烙饼	80	荞麦（黄）	54	苕粉	35
玉米片（市售）	79	甘薯（山芋）	54	藕粉	33
甘薯（红、煮）	77	香蕉	52	桃	28
南瓜（倭瓜、番瓜）	75	猕猴桃	52	牛奶	27.6
油条	75	山药	51	绿豆	27
西瓜	72	酸奶（加糖）	48	四季豆	27
胡萝卜（金笋）	71	闲趣饼干	47	柚子	25
小米（煮）	71	葡萄	43	黄豆（浸泡）	18
玉米面（粗粉煮）	68	柑（橘子）	43	花生	14

来源：杨月欣．中国食物成分表［M］.6版．北京：北京大学医学出版社，2018.

四、碳水化合物的食物来源及适宜摄入量

碳水化合物的主要来源是谷类（淀粉含量70%~80%）、根茎类（淀粉含量15%~25%）、豆类（淀粉含量21%~60%）。蔬菜和水果含有丰富的膳食纤维。

2000年中国营养学会（CNS）建议，除2岁以下婴幼儿外，碳水化合物应提供55%~65%的膳食总能量。2013年中国营养学会专家组对碳水化合物的膳食营养参考摄入量（DRIs）进行了修订，确定碳水化合物提供的能量应占膳食总能量的50%~65%，我国成人的碳水化合物平均需求量为120 g/d，膳食纤维摄入量应为25~30 g/d。其中可溶性纤维与不可溶性纤维的比例大致以1：3为宜。近年来，我国居民谷类摄入量有下降趋势，应注意扭转。

第四节 能 量

能量（energy）主要来源于食物中的碳水化合物、脂肪和蛋白质。这些物质在体内经生物氧化产生的能量一部分用于维持体温，一部分以高能磷酸键的形式储存在三磷酸腺苷（ATP）中，用于维持生命活动、从事体力活动。

一、能量的单位

能量的国际通用单位是焦耳（Joule，J），营养学中常以千卡（kcal）、千焦（kJ）、兆焦（MJ）为能量单位。它们的换算关系：1 kcal相当于4.184 kJ，1 MJ也就是1000 kJ，相当于239 kcal。

二、人体能量的来源

人体所需的能量主要来自食物中的三类产能营养素。体内代谢条件下，1 g 碳水化合物、脂肪、蛋白质分别产生 16.7 kJ（4 kcal）、36.7 kJ（9 kcal）、16.7 kJ（4 kcal）能量。

乙醇和有机酸也可提供一定的能量。1 g 乙醇、有机酸分别产生 29.3 kJ（7 kcal）、12.55 kJ（3 kcal）能量。

三、能量消耗的途径

成人每日的能量消耗主要用于维持基础代谢、体力活动、食物特殊动力作用（specific dynamic action，SDA）。不同人群还有生长发育、新生组织、哺乳所需的能量消耗。

（一）基础代谢率

基础代谢（basal metabolism，BM）是维持最基本的生命活动所需要的能量，一般在清晨，清醒、静卧、空腹 10~12 h，环境温度适宜（22~26 ℃）的条件下测定。基础代谢率（basal metabolism rate，BMR）指单位时间内人体每平方米体表面积所消耗的基础代谢能量，单位是 $kJ/(m^2 \cdot h)$ 或 $kcal/(m^2 \cdot h)$。基础代谢率受以下几个方面的影响。

1. 年龄

婴幼儿期基础代谢率最高，以后随着年龄增加代谢率逐渐降低。老年期基础代谢率明显下降。

2. 性别

年龄、体表面积相同的情况下，男性基础代谢率高于女性。这可能与男性肌肉组织较发达有关。

3. 体形和机体构成

可以用体重和身高计算体表面积。人体内的脂肪组织代谢率相对较低，而去脂肪组织或称瘦体质（lean body mass）是代谢活性组织，所以瘦高体形者基础代谢率一般高于矮胖体形者。

4. 内分泌

甲状腺素可加快细胞内代谢，故可使基础代谢率升高，而去甲肾上腺素可使基础代谢率降低。垂体激素通过调节其他腺体间接影响基础代谢率。

粗略估计 BMR 的方法：男性 1 $kcal/(kg \cdot h)$ 或 4.184 $kJ/(kg \cdot h)$，女性 0.95 $kcal/(kg \cdot h)$ 或 4.0 $kJ/(kg \cdot h)$。

（二）体力活动

体力活动的能量消耗受到劳动强度、持续时间、熟练程度的影响，个体间差异也很大。其中劳动强度对能量消耗的影响最为显著。中国营养学会建议将体力活动强度分为三级，见表 1-3。体力活动水平（physical activity level，PAL）是指一个人 24 小时消耗的总能量与基础代谢能量的比值。

表 1-3　中国成人活动水平分级 PAL

活动水平	PAL	生活方式	从事的职业或人群
轻度	1.5	静态生活方式/坐位工作，很少或没有重体力的休闲活动；静态生活方式/坐位工作，有时需走动或站立，但很少有重体力的休闲活动	办公室职员或精密仪器机械师；实验室助理、司机、学生、装配线工人
中度	1.75	主要是站着或走着工作	家庭主妇、销售人员、侍应生、机械师、交易员
重度	2.0 (+0.3)	重体力职业或重体力活动方式，体育运动量较大或重体力休闲活动次数多且持续时间较长	建设工人、农民、林业工人、矿工、运动员

注：有明显体育运动量或重体力休闲活动者（每周 4~5 次，每次 30~60 分钟），PAL 增加 0.3。

来源：中国营养学会．中国居民膳食营养素参考摄入量（2013 版）[M]．北京：科学出版社，2014.

由于人们的业余活动存在着很大差异，即使是同一劳动强度的两个人能量消耗也会存在很大差异，因此应对不同的个体作具体分析。随着技术进步、机械化程度日益提高，人们的劳动强度也逐渐减轻，劳动分级方法和 PAL 也将不断更新。

（三）食物特殊动力作用

由于摄食而引起能量消耗额外增加的现象称为食物特殊动力作用或称食物生热效应（thermic effect of food，TEF）。实验发现：摄食后不久代谢率就开始升高，2 小时后达到高峰，3~4 小时可恢复正常。食物生热效应因食物而异，进食脂肪、碳水化合物，代谢率的升高分别为其本身能量的 4%~5%和 5%~6%，而蛋白质最高为 30%。一般摄食情况下，食物特殊动力作用所引起的额外能量消耗平均为 627.6~836.8 kJ（150~200 kcal），相当于总能量消耗的 10%。

（四）生长发育和新生组织

儿童、青少年生长发育过程中形成新的组织需要能量，新生组织进行代谢也需要能量。孕妇、创伤患者等均需要额外增加能量。

此外，能量消耗还受到环境温度、应激状态、种族、心理状态、营养状况、疾病等因素的影响。

四、人体能量平衡

能量长期摄入不足，机体会动用身体的脂肪贮备甚至肌肉组织来维持生命活动，导致生长停滞、抵抗力下降。能量摄入过剩时，能量以脂肪组织的形式贮存起来，使人发胖，增加患动脉硬化、糖尿病的风险。体质指数（body mass index，BMI）是衡量能量营养状态的常用指标，BMI＝体重（kg）/［身高（m）］^{2}。WHO 建议 BMI<18.5 为营养不良，18.5~25 为正常，>25 为超重，>28 为肥胖。

五、能量的推荐摄入量

三类产能营养素的供给量占总能量的比例应分别为碳水化合物 50%~65%、脂肪 20%~30%、蛋白质 10%~15%。三餐分配要合理，一般早、中、晚三餐的能量分别占全日总能量的 30%、40%、30%为宜。

第五节 维生素

维生素（vitamin）与蛋白质、脂肪、碳水化合物、矿物质和水一样，是维持人体正常生理功能不可缺少的营养素，但又异于其他营养素。维生素是一类与机体代谢有密切关系的低分子有机化合物，也是物质代谢中起重要调节作用的许多酶的组成成分，是维持机体生命过程所必需的。虽然人体对维生素的需要量很小，但维生素的作用却很大。各类维生素具有共同的生物学特点，都是以本体的形式或可被机体利用的前体的形式存在于天然食物中。维生素对人体最大的作用是调配营养素，多数以辅酶或辅酶前体的形式参加酶促反应，与其他营养物一起被摄取，是食物被吸收及转换为能量的新陈代谢链中不可缺少的一部分。

维生素是一个庞大的家族，成员多而复杂，化学结构差异极大，通常根据其溶解性不同分为脂溶性维生素和水溶性维生素两大类。脂溶性维生素是指不溶于水而溶于脂肪及有机溶剂的维生素，包括维生素 A、D、E、K 等；水溶性维生素是指可溶于水的维生素，包括维生素 B_1、B_2、B_6、B_{12}、PP 等 B 族维生素及维生素 C 等。

一、维生素 A

维生素 A 类是指含有视黄醇（retinol）结构，并具有其生物活性的一大类物质，它包括已形成的维生素 A 和维生素 A 原（provitamin A）以及其代谢产物。天然维生素 A 只存在于动物性食品中，植物中不含已形成的维生素 A，但含有可以在体内转化为维生素 A 的类胡萝卜素，称之为维生素 A 原。维生素 A 原主要有 α-胡萝卜素、β-胡萝卜素、γ-胡萝卜素等，其中 β-胡萝卜素最重要且活性最高。

（一）维生素 A 的生理功能与缺乏症

1. 维持正常视觉

视网膜上的杆状细胞中存在着对光敏感的感光物质——视紫红质。人从亮处进入暗处，因视紫红质消失，最初看不清楚任何物体，经过一段时间待视紫红质再生到一定水平，视觉便会逐渐恢复，这一过程称为暗适应。暗适应的快慢与体内维生素 A 的营养状况有关，缺乏维生素 A 时眼睛的暗适应能力会降低，重者可产生夜盲症以至最终全盲。维生素 A 作为视觉细胞内感光物质的成分，能促进视觉细胞内感光物质的合成与再生，促进眼睛各组织结构的正常分化，维持正常的视觉。

2. 促进细胞膜表面糖蛋白合成

细胞膜的功能与细胞表面的糖蛋白密切相关。体外研究证明，维生素 A 有参与糖基转移酶系统（glycosyl transferase system）的功能，对糖基起运载或活化的作用。因此，维生素 A 不足可能影响黏膜细胞中糖蛋白的生物合成，从而影响黏膜的正常结构。维生素 A 缺乏导致黏膜形成障碍，对身体的每个器官都有重要影响，其中对眼睛、皮肤、呼吸道、泌尿道、生殖器官影响最显著。缺乏维生素 A 会影响机体生殖系统上皮细胞的正常代谢，使雄性睾丸精子发育障碍或雌性不易受孕，也可致胎儿畸形、死亡。

3. 促进细胞生长发育

维生素 A 是一般细胞代谢和亚细胞结构中必不可少的重要成分，参与调节机体多种组织细胞的生长和分化，包括神经系统、心血管系统、眼睛、四肢和上皮组织等，有促进生长发育、维护骨骼及正常嗅觉和听力的作用。缺乏维生素 A 会导致骨骼钙化不良、甲状腺过度增生、硫酸软骨素合成不足，会影响胎儿的骨骼发育，使儿童生长停滞、发育障碍。

4. 抗氧化、抗癌作用

维生素A与视黄醇类物质能捕捉自由基，阻止活性氧及自由基对细胞的破坏作用，提高细胞抗氧化防御能力；可以抑制肿瘤细胞的生长和分化，防止化学致癌物引起肿瘤发生或转移。维生素A抑制肿瘤的作用可能与其调节细胞分化、增殖和凋亡有关，也可能与其能提高抗氧化防御能力有关。

5. 维持正常免疫功能

维生素A既能通过调节细胞和体液免疫来提高机体的免疫功能，又能促进上皮细胞的完整性和分化而帮助抵抗外来致病因子。因此，缺乏维生素A可影响抗体生成，使机体抵抗力下降。

（二）维生素A的供给量及食物来源

维生素A以视黄醇当量（retinol equivalent，RE）表示，包括已形成的维生素A和维生素A原的总量。1 μg视黄醇当量（RE）= 1 μg维生素A。中国营养学会提出的中国居民每日维生素A推荐摄入量：18岁以上成年男子为800 μgRE/d，成年女子为700 μgRE/d。维生素A的食物来源：各种动物的肝脏、蛋、全奶、奶油、胡萝卜、甜菜、甘蓝、芥菜、菠菜、南瓜、甘薯、西葫芦、西红柿、韭菜、青椒、莴苣、芹菜、豌豆、杏、桃子、栗子等。

二、维生素B族

B族维生素属于水溶性维生素，在体内一般以酶的辅酶形式存在，并参与能量代谢过程。B族维生素在能量形成过程中是不可缺少的辅酶群。

（一）维生素B族的生理功能与缺乏症

1. 维生素B_1

维生素B_1又称硫胺素、抗脚气病因子和抗神经炎因子。维生素B_1为白色针状结晶体，溶于水，在中性和碱性条件下遇热易遭到破坏，在酸性环境中稳定。维生素B_1随食物一起被吸收后，在小肠黏膜和肝内磷酸化，形成焦磷酸硫胺素（thiamine pyrophosphate，TPP）而发挥功能。维生素B_1参与机体糖代谢过程。TPP是碳水化合物代谢过程中脱羧酶和转酮醇酶的辅酶，在能量代谢过程中起着十分重要的作用，可促进乙酰胆碱合成和维持神经、心脏及消化系统正常机能，其缺乏将影响机体各个系统功能。维生素B_1缺乏可引起脚气病，主要损害神经—血管系统。

2. 维生素B_2

维生素B_2为黄色粉末状结晶体，又称核黄素。维生素B_2在酸性及中性环境中对热稳定，在碱性条件下易遭到破坏；在日光或紫外线照射下会发生降解，降解产物失去了维生素B_2的性质，可促进脂质过氧化，因此，应避光保存。维生素B_2是生物体内氧化还原酶黄素蛋白酶的辅酶，在体内参与黄素蛋白酶的构成，参与体内生物氧化与能量代谢，促进人体正常的生长发育。维生素B_2作为体内氧化还原反应中酶的辅酶，在碳水化合物、脂肪和蛋白质三大营养素的能量代谢中起着重要的作用，作为主要电子传递载体和主要递氢体，影响着整个物质代谢过程。维生素B_2不足会造成物质代谢障碍，从而影响生长发育。维生素B_2作为谷胱甘肽酶的辅酶，还参与体内的抗氧化防御系统。维生素B_2具有抗氧化活性，可以抑制脂质过氧化，有去除过氧化物游离基的作用，可防止细胞衰老和细胞异常分裂。缺乏维生素B_2可导致口腔生殖系综合征。

3. 烟酸

烟酸又名尼克酸、维生素PP、维生素B_3等，在体内也可以以尼克酰胺的形式存在。烟酸为白色针状结晶，溶于水和乙醇，在酸、碱、氧、光或加热条件下稳定，是维生素中最稳定的一种。烟酸在体内构成脱氢酶的辅酶（辅酶Ⅰ和辅酶Ⅱ），在生物氧化过程中作为氢的受体或供体，起着传递氢的重要作用。烟酸参与了核酸的合成，能够降低血胆固醇水平，是葡萄糖耐量因子的组成成分，能够维护神经系统、消化系统和皮肤的正常功能。缺乏烟酸可引起癞皮病，典型症状是皮炎、腹泻和痴呆，简称“三D”症状。

4. 维生素 B_6

维生素 B_6 在生物组织内包括三种天然存在形式，即吡哆醇、吡哆醛及吡哆胺，为白色结晶，易溶于水和乙醇，微溶于有机溶剂，各种形式均对光敏感。其在空气和酸性条件下稳定，但易被碱和高温破坏。进入人体的维生素 B_6 参与许多酶系反应，是体内能量产生、糖原代谢中所必需的辅酶，参与蛋白质、脂肪的代谢；促进体内烟酸和辅酶A的生物合成；参与造血；促进体内抗体的合成；还参与亚油酸转变为花生四烯酸等重要反应。维生素 B_6 作为氨基酸脱羧酶的辅酶，又是形成神经递质所必需的物质，涉及神经系统中许多酶促反应，使神经递质的水平升高。

维生素 B_6 缺乏主要表现在皮肤和神经系统。眼、鼻和口腔皮肤出现脂溢样皮肤损害，伴有舌炎和口腔炎。神经系统方面主要表现为周围神经炎，伴有关节滑膜肿胀和触痛，特别是腕关节滑膜肿胀。

5. 维生素 B_{12}

维生素 B_{12} 含金属元素钴，是唯一含有金属元素的维生素，又称钴胺素。维生素 B_{12} 是粉红色结晶（金属钴的颜色），无臭无味，熔点高，溶于水、乙醇和丙酮。其水溶液在弱酸环境中相当稳定，但在强酸、强碱作用下极易分解，易被日光、氧化剂、还原剂破坏。维生素 B_{12} 在体内以甲基钴胺素和腺苷基钴胺素两种辅酶的形式参与生化反应发挥生理功能。维生素 B_{12} 可作为辅酶参与蛋氨酸的转变，提高叶酸的利用率，增加核酸和蛋白质的合成，促进红细胞的发育和成熟，影响脂肪酸的正常合成。

维生素 B_{12} 缺乏，可形成高同型半胱氨酸血症，导致核酸合成障碍、恶性贫血、神经疾患。

（二）维生素B的供给量及食物来源

1. 维生素 B_1

人体对维生素 B_1 的需要量与体内能量代谢有关，故供给量与能量的需要成正比。成人的供给量一般为0.5 mg/1000 kcal。《中国居民膳食营养素参考摄入量（2013版）》中，维生素 B_1 的推荐摄入量（RNI）为成年男性1.4 mg/d，女性1.2 mg/d。维生素 B_1 广泛存在于天然食物中，动物内脏（肝、肾、心）、瘦肉、禽蛋类中含量较多。植物性食品谷类、豆类及干果类中含量也较丰富。

2. 维生素 B_2

维生素 B_2 的需要量与机体能量代谢及蛋白质的摄入量均有关系。《中国居民膳食营养素参考摄入量（2013版）》中，维生素 B_2 推荐摄入量（RNI）：成年男性为1.4 mg/d，女性为1.2 mg/d。维生素 B_2 广泛存在于动植物性食品中，动物性食品中含量较植物性食品中高。动物性食品中含量较高的是动物内脏（肝、肾、心）、乳汁及蛋类。植物性食品豆类、绿色蔬菜中含量较高。

3. 烟酸

烟酸除了可直接来源于食物外，也可在体内由色氨酸转化。平均约60 mg/d色氨酸可转变成1 mg/d烟酸，因此参考摄入量以烟酸当量（NE）表示。

$$\text{烟酸当量（mgNE）} = \text{烟酸（mg）} + 1/60\ \text{色氨酸（mg）}$$

《中国居民膳食营养素参考摄入量（2013版）》中烟酸的推荐摄入量（RNI）为：成年男性15 mgNE/d，女性12 mgNE/d。烟酸广泛存在于动植物性食物中，动物肝肾、瘦肉、鱼以及坚果类中含量相对较高。乳和蛋中虽然烟酸含量较低，但色氨酸含量较高，在体内可转化为烟酸。

4. 维生素 B_6

人体对维生素 B_6 的需要与膳食中蛋白质的含量、肠道菌合成部分的数量及人体利用程度、生理状况、服用药物状况有关。人体一般不会缺乏维生素 B_6，但在怀孕、药物治疗、受电离辐射或在高温环境下生活、工作时，需要适当增加供给量。一般成人每日适宜摄入量（AI）为 1.4 mg/d，妊娠期为 2.2 mg/d，哺乳期为 1.7 mg/d。维生素 B_6 广泛存在于各种食物中，含量最高的为鸡肉和鱼肉等白色肉类，其次为肝脏、坚果类、蛋黄。水果和蔬菜中香蕉、卷心菜、菠菜的含量较丰富。

5. 维生素 B_{12}

人体对维生素 B_{12} 需要量极少，一般成人每日推荐量为 2.4 μg，孕妇为 2.9 μg、乳母为 3.2 μg。维生素 B_{12} 主要来源于动物性食品，肉类、动物肝脏、鱼、蛋及禽类，乳及乳制品中含量较少。植物性食品基本上不含维生素 B_{12}，而豆类发酵后亦含维生素 B_{12}。但严格素食，且不食用豆类的发酵制品者，每日摄入量甚低，易发生缺乏。

三、维生素 C

维生素 C 又名抗坏血酸，为无色无味的片状晶体，易溶于水，不溶于脂溶性溶剂。维生素 C 的水溶液易氧化，遇空气、热、光、碱性物质，特别是当有氧化酶及微量铜、铁等重金属离子存在时，可促进其氧化过程。维生素 C 有还原型与氧化型两种形式，这两种形式可以通过氧化还原互变，因而都具有生理活性。

（一）维生素 C 的生理功能及缺乏症

维生素 C 是一种生物活性很强的物质，在人体内具有多种生理功能。

1. 抗氧化作用

维生素 C 本身是一种很强的抗氧化剂，可直接与氧化剂作用，参与体内氧化还原反应，也可还原羟基、次氯酸以及其他活性氧化剂，影响 DNA 的转录或操作 DNA、蛋白质或膜结构。另外，维生素 C 还能清除自由基，发挥抗衰老作用。

2. 影响胶原组织合成

维生素 C 之所以能影响胶原合成，是由于其在体内作为酶的辅酶参与许多羟化反应。当维生素 C 缺乏时，合成胶原蛋白的羟基化过程不能正常进行，影响胶原蛋白的合成，导致创伤愈合延缓，毛细血管脆性增大，从而导致坏血病的发生而引起皮下黏膜广泛出血。

3. 促进胆固醇代谢

维生素 C 在体内参与胆固醇的羟化反应，使其形成胆汁酸而溶解于水，促进代谢。这对预防动脉硬化和胆石病有一定的作用。

4. 提高铁的利用率

维生素 C 能使血浆中的铁转运蛋白中的三价铁还原为二价铁，被运到骨髓细胞参与血红素形成，血红素再与珠蛋白结合形成血红蛋白。因此维生素 C 可作为缺铁性贫血和巨幼红细胞贫血的辅助治疗用药。

5. 参与合成神经递质

只有维生素 C 充足时大脑中才能产生去甲肾上腺素和 5-羟色胺两种神经递质。如果维生素 C 缺乏，那么神经递质的形成受阻，患者易疲劳和虚弱。

6. 防治癌症和中毒

维生素C能阻断致癌物亚硝胺的生成；合成透明质酸酶抑制物，阻止癌扩散；并能减轻治癌药物的副作用。另外，维生素C被誉为“万能解毒剂”，它能减轻重金属对肝功能的损害，常用来缓解由铅、汞、砷、甲苯、一氧化碳等引起的慢性中毒。

维生素C缺乏可引起维生素C缺乏症（坏血病），早期症状是倦怠、疲乏、急躁、牙龈疼痛出血、伤口愈合不良、关节肌肉短暂性疼痛、易骨折。严重者可导致皮下、肌肉和关节出现及形成血肿，出现贫血、肌肉纤维衰退、心脏衰竭、严重内出血等，有猝死的危险。

（二）维生素C的推荐摄入量及食物来源

中国营养学会提出，18岁以上成年人的RNI值为100 mg/d。在高温、寒冷、低氧条件下劳动或生活者，工作中经常接触铅、苯、汞等有害物质者，维生素C的供给量应酌情增加。

新鲜蔬菜、水果中的维生素C含量较高，一般是叶类菜含量比根茎类多，酸味水果比无酸味水果含量多。韭菜、菠菜、西红柿、白菜、苦瓜、花椰菜、野生的苋菜、柿子椒等深色蔬菜以及刺梨、沙棘、猕猴桃、橘子、酸枣、红果、沙田柚、芒果、柚子、草莓等水果中的维生素C含量尤其丰富。

四、维生素D

维生素D是一类环戊氢烯烃类化合物的总称，是具有钙化醇生物活性的一大类物质。目前已知的维生素D至少有10种，最重要的是维生素D_2（麦角钙化醇）及维生素D_3（胆钙化醇）。维生素D_2能被人体吸收，是由酵母菌或麦角固醇经日光或紫外光照射后形成的产物。维生素D_3在皮肤中产生，由大多数动物的表皮和真皮内含有的7-脱氢胆固醇经日光中紫外线照射转变而成，是条件性维生素，要运往靶器官，进入血液循环，到达各组织器官中发挥生理功能。维生素D_2和D_3皆为白色晶体，溶于脂肪和脂溶剂，在中性和碱性溶液中耐热，不易被氧化，但在酸性溶液中逐渐分解。

（一）维生素D的生理功能及缺乏症

1. 促进小肠、肾小管对钙的吸收

维生素D在机体骨骼组织矿物质化过程中起着十分重要的作用，它不仅促进钙在肠道的吸收，而且作用于骨质组织，促进钙形成骨质的基本结构。维生素D作用于靶器官之前，必须在肝和肾内进行羟化反应才能具有生物活性。若肝肾功能不全或有病，则无法进行羟化反应，从而影响维生素D的功能，继而影响骨的代谢。1，25-$(OH)_2$-D_3或D_2是维生素D的生理活性形式，在小肠内可诱发一种特异的钙结合蛋白的合成。这种钙结合蛋白可增加小肠黏膜对钙的通透性，促进肠中钙的吸收，不断补充血钙，维持体内钙平衡。

2. 调节血钙在体内的代谢与平衡

1，25-$(OH)_2$-D_3的合成和分泌与低钙的刺激有关。当血浆钙水平下降时，低血钙能刺激甲状旁腺分泌甲状旁腺素，甲状旁腺激素（PTH）水平上升，1，25-$(OH)_2$-D_3水平也上升，使钙从骨的破骨细胞溶出，使血钙增加。当血钙上升后，甲状旁腺激素和1，25-$(OH)_2$-D_3水平都下降，使血液中的钙向骨的成骨细胞沉积，从而调节钙在体内的平衡。

3. 促进细胞的分化、增殖和生长

1，25-$(OH)_2$-D_3通过调节基因转录促进细胞的分化、增殖和生长。

除此以外，维生素D还能对骨细胞呈现多种作用，对维持钙、磷浓度和促进骨化发挥作用。另外，维生素D能降低结肠癌、乳腺癌和前列腺癌的患病概率，对免疫系统有增强作用。

膳食中缺乏维生素D或日光照射不足是维生素D缺乏的主要原因。维生素D缺乏可引起钙、磷吸收减少，血钙降低，骨质软化变形；在婴幼儿、儿童期可发生佝偻病、“X”形或“O”形腿、“鸡胸”，成年人可发生骨软化症，老年人可发生骨质疏松症。

（二）维生素D的推荐摄入量及食物来源

由于日光照射皮肤可合成维生素D，故维生素D的供给量受日光照射的影响。中国营养学会对维生素D的DRIS建议量：0~1岁婴儿维生素D的AI和儿童、青少年、成人、孕妇、乳母的维生素D的RNI均为10 μg/d，65岁以上的老年人为15 μg/d。维生素D较丰富的食物有海水鱼、动物肝脏、鱼肝油制剂、蛋黄、小虾皮等。此外，奶类往往含有比较多的维生素D，是一种理想的补充源。另外，酵母、香菇、麦角中的麦角固醇和皮肤内脱氢胆固醇也是维生素D的来源。

五、维生素E

维生素E又名生育酚，是指具有α-生育酚生物活性的一类物质，包括四种生育酚和四种生育三烯酚，其中α-生育酚的生物活性最大。α-生育酚为黄色油状液体，溶于酒精、脂肪和脂溶剂，高温和酸不影响其稳定性，对碱不稳定，对氧敏感，在酸败脂肪作用下很容易被氧化。

（一）维生素E的生理功能及缺乏症

1. 与动物的生殖功能和精子的生成有关

维生素E缺乏可使睾丸萎缩及上皮细胞变性、孕育异常。维生素E在临床上常用于治疗不育症、习惯性流产及早产婴儿等。

2. 抗氧化作用

维生素E是一种很强的抗氧化剂，它可以中断自由基的连锁反应，保护细胞膜的稳定性，保护生物膜免受过氧化物和自由基的损害。维生素E与谷胱甘肽过氧化物酶、超氧化物歧化酶及其他抗氧化物质等一起构成体内抗氧化成分，保护细胞膜、细胞器及蛋白质的巯基和酶的巯基免受自由基攻击，防止细胞损伤和异常分裂，抑制癌细胞的生长和繁殖。维生素E还能防止维生素A、维生素C氧化，保证它们在体内的功能。

3. 预防衰老作用

维生素E能够有效地提高机体耐力、增强免疫功能、有明显的防衰老、防病作用。人的衰老与组织中脂褐质的堆积呈正相关，脂褐质是细胞膜上的脂肪酸在自由基作用下生成的色素颗粒，俗称老年斑或寿斑。随着年龄增加，体内脂褐质不断增加，这不仅在体表，而且在心肌、肝脏，特别是在脑细胞中都有大量存积，可引起老年人神经功能、记忆力和智力障碍，以及帕金森病等。维生素E能促进人体新陈代谢，抑制人体脂褐质的沉积，加速脂褐质沉积物排出，提高机体免疫能力，起到延缓细胞衰老的作用。

此外，维生素E不仅能调节血小板的黏附力和聚集作用，抑制血小板的聚集，降低心肌梗死及卒中的危险性，还能降低胆固醇、改善人体微循环，有效地防止心脑血管疾病的发生。

（二）维生素E的适宜摄入量及食物来源

中国营养学会推荐维生素E每日适宜摄入量：成人、孕妇、老年人均为14 mg/d，乳母为17 mg/d。老年人可以适量增加维生素E的摄入量。麦胚油、豆油、玉米油等植物油中维生素E含量最为丰富，绿叶蔬菜、大豆、花生仁、葵花子、麦芽、核桃、松子等蔬菜、种子类、豆类中含量也较高，所以人们通过膳食可获得足够的维生素 E。

第六节　矿物质

人体是由多种元素组成的，除碳、氢、氧、氮构成蛋白质、脂类、碳水化合物等有机物及水外，其余元素无论含量多少，统称为矿物质（mineral），亦称无机盐。凡体内含量在人体重量 0.01%以上，每日需要量在 100 mg 以上的矿物质，称为常量元素，有钙、磷、镁、钾、钠、氯、硫 7 种。各种常量元素在人体新陈代谢过程中，每日都有一定量随各种途径，如粪、尿、汗、头发、指甲、皮肤及黏膜的脱落排出体外，因此必须通过膳食补充。凡体内含量在人体重量 0.01%以下的矿物质，称为微量元素。FAO/WHO 按其生物学的作用将之分为三类：①人体必需微量元素，包括碘、锌、硒、铜、钼、铬、钴、铁、氟及锰，共 10 种；②人体可能必需的微量元素，包括硅、硼、钒及镍，共 4 种；③具有潜在的毒性，低剂量可能具有功能作用的微量元素，包括铅、镉、汞、砷、铝及锡，共 6 种。人体必需微量元素是生物体内各种激素、维生素及核酸的重要组成部分，是许多酶系统的活化剂或辅助因子，参与生命物质的代谢过程，在美容护肤方面，也起着重要作用。当体内必需微量元素供应不足时，会引起新陈代谢障碍，造成皮肤功能障碍，影响人体皮肤健美。

一、钙

钙是人体内最重要的、含量最多的元素成分之一，其含量仅次于碳、氢、氧、氮，居第 5 位。同时，钙又是人体内含量最多的矿物质元素，在人体内的总量达 1200 g，相当于体重的 1.5%~2%。钙对维持人体的多种生理活动起着必不可少的作用。

（一）钙的生理功能及缺乏症

1. 钙是构成骨骼和牙齿的成分

骨骼和牙齿是人体中含钙最多的组织，其来源为血钙和食物当中的钙。

2. 维持细胞膜的稳定性

钙与细胞膜的某些蛋白质结合，能降低毛细血管和细胞膜的通透性，以维持细胞和发挥细胞膜正常的生理功能。

3. 促进细胞信息传递

钙离子参与神经递质过程，当机体受到外界刺激时，神经末梢就会释放去甲肾上腺素和多巴胺-β-羟化酶，使神经系统处于兴奋状态。在神经冲动的传递过程中，轴突的电位变化也与钙离子有关，影响神经—肌肉的相互作用。

4. 参与凝血过程

钙是血凝固所必需的凝血因子，可催化凝血酶原，使其成为有活性的凝血酶，发挥凝血作用，将血纤维蛋白原转变为不溶性的血纤维蛋白的网状物，从而发挥止血功能。

5. 对多种酶有激活作用

钙离子对许多参与细胞代谢的酶具有重要的调节作用，体内许多酶系统（ATP 酶、琥珀脱氢酶、脂肪酶、蛋白质分解酶等）在钙激活作用下活性增强。

6. 其他

钙可以维持体液酸碱平衡及调节细胞的正常生理功能，还参与激素的分泌。

儿童缺钙可导致佝偻病，出现方颅、鸡胸、牙齿缺损等症状。成人缺钙可发生骨质疏松、骨质软化症，并出现神经紧张、脾气急躁、烦躁不安等精神心理疾病。老年人缺钙易患骨质疏松。

（二）钙的适宜摄入量及食物来源

2013 年，中国营养学会（CNS）推荐我国正常人钙的 RNI 为：成人每日 800 mg。食物来源中奶及奶制品含钙量丰富且吸收率高。小虾皮、鱼、海带、坚果类、芝麻酱的含钙量也很高，豆类特别是黄豆、黑豆中钙含量丰富。绿色蔬菜如甘蓝菜、花椰菜也是钙的较好来源。必要时可补充钙剂。

二、磷

磷在人体中的含量仅次于钙，也是机体含量较多的元素之一。人体中磷的含量约为体重的 1%，成人体内含磷 600~700 g，其中 85%~90%存在于骨骼和牙齿中，15%分布在细胞膜、骨骼肌、皮肤、神经组织和体液中。

（一）磷的生理功能及缺乏症

1. 构成骨、牙齿的重要成分

磷和钙结合成骨盐，以羟磷灰石的形式作为骨和牙齿的构成材料。

2. 参与能量代谢

碳水化合物如葡萄糖以磷酰化合物的形式被小肠黏膜吸收，而磷酰化合物如三磷酸腺苷等是代谢过程中储存、转移、释放能量的物质。脂肪的吸收与代谢也须经过磷酸化，都需要通过含磷的中间产物，因此，磷在能量的产生、传递过程中起着非常重要的作用。

3. 调节酸碱平衡

体内的磷酸盐缓冲体系，可以不同形式排出磷酸盐类，参与体液酸碱平衡的调节。

4. 构成细胞的成分

磷脂是构成细胞膜所必需的成分，与膜的离子通道有关。磷酸基团还是核糖核酸和脱氧核糖核酸的组成成分。

5. 酶的重要成分

磷酸基团是组成体内许多辅酶或辅基的成分。

由于磷的食物来源比较广泛，一般不会因膳食因素而引起磷的缺乏。临床上磷缺乏病多为长期使用抗酸剂和因骨折等疾病引起。缺磷的患者表现为厌食、贫血、肌无力、佝偻病和骨软化、全身虚弱、对传染病易感性增加，磷缺乏还会引起感觉异常、共济失调、精神错乱，甚至死亡。

（二）磷的适宜摄入量及食物来源

正常成人磷的 RNI 为 720 mg/d。磷在食物中分布很广，瘦肉、禽、蛋、鱼、干酪、蛤蜊、动物的肝和肾中磷的含量都很高，海带、芝麻、花生、干豆类、坚果类、粮谷中磷含量也很丰富。但粮谷中的磷多为植酸磷，吸收和利用率较低。

三、铁

铁是人体中必需微量元素含量最多的一种，也是微量元素中最容易缺乏的。成人体内有3~5 g，其中60%~70%存在于血红蛋白中，1%在含铁酶类、辅助因子及运铁载体中，称为功能性铁，其余26%~30%为储备铁。体内储备性铁有两种形式，即铁蛋白和含铁血黄素，主要存在于肝、脾和骨髓中。铁蛋白反映机体铁的储量，是衡量人体铁营养状况的指标。含铁血黄素为机体铁过量的表现形式，多见于溶血性贫血。

（一）铁的生理功能及缺乏症

1. 参与体内氧的运送和组织呼吸过程

铁是血红蛋白、肌红蛋白、细胞色素及某些呼吸酶的组成成分，其特定形式决定了铁在参与体内氧的运送和组织呼吸过程中起着十分重要的作用。血红蛋白为红细胞的主要成分，具有携带氧的功能，参与体内氧的交换及组织呼吸，为细胞提供生命活动的能量来源。肌红蛋白是在肌肉组织中起转运和储存氧的作用。细胞色素为含血红素的化合物，对细胞呼吸和能量代谢具有重要作用。铁缺乏会引起血红素及血红蛋白合成障碍，使血液中氧的运输发生障碍，导致血红蛋白供氧不足，并引起缺铁性低色素小细胞贫血。

2. 维持正常的造血功能

红细胞中的铁约占机体总量的2/3，缺铁可影响血红蛋白的合成，甚至影响幼红细胞的增殖。所以，铁能够维持正常的造血功能。

3. 维持正常的免疫功能

铁与免疫系统的关系也比较密切，有研究表明，铁可以提高机体的免疫力，增强中性白细胞和吞噬细胞的吞噬功能，同时也可使机体的抗感染能力增强。缺铁可引起淋巴细胞减少和自然杀伤细胞活性降低。

机体缺铁会导致缺铁性贫血，特别是婴幼儿、孕妇及乳母更易发生。临床表现为食欲减退、烦躁、乏力、面色苍白、头晕、眼花、指甲脆薄、反甲、免疫功能低下等。儿童还可出现虚胖、肝脾肿大、精神无法集中等。

（二）铁的适宜摄入量及食物来源

中国营养学会建议推荐铁的摄入量（RNI），成年男子为12 mg/d，成年女子为20 mg/d，孕妇（中期）和乳母为25 mg/d，孕妇（后期）为35 mg/d。铁的UL为42 mg/d。动物性食品中的铁吸收率较高，植物性食品中的铁吸收率较低。铁的良好来源为动物肝脏、动物全血、畜禽、鱼类等。蔬菜、牛奶及奶制品含铁量不高，且生物利用率低。

四、锌

成年人机体中平均含锌量为2~2.5 g，锌在皮肤中的含量占全身含量的20%，还有部分存在于骨骼、牙齿、肌肉、肝、肾、心、胰、睾丸、肺、脑、肾上腺等器官中，血液中的锌主要存在于含锌酶中。

（一）锌的生理功能及缺乏症

1. 参与体内酶的构成

锌是人体中许多金属酶的组成成分或酶的激活剂。人体内有200多种含锌酶，这些酶在组织呼吸、能量代谢及抗氧化过程中发挥重要作用。

2. 促进生长发育

锌参与体内蛋白质合成，细胞生长、分裂和分化的过程。缺锌可引起 RNA、DNA 及蛋白质的合成障碍，细胞分裂减少，导致生长停滞。锌对胎儿生长发育、促进性器官和性功能发育均具有重要调节作用。临床上缺锌会引起食欲减退，生长发育停滞，性器官发育不全，性功能低下，创伤愈合迟缓。

3. 促进机体免疫功能

锌可促进淋巴细胞有丝分裂，通过控制免疫调节因子的分泌和产生，增加 T 细胞的数量和活力，所以对机体免疫功能具有调节作用。缺锌可引起胸腺萎缩、脾脏减重，胸腺激素生成减少，使淋巴细胞、自然杀伤细胞、中性粒细胞的功能减弱，细胞介导免疫改变。

4. 维持细胞膜结构

锌可与细胞膜上各种基团、受体等作用，增强细胞膜的稳定性和抗氧自由基的能力。缺锌可造成膜的氧化损伤，结构变形，膜内载体和运载蛋白的功能改变。

此外，锌与唾液蛋白结合成味觉素可增进食欲，缺锌可影响食欲，甚至发生异食癖；锌对视力和皮肤具有保护作用，人体缺锌会导致皮肤干燥粗糙和上皮角化，皮肤迅速出现皱纹，易长粉刺。急性缺锌时，以皮肤症状为主，四肢末端、口腔周围、眼睑、肛门周围或外阴部及易受机械刺激的部位糜烂、形成水疱和脓疱，并出现毛发脱落。慢性缺锌时，皮肤干燥粗糙，易生痤疮，创伤愈合缓慢。

（二）锌的参考摄入量及食物来源

中国营养学会推荐锌的膳食参考摄入量（RNI），成年男性为 12.5 mg/d，女性为 7.5 mg/d，UL 为 45 mg/d。锌在食物中的来源很广泛，存在于各种自然食物中，一般情况下完全可以满足人体对锌的基本需求。但一般植物性食物如蔬菜水果中含量较低；贝壳类海产品、红色肉类和动物内脏都是锌的良好来源，如牡蛎、鲱鱼等海产品含锌丰富，其次为肉、肝、蛋类食品。干果类、谷类胚芽、麦麸、奶酪、虾、燕麦和花生等也富含锌。

五、碘

正常成人体内的碘总量为 15~20 mg，其中 70%~80%存在于甲状腺组织内，其余分布在骨骼肌、肺、肾、肝、睾丸、脑和淋巴结中。甲状腺中的含碘量随年龄、摄入量及腺体的活动性不同而有差异。甲状腺中的碘以无机碘、一碘酪氨酸、二碘酪氨酸、三碘甲状腺素、多肽甲状腺素、甲状球蛋白及其他碘的复合物存在。血液中含碘 30~60 μg/L，主要为蛋白结合碘。

（一）碘的生理功能及缺乏症

碘在体内主要参与甲状腺素的合成，其生理功能也体现了甲状腺激素的生理作用。该激素的生理功能主要有以下几方面。

1. 甲状腺素能促进生物氧化、促进蛋白质合成、糖和脂肪的代谢

在蛋白质、脂肪、糖代谢中，甲状腺素能促进三羧酸循环和生物氧化，促进肝糖原分解和组织对糖的利用，促进脂肪分解及调节血清中胆固醇和磷脂的浓度，促进物质的分解代谢。其对三大营养要素在体内代谢的调节直接影响着基础代谢率，甲状腺功能亢进时，蛋白质、脂肪和糖分解加速，基础代谢率升高。

2. 对酶具有激活作用

甲状腺素可激活体内许多重要的酶，可活化100多种酶，包括细胞色素酶系、琥珀酸氧化酶系等。

3. 调节组织中的水盐代谢

甲状腺素可调节组织中的水盐代谢，缺乏时可引起组织内水盐潴留，在组织间隙出现含有大量黏蛋白的组织液，发生黏液性水肿。

4. 促进维生素的吸收和利用

甲状腺素能促进烟酸的吸收和利用，促进胡萝卜素转变为维生素A，促进维生素B_2合成黄素腺嘌呤二核苷酸（FAD）。

5. 促进神经系统的发育

甲状腺素对胚胎发育期和婴儿出生后早期的生长发育，特别是智力发育尤为重要。另外，甲状腺激素对中枢神经系统的发育和已分化成熟的神经系统均有控制作用，甲状腺功能亢进时，中枢神经系统兴奋性增高；甲状腺功能低下时，中枢神经系统兴奋性降低。

临床碘缺乏的典型症状是甲状腺肿大，长期高碘摄入可导致高碘性甲状腺肿。孕妇缺乏碘可影响胎儿神经、肌肉的发育；婴幼儿缺碘可引起生长发育迟缓、智力低下，严重者出现呆小病（克汀病）。

（二）碘的参考摄入量及食物来源

我国营养学会建议成人每日碘的参考摄入量（RNI）为120 μg，碘的UL为600 μg。碘的需要量与人体自身体重、性别、年龄、营养状况、气候与疾病状态等多方面的因素有关。含碘量较高的食物有海产品，如海带、紫菜、海白菜、海草、发菜、淡菜、海参、干贝、海鱼、海虾、海蜇等。

六、硒

硒在人体内的总量为14~21 mg，广泛分布于组织和器官中，在肝和肾中浓度最高，其次为肌肉、骨骼与血液，脂肪组织中硒的浓度最低。血硒和发硒及末梢组织，如指甲中的硒常可反映体内硒的营养状况。体内大部分硒主要以硒半胱氨酸和硒蛋氨酸两种形式存在。硒半胱氨酸为具有生物活性的化合物；硒蛋氨酸来自于膳食，在体内不能合成。

（一）硒的生理功能及缺乏症

1. 抗氧化作用

硒是构成谷胱甘肽过氧化物酶的组成成分，具有抗氧化作用，可清除体内脂质过氧化物，防止自由基和活性氧对机体的损伤。谷胱甘肽过氧化物酶在体内促进有毒的过氧化物还原为无毒的羟基化合物，保护细胞膜和细胞免受过氧化物损害，保证细胞正常分裂过程，维持细胞的正常功能。

2. 有毒重金属的解毒作用

硒和部分有毒的重金属（汞、铅、镉等）有较强的亲和力，硒与其结合成金属—硒—蛋白质复合物而起到解毒作用，并促进有毒金属排出体外。

3. 保护心血管和心肌的健康

调查发现，心血管疾病的发生与低硒有关。动物实验证明，硒可防止心肌纤维化，改善心室收缩和舒张性能，调整心律。硒可以降低血液胆固醇及甘油三酯水平，防止动脉粥样硬化，降低血液黏稠度，减少血栓形成。硒的缺乏可引起脂质过氧化反应增强，导致心肌纤维坏死、心肌小动脉和毛细血管损伤。

此外，硒还有促进生长、抗衰老、提高免疫力、抗肿瘤作用，以及保护视觉器官、改善和提高视力的作用。体内硒含量不足可能诱发眼球晶状体混浊而致白内障。缺硒是引起克山病的主要原因。

（二）硒的参考摄入量及食物来源

中国营养学会建议成人每日硒的推荐摄入量为 60 μg，UL 为 400 μg。食物中的含硒量因地域而异，特别是植物性食物的硒含量与地表土壤中硒元素的水平有关。日常生活中，海产品、动物内脏、谷类、禽、鱼、肉、奶类、蛋、香菇、木耳、芝麻等食物中富含硒。

第七节　水

水是构成身体的主要成分之一，具有调节人体生理功能的作用，是维持生命活动的重要物质基础。水不仅是体内各种物质的溶媒，而且参与细胞的构成，同时也是细胞依存的环境，细胞从这个环境中取得氧和营养物质。水占人体体重的60%~65%，在体内主要分布于细胞内液和细胞外液中。细胞外液约占体重的20%，细胞内液约占体重的40%，细胞内各种化学反应和代谢活动都在细胞内液中进行。水和溶解于其中的电解质构成体液，细胞内液约占体液的2/3，细胞外液约占体液的1/3。水是人体中含量最多的成分，因年龄、性别和体型存在明显的个体差异。人体的所有组织都含有水，如血液的含水量为90%，肌肉的含水量为70%，坚硬的骨骼中含有22%的水分。各组织器官的含水量相差很大。

一、水的生理功能及缺乏症

（一）参与体内新陈代谢

水是良好的溶剂，溶解力很强，可使水溶物质以溶解状态和电解质离子状态存在。水在消化、吸收、循环、排泄过程中，可协助加速营养物质的运送和废物的排泄。水在体内直接参与氧化还原反应，使人体内新陈代谢和生理化学反应得以顺利进行。

（二）调节体温

水的比热大，能吸收代谢过程中产生的大量热能，体热可随水分经皮肤蒸发散热，以维持人体体温的恒定。水在机体产热与散热的平衡中起重要调节作用。

（三）润滑作用

水在体内还有润滑作用，例如泪液、唾液、消化液、关节滑液、胸膜和腹膜的浆液、呼吸道和胃肠道的黏液等均有良好的润滑作用，对器官、关节、肌肉、组织能起到缓冲、润滑、保护的作用。

临床上因水分摄入不足或丢失过多引起的体内缺水，也称脱水。根据水与电解质丧失比例不同分为高渗性脱水、低渗性脱水和等渗性脱水。如果水的摄入量超过了排出量，可导致体内水过多或引起水中毒，临床上多见于肝、肾疾病和充血性心力衰竭等患者。

二、水的需要量

水的需要量主要受个体代谢情况、年龄、体力活动、温度、膳食等因素的影响，故水的需要量变化很大。成人每日饮水量应为1500~2000 mL，也可按每日总热能需要量，以每卡热能需1 mL水来计算或每千克体重30~40 mL水计算。婴儿和儿童的体表面积较大，身体中水分的百分比和代谢率较高。

第八节　膳食纤维

1999年，第84届美国谷物化学师协会（American Association of Cereal Chemists，AACC）年会对膳食纤维做出定义：膳食纤维（dietary fiber）是指不能被人体消化道分泌的消化酶所消化的、且不被人体吸收利用的多糖和木质素。这里的多糖指纤维素、半纤维素、果胶、树胶和海藻多糖、抗性淀粉、不可消化寡糖。

膳食纤维根据溶解度的不同，可分为不溶性纤维和可溶性纤维。不溶性纤维包括纤维素、木质素和部分半纤维素。可溶性纤维常存在于植物细胞液和细胞间质中，主要有部分半纤维素、果胶、植物胶等。纤维素是植物细胞壁的主要成分；半纤维素是谷类纤维的主要成分，包括戊聚糖、木聚糖、阿拉伯木糖、半乳聚糖、乳糖醛酸、葡萄糖醛酸海藻类；木质素是植物木质化过程中形成的非碳水化合物，主要存在于植物的木质化部分和种子中；果胶是胶状的多糖类，保水性极强，常作为增稠剂，主要存在于水果蔬菜中；植物胶是一种能溶于水形成胶状有黏性的物质。

一、膳食纤维的主要特性

（一）吸水作用

膳食纤维的化学结构中含有多种亲水基团，具有很强的吸水性，可使纤维的体积增大1.5~25倍。

（二）结合作用

膳食纤维具有结合胆酸和胆固醇的作用。

（三）阳离子交换作用

膳食纤维含羟基和羰基类侧链基团，具有弱酸性阳离子交换树脂的作用，可在胃肠内结合无机盐，如K^+、Na^+、Fe^{3+}等阳离子形成膳食纤维复合物，影响其吸收。

（四）细菌发酵作用

膳食纤维在肠道易被细菌酵解，其中可溶性膳食纤维可完全被细菌所酵解，而不溶性膳食纤维则不易被酵解。如果胶、树胶和黏胶可以完全被细菌酵解，而纤维素和半纤维素只能部分被酵解。引起的生理变化主要有3个方面：①酵解后产生的短链脂肪酸如乙酯酸、丙酯酸和丁酯酸可直接参与代谢作用，作为肠道细胞和细菌的能量来源；②大肠内pH值的降低可导致微生态环境的变化；③细菌的繁殖可直接增加粪便排泄量，促进肠道畅通。

二、膳食纤维的生理功能

（一）预防冠心病

膳食纤维可结合胆酸，如果胶可与胆固醇结合，木质素可与胆酸结合，使其直接从粪便中排出。膳食纤维在肠道内吸水对肠内容物起到稀释作用，降低了胆汁和胆固醇的浓度，并有助于肠道内正常菌群的生长繁殖。这些正常菌群在繁殖过程中也能使胆固醇转化经粪便排出，从而降低血中胆酸与胆固醇的水平，起到防治冠心病的作用。此作用以可溶性纤维如果胶、树胶、豆胶的降脂作用较明显，而非水溶性纤维无此作用。

（二）预防胆结石

胆结石的形成与胆汁胆固醇含量过高有关，当胆汁酸与胆固醇失去平衡时，就会析出小的胆固醇结晶而形成胆结石。膳食纤维可结合胆固醇，降低胆汁酸和胆固醇的浓度，因此可预防胆结石的形成。

（三）预防结肠癌

大量研究和试验证明，高纤维、低脂肪膳食可降低结肠癌的发生率。一方面，肠道厌氧菌大量繁殖会使中性或酸性类固醇，特别是胆酸、胆固醇及其代谢物降解，其代谢产物可能是致癌物。膳食纤维可抑制厌氧菌，促使嗜氧菌的生长，使具有致癌性的代谢物减少；另一方面，结肠癌可能是由于某种刺激物或毒物如亚硝胺及酚、氨等作用引起的。这些有毒物在结肠内停留时间过长，会对肠壁发生毒害作用。膳食纤维吸水性强，可使粪便体积增大，含水量多，可使毒素的浓度稀释，从而刺激肠蠕动，加快肠道内食糜的排空速度，减少肠内微生物产生或转变为致癌物的机会，缩短食品中有毒物质在肠道内滞留的时间，促使胆汁酸排泄，并使粪便保持酸性，从而起到防癌的作用。

（四）促进减肥

膳食纤维比重小、体积大，具有很强的吸水能力或结合水的能力，可增加胃内容物容积，延长胃排空的时间，使人容易产生饱腹感，从而减少摄入的食物和能量，有利于控制体重，防止肥胖。同时，膳食纤维在肠内会吸引脂肪而随之排出体外，有助于减少脂肪积聚，达到减肥的目的。

（五）防治糖尿病

最新研究表明，膳食纤维具有降低血糖的功效。膳食纤维可延长食物在肠内的停留时间，降低葡萄糖的吸收速度，使就餐后血糖升高的幅度降低，降低血胰岛素水平。其中水溶性纤维作用较大，如果胶能吸收水分，在肠道内形成凝胶过滤系统，减少营养素包括单糖和二糖的消化吸收；减少胃肠道激素“胃抑多肽”的分泌，降低葡萄糖吸收率。

（六）吸收毒素

食物在消化分解的过程中会产生不少毒素，这些有害物质在肠腔内会刺激黏膜上皮，日久引起黏膜发炎。而且毒素一旦被吸收到血液内，将加重肝脏的解毒负担。纤维素在胃肠道中遇水形成致密的网络，肠内容物中的毒素会被纤维素吸附，肠黏膜与毒物的接触机会减少，吸收入血量亦减少，起到降低毒性的作用。膳食纤维还带有很多活性基团，可与重金属螯合排出体外，具有解毒作用。

（七）防治便秘

膳食纤维吸水性好，可促使肠道蠕动、加速粪便在肠道内的推进，还可使粪便体积膨胀，从而有通便作用。

三、膳食纤维摄入量及食物来源

膳食纤维的摄入量要适当，一般每天25~35 g比较适宜。中国营养学会结合国内营养调查数据，建议成年人膳食纤维适宜摄入量约为30 g/d。

膳食纤维主要来源于植物性食物，广泛存在于水果、蔬菜、谷类、薯、豆类中。如粮谷类的麸皮和糠含有大量纤维素、半纤维素和木质素；柑橘、苹果、香蕉、柠檬等水果和洋白菜、甜菜、苜蓿、豌豆、蚕豆等蔬菜含有较多的果胶。除了天然食物所含自然状态的膳食纤维外，近年有多种从天然食物中提取的粉末状、单晶体等形式的膳食纤维产品。膳食纤维摄入量不足会导致多种疾病的发生，特别是正处于生长发育阶段的青少年。而过多摄取膳食纤维，易把人体所必需的糖分、脂肪、矿物质（如钙、磷、镁、锌、铁、铜等）等营养物质带出体外，造成营养不良；但当水溶性膳食纤维摄入增加时，粪内脂肪与氮排出量增加，脂肪的排泄量增多会引起脂溶性维生素摄入不足，所以应适量摄入膳食纤维。

第九节　植物化学物

植物化学物（phytochemicals）是存在于植物的次级代谢产物中，除传统营养素（不含维生素）以外的植物活性物质。植物的初级代谢产物是指传统营养素，主要是蛋白质、脂肪和碳水化合物，其主要作用是进行植物细胞的能量代谢和结构重建等。植物化学物主要是指植物性食物中的次级代谢产物，是一些低分子量的生物活性物质，其种类众多，数量上与初级代谢产物相比又微乎其微。概括其特点是种类多，数量少，对人体健康具有双重作用。

植物化学物按化学结构和功能可分为类胡萝卜素、植物固醇、皂苷、芥子油苷、多酚、蛋白酶抑制剂、单萜类、植物雌激素、硫化物、植酸等。

一、植物化学物的生理功能

（一）抗癌作用

癌症的发生是一个多阶段的过程，植物化学物几乎可以在每一个阶段抑制肿瘤发生。例如芥子油苷、多酚、单萜类、硫化物等可通过抑制Ⅰ相代谢酶（如细胞色素P450）和诱导Ⅱ相代谢酶（如谷胱甘肽-S-转移酶）来抑制亚硝胺的致癌作用。酚酸可与活化的致癌剂共价结合而掩盖与DNA结合的位点，抑制由DNA损伤造成的致癌作用。植物雌激素可在人肝脏诱导性激素结合球蛋白结合雌激素，从而降低雌激素促肿瘤生长的作用。

（二）抗氧化作用

类胡萝卜素、多酚、植物雌激素、蛋白酶抑制剂、硫化物具有明显的抗氧化作用。以多酚类的抗氧化作用最强。某些类胡萝卜素如番茄红素对单线态氧和氧自由基具有更有效的保护作用。

（三）免疫调节作用

多项实验研究及干预性研究结果显示，类胡萝卜素具有免疫增强作用。在离体条件下发现，类黄酮具有免疫调节作用，皂苷、硫化物能增强机体的免疫功能。

（四）抗微生物作用

自古以来，某些食用性植物或调料植物被用来处理感染，后来由于磺胺及抗生素的发现以及它们成功的抗感染作用，人们降低了从食物中寻找具有抗感染作用的植物成分的兴趣。但近年来，考虑到化学合成药物的副作用，从植物性食物中提取具有抗微生物作用成分的热潮重新被掀起。硫化物（蒜素）、芥子油苷的代谢物（异硫氰酸盐和硫氰酸盐）具有很强的抗微生物作用。

（五）降胆固醇作用

动物实验和临床研究均发现，皂苷、植物固醇、硫化物、生育三烯酚等具有降低血浆胆固醇的作用。植物化学物降低胆固醇的机制可能与抑制胆酸吸收、促进胆酸排泄、减少胆固醇在肠外的吸收有关。此外，硫化物和生育三烯酚能够抑制肝中胆固醇代谢的关键酶，如羟甲基戊二酸单酰辅酶 A（hydroxy-methyl-glutaryl coenzyme A，HMG-CoA）还原酶。

（六）其他作用

植物化学物除了以上作用还具有调节血压、调节血糖、参与血凝、抑制炎症等作用。

【思考题】

1. 评价蛋白质的营养价值。
2. 简述维生素 A、B_1、B_2、C、D 和叶酸的功能及其缺乏症。
3. 简述影响钙吸收的饮食因素。

第二章　各类食物的营养价值

学习目标

1. 掌握各类食物的营养价值概念。
2. 掌握各类食物的食疗作用。
3. 理解各类食物在人体健康中的重要性。

人体所需要的能量和营养主要靠食物获得。自然界供给人类的食物种类繁多，根据其来源可分为植物性食物和动物性食物两大类。前者包括谷类、薯类、豆类、蔬果类等，主要提供能量、蛋白质、碳水化合物、脂类、大部分维生素和矿物质；后者包括肉类、蛋类、乳类等，主要提供优质蛋白质、脂肪、脂溶性维生素、矿物质等。各种食物由于所含能量和营养素的种类和数量能满足人体营养需要的程度不同，故营养价值有高低之分。含营养素种类齐全，数量及其相互比例适宜，易被人体消化吸收利用的食物，营养价值相对较高；所含营养素种类不全，或数量欠缺，或相互比例不适当，不易被机体消化吸收利用的食物，其营养价值相对较低。自然界的食物各具特色，营养价值各不相同。如谷类食物蛋白质中赖氨酸较少，其蛋白质营养价值相对较低，但谷类食物含有较多的矿物质、维生素、膳食纤维等，有利于预防一些慢性病；肉类中蛋白质组成适合人体的需要，其营养价值较高，但脂肪组成中饱和脂肪酸比例较高，对患有心血管疾病、血脂过高的人不利。营养素的种类和含量可因食物的种类、品系、部位、产地和成熟程度等不同而存在差异。

第一节　植物性食物的营养价值

以植物性食物为主是中国人膳食的特点。自从有了种植和蓄养技术以来，人类以种植和养殖的食物为主。自古以来，除部分少数民族外，中国人均以植物性食物为主。主食以稻米、小麦、玉米等谷类以及薯类为主，辅以高粱、小米等杂粮和薯类。副食以蔬菜为主。

一、谷类

（一）定义

谷类属于单子叶植物纲禾本科植物，其种类很多，主要包括大米、小麦、玉米、小米、高粱、荞麦、燕麦、大麦等。我国以食用大米和小麦为主，各种谷粒都有相似的结构，由谷皮、糊粉层、胚乳和胚组成。

谷皮：为谷粒的最外层，主要由纤维素、半纤维素等组成，含有一定量的矿物质和脂肪，含较多的矿物质。糊粉层：位于谷皮与胚乳之间，由厚壁细胞组成，纤维素含量较多，并含有较多的蛋白质、脂肪、维生素和矿物质，有较高的营养价值。如谷类加工碾磨过细，可使大部分营养素损失掉。胚乳：是谷类的主要部分，含有大量的淀粉、较多的蛋白质、少量的脂肪和矿物质。胚：位于谷粒的一端，包含盾片、胚芽、胚轴和胚根四部分，富含蛋白质、脂肪、矿物质、B 族维生素和维生素 E，胚芽在谷类加工过细时容易损失。

（二）谷物的化学成分及营养物质

1. 蛋白质

谷类蛋白质主要由谷蛋白、清蛋白、醇溶蛋白和球蛋白组成。谷类蛋白质氨基酸组成中赖氨酸含量相对较低，因此谷类蛋白质的生物学价值低于动物性食物中的蛋白质。谷类因品种和种植地点不同，蛋白质含量也不同，多数谷类蛋白质含量为 7.5%~15.0%。

2. 糖

谷类的碳水化合物主要为淀粉，集中在胚乳的淀粉细胞中，含量在 70%以上，是我国居民膳食能量供给的主要来源。谷类淀粉以支链淀粉为主。目前可以通过基因工程改变谷类淀粉的结构，培育直链淀粉含量高的品种，如直链淀粉含量高达 70%的玉米。

3. 脂肪

谷类脂肪含量较低，一般约 1%~4%，但燕麦脂肪含量可达 7%，主要集中在糊粉层和谷胚中。谷类脂肪主要含不饱和脂肪酸，质量较好。从玉米和小麦胚芽中提取的胚芽油，80%为不饱和脂肪酸，其中亚油酸为 60%，具有降低血清胆固醇，防止动脉粥样硬化的作用。

4. 矿物质

谷类矿物质含量约为 1.5%~3%，主要分布在谷皮和糊粉层中。其中主要是磷、钙，多以植酸盐的形式存在，因此消化吸收较差；铁含量较低，为 1.5~3 mg/100 g。

5. 维生素

谷类食物是膳食中 B 族维生素的重要来源。如维生素 B_1、维生素 B_2、烟酸、泛酸、吡哆醇等，主要分布在糊粉层和谷胚中。因此，谷类加工越细，上述维生素损失就越多。

（三）营养价值及食疗作用

1. 大米

加工精度高的米，其蛋白质、脂肪、维生素 B_1、维生素 B_2、维生素 PP 以及矿物质的含量明显低于标准米。

2. 小麦

特制粉中蛋白质、脂肪、维生素 B_1、维生素 B_2、维生素 PP 以及矿物质的含量均低于标准粉。

3. 玉米

玉米中 50%以上为亚油酸，还含有谷固醇、卵磷脂、维生素 E 等营养素。具有降低血液中胆固醇，防止高血压、冠心病，防止细胞衰老、脑功能衰退等作用。

4. 黑米

黑米中的铁含量和钙含量分别为普通大米的 3 倍和 3~5 倍。黑米有补血、健脾、治疗贫血和神经衰弱等功效。

5. 小米

小米中的蛋白质、脂肪、钙、磷、铁等含量均高于大米，苏氨酸、色氨酸、蛋氨酸含量也高于一般谷类，B族维生素含量较丰富，并含有少量胡萝卜素。具有清热、健胃、安眠、补虚等功效，消化吸收率高。

6. 燕麦

燕麦含有磷脂、胆碱、谷固醇、维生素E、矿物质（钾、钙、镁、铁、锌、锰、硒等），对降低血脂、维护心脑血管健康、延缓衰老都有良好作用，尤其适合高血压和糖尿病患者食用。

7. 薏苡仁

薏苡仁除含有蛋白质、脂肪、碳水化合物、维生素和矿物质外，还具有健脾利湿、清热补肺的功效。

8. 荞麦

荞麦中含有丰富的维生素 B_1、维生素 B_2、维生素PP，钾、镁、铜、铁等矿物质的含量较高。荞麦中的芦丁能降低血脂和胆固醇，尤其适合高血压和糖尿病患者食用。

二、豆类

（一）定义

食用豆类在农作物中的地位仅次于谷类。豆类可分为大豆类和其他豆类。大豆按种皮颜色可分为黄、青、黑、褐和双色五种。其他豆类包括蚕豆、豌豆、绿豆、小豆等。豆制品是以大豆或绿豆等为原料制作的半成品食物，如豆浆、豆腐、豆腐干等。

（二）豆类的化学成分及营养物质

1. 大豆类

（1）蛋白质

大豆是蛋白质含量最丰富的植物，含量一般为35%~40%。蛋白质由球蛋白、清蛋白、谷蛋白及醇溶蛋白组成，其中球蛋白含量最高。蛋白质中含有人体需要的全部氨基酸，属完全蛋白，其中赖氨酸含量较多，而蛋氨酸较少，与谷类食物混合食用，可较好地发挥蛋白质的互补作用。

（2）脂肪

大豆油脂是存在于种子中的由脂肪和甘油所形成的脂类，以不饱和脂肪酸居多，另外，大豆油脂中的维生素E较多，是人们摄取维生素E的主要来源。由于大豆富含不饱和脂肪酸，所以是高血压、动脉粥样硬化等患者的理想食物。

（3）碳水化合物

大豆类碳水化合物组成比较复杂，多为纤维素和可溶性糖，主要有蔗糖、棉籽糖、水苏糖等。几乎不含淀粉或含量极微，在体内较难消化，其中有些在大肠内成为细菌的营养素来源。细菌在肠道内生长繁殖的过程中会产生过多的气体而引起肠胀气。

（4）维生素和矿物质

大豆中含钙量较高，每100 g大豆含钙约为376 mg，其他如磷、钾、镁、铁等，但是大豆中含有植酸，能螯合钙、镁等金属离子，而影响其吸收。除维生素E外，大豆中其他维生素含量较少，且在加工过程中大部分维生素被破坏。

2. 其他豆类

其他豆类的蛋白质含量中等，脂肪含量较低，碳水化合物含量较高。维生素和矿物质的含量也很丰富。其他豆类蛋白质属于不完全蛋白质，含有较多的赖氨酸，蛋氨酸含量较少，营养价值较低。

3. 豆制品

豆制品包括豆浆、豆腐脑、豆腐、豆腐干、百叶、豆腐乳、豆芽等。豆制品在加工过程中一般要经过浸泡、细磨、加热等处理，使其中所含的抗胰蛋白酶被破坏，大部分纤维素被去除，因此消化吸收率明显提高。豆制品的营养素种类在加工前后变化不大，但因水分增多，营养素含量相对较少，豆芽一般是以大豆和绿豆为原料制作的，在发芽前几乎不含维生素C，但在发芽过程中，其所含的淀粉水解为葡萄糖，可进一步合成维生素C。

（三）营养价值及食疗作用

不同加工和烹调方法对大豆蛋白质的消化率有明显的影响。整粒熟大豆的蛋白质消化率仅为65.3%，但加工成豆浆后可达84.9%，豆腐的蛋白质消化率为92%~96%。

大豆中含有抗胰蛋白酶因子，它能抑制胰蛋白酶的消化作用，使大豆难以分解为人体可吸收利用的各种氨基酸。经过加热煮熟后，这种因子即被破坏，消化率随之提高，因此大豆及其制品须经充分加热煮熟后再食用。

豆类中膳食纤维含量较高，特别是豆皮。因此，国外有人将豆皮经过处理后磨成粉，用于烘焙食品。据报道，食用含纤维的豆类食品不仅可以明显降低血清胆固醇，对冠心病、糖尿病及肠癌也有一定的预防及治疗作用。将提取的豆类纤维加到缺少纤维的食品中，不仅能改善食品的松软性，还有保健作用。

三、蔬菜类

（一）定义

蔬菜是可供佐餐的、有多汁产品器官作为副食品的一、二年生及多年生草本植物的总称。按其结构及可食部分，蔬菜可分为叶菜类、根茎类、瓜茄类和鲜豆类，所含的营养成分因种类不同差异较大。

（二）蔬菜的化学成分及营养物质

1. 水分

含水量是衡量蔬菜新鲜程度的重要特征，一般蔬菜中含65%~95%的水分。

2. 蛋白质

不同品种和种类的蔬菜中蛋白质含量相差很大，新鲜蔬菜的蛋白质含量通常在3%以下，干豆类和薯类蔬菜含丰富的蛋白质和氨基酸，绿叶蔬菜中含有丰富的叶蛋白。某些蔬菜（如菠菜、韭菜等）含限制性氨基酸，均是硫氨基酸，但赖氨酸比较丰富，可与谷类食品发生营养互补。菌类的赖氨酸比较丰富。

3. 碳水化合物

碳水化合物包括糖、淀粉、纤维素、半纤维素和果胶等。大部分蔬菜的碳水化合物含量较低，仅为2%~6%，蔬菜中以胡萝卜、洋葱、南瓜、山芋、香芋、藕、菱角、红薯等含糖量较多，为2.5%~16%。

食用菌类如香菇、鸡腿菇、蘑菇、银耳、黑木耳、灵芝、金针菇等，其中的多糖物质具有免疫功能，能抑制人体癌细胞增殖，双链核糖核酸能刺激人体白细胞释放干扰素，抑制黏液病毒的增殖。

4. 脂肪

蔬菜中脂肪含量偏低，为0.1%~0.3%，大多数蔬菜的脂肪含量不超过1%。

5. 维生素

蔬菜食物内含有人类需要的各种维生素，如维生素 C、维生素 B_1、维生素 B_2、维生素 B_6、尼克酸及胡萝卜素，尤其是维生素 C 和胡萝卜素。在我国目前的膳食结构中，机体所需的胡萝卜素和维生素 C 几乎全部或绝大部分是由蔬菜供给的。

6. 矿物质

蔬菜中含有几十种矿物质元素，其中以钾、钙、铁、磷的含量较为丰富。含钾量较多的食物有豆类、蔬菜、蘑菇、香菇等，钙、磷、铁在苋菜、芹菜、荠菜、毛豆、青扁豆等中的含量较高。

7. 膳食纤维

蔬菜的膳食纤维主要包括纤维素、半纤维素、木质素、可溶性纤维，以及其他膳食纤维。膳食纤维可以加速胆固醇降解为胆酸的反应，从而降低心血管疾病的发病率。大肠杆菌能利用纤维素合成泛酸、尼克酸、肌醇、维生素 K 和生物素等，还可以降低结肠癌的发病率。

（三）营养价值及食疗作用

1. 合理选择

蔬菜含有丰富的维生素，除维生素 C 外，一般叶部含量比根茎部高，嫩叶比枯叶高，深色的菜叶比浅色的高。因此，应注意选择新鲜、色泽深的蔬菜。

2. 合理加工与烹调

蔬菜所含的维生素和矿物质易溶于水，宜先洗后切，以减少蔬菜与水和空气的接触面积，避免营养流失。洗好的蔬菜放置时间不宜过长，以避免维生素氧化破坏，尤其要避免将切碎的蔬菜长时间浸泡在水中。

蔬菜的烹任方式最好选用凉拌、急火快炒和快速蒸煮。炒菜时油温不宜过高，时间不可过长，以蔬菜刚刚变软为好，以免维生素 C 损失过多，或用带油的热汤将蔬菜烫熟也是较好的方法。为了减少损失，烹调时加少量淀粉，可有效保护维生素 C。

3. 菌藻类食物的合理利用

菌藻类食物除了提供丰富的营养素外，还具有明显的保健作用。研究发现，蘑菇、香菇和银耳中含有多糖物质，具有提高人体免疫功能和抗肿瘤的作用。香菇中所含的香菇嘌呤可抑制体内胆固醇形成和吸收，促进胆固醇分解和排泄，有降血脂作用。黑木耳能抗血小板聚集和降低血凝，减少血液凝块，防止血栓形成，有助于防止动脉粥样硬化。海带因含有大量的碘，临床上常用来治疗缺碘性甲状腺肿。海带中的褐藻酸钠盐，有预防白血病和骨癌的作用。

四、水果类

（一）定义

水果是味甜多汁的植物性食物的总称，其中以植物的带肉果实或种子为主，以木本植物的果实为多。水果类可分为鲜果、干果、坚果和野果。水果与蔬菜一样，主要提供维生素和矿物质。

（二）水果的化学成分及营养物质

1. 水

多数新鲜水果的水分含量达 85%~90%。

2. 蛋白质

蛋白质的组成因水果的品种和成熟度不同而差异很大。水果中的蛋白质主要为酶蛋白，除了参与碳水化合物代谢的多种酶，如果胶酶、纤维素酶、淀粉酶等外，还含有脂类代谢的酶类，如酯酶、脂氧合酶、脂肪酸合成途径中的各种酶类等。

3. 脂肪

水果中的脂类物质虽然含量很低，多在0.1%~0.5%，但富含磷脂和不饱和脂肪酸，例如，苹果中50%的脂类为磷脂，水果的种仁通常富含油脂。坚果类中的脂肪多为不饱和脂肪酸，富含必需脂肪酸，是优质的植物性脂肪。如葵花籽、核桃和西瓜子的脂肪中特别富含亚油酸，核桃和松子等含有较多的α-亚麻酸。

4. 碳水化合物

碳水化合物是水果质地和甜味的主要影响因子。其中单糖和低聚糖主要影响水果口味，多糖则主要影响水果质地。葡萄糖、果糖和蔗糖是果实甜味的主要来源，这几种糖的比例和含量因水果的种类、品种和成熟度的不同而有所差异。

5. 维生素

水果中含有除维生素D和维生素B_{12}之外的各种维生素，但其中B族维生素的含量普遍偏低，主要提供的维生素是维生素C和胡萝卜素，坚果类可提供丰富的维生素E。

6. 矿物质

水果中含有大量的矿物质，其中包括在膳食中最为重要的矿物质钾，而钠含量较低。一些水果含有较为丰富的镁、铁。水果中的微量元素含量因栽培地区的土壤微量元素含量和肥料施用情况不同而具有较大的差异。

7. 膳食纤维

水果中的主要膳食纤维成分是纤维素、半纤维素和果胶。果胶物质变化与水果的口感有密切关系，未成熟果实中含大量原果胶，组织呈现坚果状态；成熟过程中原果胶逐渐水解为果胶，果实变软；过度成熟时果胶被水解为果胶酸，导致果实过软而无法储存运输。

（三）营养价值及食疗作用

水果除含有丰富的维生素和矿物质外，还含有大量的非营养素的生物活性物质，如酚酸类、黄酮类、儿茶素及单宁类、色素类物质，可以防病治病，也可致病，食用时应予注意。如梨有清热降火、润肺去燥等功能，对肺结核、急性或慢性气管炎和上呼吸道感染患者出现的咽干、喉疼、痰多而稠等有辅助疗效，但产妇、胃寒及脾虚泄泻者则不宜食用。又如红枣可增加机体抵抗力，对体虚乏力、贫血者适用，但龋齿疼痛、下腹胀满、大便秘结者不宜食用。再如杏仁含有杏仁苷、柿子含有柿胶酚，食用不当，可能发生中毒。

鲜果类水分含量高，易腐烂，宜冷藏。坚果水分含量低而较耐储藏，但含油坚果的脂肪含不饱和脂肪酸的比例较高，易受氧化而酸败变质，故应当保存于干燥阴凉处，并尽量隔绝空气。

第二节　动物性食物的营养价值

一、畜禽肉类

（一）定义

从食物角度讲，畜禽肉类是指来源于温血动物且适合人类食用的所有部分的总称，它不仅包括热血动物的骨骼肌肉，还包括许多可食用的器官和脏器组织，如心、肝、肾、胃、肠、脾、肺、舌、脑、血和皮等。畜类指猪、牛、羊、兔、马、骡、驴、犬、鹿等牲畜的肌肉、内脏及其制品，禽类包括鸡、鸭、鹅、火鸡、鹌鹑、鸽等的肌肉及其制品。

（二）畜禽肉类的化学成分及营养物质

1. 水分

肌肉中的水分含量约为75%，以结合水、不易流动的水和自由水的形式存在。结合水约占肌肉总水分的5%，与蛋白质分子表面借助极性集团与水分子的静电引力紧密结合，形成水分子层；不易流动的水约占肌肉总水分的80%，存在于肌原丝、肌原纤维及肌膜之间；自由水约占肌肉总水分的15%，存在于细胞外间隙，能自由流动。

2. 蛋白质

畜禽肉中的蛋白质含量为10%~20%，因动物的种类、年龄，肉质的肥瘦程度及部位而异。动物不同部位的肉，因肥瘦程度不同，其蛋白质含量差异较大。一般来说，心、肝、肾等内脏器官的蛋白质含量较高，而脂肪含量较少。畜禽肉的蛋白质为完全蛋白质，含有人体必需的各种氨基酸，并且必需氨基酸的构成比例接近人体需要，因此易被人体充分利用，营养价值高，属于优质蛋白质。

3. 脂肪

脂肪含量因动物的品种、年龄，肉质的肥瘦程度、部位等不同有较大差异，低者为2%，高者可达89%以上。在畜肉中，猪肉的脂肪含量最高，羊肉次之，牛肉最低。

畜肉脂肪组成以饱和脂肪酸为主，主要由硬脂酸、棕榈酸和油酸等组成，熔点较高。禽肉脂肪含有较多的亚油酸，熔点低，易于消化吸收。瘦肉中胆固醇含量较低，每100 g瘦肉约含70 mg脂肪，肥肉中的胆固醇比瘦肉高90%左右，内脏中则更高，一般为瘦肉的3~5倍。脑中胆固醇含量最高，每100 g可达2000 mg以上。

必需脂肪酸的含量与组成是衡量食物油脂营养价值的重要方面。动物脂肪所含有的必需脂肪酸明显低于植物油脂，因此其营养价值低于植物油脂。在动物脂肪中，禽类脂肪所含必需脂肪酸的量高于家畜脂肪；家畜脂肪中，猪脂肪的必需脂肪酸含量又高于牛、羊等反刍动物的脂肪。总体来说，禽类脂肪的营养价值高于畜类脂肪。

4. 碳水化合物

肉类的碳水化合物含量为1%~3%，平均含量为1.5%，主要以糖原的形式存在于肌肉和肝脏中。动物在宰前过度疲劳，可使糖原含量下降；宰后放置时间过长，也可因酶的作用，使糖原含量降低，乳酸相应增高，pH值下降。

5. 矿物质

肉类的矿物质含量一般为0.8%~1.2%。瘦肉中的矿物质含量高于肥肉，内脏高于瘦肉。

肉类是铁、锌的重要来源。畜禽肉中的铁主要以血红素的形式存在，消化吸收率很高。内脏中含有丰富的锌和硒。此外，畜禽肉还含有较多的磷、硫、钾、钠、铜等。钙的含量虽然不高，但吸收利用率很高。

禽类的肝脏中富含多种矿物质，且平均水平高于禽肉。肝脏和血液中铁的含量十分丰富，高达10~30 mg/100 g以上，可谓是铁的最佳膳食来源。禽类的心脏和肾也是矿物质含量非常丰富的食物。

6. 维生素

畜禽肉可提供多种维生素，以B族维生素和维生素A为主。内脏中维生素含量比肌肉中多，其中肝脏中的含量最为丰富，特别富含维生素A和维生素B_2。维生素A的含量以牛肝和羊肝为最高，猪肝中维生素B_2最丰富。禽肉中还含有较多的维生素E和维生素D。

（三）营养价值及食疗作用

畜禽肉蛋白质营养价值较高，含有较多的赖氨酸，宜与谷类食物搭配食用，以发挥蛋白质的互补作用。为了充分发挥畜禽肉的营养价值，还应注意将畜禽肉分散到每餐膳食中，防止集中食用。

畜肉的脂肪和胆固醇含量较高，脂肪主要由饱和脂肪酸组成，食用过多易引起肥胖和高脂血症等疾病，因此膳食中的比例不宜过高。禽肉的脂肪含不饱和脂肪酸较多，因此老年人及心血管疾病患者宜选用禽肉。内脏含有较多的维生素、铁、锌、硒、钙，特别是肝脏中维生素B_2和维生素A的含量丰富，因此宜经常食用。

二、蛋及蛋制品

（一）定义

蛋类是指禽类所产的卵。蛋类制品是以蛋类作为主要原料的食品，包括鸡蛋、鸭蛋、鹅蛋、鹌鹑蛋、鸽蛋、鸵鸟蛋、火鸡蛋、海鸥蛋及其加工制成的咸鸭蛋、松花蛋等。蛋类的营养素不仅丰富，而且质量也很好，是一类营养价值较高的食品。

（二）蛋类的化学成分及营养物

蛋的微量营养成分受品种、饲料、季节等多方面因素的影响，但蛋中大量营养素的含量总体上基本稳定。各种蛋的营养成分有共同之处。

1. 蛋白质

鸡蛋蛋白质为优质蛋白质的代表，其生物价高达94%，在各种食物蛋白质当中最高，易被人体消化吸收。

蛋清中的主要蛋白质包括卵清蛋白、卵黏蛋白、卵类黏蛋白等糖蛋白，其含量共占蛋清总蛋白的80%左右。卵清蛋白也是一种含磷蛋白。此外，蛋清中还含有卵球蛋白、溶菌酶以及9%左右的其他蛋白质。

蛋黄中的主要蛋白质是与脂类相结合的脂蛋白和磷蛋白，蛋黄中的蛋白质均具有良好的乳化性质，故而成为色拉酱的主要原料。蛋黄中的蛋白质具有受热形成凝胶的性质，因此在煮蛋、煎蛋时蛋黄成为凝固状态。蛋黄凝固点高于蛋清，凝固速度较慢。因此在烹调时蛋黄较难凝固。蛋黄经过冷冻后，蛋白质发生胶凝作用，解冻后黏度增加，在食品加工中所起的功能性质随之劣变。

蛋的蛋白质中赖氨酸和蛋氨酸含量较高，和谷类、豆类食物混合食用可弥补后者的赖氨酸或蛋氨酸含量不足。蛋的蛋白质中还富含半胱氨酸，加热过度会使半胱氨酸部分分解产生硫化氢，与蛋黄中的铁结合形成黑色的硫化铁。煮蛋中蛋黄表面的青黑色物质和鹌鹑蛋罐头中的黑色物质来源于此。

2. 脂类

蛋清中的脂肪含量极低，98%的脂肪存在于蛋黄。蛋黄中的脂肪几乎全部以与蛋白质结合的良好乳化形式存在，因而消化吸收率极高。

蛋黄中，以油酸含量最为丰富，约占50%，亚油酸约占10%，其余主要是硬脂酸、棕榈酸和棕榈油酸，含微量花生四烯酸。蛋黄是磷脂的极好来源，所含卵磷脂具有降低血胆固醇的效果，并能促进脂溶性维生素的吸收。鸡蛋黄中的磷脂主要为卵磷脂和脑磷脂，此外还有神经鞘磷脂。

各种禽蛋的蛋黄中总磷脂含量相似。它们使蛋黄具有良好的乳化性状，但因含有较多不饱和脂肪酸，容易受到脂肪氧化的影响。胆固醇含量极高，主要集中在蛋黄。

3. 碳水化合物

蛋中的碳水化合物含量极低，大约为1%，分为两种状态存在，一部分以与蛋白质相结合的形式而存在，含量为0.5%左右；另一部分以游离的形式存在，含量约0.4%。后者中98%为葡萄糖，其余为微量的果糖、甘露糖、阿拉伯糖、木糖和核糖。这些微量的葡萄糖是蛋粉制作中发生美拉德反应的原因之一，因此生产过程中在干燥工艺之前可以采用葡萄糖氧化酶除去蛋中的葡萄糖，避免其在加工储藏过程中发生褐变。

4. 矿物质

蛋中的矿物质主要存在于蛋黄部分，蛋清部分含量较低。蛋黄中矿物质量为1.0%~1.5%，其中磷最为丰富，为240 mg/100 g，钙为112 mg/100 g。

蛋黄是多种微量元素的良好来源，包括铁、硫、镁、钾、钠等。蛋中铁元素含量较高，以非血红素铁形式存在。由于卵黄高磷蛋白对铁的吸收具有干扰作用，因此蛋黄中铁的生物利用率较低，仅为3%左右。

蛋中的矿物质含量受饲料因素影响较大。若饲料中硒含量上升，则蛋黄中硒含量增加。饲料中添加有机硒更容易在蛋黄中积累，添加有机锰可增加蛋黄中的锰含量。饲料中锌和硒的含量极显著地影响蛋中硒的沉积，锌和碘也对硒的沉积产生显著影响。饲料中添加碘不仅能提高硒的吸收和转化，还能增加蛋中碘含量。通过添加硒和碘的方法可生产富硒鸡蛋和富碘鸭蛋。通过调整饲料成分，目前市场上已有富硒蛋、富碘蛋、高锌蛋、高钙蛋等特种鸡蛋或鸭蛋销售。

5. 维生素和其他微量活性物质

蛋中维生素含量十分丰富，且品种较为完全，包括所有的B族维生素、维生素A、维生素D、维生素E、维生素K和微量的维生素C。其中绝大部分的维生素A、维生素D、维生素E和大部分维生素B_1都存在于蛋黄中。总体而言，鸭蛋和鹅蛋的维生素含量高于鸡蛋。此外，蛋中的维生素含量受品种、季节和饲料的影响。

（三）营养价值及食疗作用

在生鸡蛋蛋清中，含有抗生物素蛋白和抗胰蛋白酶。抗生物素蛋白能与生物素在肠道内结合，影响生物素的吸收，可引起食用者食欲不振、全身无力、毛发脱落、皮肤发黄、肌肉疼痛等生物素缺乏的症状；抗胰蛋白酶能抑制胰蛋白酶的活力，妨碍蛋白质消化吸收，故不可生食蛋清。烹调加热可破坏这两种物质，消除它们的不良影响。但是不宜过度加热，否则会使蛋白质过分凝固，甚至变硬变韧，形成硬块，反而影响食欲及消化吸收。

蛋黄中的胆固醇含量很高，大量食用能引起高脂血症，这是动脉粥样硬化、冠心病的危险因素。但蛋黄中含有大量的卵磷脂，对心血管疾病有防治作用。

因此，吃鸡蛋要适量。调查研究表明，每人每日吃 1 ~ 2 个鸡蛋，既对血清胆固醇水平无明显影响，又可发挥禽蛋其他营养成分的作用。

三、乳类及乳制品

（一）定义

乳类是指动物的乳汁，人们经常食用的是牛奶和羊奶。乳类经浓缩、发酵等工艺可制成乳制品，如奶粉、酸奶、炼乳等。乳类及其制品具有很高的营养价值，不仅是婴儿的主要食物，也是老弱病患者的营养食品。

（二）乳类的化学成分及营养物

1. 乳类

乳类的水分含量为 86%~90%，因此它的营养素含量与其他食物相比较低。

（1）蛋白质。牛奶中的蛋白质含量比较恒定，为 2. 8%~3. 3%，含氮物的 5%为非蛋白氮。传统意义上牛奶蛋白质被划分为酪蛋白和乳清蛋白两类。牛奶蛋白质为优质蛋白质，生物价为 85，容易被人体消化吸收。羊奶的蛋白质含量为 1. 5%，低于牛奶；蛋白质当中酪蛋白的含量较牛奶略低，其中所含的 α_{S2}-酪蛋白在胃中所形成的凝乳块较小而细软，更容易消化。

（2）脂类。牛奶中的脂肪含量为 2. 8%~4. 0%。乳中磷脂含量为 20~50 mg/100 mL，胆固醇含量约为 13 mg/100 mL。水牛奶脂肪含量在各种奶类中最高，为 9. 5%~12. 5%。随饲料的不同、季节的变化，乳中脂类成分略有变化。乳脂肪以微细的脂肪球状态分散于牛乳中，容易被人体消化吸收。乳中脂肪是脂溶性维生素的载体，对乳的风味和口感起着重要的作用，影响消费者购买。乳脂肪的香气成分包括各种挥发性烷酸、烯酸、酮酸、羟酸、内酯、烷醛、烷醇、酮类等。

（3）碳水化合物。乳类碳水化合物含量为 3. 4%~7. 4%，人乳中的碳水化合物含量最高，羊奶居中，牛奶最少。碳水化合物的主要形式为乳糖。

乳糖可促进钙等矿物质的吸收，也为婴儿肠道内双歧杆菌的生长所必需，对于幼小动物的生长发育具有特殊的意义。但对于部分不经常饮奶的成年人来说，体内乳糖酶活性过低，大量食用乳制品可能引起乳糖不耐受。用固定化乳糖酶将乳糖水解为半乳糖和葡萄糖可以解决乳糖不耐受问题，同时也可提高产品的甜度。

（4）矿物质。牛奶中的矿物质主要包括钠、钾、钙、镁、氯、磷、硫、铜、铁等，大部分矿物质与有机酸结合形成盐类，小部分与蛋白质结合或吸附在脂肪球膜上。其中碱性元素略多，因而牛奶为弱碱性食品。乳中的矿物质含量因品种、饲料、泌乳期等因素而有所差异，初乳中含量最高，常乳中含量略有下降。发酵乳中钙含量高并具有较高的生物利用率，为膳食中最好的天然钙来源。牛奶中的钠、钾和氯离子基本上完全存在于溶液中，而钙和磷分布在溶液和胶体两相中。

（5）维生素。牛奶含有几乎所有种类的维生素，包括维生素 A、维生素 D、维生素 E、维生素 K、各种 B 族维生素和微量的维生素 C。只是这些维生素的含量差异较大。总的来说，牛奶是 B 族维生素的良好来源，特别是维生素 B_2。

(6) 其他成分

①酶类。牛奶中的蛋白质为血液蛋白转化而来，其中含有大量酶类，主要为氧化还原酶、转移酶和水解酶。水解酶中包括淀粉酶、脂酶、酯酶、蛋白酶、磷酸酯酶等。其中的各种水解酶可以帮助消化营养物质，对幼小动物的消化吸收具有意义。

②有机酸。牛奶中核酸含量较低，痛风患者可以食用。牛奶中大部分核苷酸以乳清酸的形式存在，含量约为 60 mg/L。一些研究证明，它具有降低血液胆固醇浓度和抑制肝脏中胆固醇合成的作用。

③其他生理活性物质。乳中含有大量的生理活性物质，其中较为重要的有乳铁蛋白、免疫球蛋白、生物活性肽、亚油酸、激素和生长因子等。

2. 乳制品

乳制品主要包括炼乳、奶粉、酸奶、干酪、乳饮料等。因加工工艺不同，乳制品的营养成分有很大差异。

(1) 炼乳。炼乳为浓缩奶的一种，分为淡炼乳和甜炼乳。新鲜奶在低温真空条件下浓缩，除去约 2/3 的水分，再经灭菌即成淡炼乳。淡炼乳在胃酸作用下可形成凝块，便于消化吸收，适合婴儿和对鲜奶过敏者食用。甜炼乳是在鲜奶中加入约 15%的蔗糖后按上述工艺制成。其中糖含量可达 45%左右，利用其渗透压的作用抑制微生物繁殖。因糖分过高，需经大量水冲淡，营养成分相对下降，婴儿不宜食用。

(2) 奶粉。奶粉是鲜奶经脱水干燥制成的粉。根据食用目的，可制成全脂奶粉、脱脂奶粉、调制奶粉等。

全脂奶粉是将鲜奶浓缩除去 70%～80%水分后，经喷雾干燥或热滚筒法脱水制成。喷雾干燥法所制奶粉粉粒小，溶解度高，无异味，营养成分损失少，营养价值较高。热滚筒法生产的奶粉颗粒较大且不均匀，溶解度低，营养素损失较多。一般全脂奶粉的营养成分为鲜奶的 8 倍。

脱脂奶粉是将鲜奶脱去脂肪，再经上述方法制成的奶粉。此种奶粉的脂肪含量仅为 1.3%，脱脂过程会使脂溶性维生素损失较多，其他营养成分变化不大。脱脂奶粉一般供腹泻婴儿及需要少油膳食的患者食用。

调制奶粉又称“母乳化奶粉”，是以牛奶为基础，参照人乳组成的模式和特点，进行调整和改善，使其更适合婴儿的生理特点和需要。调制奶粉主要是减少了牛奶粉中酪蛋白、甘油三酯、钙、磷和钠的含量，添加了乳清蛋白、亚油酸和乳糖，并强化了维生素 A、维生素 D、维生素 B_1、维生素 B_2、维生素 C、叶酸和微量元素铁、铜、锌、锰等。

(3) 酸奶。酸奶是在消毒鲜奶中接种乳酸菌并使其在控制条件下生长繁殖而制成的。牛奶经乳酸菌发酵后游离的氨基酸和肽增加，因此更易消化吸收。酸奶中的乳糖减少，使乳糖酶活性低的成人易于接受。维生素 A、维生素 B_1、维生素 B_2 等的含量与鲜奶含量相似，但叶酸含量却增加了 1 倍，胆碱也明显增加。此外，酸奶的酸度增加，有利于保护维生素。乳酸菌进入肠道可抑制一些腐败菌的生长，调整肠道菌群，抑制腐败胺类对人体的不良作用。

(4) 干酪。干酪也称奶酪，是一种营养价值很高的发酵乳制品，是在原料乳中加入适量的乳酸菌发酵剂或凝乳酶，使蛋白质发生凝固，并加盐、压榨，排出乳清后的产品。

干酪中的蛋白质大部分为酪蛋白，经凝乳酶或酸作用而形成凝块。但也有一部分白蛋白和球蛋白被机械地包含于凝块中。此外，经过发酵，干酪中还含有肽类、氨基酸和非蛋白氮成分。除少数品种之外，蛋白质中包裹的脂肪成分多占干酪固形物的 45%以上，而脂肪在发酵中的分解产物使干酪具有特殊的风味。奶酪制作过程中大部分乳糖随乳清流失，少量乳糖在发酵中起促进乳酸发酵的作用，对抑制杂菌的繁殖有意义。

奶酪中含有原料中的各种维生素，其中脂溶性维生素大多保留在蛋白质凝块中，水溶性维生素虽然损失了一部分，但含量不低于原料乳。原料乳中微量的维生素 C 几乎全部损失。干酪外皮部分的 B 族维生素含量高于中心部分。

硬质干酪是钙的极佳来源，软干酪含钙量较低。镁在干酪制作过程中也得到浓缩，硬质干酪中镁的含量约为原料乳含量的 5 倍。钠的含量因品种不同而异，农家干酪因不添加盐，钠含量仅为 0.1%；法国羊奶干酪中的盐含量可达 4.5%~5.0%。

（5）乳饮料。乳饮料包括乳酸饮料、乳酸菌饮料等，严格来说这些乳饮料不属于乳制品范畴，其主要原料为水和牛奶。乳酸饮料和乳酸菌饮料及其他加乳的饮料均为蛋白质含量大于 1.0 g/100 g 的含乳饮料，其中配料为水、糖或甜味剂、果汁、有机酸、香精等。乳酸饮料中不含活乳酸菌，但添加有乳酸使其具有酸味；乳酸菌饮料中含有活乳酸菌，为发酵乳加水和其他成分配制而成。

总的说来，乳饮料的营养价值低于液态乳类产品，蛋白质含量约为牛奶的 1/3。但因其风味多样、味甜可口，受到儿童和青年的喜爱。

（三）乳类食物食用注意事项

鲜奶水分含量高，营养素种类齐全，十分有利于微生物生长繁殖，因此须经严格消毒灭菌后方可食用。消毒方法常用煮沸法和巴氏消毒法。煮沸法是将奶直接煮沸，设备要求简单，可达消毒目的，但对奶的理化性质影响较大，营养成分有一定损失，多为家庭使用。大规模生产时采用巴氏消毒法。巴氏消毒常用两种方法，即低温长时消毒法和高温短时消毒法，前者将牛奶用 63 ℃低温加热 30 分钟；后者用 90 ℃高温加热 1 秒。正确地进行巴氏消毒对奶的组成和性质均无明显影响，但对热不稳定维生素，如维生素 C 可损失 20%~25%。

此外，奶应避光保存，以保护其中的维生素。研究发现，鲜牛奶经日光照射 1 分钟后，B 族维生素很快消失，维生素 C 也所剩无几。即使在微弱的阳光下，经 6 小时照射后，B 族维生素也仅剩一半，而在避光器皿中保存的牛奶不仅维生素没有消失，还能保持特有的鲜味。

四、水产类

（一）定义

在水域中通过人工捕捞获取的水产资源叫水产品，由可以供人类食用的水产资源加工而成的食品，称为水产食品。在种类繁多的海洋动物资源中，可供人类食用、具有食用价值的主要有鱼类、甲壳类、软体类和海龟类。

（二）水产类的化学成分及营养物

1. 鱼类的主要营养成分及组成特点

（1）蛋白质。鱼类蛋白质含量为 15%~25%，平均 18%，分布于肌浆和肌基质，肌浆主要含肌凝蛋白、肌溶蛋白、可溶性肌纤维蛋白、肌结合蛋白和球蛋白；肌基质主要包括结缔组织和软骨组织，含有胶原蛋白和弹性蛋白质。

除了蛋白质外，鱼还含有较多的其他含氮化合物，主要有游离氨基酸、肽、胺类、胍、季铵类化合物、嘌呤类和脲等。鱼类脂肪含量一般为 1%~10%。

（2）脂类。鱼类脂肪多由不饱和脂肪酸组成，一般占 60%以上，熔点较低，通常呈液态，消化率为 95%左右。鱼类中的 ω-3 不饱和脂肪酸存在于鱼油中，主要是二十碳五烯酸（EPA）和二十二碳六烯酸（DHA）。EPA 具有抑制血小板形成的作用；EPA 与 DHA 不仅可以降低低密度脂蛋白、升高高密度脂蛋白，还具有抗癌作用。EPA 和 DHA 在鱼体内的合成很少，主要是由海水中的浮游生物和海藻类合成的，经过食物链进入鱼体内，并以甘油三酯的形式贮存。二者低温下呈液体状态，因此冷水鱼中含量较高。与不饱和脂肪酸的高含量相反，抗氧化物质维生素 E 的含量很低，因此鱼油在贮藏过程中易于氧化。

（3）碳水化合物。鱼类碳水化合物含量较低，约 1.5%。有些鱼不含碳水化合物，如鲳鱼、鲢鱼、银鱼等。碳水化合物的主要存在形式是糖原。鱼类肌肉中的糖原含量与其致死方式有关，捕即杀者糖原含量最高；挣扎疲劳后死去的鱼类，体内糖原消耗严重，含量降低。除糖原外，鱼体内还含有糖胺聚糖类。这些糖胺聚糖类按有无硫酸基分为硫酸化多糖和非硫酸化多糖，前者如硫酸软骨素、硫酸乙酰肝素、硫酸角质素，后者如透明质酸、软骨素等。

（4）矿物质。鱼类的矿物质含量为 1%~2%，其中锌的含量极为丰富，此外，钙、钠、氯、钾、镁等含量也较多，其中钙的含量多于禽肉，但钙的吸收率较低。海产鱼类富含碘，有的海产鱼含碘为 500~1000 μg/kg，而淡水鱼含碘仅为 50~400 μg/kg。

（5）维生素。鱼油和鱼肝油是维生素 A 和维生素 D 的重要来源，也是维生素 E（生育酚）的一般来源。多脂的海鱼肉也含有一定量的维生素 A 和维生素 D。维生素 B_1、维生素 B_2、烟酸等的含量也较高，而维生素 C 含量很低。一些生鱼制品中含有硫胺素酶和催化硫胺素降解的蛋白质，因此大量食用生鱼可能造成维生素 B_1 缺乏。

2. 软体动物类的主要营养成分及组成特点

软体动物按其形态不同，可以分为双壳类软体动物和无壳类软体动物两大类。双壳类软体动物包括蛤类、牡蛎、贻贝、扇贝等；无壳类软体动物包括章鱼、乌贼等。

软体动物类含有丰富的蛋白质和微量元素，某些软体动物还含有较多的维生素 A 和维生素 E，但脂肪和碳水化合物含量普遍较低。软体动物蛋白质中含有全部的氨基酸，其中酪氨酸和色氨酸的含量比牛肉和鱼肉都高。在贝类肉质中还含有丰富的牛磺酸，且普遍高于鱼类，其中尤以海螺、毛蚶和杂色蛤中为最高，每一百克新鲜可食部分含有牛磺酸 500~900 mg。软体动物微量元素的含量以硒最为突出，其次是锌，此外还有碘、铜、锰、镍等。

水产动物的肉质一般都非常鲜美，这与其中所含的一些呈味物质有关。鱼类和甲壳类的呈味物质主要是游离的氨基酸、核苷酸等；软体类动物中的一部分，如乌贼类的呈味物质也是氨基酸，尤其是含量丰富的甘氨酸；贝类的主要呈味物质为琥珀酸及其钠盐。琥珀酸在贝类中含量很高，此外，一些氨基酸如谷氨酸、甘氨酸、精氨酸、牛磺酸，以及 AMP、Na^+、K^+、Cl^-等也为其呈味物质。

（三）水产类食物食用注意事项

1. 防止腐败变质

鱼类因水分和蛋白质含量高，结缔组织少，较畜禽肉更易腐败变质，特别是青皮红肉鱼。比如鲐鱼、金枪鱼中的组氨酸含量高，所含的不饱和双键极易氧化破坏，能产生脂质过氧化物，对人体有害。因此打捞的鱼类须及时保存或加工处理，防止腐败变质。保存处理一般采用低温或食盐来抑制组织蛋白酶的作用和微生物的生长繁殖。低温处理有冷却和冻结两种方式。冷却是用冰冷却鱼体使其温度降到-10 ℃左右，这样一般可保存 5~15 天。冻结是使鱼体在-40~-25 ℃的环境中冷冻，此时各组织酶和微生物均处于休眠状态，保藏期可达半年以上。以食盐保存的海鱼，食盐用量应不低于 15%。

2. 防止食物中毒

有些鱼含有极强的毒素，如河豚鱼。河豚鱼虽肉质细嫩，味道鲜美，但其卵、卵巢、肝脏和血液中含有毒性极强的河豚毒素，若加工处理不当，可引起急性中毒而死亡。故无经验的人，千万不要“拼死吃河豚”。

【思考题】

1. 简述粮谷类、豆制品食物的营养价值。
2. 简述水果蔬菜类、乳制品食物的食疗作用。
3. 简述各类食物对人体健康的重要性。

第三章　食品安全

学习目标

1. 掌握食品污染的概念和分类、食品腐败变质的概念和原因、评价食品腐败变质的常用指标、常见霉菌毒素引起的危害及其预防控制措施。

2. 了解农药残留、重金属污染和食品放射性污染的主要污染物来源和控制措施，了解我国食品安全保障体系中的良好生产规范体系、危害分析关键点控制体系和可追溯体系的基本内容。

第一节　食品污染及其控制

一、概述

（一）食品污染的概念

有毒有害物质通过食品生产、加工、储存、销售和运输等各个环节进入食品或食品中的成分发生变化，生成有害物质，对人体造成危害或影响人体健康，这一过程叫作食品污染。进入食品中的有害成分叫作食品污染物。食品污染物除少量来源于天然动植物本身外，主要来源于外界污染物、食品原料和各种添加剂；食品加工过程中产生或加入的有害物质，如酒中的甲醇，烧烤食品在烤制过程中产生的杂环胺；以及食品成分在不良储存条件下发生腐败变质所产生的物质。

（二）食品污染的分类

按照食品污染物的性质，可以将食品污染分为三大类：生物性污染、化学性污染和物理性污染。

食品的生物性污染包括微生物、寄生虫、昆虫和病毒的污染，主要以微生物污染为主，其危害较大，主要为细菌和细菌毒素、霉菌和霉菌毒素。

化学性污染来源复杂，种类繁多。主要有：①来自生产、生活和环境中的污染物，如农药、有害金属、多环芳烃化合物、*N*-亚硝基化合物、二噁英等；②从生产加工、运输、储存和销售工具、容器、包装材料及涂料等溶入食品中的原料材质、单体及助剂等物质；③在食品加工储存中产生的物质，如酒类中有害的醇类、醛类等；④滥用食品添加剂等。

物理性污染是指食品被各种非食品杂物和放射性物质污染，其中放射性污染是食品物理性污染中影响较大的一类污染。食品的放射性污染主要来自放射性物质的开采、冶炼、生产以及在生活中的应用与排放，特别是半衰期较长的放射性核素污染。

（三）食品污染对人体的危害

污染食品被人食用后，对人体的危害各不相同，主要与食品污染物的性质、在食品中的剂量和污染食品的方式有关。总体来说，对人体的危害可能有以下几种。

1. 急性中毒

污染物进入人体后，在短时间内引起机体的损害，并出现临床症状，称为急性中毒。在我国，食物中毒主要是指急性、亚急性中毒。

2. 慢性中毒

污染物长期通过食物以低剂量方式进入人体，通过在人体内长期蓄积，经过较长时间后达到一定剂量，引起机体的损害，出现各种病症，称为慢性中毒。

3. 对人体的远期效应（致癌、致畸和致突变）

有些突变后的细胞突破了正常细胞生长的特性，具备了肿瘤细胞的生长特征，并在人体内分裂生长，称为致癌。有些食品污染物可以作用于胚胎，使胚胎发育出现异常，称为致畸。污染物进入人体后，引起细胞内遗传物质的变化，并通过细胞分裂传递到子代细胞，使子代细胞具有新的特性，叫致突变。

二、食品的生物性污染

食品的生物性污染包括微生物、寄生虫、昆虫和病毒的污染。其中以微生物污染范围最广、危害最大，主要有细菌与细菌毒素、真菌与真菌毒素。微生物普遍存在于人类生活的环境中，食品在生产、加工、储存和销售的过程中，都有可能被微生物污染。

微生物无处不在，空气、土壤、水和人体表面都有微生物，食品及其原料中也有各种各样的微生物。这些污染食品的微生物有些可以引起食品的腐败变质，使食品丧失食用价值，有些能够对食用者本身造成不同程度的危害。根据对人体的致病能力不同可将污染食品的微生物分为三类：①直接致病微生物可直接导致人体疾病的发生，包括致病性细菌、人畜共患传染病病原菌和病毒、产毒霉菌和霉菌毒素；②条件致病微生物在一般情况下不致病，但是当条件发生变化时，如免疫力低下者，有可能致病；③非致病性微生物本身对人体无害，不会引起人类疾病的发生，但是这类微生物的大量生长繁殖能够引起食品的腐败变质，使食品失去食用价值，也为致病微生物的生长繁殖提供了条件。这类微生物主要包括非致病菌、酵母和不产毒的霉菌。

（一）细菌性污染与食品腐败变质

1. 食品中细菌的分类

食品中的细菌主要来自于污染，按照致病能力的大小可以将其分为致病菌、条件致病菌和非致病菌。

致病菌污染食品后能够使人出现病症。常见致病菌对食品的污染有两种情况：第一种是生前感染，如奶、肉在禽畜生前即潜存着致病菌。主要有引起食物中毒的肠炎沙门菌、猪霍乱沙门菌等，也有能引起人畜共患的结核病的结核杆菌、布氏病（波状热）的布鲁杆菌属、炭疽病的炭疽杆菌。第二种是外界污染，致病菌来自外环境，与畜体本身的生前感染无关。主要有痢疾杆菌、副溶血性弧菌、致病性大肠杆菌、伤寒杆菌、肉毒梭菌等。这些致病菌通过带菌者粪便、病灶分泌物、苍蝇、工（用）具、容器、水、工作人员的手等途径传播，造成食品污染。

条件致病菌通常情况下不致病，只有在一定的特殊条件下才有致病力。常见的有葡萄球菌、链球菌、变形杆菌、韦氏梭菌、蜡样芽孢杆菌等，能在一定条件下引起食物中毒。

非致病菌在自然界分布极为广泛，在土壤、水体、食物中更为多见。食物中的细菌绝大多数都是非致病菌，许多非致病菌都与食品腐败变质有关。能引起食品腐败变质的细菌，称为腐败菌，是非致病菌中最多的一类。

2. 食品腐败变质

食品的腐败变质是指食品在一定环境因素影响下，在微生物尤其是以非致病性细菌为主的多种因素的作用下，引起食品成分和感官性状发生改变，并导致食品失去食用价值的一种变化，如肉的腐败、油脂的酸败等。

（1）引起食品腐败变质的因素

①微生物的作用。微生物是引起食品腐败变质的主要因素，其中起作用的是细菌、酵母和霉菌，尤其是非致病性腐败菌更是发挥重要作用。这些细菌存在于食品原料中，能够分解食品中的营养成分，导致食品出现颜色、气味等感官指标的恶化。假单胞菌属为革兰氏阴性的无芽孢杆菌，广泛分布于食品中，特别是蔬菜、肉、家禽和海产品中，是引起食品腐败变质的代表菌，该类细菌通过分解食品中的各种成分，使 pH 值上升并产生各种色素。肠杆菌属也是一类常见的食品腐败菌，多与水产品、肉及蛋的腐败有关，其中沙雷菌可使食物发生表面变红、变黏等改变。同时有些微生物本身具有能分解食品中特定成分的酶，可对食物中的多糖、蛋白质进行分解，产生的代谢产物使食品具有不良的气味和味道。

②食品本身的组成和性质。食品都是由蛋白质、脂肪、碳水化合物、维生素和矿物质等营养素构成的，这些营养成分构成了腐败变质的物质基础，决定了腐败变质发生的性质。许多动植物食品本身含有各种酶类，在适宜温度下酶类活性增强，使食品发生各种改变，如新鲜的肉、鱼类的后熟，粮食、蔬菜、水果的呼吸作用。这些作用可引起食品组成成分分解，加速食品腐败变质。

③环境因素。环境因素主要有气温、湿度、紫外线和氧等。环境温度不仅可加速食品内的化学反应过程，而且有利于微生物的生长繁殖。绝大多数致病菌和腐败菌生长繁殖的最适温度为 20～40 ℃，在这个温度范围内，微生物的生长繁殖速度随温度的升高而迅速加快。水分含量高的食品易腐败变质，一方面食品中的水分给微生物的繁殖提供了有利条件，另一方面食品中的水分也为食品中的酶类成分发挥作用提供了条件。紫外线和空气中的氧均有加速食品组成物质氧化分解的作用，特别是对油脂作用尤为显著。多数微生物都有最适宜繁殖的 pH 值，食品的 pH 值及渗透压对食品中微生物的繁殖、菌相构成都有重要影响。

（2）食品腐败变质的危害

①使食品营养价值降低。食品腐败变质时，微生物使食品成分大量分解，营养价值严重降低，不仅蛋白质、脂肪、碳水化合物含量降低，而且维生素、无机盐等也大量破坏和流失。

②使食品感官性状恶化。食品腐败变质时，有些微生物能够产生色素和有特殊气味的物质，使食物的感官性状恶化，如刺激气味、异常颜色、酸臭味以及组织溃烂、黏液污染等。

③引起人体食物中毒等危害。腐败变质的食品一般都有微生物的严重污染，菌相复杂和菌量增多，因而增加了致病菌和产毒真菌存在的机会，极易造成食源性疾病和食物中毒。

食品腐败后的分解产物也能够直接对人体造成毒害，如某些鱼类腐败产物中的组胺与酪胺可引起过敏反应、血压升高，脂质过氧化分解产物会刺激胃肠道而引起胃肠炎，食用酸败的油脂引起食物中毒等。腐败的食品还可为亚硝胺类化合物的形成提供大量的胺类（如二甲胺）。

（3）食品腐败变质的评价指标

①感官指标。感官指标是评价食品腐败变质最方便、最常用的一类指标，是指评价人员综合运用视觉、嗅觉、触觉和味觉等感觉器官对食品质量做出评价，判断食品是否发生腐败变质。一般来说，对于蛋白质含量比较丰富的肉类食品，感官指标最为敏感可靠。由于蛋白质分解，食品的硬度和弹性下降，组织失去固有的韧性，产生结构和外形特有的变化或发生颜色变化。蛋白质的分解产物，如氨、硫化氢、甲基吲哚等物质有特有的气味，人对这些刺激气味不敏感。

②物理指标。物理指标包括食品的折光率、电导率、冰点、黏度等。

③化学指标。化学指标包括评价鱼、肉类蛋白质腐败变质程度的挥发性盐基总氮，评价鱼、虾等水产品新鲜程度的三甲胺、二甲胺测定和K值。

④微生物指标。微生物指标主要是菌落总数和大肠菌群数。菌落总数是指被检测样品单位重量（g）、单位容积（mL）或单位表面积（cm^2）内，所含能在严格规定的条件下（培养基、pH、培养温度与时间、计数方法等）培养所生长的细菌菌落总数。菌落总数是判断食品清洁状态的标志并可用来预测食品的耐保藏性。我国和许多国家的食品卫生标准中规定了各类食品的菌落总数最高允许限量，以保证食品的卫生质量。大肠菌群包括肠杆菌科的埃希菌属、柠檬酸杆菌属和克雷伯菌属。这些菌属的细菌均系直接或间接来自人和温血动物肠道，需氧与兼氧、不形成芽孢，在35～37 ℃下能发酵乳糖产酸产气的革兰氏阴性杆菌，仅极个别菌种例外。大肠菌群现已被多数国家包括我国用作食品卫生质量鉴定标准。食品中检出大肠菌群，表明食品曾受到人或动物粪便的污染，预示着食品可能受到肠道致病菌的污染。

（4）防止食品腐败变质的措施

①低温保藏。低温虽不能杀死微生物，但它不仅可以抑制微生物的繁殖，还能够降低食品中酶的活性和化学反应速度。一般采用快速冷冻方式进行保藏，即在30分钟内将食品的温度迅速降低到−20 ℃，此时形成的冰晶较小，不会破坏食品细胞结构。

②高温保藏。食品经高温处理可杀灭其中绝大部分微生物，并可破坏食品中的酶类。高温保藏主要有高温灭菌法和巴氏消毒法两类。高温灭菌法可杀灭繁殖型和芽孢型细菌，同时可破坏酶类，获得接近无菌的食品，如罐头常用100～120 ℃的高温灭菌。巴氏消毒法可杀灭所有致病菌，破坏食品中一部分腐败菌，并能最大限度地保持食品原有的性质。

③干燥保藏。将食品水分含量降至一定限度以下（如细菌为10%以下，霉菌为13%～16%以下，酵母菌为20%以下），微生物则不易生长繁殖，酶的活性也受抑制，从而可以防止食品腐败变质。这是一种保藏食品较常用的方法。脱水可采取日晒、阴干、加热蒸发、减压蒸发或冰冻干燥等方法。

④化学保藏。化学保藏就是通过向食品中添加化学防腐剂来抑制或杀灭食品中引起腐败变质的微生物。由于化学防腐剂中的某些成分对人体有害，因此在使用时只能限于我国规定允许使用的几种防腐剂，例如苯甲酸及其钠盐、山梨酸及其钠盐、亚硫酸及其盐类以及对羟基苯甲酸酯类等。

⑤辐照保藏。食品辐照保藏是20世纪40年代发展起来的一种新的保藏技术，主要将^{60}Co、^{137}Cs产生的γ射线及电子加速器产生的电子束作用于食品进行灭菌、杀虫、抑制发芽，从而达到食品保鲜并延长食品保存期限的目的。

3. 细菌性污染预防要点

（1）加强防止食品污染的宣传教育，在食品生产、加工、贮存、销售过程以及食用前的各个环节应保持清洁卫生，防止食品受到细菌的污染。

（2）合理贮藏食品，控制细菌生长繁殖。

（3）采用合理的烹调方法，彻底杀灭细菌。

（二）真菌及其毒素引起的污染

霉菌在自然界分布很广，同时由于其可形成各种微小的孢子，因此很容易污染食品。霉菌污染食品后不仅可造成腐败变质，而且有些霉菌还可产生毒素，误食会造成人畜霉菌毒素中毒。霉菌毒素是霉菌产生的一种有毒的次生代谢产物，自从20世纪60年代发现强致癌的黄曲霉毒素以来，霉菌与霉菌毒素对食品的污染日益引起人们的重视。

1. 主要产毒霉菌及其毒素

目前，已知可污染粮食及食品并发现具有产毒菌株的霉菌有曲霉属、青霉属、镰刀菌属、交链孢霉属等种属。

2. 主要霉菌毒素

（1）黄曲霉毒素。黄曲霉毒素是黄曲霉和寄生曲霉的代谢产物。黄曲霉是我国粮食和饲料中常见的真菌，由于黄曲霉毒素的致癌力强，因而受到重视，但并非所有的黄曲霉都是产毒菌株，即使是产毒菌株也必须在适合产毒的环境条件下才能产毒。黄曲霉毒素的化学结构是一个双氢呋喃和一个氧杂萘邻酮。现已分离出 B_1、B_2、G_1、G_2、B_{2a}、G_{2a}、M_1、M_2、P_1 等十几种。其中以 B_1 的毒性和致癌性最强，它的毒性比氰化钾强 100 倍，仅次于肉毒毒素，是真菌毒素中毒性最强的；致癌作用比已知的化学致癌物都强，比二甲基亚硝胺强 75 倍。黄曲霉毒素具有耐热的特点，裂解温度为 280 ℃，在水中溶解度很低，能溶于油脂和多种有机溶剂。黄曲霉毒素污染可发生在多种食品上，其中玉米、花生和棉籽油最易受到污染，花生和玉米等谷物是产生黄曲霉毒素菌株适宜生长并产生黄曲霉毒素的基质。花生和玉米在收获前就可能被黄曲霉污染，成熟的花生不仅污染黄曲霉而且可能带有毒素；玉米果穗成熟时，不仅能从果穗上分离出黄曲霉，还能够检测出黄曲霉毒素。

黄曲霉毒素是一种很强的肝脏毒，对肝脏有特殊亲和性并有致癌作用。它主要强烈抑制肝脏细胞中 RNA 的合成，破坏 DNA 的模板作用，阻止和影响蛋白质、脂肪、线粒体、酶等的合成与代谢，干扰动物的肝功能，导致突变、癌症及肝细胞坏死。同时，饲料中的毒素可以蓄积在动物的肝脏、肾脏和肌肉组织中，人食用后可引起慢性中毒。中毒症状分为三种类型：①急性和亚急性中毒，人在短时间内摄入大量黄曲霉毒素，会迅速造成肝细胞变性、坏死、出血以及胆管增生，在几天或几十天内死亡；②慢性中毒，持续摄入一定量的黄曲霉毒素，肝脏出现慢性损伤，中毒者生长缓慢、体重减轻，肝功能降低，出现肝硬化，在几周或几十周后死亡；③致癌性，实验证明，许多动物小剂量反复摄入或大剂量一次摄入黄曲霉毒素皆能引起癌症，主要是肝癌。

（2）黄变米毒素。黄变米是 20 世纪 40 年代日本在大米中发现的。这种米由于被真菌污染而呈黄色，故称黄变米。导致大米变黄的真菌主要是青霉属中的一些种类。黄变米毒素可分为三大类，黄绿青霉毒素、桔青霉毒素和岛青霉毒素，分别具有神经毒性、肾脏毒性和肝毒性。

（3）镰刀菌毒素。根据联合国粮农组织和世界卫生组织联合召开的第三次食品添加剂和污染物会议资料，镰刀菌毒素同黄曲霉毒素一样被看作自然发生的最危险的食品污染物。已发现的镰刀菌毒素有十几种，按其化学结构可分为三大类，即单端孢霉烯族化合物、玉米赤霉烯酮和丁烯酸内酯。单端孢霉烯族化合物是一类由镰刀菌属产生的结构和活性类似的毒素。它是引起人畜中毒最常见的一类镰刀菌毒素。玉米赤霉烯酮具有雌激素作用，主要作用于生殖系统。丁烯酸内酯在自然界发现于牧草中，牛饲喂带毒牧草导致烂蹄病。

（4）展青霉素。展青霉素主要是由展青霉产生的，可溶于水和乙醇，在碱性溶液中不稳定，易被破坏。

3. 霉菌污染的后果

食品受到霉菌及其毒素污染后可引起两方面的问题，即食品腐败变质和食物中毒。霉菌污染食品后，在基质及环境条件适宜时，首先可引起食品腐败变质，不仅可使食品呈现异样颜色、产生霉味等异味，食用价值降低，甚至完全不能食用；而且还可使食品原料的加工工艺品质下降，如出粉率、出米率、黏度等降低。许多霉菌污染食品及其食品原料后，不仅可引起腐败变质，而且可产生毒素，引起误食者霉菌毒素中毒。霉菌毒素中毒是指由霉菌毒素引起的对人体健康的各种损害，临床表现较为复杂，有急性中毒，也有因少量长期食用含有霉菌毒素的食品而引起的慢性中毒，还有诱发癌肿、造成畸形和引起体内遗传物质的突变。

三、食品的化学性污染

食品的化学性污染种类繁多，较常见和重要的有农药和兽药的残留、重金属污染、N-硝基化合物、多环芳烃化合物以及来自食品容器、包装材料的污染等。

（一）农药污染及其预防

农药是指用于预防、消灭或者控制危害农业、林业的病、虫、草和其他有害生物，以及有目的地调节植物、昆虫生长的化学合成或者来源于生物、其他天然物质的一种物质或者几种物质的混合物及其制剂。但是在农药的使用过程中，对环境和食品会造成污染。施用农药后，在食品表面及食品内残存的农药及其代谢产物、降解物或衍生物，统称为农药残留。食用含有农药残留的食品，大剂量可能引起急性中毒，小剂量长期摄入可能会致畸、致癌和致突变。

1. 食品中农药残留的来源

（1）直接污染。喷洒农药可造成农作物表面黏附污染，农药被吸收后转运至各个部分而造成农药残留。污染的程度与农药的性质、剂型、施用方法及浓度和时间有关。内吸性农药（如内吸磷、对硫磷）残留多，而渗透性农药（如杀螟松）和触杀性农药（如拟除虫菊酯类）残留少；易降解的品种如有机磷残留时间短，不易降解的品种如有机氯、重金属制剂则残留时间长；油剂比粉剂更易残留，喷洒比拌土施撒残留多；施药浓度高，次数频繁、距收获间隔期短则残留多。其他与气象因素、农作物的品种等也有一定关系。

（2）间接污染。由于大量施用农药及工业“三废”的污染，大量农药进入空气、水体和土壤，成为环境污染物。农作物长期从污染的环境中吸收农药，可引起食品二次污染。

（3）生物富集作用与食物链。生物富集作用是指生物将环境中低浓度的化学物质，通过食物链转运和蓄积达到高浓度的能力。食物链是指在生物生态系统中，由低级到高级顺次作为食物而联结起来的一个生态链条。某些化学物质在沿着食物链转移的过程中产生生物富集作用，即每经过一种生物体，其浓度就有一次明显的提高。某些理化性质比较稳定的农药，如有机氯、有机汞和有机砷制剂等，脂溶性强，与酶和蛋白质有较大的亲和力，不易排出体外，在食物链中通过生物富集作用逐级在生物体内浓缩，可使其残留量增高。

2. 常见食品中的农药残留

（1）有机氯农药。有机氯是最早使用的一种农药，主要有六六六（BHC）及滴滴涕（DDT）等，在环境中稳定性强，不易降解，在环境和食品中残留期长，如 DDT 在土壤中消失 95%的时间为 16~33 年。有机氯农药多数属于中等毒或低毒。急性中毒时，主要表现为神经毒作用，如震颤抽搐和瘫痪等。有机氯农药的慢性毒性作用主要为侵害肝、肾和神经系统等。有机氯农药的化学性质稳定，不易降解，在环境和食品中长期残留，并通过食物链逐级浓缩，具有一定的潜在危害。因此，许多国家已停止生产和使用有机氯农药，我国已于 1983 年停止生产，1984 年停止使用。

（2）有机磷农药。有机磷农药是目前使用量最大的一种杀虫剂，大多数有机磷农药的性质不稳定，易迅速分解，残留时间短，在生物体内也较易分解，故在一般情况下少有慢性中毒。有机磷农药对人体的危害主要是引起急性中毒。其毒性作用机制主要是与生物体内胆碱酯酶结合，形成稳定的磷酰化乙酰胆碱酯酶，使胆碱酯酶失去活性，从而导致乙酰胆碱在体内大量堆积，引起胆碱能神经纤维高度兴奋。

（3）拟除虫菊酯类。本类产品是人工合成的除虫菊酯，具有高效、低毒、低残留、用量少的特点。

其毒性作用机制是通过对钠泵的干扰使神经膜动作电位的去极化期延长，阻断神经传导。另外，还具有改变膜的流动性，增加兴奋性神经介质和cGMP的释放，干扰细胞色素c和电子传递系统功能。此类农药由于施用量小，残留低，一般慢性中毒少见，急性中毒多由于误服或生产性接触所致。

（4）氨基甲酸酯类。这类农药属中等毒农药，特点是药效快，选择性高，对温血动物、鱼类和人的毒性较低，容易被土壤中的微生物分解，在体内不蓄积，属于可逆性胆碱酯酶抑制剂。急性中毒主要表现为胆碱能神经兴奋症状，慢性毒性和“三致”（致癌、致畸、致突变）毒性方面报道不一，目前尚无定论。有实验报道表明，此类农药在弱酸条件下可与亚硝酸盐结合生成亚硝胺，有潜在致癌作用。

3. 预防措施

（1）发展高效、低毒、低残留农药。所谓高效就是用量少，杀虫效果好；而低毒是指对人畜的毒性低，不致癌、不致畸、不产生特异性病变。低残留是农药在施用后降解速度快，在食品中残留量少。

（2）合理使用农药，严格遵守农药的安全间隔期。我国已颁布《农药合理使用准则》（GB/T 8321.1~10）和《食品安全国家标准　食品中农药最大残留限量》（GB 2763—2021），对主要作物和常用农药规定了最高用药量或最低稀释倍数，最高使用次数和安全间隔期（最后一次施药到距收获时的天数），以控制农药残留。

（3）加强对农药的生产经营和管理。许多国家都有严格的农药管理和登记制度。我国《农药管理条例》中规定，由国务院农业行政主管部门负责全国的农药登记和农药监督管理工作。同时还规定了我国实行农药生产许可制度，不得生产、销售和使用未取得农药登记和农药生产许可证的农药。

（4）限制农药在食品中的残留量。限制农药在食品中的残留量主要通过加强经常性食品卫生监督中的农药残留检测，严格执行我国规定的农药残留限量标准来实现。

（二）有毒金属污染及其预防

环境中的金属元素大约有八十余种，主要通过消化道进入人体，也可通过呼吸道和皮肤接触等途径进入人体。有些金属是构成人体组织必需的元素，如钙、铁、磷、钾、钠等，而某些金属元素在较低摄入量的情况下也会对人体产生毒性作用，如铅、汞、镉、砷等，常称为有毒金属。

1. 污染途径

（1）工业“三废”。含有金属毒物的工业“三废”排入环境中，可直接或间接污染食品，而污染水体和土壤的金属毒物，还可通过生物富集作用，使食品中的有毒金属含量显著增高。

（2）食品生产加工过程污染食品。在生产加工过程中，接触不符合卫生要求的机械设备、管道、容器或包装材料，在一定的条件下，其有害金属可溶出污染食品；在食品运输过程中，由于运输工具被污染，也可污染食品。

（3）农药和食品添加剂污染。某些金属农药（如有机汞、有机砷等），或农药不纯含有金属杂质，在使用过程中均可污染食品。食品在生产加工过程中，使用含有金属杂质的食品添加剂，也可造成食品污染。

（4）某些地区自然环境中本底含量高。生物体内的元素含量与其所生存的空气、土壤、水体这些元素的含量呈明显正相关关系。高本底的有毒金属元素的地区，生产的动、植物食品中有毒金属元素含量高于其他低本底的地区。

2. 常见金属元素的污染及危害

（1）汞对食品的污染及危害

①污染来源。汞及其化合物广泛应用于工农业生产和医疗卫生行业，可通过废水、废气、废渣等途径污染食品。另外，用有机汞拌种，或在农作物生长期施用有机汞农药均可污染农作物。除职业接触

外，进入人体的汞主要来源于受污染的食品。据我国对各类食品中汞的化学形式研究，发现水产品的汞主要以甲基汞形式存在，而植物性食品中的汞则以无机汞为主。水产品特别是鱼、虾、贝类食品中甲基汞污染对人体的危害最大。例如，日本的水俣病，由于当地水域受汞污染，经食物链的生物富集作用，鱼体内汞含量高达20~60 mg/kg，为生活水域汞含量的数万倍。

②对人体的危害。在职业接触中，金属汞主要以汞蒸气的形式由呼吸道进入人体。而在食品污染中，汞多以有机汞的形式由胃肠道吸收，吸收率较高，如甲基汞的胃肠道吸收率为95%。汞由于存在形式不同，其毒性也不同，无机汞化物多引起急性中毒，有机汞多引起慢性中毒。

③预防措施。消除污染源是降低汞对食品污染的最主要措施。应重点做好工业“三废”的处理和严格控制“三废”的排放，加强卫生监督，禁用含汞的农药。

制定各类食品中汞元素的最高允许限量标准，加强食品卫生质量检测和监督工作。《食品安全国家标准　食品中污染物限量》（GB2762—2022）年标准见表3-1。

表3-1　食品中汞限量标准

食品	限量（以Hg计）（mg/kg）	
	总汞	甲基汞
谷物及其制品	0.02	
新鲜蔬菜	0.01	
乳及乳制品	0.01	
肉、蛋	0.05	
鱼水产动物及其制品（食肉性鱼类及其制品除外）		0.5
肉食性鱼类及其制品		1.0

（2）镉对食品的污染及危害

①污染来源。镉对食品的污染主要是工业废水的排放造成的。含镉废水随意排放可造成水体污染，通过食物链的富集作用，使水产品中镉含量明显增高。用含镉污水灌溉农田亦可污染土壤，经作物吸收而使食品中镉残留量增高。用含镉金属作容器存放酸性食品或饮料时，可使大量的镉溶出，造成对食品的严重污染。食品被镉污染后，含镉量有很大差别，海产品和动物食品（尤其是肾脏）高于植物性食品，而植物性食品中以谷类、根茎类、豆类中镉含量较高。

②对人体的危害。镉经消化道吸收进入血液，镉经血液运至全身，主要蓄积在肾脏和肝脏。长期摄入镉可引起镉中毒，主要损害肾脏、骨骼和消化系统，特别是损害肾近曲小管上皮细胞，影响重吸收功能，临床上出现蛋白尿、氨基酸尿、高钙尿和糖尿，使体内呈负钙平衡而导致骨质疏松症。日本的“骨痛病”（痛痛病）就是由镉污染造成的一种典型的公害病。此病的主要特征是背部和下肢疼痛、行走困难、蛋白尿、骨质疏松和假性骨折。

此外，摄入过多的镉还可引起高血压、动脉粥样硬化、贫血等。锌、镉是相互拮抗的元素，镉可以干扰结合锌的酶。进入体内的镉可置换含锌酶中的锌，并抑制该酶的活性。

③预防措施。消除污染源是降低镉对食品污染的最主要措施。应重点做好工业“三废”的处理和严格控制“三废”的排放，加强卫生监督。

（3）铅对食品的污染及其危害

①污染来源。含铅工业“三废”的排放和汽车尾气是铅污染食品的主要来源；食品加工用机械设备和管道含铅，在适宜的条件下，可移行于食品中；食品的容器和包装材料也是铅污染的重要来源，如陶瓷食具的釉彩、铁皮罐头盒的镀焊锡含铅，用这些食具盛酸性食品，或是涂料脱落时，铅易溶出污染食品，用铁桶或锡壶盛酒也可将铅溶出；印刷食品包装材料的油墨、颜料，儿童玩具的涂料也是铅的来源；

某些食品添加剂或生产加工中使用的化学物质含铅杂质，亦可污染食品。含铅农药（如砷酸铅等）的使用，可造成农作物的铅污染。

②对人体的危害。铅的毒性作用主要是损害神经系统、造血系统和肾脏。食物铅污染所致的中毒主要是慢性损害作用，主要表现为贫血、神经衰弱、神经炎和消化系统症状，如食欲不振、胃肠炎、口腔金属味、面色苍白、头昏、头痛、乏力、失眠、烦躁、肌肉关节疼痛、便秘、腹泻等。严重者可导致铅中毒性脑病。儿童摄入过量铅可影响生长发育，导致智力低下。

③预防措施。消除污染源是降低铅对食品污染的最主要措施。应重点做好工业“三废”的处理和严格控制“三废”的排放，加强卫生监督。

我国《食品安全国家标准食品中污染物限量》（GB 2762—2022）规定的各类食品中铅限量见表3-2。

表3-2　食品中铅限量标准

食品	限量以Pb计(mg/kg)	食品	限量（MLS）(mg/kg)
谷类及其制品	0.2	叶菜蔬菜	0.3
肉类	0.3	蔬菜制品	0.3
禽畜内脏	0.5	新鲜水果	0.1
蛋及蛋制品	0.2	水果制品	0.2
鱼类、贝壳类	0.5	白酒、黄酒	0.5
生乳、巴氏杀菌乳灭菌乳	0.02	冷冻饮品	0.3
婴儿配方食品（以固态产品计）	0.08	茶叶	5.0

四、食品的物理性污染

物理性污染来源复杂且多具有偶然性，有的污染物可能并不直接影响消费者健康，但却影响食品的感官性状，使食品质量得不到保障。根据污染物的性质将物理性污染分为两类，即食品的杂物污染和食品的放射性污染。

（一）食品的杂物污染及其预防

1. 污染途径

（1）管理漏洞。食品在生产、储存、运输和销售的过程中，由于管理漏洞而造成的污染。生产时的污染，如在粮食收割时常有不同种类和数量的草籽混入；动物在宰杀时血污、毛发及粪便对畜肉的污染；加工过程中因设备陈旧或故障引起加工管道中金属颗粒或碎屑对食品的污染。食品储存过程中的污染，如苍蝇、昆虫的尸体和鼠、雀的毛发、粪便等对食品的污染，还有食品包装容器和材料的污染，如大型酒池、水池、油池和回收饮料瓶中昆虫、动物尸体及脱落物品、承装物品等杂物的污染。食品运输过程的污染，如运输车辆、装运工具、不清洁铺垫物和遮盖物对食品的污染。

（2）掺杂掺假。食品掺杂掺假是一种人为故意向食品中加入杂物的过程，其掺杂的主要目的是非法获得更大利润。掺杂掺假所涉及的食品种类繁杂，掺杂污染物众多，如粮食中掺入的沙石，肉中注入的水，奶粉中掺入大量的糖，牛奶中加入的米汤、牛尿、糖、盐等。掺杂掺假严重破坏了市场的秩序，危害人体健康，有的甚至造成人员中毒和死亡，必须加强管理，严厉打击。

2. 预防措施

（1）加强食品生产、储存、运输、销售过程的监督管理，执行良好的生产规范。

（2）通过采用先进的加工工艺设备和检验设备，如筛选、磁选和风选去石，清除有毒的杂草籽及泥沙石灰等异物，定期清洗专用池、槽，防尘、防蝇、防鼠、防虫，尽量采用食品小包装。

（3）制定食品安全国家标准，如《小麦粉》（GB/T 1355—2021）中规定了磁性金属物的限量为不超过0.003 g/kg。

（4）坚决严厉打击食品掺杂掺假。

（二）食品的放射性污染及其预防

由于自然界本身存在来源于宇宙射线和地球放射性元素的环境放射性本底值，因此绝大多数动物性食品和植物性食品中都存在着不同剂量的天然放射性物质。而食品的放射性污染是指食品吸附或吸收了外来的（人为的）放射性核素，使其放射性高于自然放射性本底。

1. 食品放射性污染的来源

（1）核爆炸所产生的放射性物质。核爆炸可产生数百种放射性物质，包括核爆炸时的核裂变产物、未起反应的核原料以及弹体材料和环境元素受中子流的作用形成的感生放射性核素等，统称为放射性尘埃。其中颗粒较大的尘埃可在短期内沉降于爆炸区附近地面，形成局部放射性污染；而颗粒较小者可进入对流层和平流层向大范围扩散，数月或数年内逐渐沉降于地面，产生全球性污染。含大量放射性核素的尘埃可以污染空气、土壤和水。放射性核素污染土壤后，可进入植物使食品遭受污染。

（2）核工业生产。核工业生产中的采矿、冶炼、燃料精制、浓缩、反应堆组件生产和核燃料再处理等过程均能产生污染环境的核废物。对核废物处理不当都可造成对环境乃至对食品的污染。

（3）核意外事件。意外事故造成的放射性核素泄漏主要引起局部性环境污染，如英国温茨盖尔反应堆事故和前苏联切尔诺贝利核电站事故都造成了严重的环境污染。

2. 对人体的危害

电离辐射对人体的损伤分为外照射和内照射两种形式。外照射是指环境中的放射性物质释放电离辐射直接作用人体体表，多引起皮肤病变甚至癌变。而内照射是指通过食品摄入体内的放射性物质对体内各种组织、器官和细胞产生的长期低剂量的照射效应，这也是放射性污染食品对人体最主要的危害，能导致免疫系统、生殖系统的损伤和远期生物学效应（致癌、致畸、致突变）。

3. 预防要点

（1）加强卫生防护和食品卫生监督。食品加工厂和食品仓库应建立在从事放射性工作单位的防护监测区以外的地方，对产生放射性废物和废水的单位加强监督，对单位周围的农、牧、水产品等应定期进行放射性物质的监测。

（2）严格执行国家卫生标准。应严格执行我国1994年颁布的《食品中放射性物质限制浓度标准》（GB 14882—1994）中规定的粮食、薯类、蔬菜水果、肉鱼虾类和鲜奶等食品中人工放射性核素的限制浓度。

（3）严格遵守国家标准。辐照保藏食品应严格遵守国家标准中对食品辐照的有关规定，防止污染食品。

第二节　食品安全的管理

一、概述

食品安全是指消费者对食品按其原定用途进行食用不会出现任何急性、亚急性或者慢性危害的一种担保。食品安全受到多种因素的影响，不仅整个生产流通环节会影响食品安全，科学技术的进步和人们的生活水平也会影响食品安全。近年来我国食品安全事故频繁发生，对消费者的健康造成了损害，影响了我国经济和社会的稳定，引发了民众对食品安全的担忧。这就要求加强对食品安全的管理，以保证人们健康。我国的食品安全管理可分为国家监督管理和企业自身管理两种。

二、国家的食品安全管理

（一）食品法律法规

食品法律法规是由国家制定的适用于生产、加工、储存和销售等各个环节的一整套法律规定，我国的食品法律体系由食品法律、行政法规、地方性法规、行政规章、食品卫生标准及其他规范性文件构成，其中食品法律和由职能部门制定的规章是强制执行的，而有些标准、规范是推荐性内容。

1.《中华人民共和国食品安全法》

《中华人民共和国食品安全法》简称《食品安全法》是由中华人民共和国第十一届全国人民代表大会常务委员会第七次会议于2009年2月28日通过，自2009年6月1日起施行的一部专门针对食品安全的法律。这部法律涉及食品安全的方方面面，其主要内容有：①建立中央统一协调、多部门分段管理的食品安全监督机制；②建立以食品安全风险监测和评估为基础的科学管理制度，明确食品安全风险评估结果作为制定、修订食品安全标准和对食品安全实施监督管理的科学依据；③遵循食品安全监管的规律，对食品生产、加工、储存和销售的各个环节有针对性地进行管理，建立良好生产规范、食品危害分析关键点控制体系，预防食品安全事故的发生，做到防患于未然。

2.《中华人民共和国产品质量法》

《中华人民共和国产品质量法》简称《产品质量法》，是为了加强对产品质量的监督管理，明确产品质量责任，保护消费者的合法权益而制定的一部法律。于1993年9月1日起实施。

3.《中华人民共和国进出口商品检验法》

《中华人民共和国进出口商品检验法》于1989年颁布实施，并于2002年进行了修正。该法律明确了进出口商品检验工作应当根据保护人类健康和安全、保护动物或植物的生命健康、保护环境、防止欺诈、维护国家安全等原则进行，并规定了进出口商品检验和监督管理的办法。

（二）食品标准

食品标准是食品行业的技术规范，是食品企业进行科学生产管理的基础，也是国家行政管理的依据。通过建立完善的食品标准体系，能够对食品生产和销售过程中的一系列危险因素进行控制，从而保证食品的质量，保护消费者健康。根据其约束力，我国的食品标准分为推荐性标准和强制性标准，其中，凡是涉及人们健康的标准都是强制性标准。

（三）食品安全行政监管

2015年10月1日正式实施的新《食品安全法》规定：由国务院食品药品监督管理部门对食品生产经营活动实施监督管理。国务院卫生行政部门负责组织开展食品安全风险监测和风险评估，并会同国务院食品药品监督管理部门制定和公布食品安全国家标准。国务院农业行政部门负责使用农产品的质量安全监管。县级以上地方人民政府统一负责、领导、组织、协调本行政区域的食品安全监督管理工作，建立健全食品安全全程监督管理工作机制；统一领导、指挥食品安全突发事件应对工作；完善、落实食品安全监督管理责任制，对食品安全监督管理部门进行评议、考核。县级以上地方人民政府依照本法和国务院的规定确定本级卫生行政、农业行政、质量监督、工商行政管理、食品药品监督管理部门的食品安全监督管理职责。

（四）食品检验检测体系

食品检验检测是依据国家相关法律法规和有关标准对食品的质量、卫生安全进行系统的评价与检测，在食品质量安全评价、产品贸易、市场监管等方面，起着非常重要的技术鉴定作用，是判断食品卫生、质量合格与否，保障食品安全的重要方法。我国食品的检验检测体系由生产企业自检、社会中介检验机构委托检验和政府部门监督检验三部分构成。由于企业和社会中介的检验能力较弱，因此主要由政府部门检验机构对食品进行监督检验。目前，我国已基本建立了由质检、农业、卫生、商业、出入境等各个食品安全监管行政部门为检测主体的食品检验检测体系。

三、企业自身管理

企业是食品生产的主体，对保障食品安全具有不可推卸的责任，我国《食品安全法》规定：食品生产经营者应当建立健全食品安全生产管理制度，并鼓励食品企业采用国际先进的管理手段来保障食品安全。在企业自身的经营管理中，可以采用的食品安全管理体系有以下三种。

（一）食品良好生产规范

食品 GMP 是食品良好生产规范（good manufacturing practice）的简称，是对食品生产过程中的各个环节、各个方面实行严格监控，提出具体的要求并采取必要的质量监控措施，从而保障产品质量的管理体系。GMP 是将保证食品质量的重点放在成品出厂前的整个生产过程的各个环节上，而不仅仅是着眼于最终产品，其目的是从全过程入手，从根本上保证食品质量。GMP 实际上是一种包括 4M 管理要素的质量保证制度，即选用规定要求的原料（material），以合乎标准的厂房设备（machines），由胜任的人员（man），按照既定的方法（methods），制造出品质既稳定又安全卫生的产品的一种质量保证制度。其实施的主要目的包括三个方面：①降低食品制造过程中人为的错误；②防止食品在制造过程中遭受污染或品质劣变；③要求建立完善的质量管理体系。

GMP 的重点：①确认食品生产过程安全性；②防止物理、化学、生物性危害污染食品；③实施双重检验制度；④针对标签的管理、生产记录、报告的存档建立和实施完整的管理制度。

（二）危害分析关键点控制体系

HACCP 是危害分析和关键控制点（hazard analysis and critical control point）的英文缩写，是保证食品安全的预防性管理原理。它通过对食品原料在种植/饲养、收获、加工、流通、消费过程中实际存在和潜在的危害进行危险性识别和评价，确定对最终产品质量和食品卫生有重要影响的关键控制点并采取相应的预防措施和纠正措施，从而在危害发生前实施有效的控制，最大限度地保证食品的质量和安全。其核心在于通过对食品生产和流通过程中可能造成食品安全危害的关键控制点进行识别、确认和监控，从而有效消除各种实际存在的和潜在的危害或是将危害减少到最低限度。它与重点放在监督检查和对产成品进行检测的传统管理方法的最大区别：①使食品生产对最终产品的检验转化为控制生产环节的潜在危害，将预防和控制的重点前移，即由检验是否有不合格产品转化为预防不合格产品；②节约检测成本，在危害发生之前控制预防，不必在最终产品上花费大量的人、财、物。

（三）食品可追溯体系

欧盟委员会在EC178/2002号条例中将食品可追溯性（food tractablility）解释为在生产、加工及销售的各个环节中，对食品、饲料、食用性动物及有可能成为食品或饲料组成成分的所有物质的追溯或追踪能力。食品可追溯体系就是采用现代化的信息管理技术对食品进行编码，并记录食品链全过程的相关信息，从而实现追踪食品由原料到最终消费者的全过程。食品追溯体系有利于食品生产企业对产品行踪进行控制，在食品安全事故发生时，企业能够通过可追溯体系快速查找原因，实行有针对性的召回，降低企业损失，最大限度地保护消费者的利益。

【思考题】

1. 简述食品污染及污染物的种类。
2. 简述导致食品腐败变质的因素。
3. 简述黄曲霉毒素主要污染的食品及其危害。
4. 简述农药残留的来源及控制措施。
5. 简述食品重金属污染的来源及其控制措施。
6. 简述食品放射性污染的主要危害。

第四章　合理营养与膳食指南

学习目标

1. 掌握合理营养的意义。
2. 掌握膳食指南与中国居民平衡膳食宝塔的应用。
3. 掌握膳食营养素供给量。
4. 理解不同国家的膳食结构。

第一节　合理营养与膳食营养素参考摄入量

一、合理营养的概念

合理营养是保证人体良好健康状态的物质基础，平衡膳食是实现合理营养的唯一途径。

（一）合理营养的基本要求

1. 食物中的热量和各种营养素必须满足生理和活动的需要

膳食中必须含有蛋白质、脂类、碳水化合物、维生素、矿物质、水和膳食纤维等人体必需的营养素。

2. 食物选择多样化

合理搭配，取长补短，保持各营养素之间的平衡，使营养素更为全面，并有利于营养素的吸收和利用。

3. 科学加工烹调

科学加工烹调利于食物的消化吸收，减少食物中营养素的损失。

4. 增进食品的感官性状

食品色香味俱全，促进食欲，提高消化率。

5. 合理的进餐制度和良好的进餐环境

进餐有规律，餐次和食物质量合理分配，与生活、劳动需求相适应，环境清洁、卫生、优雅。

6. 无毒无害

食物不含任何对机体有毒、有害的物质，保证安全。

（二）人体营养素生理需要量

人体营养素生理需要量是指维持机体正常生理功能，保持人体健康所需要各种营养素的数量，营养素低于这个数量将会对机体产生不良影响。一般从人群调查验证和实验研究两个方面制定营养生理需要量。

（三）膳食营养素供给量（recommended dietary allowance，RDA）

在人体营养素生理需要量的基础之上，按食物的生产水平与人们的饮食习惯，并考虑个体差异、应激状态、地区差异、食物烹调、消化吸收率等因素所设置的热能和各种营养素的适宜数量。RDA 考虑了安全系数，其略高于营养生理需要量。

二、中国居民膳食营养素参考摄入量

膳食营养素参考摄入量（dietary reference intakes，DRIs）既是衡量所摄入的营养素是否适宜的尺度，又是帮助个体和人群制订膳食计划的工具。DRIs 是在美国的推荐膳食营养素供给量（RDAs）基础上发展起来的一组每日平均膳食营养素摄入量的参考值，包括 4 项营养水平指标。

（一）平均需要量（estimated average requirement，EAR）

平均需要量是某一特定性别、年龄及生理状况群体对某种营养素需要量的平均值。摄入量达到 EAR 水平时可以满足群体中半数个体对该营养素的需要，而不能满足另外半数个体的需要。EAR 主要用于计划和评价群体的膳食。对于人群，EAR 可以用于评估群体中营养素摄入不足的发生率。对于个体，EAR 可以检查其营养素摄入不足的可能性。

（二）推荐摄入量（recommended nutrient intake，RNI）

推荐摄入量相当于传统的 RDA，是指可以满足某一特定群体中绝大多数（97%~98%）个体需要的营养素摄入量。营养素摄入量长期达到 RNI 水平，可以维持组织中适当的储备。RNI 是健康个体膳食营养素摄入量目标。如果某个体的平均摄入量达到或超过了 RNI，那么可以认为该个体没有摄入不足的危险。

个体的营养素摄入量低于 RNI 时并不一定表明该个体未达到适宜营养状况。摄入量经常低于 RNI 可能提示需要进一步通过生化试验或临床检查来评价其营养状况。

$$\text{RNI} = \text{EAR} + 2\text{SD}\ (\text{标准差})$$

（三）适宜摄入量（adequate intake，AI）

适宜摄入量是通过观察或实验获得的健康人群某种营养素的摄入量。AI 应能满足目标人群中几乎所有个体的需要。AI 主要用于个体的营养素摄入目标，同时用作限制过多摄入的标准。当健康个体摄入量达到 AI 时，出现营养缺乏的危险性很小。AI 和 RNI 的关系：都能满足目标人群中几乎所有个体的需要。但 AI 的准确性远不如 RNI（研究资料不足），可能高于 RNI。

（四）可耐受最高摄入量（tolerable upper intake levels，UL）

UL 是平均每日该营养素最高摄入量。这个量不至于损害一般人群中的几乎所有个体的健康。UL 的主要用途是检查个体摄入过高的可能，避免发生中毒。当摄入量超过 UL 时，发生毒副作用的危险性增加。

如果某营养素的毒副作用与摄入总量有关，那么该营养素的 UL 依据食物、饮水及膳食补充剂提供的总量而定。若毒副作用仅与强化食物和膳食补充剂有关，则 UL 依据这些来源制定。

第二节 膳食结构

一、膳食结构的概念

膳食结构（dietary pattern）指一定时期内特定人群膳食中动植物等食品的消费种类、数量及比例关系。它与国家的食物生产加工、人群经济收入、饮食习俗、身体素质等有关。膳食结构反映了一个国家人群的营养水平，是衡量人们生活水平和国家经济发达程度的标志之一。

二、膳食结构类型

（一）动植物食物平衡的膳食结构

动植物食物平衡的膳食结构是指植物性和动物性食品消费量比较均衡，热能、蛋白质、脂肪摄入量基本符合营养标准，膳食结构较为合理，以日本为代表。特点是谷物消费有所下降，但仍保持较高数量，每年人均粮食消费量 180 kg。也称营养型模式。

（二）动物性食物为主的膳食结构

动物性食物为主的膳食结构是高热能、高脂肪、高蛋白质的膳食结构，以欧美国家为代表。特点是谷物消费量少，人均每年仅 60~70 kg，动物性食品占很大比例，肉类人均年消费量为 100 kg 左右，奶及奶制品达 100~150 kg，糖和水果食用得多。这是经济发达国家模式，也称富裕型模式。营养过剩是这一模式的主要健康问题。

（三）植物性食物为主的膳食结构

植物性食物为主的膳食结构的特点是热能基本上满足人体需要，但食物质量不高，蛋白质和脂肪较少，尤其是动物性食品提供的营养素不足，以素食为主。以印度、巴基斯坦、印度尼西亚等一些发展中国家为代表。发展中国家模式，也称温饱模式。患营养缺乏病是这一模式的国家和人群的主要营养问题。

（四）地中海膳食结构

以希腊为代表的地中海沿岸国（包括葡萄牙、西班牙、法国、意大利等 14 国），其心、脑血管疾病和癌症发病率、死亡率最低，平均寿命比西方高 17%。地中海膳食结构特点如下。

1. 食用橄榄油为主

食用橄榄油中的脂肪不仅有降低人体低密度脂蛋白、升高高密度脂蛋白的功能，还具有增强心血管功能及抗氧化、抗组织衰老的作用。

2. 动物蛋白以鱼类最多

鱼类蛋白质目前被认为是蛋白质中的优质蛋白，其次为牛肉、鸡肉等。而植物中的豆类也对人体有多种益处，地中海模式中豆类的摄入量高于东方膳食结构近 2 倍。

3. 充足的水果、薯类和蔬菜

在碳水化合物中，虽然东方人的蔬菜摄取量较多，但地中海模式中水果、薯类和蔬菜的摄入总量远高于东方膳食模式。

4. 红葡萄酒饮用量较高

地中海模式中饮酒量高于东、西方，主要以红葡萄酒为主。葡萄酒在酿制中将皮、籽一起酿造。现已证明常饮葡萄酒有降脂、降血糖、强心、抗衰老多种功效。

（五）我国居民的膳食结构

我国居民膳食结构是以植物性食物为主，动物性食物为辅，食品多不进行精细加工。

1. 我国居民膳食结构的优点

（1）以谷类为主。谷类食品中碳水化合物含量高，而碳水化合物是热能最经济、最主要的来源。

（2）种类丰富的蔬菜以及粗粮的摄入，使得人们摄入了大量的膳食纤维，因此，消化系统疾病及肠癌的发病率极低。

（3）豆类及豆制品的摄入，补充部分优质蛋白和钙质。

（4）饮茶、吃水果、少食甜食，减少糖的过多摄入。

（5）丰富的调料，如葱、姜、蒜、辣椒、醋等，具有杀菌、降脂、增加食欲、帮助消化等诸多功能。

2. 我国居民膳食结构的不足

（1）牛奶及奶制品摄入不足。牛奶的营养价值很高，又是钙的最好来源。

（2）缺乏瘦牛肉、瘦羊肉、鱼类等动物性食品，导致优质蛋白质摄入不足。

（3）食盐摄入量过高。我国居民每人每天食盐摄入量平均为 13.5 g，这与世界卫生组织在关于防治高血压、冠心病的建议中提出的每人每天食盐摄入量在 6 g 以下的标准相差太远。

（4）白酒的消耗量过多。

我国地域辽阔，城乡及经济收入的差异难免会造成膳食结构的地区差异与城乡差异。农村谷类及根茎类食物消费量明显高于城市；而动物性食物、糖、坚果及油籽、蔬菜水果类的消费量远远低于城市。发达地区如广东省、上海市和北京市的城市人群平均每人每日的谷类食物消费量在 400 g 以下，动物性食物在 200 g 以上，由脂肪提供的能量均已超过膳食能量的 30%。大量研究表明，此种膳食结构会增加人群患慢性非传染性疾病的危险。

根据中国人的代谢及饮食结构特点，应在原有膳食结构的基础上，增加优质动物蛋白如鱼肉、瘦牛肉、鹅肉、鸭肉等的摄入量，增加豆类及奶制品的摄入量，减少食盐、猪肉以及酒的摄入量。概括起来，饮食原则就是食物品种多、数量少、荤素搭配、粗细搭配、干稀搭配、咸甜适宜、油脂适宜、软硬适宜。

第三节 中国居民膳食指南和平衡膳食宝塔

膳食指南（dietary guideline）是依据营养学理论，结合社区人群实际情况制定的，是教育社区人群采用平衡膳食、合理营养促进健康的指导性意见。

为了给居民提供最基本、科学的健康膳食信息，卫生部委托中国营养学会组织专家，制定了《中国居民膳食指南（2022）》。该指南以先进的科学证据为基础，密切联系我国居民膳食营养的实际，对各年龄段的居民摄取合理营养，避免由不合理的膳食带来疾病具有普遍的指导意义。今后 10~20 年是中国改善国民营养健康的关键战略时期。希望全社会广泛参与，大力推广和运用《中国居民膳食指南

（2022）》，科学改善国民营养健康素质，为全面建成小康社会奠定坚实的人口素质基础。

一、一般人群膳食指南

一般人群膳食指南适用于 6 岁以上人群，共有 10 个条目。

（一）食物多样，谷类为主，粗细搭配

人类的食物是多种多样的。各种食物所含的营养成分不完全相同，每种食物至少可提供一种营养物质。平衡膳食必须由多种食物组成，这样才能满足人体各种营养需求，达到合理营养、促进健康的目的。建议平均每天摄入 12 种以上食物，每周 25 种以上。

谷类食物是中国传统膳食的主体，是人体能量的主要来源。谷类包括米、面、杂粮，主要提供碳水化合物、蛋白质、膳食纤维及 B 族维生素。谷类为主是平衡膳食模式的重要特征，建议平均每天摄入谷类食物 200~300 g，其中全谷物和杂豆类 20~150 g；薯类 50~100 g。另外，稻米、小麦不要研磨得太精，以免所含维生素、矿物质和膳食纤维流失。因此，谷类为主是平衡膳食的基本保证，粗细搭配有利于合理摄取营养素。

（二）多吃蔬菜水果和薯类

新鲜蔬菜水果是人类平衡膳食的重要组成部分，也是我国传统膳食重要特点之一。蔬菜水果能量低，是维生素、矿物质、膳食纤维和植物化学物质的重要来源。薯类含有丰富的淀粉、膳食纤维以及多种维生素和矿物质。富含蔬菜、水果和薯类的膳食对保持身体健康，保持肠道正常功能，提高免疫力，降低患肥胖、糖尿病、高血压等慢性疾病风险具有重要作用。推荐我国成年人每天摄入蔬菜 300~500 g，其中深色蔬菜应占 1/2。水果 200~350 g，不能用果汁代替水果。

（三）每天吃奶类、大豆或其制品

奶类营养成分齐全，组成比例适宜，容易消化吸收。奶类除含丰富的优质蛋白质和维生素外，含钙量较高，且利用率也很高，是膳食钙质的极好来源。各年龄人群适当多饮奶有利于骨健康，建议每人每天平均饮奶 300~500 g。饮奶量多或有高血脂和超重肥胖倾向者应选择低脂、脱脂奶。

大豆含丰富的优质蛋白质、必需脂肪酸、多种维生素和膳食纤维，且含有磷脂、低聚糖，以及异黄酮、植物固醇等多种植物化学物质。应适当多吃大豆及其制品，建议每人每天摄入 25~35 g 大豆或相当量的豆制品。

（四）常吃适量的鱼、禽、蛋和瘦肉

鱼、禽、蛋和瘦肉均属于动物性食物，是人类优质蛋白、脂类、脂溶性维生素、B 族维生素和矿物质的良好来源，是平衡膳食的重要组成部分。动物性食物中蛋白质不仅含量高，而且氨基酸组成更符合人体需要，尤其富含赖氨酸和蛋氨酸，如与谷类或豆类食物搭配食用，可明显发挥蛋白质互补作用，但动物性食物一般都含有饱和脂肪和胆固醇，摄入过多可能增加患心血管病的危险性。瘦畜肉铁含量高且利用率高。鱼类脂肪含量一般较低，且含有较多的多不饱和脂肪酸，对预防血脂异常和心脑血管病等有一定作用。禽类脂肪含量也较低，且不饱和脂肪酸含量较高；蛋类富含优质蛋白质，各种营养成分比较齐全，是很经济的优质蛋白质来源。

目前我国部分城市居民食用动物性食物较多，尤其是食入的猪肉过多。应适当多吃鱼、禽肉，减少猪肉的摄入。相当一部分城市和多数农村居民平均食入动物性食物的量还不够，还应适当增加。

（五）减少烹调油用量，吃清淡少盐膳食

脂肪是人体能量的重要来源之一，并可提供必需脂肪酸，有利于脂溶性维生素的消化吸收，但是脂肪摄入过多是引起肥胖、高血脂、动脉粥样硬化等多种慢性疾病的危险因素之一。膳食盐的摄入量过高与高血压的患病率密切相关。食用油和食盐摄入过多是我国城乡居民共同存在的营养问题。为此，建议我国居民应养成清淡的饮食习惯，即膳食不要太油腻，不要太咸，不要摄入过多的动物性食物和油炸、烟熏、腌制食物。

（六）食不过量，天天运动，保持健康体重

控制食量和坚持运动是保持健康体重的两个主要因素，食物提供能量，运动消耗能量。如果进食量过大而运动量不足，多余的能量就会在体内以脂肪的形式积存下来，增加体重，造成超重或肥胖；相反，若进食量不足，则导致能量不足，从而引起体重过低或消瘦。正常生理状态下，食欲可以有效控制进食量，不过有些人食欲调节不敏感，满足食欲的进食量常常超过实际需要。食不过量意味着每顿饭不要都吃到十成饱。由于生活方式的改变，人们的活动量减少，目前我国大多数成年人体力活动不足或缺乏体育锻炼，应改变久坐少动的不良生活方式，养成天天运动的习惯，坚持每天多做一些消耗能量的活动；应保持进食量和运动量的平衡，使体重维持在适宜范围。

（七）三餐分配要合理，零食要适当

合理安排一日三餐，进餐定时定量。早餐提供的能量应占全天总能量的25%~30%，午餐应占30%~40%，晚餐应占30%~40%，可根据职业、劳动强度和生活习惯进行适当调整。一般情况下，早餐安排在6：30~8：30，午餐在11：30~13：30，晚餐在18：00~20：00进行为宜。要天天吃早餐并保证其营养充足，午餐要吃好，晚餐要适量。不暴饮暴食，不经常在外就餐，尽可能与家人共同进餐，并营造轻松愉快的就餐氛围。零食作为一日三餐之外的营养补充，可以合理选用，但来自零食的能量应计入全天能量摄入之中。

（八）每天足量饮水，合理选择饮料

水是膳食的重要组成部分，是一切生命必需的物质，在生命活动中发挥着重要功能。体内水的来源有饮用水、食物中含的水和体内代谢产生的水。水主要通过肾脏，以尿液的形式排出，其次是经肺呼出、经皮肤和随粪便排出。进入体内的水和排出来的水基本相等，处于动态平衡。饮水不足或过多都会给人体健康带来危害。饮水应少量多次，要主动，不要感到口渴时再喝水。饮水最好选择白开水。

饮料多种多样，需要合理选择，如乳饮料和纯果汁饮料含有一定量的营养素和有益的膳食成分，适量饮用可以作为膳食的补充。有些饮料添加了矿物质和维生素，适合热天户外活动和运动后饮用。有些饮料只含糖和香精香料，营养价值不高。有些人尤其是儿童青少年，每天饮用大量含糖的饮料，用饮料代替白开水，是一种不健康的习惯，应当改正。

（九）饮酒应限量

在节假日、喜庆和交际的场合，人们饮酒是一种习俗。高度酒含能量高，白酒基本上是纯能量食物，不含其他营养素。无节制地饮酒，会使食欲下降，食物摄入量减少，以致发生多种营养素缺乏、急慢性酒精中毒、酒精性脂肪肝，严重时还会造成酒精性肝硬化。过量饮酒还会增加患高血压、卒中等疾病的危险；并可导致事故及暴力事件的增加，对个人健康和社会安定都是有害的，应该严禁酗酒。另

外，饮酒还会增加患某些癌症的危险。若饮酒尽可能饮用低度酒，并控制饮用量，建议成年男性一天的饮酒量不超过 25 g，成年女性一天饮酒量不超过 15 g。孕妇和儿童、青少年应忌酒。

（十）吃新鲜卫生的食物

食物放置时间过长会引起变质，可能产生对人体有毒有害的物质，如致病微生物、寄生虫和有毒化学物等。吃新鲜卫生的食物是防止食源性疾病、实现食品安全的根本措施。正确采购食物是保证食物新鲜卫生的第一关。烟熏食品及有些加色食品可能含有苯并芘或亚硝酸盐等有害成分，不宜多吃。合理储藏食物可以使其保持新鲜，避免受到污染。高温加热能杀灭食物中大部分微生物，延长保存时间；冷藏温度常为 4 ~8 ℃，只适于短期贮藏；而冻藏温度低达−23~−12 ℃，可保持食物新鲜，适于长期贮藏。烹调加工过程是保证食物卫生安全的一个重要环节。需要注意保持良好的个人卫生以及食物加工环境和用具的洁净，避免食物在烹调时交叉污染。食物腌制要注意加足食盐，避免高温环境。有一些动物或植物性食物含有天然毒素，为了避免误食中毒，一方面需要学会鉴别这些食物，另一方面应了解去除不同食物毒素的具体方法。

二、特定人群膳食指南

特定人群包括孕妇、乳母、婴幼儿、学龄前儿童、青少年以及老年人，根据这些人群的生理特点和营养需要特制定了相应的膳食指南，以期更好地指导孕期和哺乳期妇女的膳食，婴幼儿合理喂养和辅助食品的科学添加，学龄前儿童和青少年在身体快速发育生长时期的饮食，以及适应老年人生理和营养需要变化的膳食安排，达到提高健康水平和生命质量的目的。

（一）孕期妇女和哺乳期妇女膳食指南

1. 孕前期妇女膳食指南

（1）多摄入富含叶酸的食物或补充叶酸。妊娠的头 4 周是胎儿神经管分化和形成的重要时期，在此期间叶酸缺乏可增加胎儿发生神经管畸形及早产的危险。育龄妇女应从计划妊娠开始尽可能早地多摄取富含叶酸的食物，即从孕前 3 个月开始每日补充叶酸 400 μg，并持续补充至整个孕期。

（2）常吃含铁丰富的食物。孕前缺铁易导致早产、孕期母体体重增长不足以及新生儿出生体重低，故孕前女性应储备足够的铁为孕期利用。建议孕前期妇女适当多摄入含铁丰富的食物，缺铁或贫血的育龄妇女可适量摄入铁强化食物或在医生指导下补充小剂量的铁剂。

（3）保证摄入加碘食盐，适当增加海产品的摄入。妇女围孕期和孕早期碘缺乏均可增加新生儿将来患克汀病的危险。除孕前和孕早期摄入碘盐外，还建议至少每周摄入一次富含碘的海产食品。

（4）戒烟、禁酒。夫妻一方或双方经常吸烟或饮酒，不仅影响精子或卵子发育，造成精子或卵子畸形，而且影响受精卵在子宫内顺利着床和胚胎发育，导致流产。酒精可以通过胎盘进入胎儿血液，造成胎儿宫内发育不良、中枢神经系统发育异常、智力低下等。

2. 孕早期妇女膳食指南

（1）膳食清淡、适口。清淡、适口的膳食有利于降低孕早期的妊娠反应，孕妇应尽可能多地摄取食物，满足其对营养需求。

（2）少食多餐。孕早期反应较重的孕妇，不必像常人那样强调饮食的规律性，应根据孕妇的食欲和妊娠反应的轻重及时进行调整，采取少食多餐的办法，保证进食量。

（3）保证摄入足量富含碳水化合物的食物。孕早期孕妇应尽量多地摄入富含碳水化合物的谷类或水果，保证每天至少摄入 150 g 碳水化合物（约合谷类 200 g）。

（4）多摄入富含叶酸的食物并补充叶酸。孕早期叶酸缺乏可增加胎儿发生神经管畸形及早产的危险。妇女应从计划妊娠开始尽可能早地多摄取富含叶酸的食物。受孕后孕妇每日应持续补充叶酸 400 μg，至整个孕期。

（5）戒烟、禁酒。孕妇吸烟或经常被动吸烟可能导致胎儿低氧和营养不良、发育迟缓。孕妇饮酒，酒精可以通过胎盘进入胎儿血液，造成胎儿宫内发育不良、中枢神经系统发育异常、智力低下等，称为酒精中毒综合征。

3. 孕中、末期妇女膳食指南

（1）适当增加鱼、禽、蛋、瘦肉、海产品的摄入量。鱼、禽、蛋、瘦肉、海产品是优质蛋白质的良好来源，其中鱼类还可提供 n-3 多不饱和脂肪酸，蛋类尤其蛋黄是卵磷脂、维生素 A 和维生素 B_2 的良好来源。

（2）适当增加奶类的摄入。奶或奶制品富含蛋白质，对孕期蛋白质的补充具有重要意义，同时也是钙的良好来源。

（3）常吃富含铁的食物。从孕中期开始，孕妇血容量和血红蛋白增加，同时胎儿需要铁储备，孕妇宜从孕中期开始增加铁的摄入量，必要时可在医生指导下补充小剂量的铁剂。

（4）适当活动，维持体重的适宜增长。孕妇应适时监测自身的体重，并根据体重增长的速率适当调节食物摄入量。根据自身的体能每天进行不少于 30 分钟的低强度身体活动，最好是 1~2 小时的户外活动，如散步、做体操等。

（5）禁烟戒酒，少吃刺激性食物。烟草、酒精对胚胎发育的各个阶段都有明显的毒性作用，如容易引起早产、流产、胎儿畸形等。有吸烟、饮酒习惯的妇女，孕期必须禁烟戒酒，并要远离吸烟环境。

4. 哺乳期妇女膳食指南

（1）增加鱼、禽、蛋、瘦肉及海产品摄入。动物性食品如鱼、禽、蛋、瘦肉等可提供丰富的优质蛋白质，乳母每天应增加总量 100~150 g 的鱼、禽、蛋、瘦肉，其提供的优质蛋白质应占总蛋白质的 1/3 以上。

（2）适当增饮奶类，多喝汤水。奶类含钙量高，易于吸收利用，是钙的最好食物来源。乳母每日若饮用 500 mL 牛奶，则可从中得到约 600 mg 优质钙。必要时可在保健医生的指导下适当补充钙制剂。

（3）产褥期食物多样，不过量。产褥期的膳食同样应是多样化的平衡膳食，以满足营养需要为原则，无需特别禁忌。要注意保持产褥期食物多样充足而不过量。

（4）忌烟酒，避免饮用浓茶和咖啡。乳母吸烟（包括间接吸烟）、饮酒对婴儿健康有害，因此乳母应继续忌烟酒、避免饮用浓茶和咖啡。

（5）科学活动和锻炼，保持健康体重。哺乳期妇女除注意合理膳食外，还应适当运动及做产后健身操，这样可促使产妇机体复原，保持健康体重。哺乳期妇女进行一定强度的、规律性的身体活动和锻炼不会影响母乳喂养的效果。

（二）婴幼儿及学龄前儿童膳食指南

1. 0~6 月龄婴儿喂养指南

（1）纯母乳喂养。母乳是 0~6 月龄婴儿最理想的天然食品，非常适合身体快速生长发育、生理功能尚未完全发育成熟的婴儿。纯母乳喂养能满足 6 个月龄以内婴儿所需要的全部液体、能量和营养素。

（2）产后尽早开奶，初乳营养最好。初乳对婴儿十分珍贵，对婴儿防御感染及初级免疫系统的建立十分重要。尽早开奶可减轻婴儿生理性黄疸、生理性体重下降和低血糖的发生。产后30分钟即可喂奶。

（3）尽早抱婴儿到户外活动或适当补充维生素D。母乳中维生素D含量较低，家长应尽早抱婴儿到户外活动，适宜的阳光会促进皮肤维生素D的合成；也可适当补充富含维生素D的制剂。

（4）给新生儿和1~6月龄婴儿及时补充适量维生素K。由于母乳中维生素K含量低，为了预防维生素K缺乏相关的出血性疾病，应及时给新生儿和1~6月龄婴儿补充维生素K。

（5）不能用纯母乳喂养时，宜首选婴儿配方食品喂养。婴儿配方食品是除了母乳外，适合0~6月龄婴儿生长发育需要的食品，其营养成分及含量基本接近母乳。

（6）定期监测生长发育状况。身长和体重等生长发育指标反映了婴儿的营养状况，父母可以在家里对婴儿定期进行测量，了解婴儿生长发育是否正常。

2. 6~12月龄婴儿喂养指南

（1）奶类优先，继续母乳喂养。建议每天应首先保证600~800 mL的奶量，以保证婴儿体格和智力正常发育。母乳仍是婴儿的首选食品，建议6~12月龄的婴儿继续母乳喂养。如母乳不能满足营养需求时，可使用较大婴儿配方奶予以补充。

（2）及时合理添加辅食。从出生6个月开始，需要逐渐给婴儿补充一些非乳类食物，包括果汁、菜汁等液体食物，米粉、果泥、菜泥等泥糊状食物以及软饭、烂面，切成小块的水果、蔬菜等固体食物，这一类食物被称为辅助食品，简称“辅食”。

（3）尝试多种多样的食物，膳食少糖、无盐、不加调味品。婴儿6月龄时，每餐的安排可逐渐开始尝试搭配谷类、蔬菜、动物性食物，每天安排水果。

（4）逐渐让婴儿自己进食，培养良好的进食行为。建议用小勺给婴儿喂食物，对于7~8月龄的婴儿，应允许其自己用手握或抓食物吃。10~12月龄时，鼓励婴儿自己用勺进食。这样可以锻炼婴儿手眼协调功能，促进其精细动作发育。

（5）定期监测生长发育状况。身长和体重等生长发育指标反映了婴儿的营养状况，对6~12月龄婴儿仍应每个月进行定期测量。

（6）注意饮食卫生。膳食制作和进餐环境要卫生，餐具要彻底清洗消毒。食物要合理储存以防腐败变质，严把“病从口入”关，预防食物中毒。

3. 1~3岁幼儿喂养指南

（1）继续给予母乳喂养或其他乳制品，逐步过渡到食物多样。可继续给予母乳喂养直到2岁（24月龄），或每日给予不少于相当于350 mL液体奶的幼儿配方奶粉。不宜直接喂给普通液态奶、成人奶粉或大豆蛋白粉等。建议首选适当的幼儿配方奶粉或者给予强化了铁、维生素A等多种微量营养素的食品。

（2）选择营养丰富、易消化的食物。幼儿食物的选择应依据营养全面丰富、易消化的原则，应充分考虑满足能量需要，增加优质蛋白的摄入，以满足幼儿生长发育需求。增加铁质供应量，以避免铁缺乏和缺铁性贫血。

（3）采用适宜的烹调方式，单独加工制作膳食。幼儿膳食应专门单独加工、烹饪，并选用合适的烹调和加工方法，易于幼儿咀嚼、吞咽和消化。特别注意要完全去除皮、骨、刺、核等。大豆、花生等硬果类食物，应先磨碎，制成泥糊浆状。烹饪方式上，宜采用蒸、煮、炖、煨等方式，不宜采用油炸、烤、烙等方式。

（4）在良好环境下规律进餐，重视良好饮食习惯的培养。幼儿饮食要一日5~6餐，即除一日三餐外，上下午各安排一次以奶类、水果和其他稀软面食为内容的加餐。晚饭后也可加餐或喂给零食，但睡前应忌食甜食，以预防龋齿。

（5）鼓励幼儿多做户外运动，合理安排零食，避免过瘦与肥胖。由于奶类和普通食物中维生素D的含量十分有限，幼儿单纯依靠普通膳食难以满足维生素 D 需要量。适宜的日光照射可促进儿童皮肤中维生素 D 的形成。对儿童钙质吸收和骨骼发育具有重要意义。

（6）每天足量饮水，少喝含糖量高的饮料。水是人体必需的营养素，是人体结构、功能和代谢的必要条件。幼儿新陈代谢旺盛，对能量和各种营养素的需要量也相对更多，对水的需要量也更高。1~3 岁幼儿每日每千克体重约需水 125 mL，全日总需水量为 1250~2000 mL。

（7）定期监测生长发育状况。身长和体重等生长发育指标反映幼儿的营养状况，父母在家里可以对幼儿进行定期测量，1~3 岁幼儿应每 2~3 个月测量一次。

（8）确保饮食卫生，餐具要彻底清洗消毒。选择清洁不变质的食物原料，不食隔夜饭菜和不洁变质食物。在选用半成品或者熟食时，应彻底加热后方可食用。

4. 学龄前儿童膳食指南

（1）食物多样，谷类为主。学龄前儿童正处在生长发育阶段，新陈代谢旺盛，对各种营养素的需要量相对高于成人。合理营养不仅能保证他们的正常生长发育，也可为其成年后的健康打下良好基础。谷类食物是人体能量的主要来源，也是我国传统膳食的主体，可为儿童提供碳水化合物、蛋白质、膳食纤维和 B 族维生素等。学龄前儿童的膳食也应该以谷类食物为主体，并适当注意粗细粮的合理搭配。

（2）多吃新鲜蔬菜和水果。应鼓励学龄前儿童多吃蔬菜和水果，蔬菜和水果的营养成分并不完全相同，不能互相替代。在制备儿童膳食时，应注意将蔬菜切小、切细，以利于儿童咀嚼和吞咽。同时还要注重蔬菜水果品种、颜色和口味的变化，以提高儿童多吃蔬菜、水果的兴趣。

（3）经常吃适量的鱼、禽、蛋、瘦肉。鱼、禽、蛋、瘦肉等动物性食物是优质蛋白、脂溶性维生素和矿物质的良好来源。动物蛋白的氨基酸组成更适合人体需要，且赖氨酸含量较高，有利于弥补植物蛋白中赖氨酸的不足。

（4）每天饮奶，常吃大豆及其制品。奶类是一种营养成分齐全、组成比例适宜、易消化吸收、营养价值很高的天然食品。除含丰富的优质蛋白、维生素 A、核黄素外，奶类含钙量较高，且利用率也高，是天然钙质的极好来源。大豆是我国的传统食品，含丰富的优质蛋白、不饱和脂肪酸、钙及维生素 B_1、维生素 B_2、烟酸等。

（5）膳食清淡少盐，正确选择零食，少喝含糖量高的饮料。在为学龄前儿童烹饪加工食物时，应尽可能保留食物的原汁原味，让孩子首先品尝和接纳各种食物原本的味道。

（6）进食量与体力活动要平衡，保证正常体重增长。进食量与体力活动是控制体重的两个主要因素，所以儿童要保持食量与能量消耗之间的平衡。

（7）不挑食、不偏食，培养良好的饮食习惯。学龄前儿童开始具有独立活动的能力，模仿能力强、好奇心增强。易出现饮食无规律、吃零食过多、食物过量等问题。当儿童受冷受热、有疾病或情绪不安定时，其消化功能易受影响，可能会形成厌食、偏食等不良饮食习惯。

（8）吃清洁卫生、未变质的食物。注意儿童的进餐卫生。包括进餐环境、餐具和供餐者的健康与卫生状况。幼儿园集体用餐提倡分餐制，减少疾病传染的机会。

（三）儿童、青少年膳食指南

1. 三餐定时定量，保证吃好早餐，避免盲目节食

一日三餐不规律、不吃早餐的现象在儿童、青少年中较为突出，影响到他们的营养摄入和健康。三餐定时定量，保证吃好早餐对儿童、青少年的生长发育、学习都非常重要。

2. 吃富含铁和维生素 C 的食物

儿童、青少年由于生长迅速，铁需要量增加，女孩月经来潮后的生理性铁丢失，更易发生贫血。即

使是轻度的缺铁性贫血，也会对儿童青少年的生长发育和健康产生不良影响，为了预防贫血的发生，儿童、青少年应注意经常吃含铁丰富的食物和新鲜的蔬菜水果等。

3. 每天进行充足的户外运动

儿童、青少年每天进行充足的户外运动，能够增强体质和耐力；提高机体各部位的柔韧性和协调性；保持健康体重，预防和控制肥胖；对某些慢性病也有一定的预防作用。户外运动时，儿童、青少年还能接受紫外线照射，有利于体内维生素 D 的合成，保证骨骼健康发育。

4. 不抽烟、不饮酒

儿童、青少年正处于迅速生长发育阶段，身体各系统、器官还未成熟，神经系统、内分泌功能、免疫功能等尚不十分稳定，对外界不利因素和刺激的抵抗能力都比较差，因而，抽烟和饮酒对儿童、青少年的影响更不利。

（四）老年人膳食指南

1. 食物要粗细搭配、松软、易于消化吸收

粗粮含丰富的 B 族维生素、膳食纤维、钾、钙、植物化学物质等。老年人消化器官生理功能有不同程度的减退，咀嚼功能和胃肠蠕动减弱，消化液分泌减少。因此，老年人膳食要粗细搭配，易于消化吸收。

2. 合理安排饮食，提高生活质量

家庭和社会应从各方面保证老年人的饮食质量、进餐环境和进食情绪，使其得到丰富的食物，保证其需要的各种营养素摄入充足，以促进老年人身心健康，减少疾病，延缓衰老，提高生活质量。

3. 重视预防营养不良和贫血

65 岁以上老年人的生理、心理和社会经济情况的改变，可能使老年人摄取的食物量减少而导致营养不良。另外，随着年龄增长体力活动减少，并因牙齿、口腔问题和情绪不佳，可能导致食欲减退，能量摄入降低，必需营养素摄入减少，而造成营养不良。65 岁以上老年人低体重、贫血患病率也远高于中年人群。

4. 多做户外活动，维持健康体重

老年人适当多做户外活动，在增加身体活动量、维持健康体重的同时，还可接受充足的紫外线照射，有利于体内维生素 D 合成，预防或推迟骨质疏松症的发生。

三、中国居民平衡膳食宝塔

为了帮助消费者在日常生活中践行《中国居民膳食指南（2022）》，专家委员会进一步提出了食物定量指导方案，并以宝塔图形表示。它直观地向消费者传达了食物分类的概念及每天各类食物的合理摄入范围，告诉消费者每日应吃食物的种类及相应的数量，对合理调配平衡膳食进行具体指导，故称之为“中国居民平衡膳食宝塔”（图 4-1）。

“中国居民平衡膳食宝塔”提出了一个比较理想的营养膳食模式。大多数人当前的实际膳食与它所建议的食物量，特别是奶类和豆类食物的量可能还有一定距离，对某些贫困地区来讲可能距离还很远，但为了改善中国居民的膳食营养状况，这是不可缺少的，应把它看作是一个奋斗目标，努力争取，逐步达到。

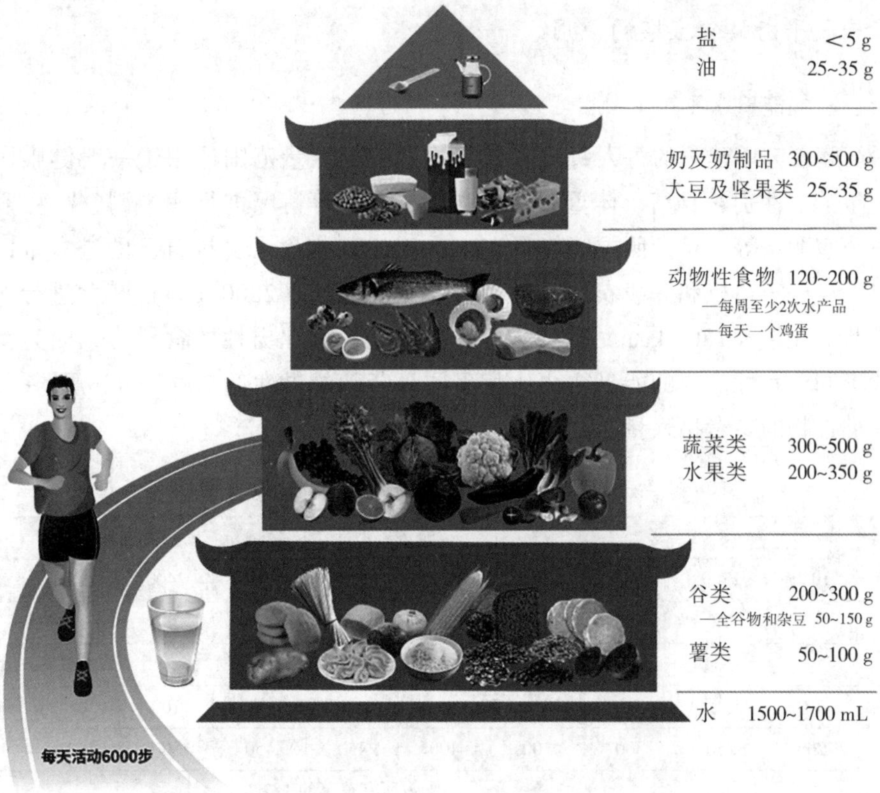

图 4-1　中国居民平衡膳食宝塔

（一）中国居民平衡膳食宝塔说明

中国居民平衡膳食宝塔共分为五层，包含人们每天应吃的主要食物种类。中国居民平衡膳食宝塔各层位置和面积不同，这在一定程度上反映出各类食物在膳食中的地位和应占的比重。

谷薯类食物位居底层，每人每天应该吃 200～300 g 谷类食物，其中全谷物和杂豆 50～150 g，新鲜薯类 50～100 g；蔬菜和水果居第二层，每人每天应吃 300～500 g 蔬菜和 200～350 g 水果；鱼、禽、肉、蛋等动物性食物位于第三层，每人每天应该吃 120～200 g 动物性食物，每周至少 2 次水产品，每天一个鸡蛋；奶类、豆类和坚果食物合居第四层，每天应吃 300～500 g 的奶类及奶制品和 25～35 g 的大豆及坚果类食物。第五层塔顶是烹调油和食盐，每天烹调油用量为 25～35 g，食盐不超过 5 g。过多摄入添加糖会增加龋齿的危险，尤其是儿童、青少年不应吃太多的糖和含糖量高的食品及饮料，推荐每天摄入糖不超过 50 g，最好控制在 25 g 以下。饮酒的问题在《中国居民膳食指南（2022）》中已有说明。

中国居民平衡膳食宝塔图增加了水和身体活动量的内容，强调每天足量饮水和增加身体活动量的重要性。水是膳食的重要组成部分，是一切生命必需的物质，其需要量受年龄、性别、环境温度、身体活动等因素的影响。在温和气候条件下生活的从事轻体力劳动的成年人每日至少饮水 1500～1700 mL（7～8 杯），在高温或重体力劳动的条件下，应适当增加饮水量。饮水不足或过多都会对人体健康造成危害。饮水应少量多次，要主动，不要感到口渴时再喝水。目前我国大多数成年人身体活动不足或缺乏体育锻炼，应改变久坐少动的不良生活方式，养成天天运动的习惯，坚持每天多做一些消耗体力的活动。建议成年人每天进行累计相当于快步走 6000 步以上的身体活动，如果身体条件允许，最好每周进行 150 分钟中等强度的运动。

（二）中国居民平衡膳食宝塔的应用

1. 确定适合自己的能量水平

中国居民平衡膳食宝塔建议的每人每日各类食物适宜摄入量范围适用于一般健康成人，在实际应用时要根据个人年龄、性别、身高、体重、劳动强度、季节等情况进行适当调整。从事轻微体力劳动的成年男子如办公室职员等，可参照中等能量（2400 kcal）膳食来安排自己的进食量；从事中等强度体力劳动者如钳工、卡车司机和一般农田劳动者可参照高能量（2800 kcal）膳食进行安排；不参加劳动的老年人可参照低能量（1800 kcal）膳食来安排。女性一般比男性的食量小，因为女性体重较轻及身体构成与男性不同。女性需要的能量往往比从事同等劳动的男性低 200 kcal 或更多。表 4-1 列出了七个能量水平各类食物的参考摄入量。

表 4-1　中国居民平衡膳食模式—不同能量下的食物组成

<table>
<tr><th rowspan="2">食物种类
（g/d）</th><th colspan="11">能量需要量（kcal/d）</th></tr>
<tr><th>1000</th><th>1200</th><th>1400</th><th>1600</th><th>1800</th><th>2000</th><th>2200</th><th>2400</th><th>2600</th><th>2800</th><th>3000</th></tr>
<tr><td>1 谷类</td><td>85</td><td>100</td><td>150</td><td>200</td><td>225</td><td>250</td><td>275</td><td>300</td><td>350</td><td>375</td><td>400</td></tr>
<tr><td>—全谷物</td><td colspan="3">适量</td><td colspan="5">50~150</td><td colspan="3">125~200</td></tr>
<tr><td>—薯类</td><td colspan="3">适量</td><td colspan="2">50</td><td colspan="2">75</td><td>100</td><td colspan="3">125</td></tr>
<tr><td>2 蔬菜</td><td>200</td><td>250</td><td>300</td><td>300</td><td>400</td><td>450</td><td>450</td><td>500</td><td>500</td><td>500</td><td>500</td></tr>
<tr><td>—深色蔬菜</td><td colspan="11">占所有蔬菜的 1/2</td></tr>
<tr><td>3 水果</td><td>150</td><td>150</td><td>150</td><td>200</td><td>200</td><td>300</td><td>300</td><td>350</td><td>350</td><td>400</td><td>400</td></tr>
<tr><td>4 畜禽肉类</td><td>15</td><td>25</td><td>40</td><td>40</td><td>50</td><td>50</td><td>75</td><td>75</td><td>75</td><td>100</td><td>100</td></tr>
<tr><td>—蛋类</td><td>20</td><td>25</td><td>25</td><td>40</td><td>40</td><td>50</td><td>50</td><td>50</td><td>50</td><td>50</td><td>50</td></tr>
<tr><td>—水产品</td><td>15</td><td>20</td><td>40</td><td>40</td><td>50</td><td>50</td><td>75</td><td>75</td><td>75</td><td>100</td><td>125</td></tr>
<tr><td>5 乳制品</td><td>500</td><td>500</td><td>350</td><td>300</td><td>300</td><td>300</td><td>300</td><td>300</td><td>300</td><td>300</td><td>300</td></tr>
<tr><td>6 大豆和坚果</td><td>5</td><td colspan="2">15</td><td colspan="3">25</td><td colspan="5">35</td></tr>
<tr><td>7 烹调用油</td><td>15~20</td><td colspan="2">20~25</td><td>25</td><td>25</td><td>25</td><td>30</td><td>30</td><td>30</td><td>35</td><td>35</td></tr>
<tr><td>8 烹调用盐</td><td><2</td><td><3</td><td><4</td><td><5</td><td><5</td><td><5</td><td><5</td><td><5</td><td><5</td><td><5</td><td><5</td></tr>
</table>

注：中国居民平衡膳食宝塔的能量范围在 1600~2400 kcal/d，薯类为鲜重。

来源：中国营养学会．中国居民膳食指南（2022）[M]．北京：人民卫生出版社，2022.

2. 根据自己的能量水平确定食物需要

中国居民平衡膳食宝塔建议的每人每日各类食物适宜摄入量范围适用于一般健康成年人，按照 7 个能量水平分别建议了 10 类食物的摄入量，应用时要根据自身的能量需要进行选择。患者应在医生指导下确定能量水平，用其他食物做相应调整。

3. 食物同类互换，调配丰富多彩的膳食

应用中国居民平衡膳食宝塔可把营养与美味结合起来，按照同类互换、多种多样的原则调配一日三餐。

4. 因地制宜充分利用当地资源

我国幅员辽阔，各地的饮食习惯及物产不尽相同，只有因地制宜充分利用当地资源才能有效地应用中国居民平衡膳食宝塔。

5. 养成习惯，长期坚持

膳食对健康的影响是长期的结果。应用中国居民平衡膳食宝塔需要自幼养成习惯，并坚持不懈，才能充分体现其对健康的重大促进作用。

中国居民平衡膳食宝塔建议的各类食物摄入量是一个平均值和比例。每日膳食中应当包含膳食宝塔中的各类食物，各类食物的比例也应基本与中国居民平衡膳食宝塔一致。日常生活无须每天都样样照着中国居民平衡膳食宝塔推荐量吃。例如烧鱼比较麻烦就不一定每天都吃 40~75 g 鱼，可以改成每周吃 2~3 次鱼、每次 150~200 g 较为切实可行。实际上平日喜欢吃鱼的多吃些鱼、愿意吃鸡的多吃些鸡都无妨碍，重要的是一定要遵循宝塔各层各类食物的比例。

注：本节内容引自中国营养学会制订的《中国居民膳食指南及平衡膳食宝塔》(2022 年全新修订)。

【思考题】

1. 简述合理营养的要求。
2. 简述膳食指南与中国居民平衡膳食宝塔的应用。
3. 简述膳食营养素供给量及其应用。
4. 简述地中海膳食结构的特点。
5. 中国居民膳食特点及改进方向。

第五章　不同生理人群的营养与膳食

学习目标

1. 掌握孕妇、乳母、婴幼儿、老年人的生理特点。
2. 掌握孕妇、乳母、婴幼儿、老年人的膳食指导方法。
3. 理解母乳喂养及配方奶的作用。

第一节　孕妇、乳母的营养与膳食

一、孕妇的营养与膳食

（一）孕期的生理特点

母体在妊娠期间，自身会发生一系列的生理性调整，以适应和满足胎体在宫内生长发育的需求。主要表现在以下几个方面。

1. 内分泌

内分泌系统的信息传递者——激素，对维持妊娠起关键作用。其中人绒毛膜促性腺激素（hCG）水平在受精卵着床后开始升高，在妊娠 8~9 周时 HCG 分泌达到顶峰，10 周后 HCG 水平下降。人绒毛膜生长素分泌水平与胎盘的生长发育相平行，在妊娠末期达到顶峰。胎盘分泌雌激素（包括雌酮、雌二醇和雌三醇）增加。孕激素分泌量在妊娠期持续增加。

2. 血液

妊娠期妇女血容量增加始于妊娠 6~8 周，至妊娠 32~34 周时到达顶峰，血容量比妊娠前增加 35%~40%，并一直维持至分娩。血容量的增加包括血浆容积和红细胞数量的增加，血浆容积的增加大于红细胞数量的增加，二者增幅比例失调，出现血液稀释，故妊娠期妇女易出现生理性贫血。白细胞从妊娠 7 周开始轻度升高，妊娠 30 周时到达顶峰。由于血液稀释，从妊娠早期血浆总蛋白就开始下降，至妊娠晚期血浆总蛋白水平由约 70 g/L 降至 60 g/L，主要是由于白蛋白水平从 40 g/L 降至 25 g/L 所致。

3. 肾脏

在妊娠期间，为了排出母体和胎儿代谢所产生的含氮或其他废物，导致肾脏负担加重，肾血浆流量增加约 75%。尿中的蛋白质代谢产物尿素、尿酸、肌酸和肌酐等排泄增多。肾小球滤过率增加约 50%，而肾小管的吸收能力又不能相应增高，结果导致部分妊娠期妇女尿中的葡萄糖、氨基酸、水溶性维生素的排出量增加，例如尿中叶酸排出量增加 1 倍。此外，尿中碘排出量有所增加，但尿中钙的排出量减少。

4. 消化

妊娠期妇女常伴有消化功能的改变。牙龈肥厚，易患牙龈炎和牙龈出血；胃肠平滑肌张力下降，贲门括约肌松弛，消化液（胃酸、胃蛋白酶为主）分泌量减少，胃排空时间延长，肠蠕动减弱，等，易出现恶心、消化不良、呕吐、胃反酸、便秘等妊娠反应。但对某些营养素的吸收却增强，例如对钙、铁、叶酸、维生素 B_{12} 等的吸收都较未妊娠前有所增加，尤其是在妊娠的后半期更明显。

5. 体重

妊娠期母体的体重发生明显变化，体重增加 11～12. 5 kg，妊娠早期增重较少，妊娠中期和妊娠晚期增重幅度较大（每周增加 350～400 g）。

6. 基础代谢率（BMR）

妊娠早期 BMR 略有下降，中期 BMR 逐渐升高，晚期 BMR 增高 15%～20%。

（二）孕期的营养需要

1. 能量

为了满足胎体生长发育，母体组织增长、母体蛋白质和脂肪贮存及代谢增加的能量需要，妊娠期的能量摄入量相对增加，但摄入量与消耗量应以保持平衡为原则，过多地摄入能量对母体并无益处。中国营养学会建议妊娠 4 个月以后孕妇应每天增加能量摄入量 0. 84 MJ。

2. 蛋白质

中国营养学会建议和推荐的妊娠期蛋白质增加量是：妊娠早期为 5 g/d，妊娠中期为 15 g/d，妊娠晚期为 20 g/d。除数量保证外，还要保证优质的动物及豆类蛋白质的摄入至少占 1/3 以上。

3. 矿物质

妊娠期对矿物质的需要量增加，妊娠期妇女易缺乏的矿物质主要是钙、铁、磷、锌、碘等。中国营养学会建议妊娠中期钙的供应量为 1000 mg/d，末期为 1200 mg/d；妊娠中期妇女的膳食铁摄入量为 24 mg/d，妊娠晚期为 29 mg/d；妊娠期妇女的锌摄入量应增加到 9. 5 mg/d，以满足胎体的生长发育需要；碘的摄入量增至 230 μg/d。

4. 维生素

（1）维生素 A。妊娠期妇女摄入足量的维生素 A 有利于胎儿的正常生长发育和维持自身的健康。维生素 A 摄入过量可引起中毒，还有导致胎儿先天畸形的可能。中国营养学会建议妊娠期妇女从妊娠中期开始补充维生素 A，每日摄入量为 3000 IU。

（2）维生素 D。妊娠期妇女缺乏维生素 D 可导致胎儿骨骼和牙齿发育不良，并导致新生儿手足抽搐和低钙血症及母体骨质软化，但补充过量的维生素 D 可导致中毒。中国营养学会建议妊娠期妇女从妊娠的第 4 个月开始补充维生素 D，其每日膳食推荐摄入量为 400 IU。

（3）维生素 B_1。妊娠期妇女缺乏维生素 B_1 时母体可能没有明显的临床表现，但胎儿出生后却可能患先天性脚气病。中国营养学会建议妊娠中期和妊娠晚期妇女每日膳食维生素 B_1 摄入量分别为 1. 4 mg 和 1. 5 mg。

（4）维生素 B_6。给妊娠期妇女补充足量的维生素 B_6 十分重要，中国营养学会推荐妊娠期妇女维生素 B_6 的供给量为每天 2. 2 mg。

（5）维生素 B_{12}。妊娠期妇女缺乏维生素 B_{12} 可造成巨幼红细胞贫血，亦可导致胎体的神经系统受损。《中国居民膳食营养素参考摄入量（2013 版）》建议妊娠期妇女维生素的摄入量为每天 2. 9 μg。

（6）叶酸。《中国居民膳食营养素参考摄入量（2013 版）》建议妊娠期妇女叶酸每天的摄入量为 600 μgDFE。

(7) 维生素 C。我国推荐妊娠期妇女每日膳食维生素 C 的摄入量为 130 mg，以满足母体和胎体的需要。

(三) 孕期营养不良对母体和胎体的影响

1. 孕期营养不良对母体的影响

(1) 营养性贫血。营养性贫血包括缺铁性贫血和缺乏叶酸、维生素 B_{12} 引起的巨幼红细胞贫血。妊娠期发生贫血十分普遍（以缺铁性贫血为主），全世界妊娠期妇女贫血患病率平均为 51%，我国妊娠期妇女贫血患病率平均为 35%，农村大于城市，以妊娠末期患病率最高。主要原因是膳食铁摄入不足；源于植物性食物的膳食铁吸收利用率差，吸收率仅为 10% 左右；母体和胎儿对铁的需求量增加；某些其他因素引起的失血等。巨幼红细胞贫血在我国的患病率较低，以叶酸缺乏所致者较为常见，维生素 B_{12} 缺乏所致者罕见。

(2) 骨质软化症。维生素 D 缺乏可影响钙吸收，导致血钙浓度下降。为了满足胎儿生长发育所需要的钙，必须动用母体骨骼中的钙，结果使母体骨钙含量不足，引起脊柱、骨盆骨质软化，骨盆变形，严重者甚至造成难产。

(3) 营养不良性水肿。营养不良性水肿由妊娠期蛋白质严重摄入不足所致。蛋白质缺乏较轻者仅出现下肢水肿，严重者可出现全身浮肿。此外，维生素 B_{12} 严重缺乏亦可引起浮肿。

2. 孕期营养不良对胎体的影响

(1) 先天畸形。妊娠早期妇女因某些营养素摄入不足或摄入过量，常导致各种各样的先天畸形儿出生。例如：叶酸缺乏可导致神经管畸形，以无脑儿和脊柱裂表现为主；维生素 A 缺乏或过多可导致无眼、小头等先天畸形。

(2) 低出生体重（LBW）。LBW 是指新生儿出生体重小于 2500 g。LBW 围生儿死亡率为正常儿的 4～6 倍。LBW 不仅影响婴幼儿期的生长发育，还影响儿童期和青春期的体能和智能发育。LBW 的影响因素多且复杂，有些尚不明确，常见的因素是妊娠期妇女偏食、妊娠剧吐、能量和蛋白质及维生素摄入不足、妊娠贫血等。

(3) 脑发育受损。胎儿脑细胞数的快速增殖期是从妊娠第 30 周至出生后 1 年左右，随后脑细胞数量不再增加而细胞体积增大。因此，妊娠期的营养状况，尤其是妊娠后期母体蛋白质和能量的摄入量是否充足，直接关系到胎儿的脑发育，还可影响日后的智力发育。

(四) 孕期的膳食原则

孕期膳食应随着妊娠期妇女的生理变化和胎体生长发育的状况进行合理调配。

1. 孕早期

约有 50% 的妇女在停经 6 周左右出现早孕反应，第 12 周左右早孕反应自行消失。早孕反应的主要表现为厌油腻、食欲不振、恶心、呕吐（晨起呕吐常见）、头晕、乏力、畏寒、嗜睡和喜食酸物等。因此，妊娠早期的膳食应以清淡、易消化、口感好为主要原则。建议每日服用适量叶酸和维生素 B_{12} 等，以预防胎儿神经管畸形。

2. 孕中晚期

从孕中期开始，胎儿生长发育速度加快，母体自身也开始储存脂肪、蛋白质等，同时缺钙、缺铁等现象亦增多。因此，孕中晚期的膳食应广泛选择和食用新鲜的乳、蛋、禽、鱼、肉、蔬菜和水果等，以满足母体和胎儿对营养素的需求。此时，合理营养和平衡膳食十分重要，一般要求膳食应尽可能包括以下各类食品并保证一定数量。

（1）每日 400~500 g 谷物（米面及各种杂粮）；

（2）每日 50~100 g 豆类及豆制品；

（3）每日 50~150 g 肉、禽、鱼等动物性食品，1~2 个鸡蛋；

（4）每日 250~500 mL 鲜奶；

（5）每日 400~500 g 蔬菜及 100~200 g 水果；

（6）每日 15~20 g 烹调植物油，盐、糖适量。

妊娠过程中由于消化功能下降，抵抗力减弱，孕妇易发生腹泻或便秘，因此应尽量食用新鲜和易消化的食物。为防止孕期便秘，可多选用含膳食纤维的蔬菜、水果及薯类，妊娠后半期孕妇若出现水肿，应限制含盐分多的食物摄入。上述各类食物的数量仅为参考数值，需根据不同个体的具体情况做出适当调整。

（五）孕期参考食谱

1. 孕早期参考食谱

（1）早餐：稀饭（75 g），蒸带鱼（50 g），炝芹菜（芹菜 50 g、花生米 10 g）。

（2）加餐：香蕉 100 g、山楂 50 g。

（3）午餐：绿豆大米饭（大米 150 g、绿豆 10 g），鸡肉炖蘑菇（鸡肉 50 g、蘑菇 50 g），大头菜豆腐汤（大头菜 150 g、豆腐 50 g、虾皮 10 g）。

（4）加餐：葡萄 120 g，山楂 50 g。

（5）晚餐：烤馒头片（面粉 100 g），土豆片炒猪肝（土豆 100 g、猪肝 25 g），番茄蛋汤（番茄 50 g、鸡蛋 50 g），牛奶 150 g。

共用烹调油 25 g，食糖 10 g，碘盐及其他调味品适量。

2. 孕中晚期参考食谱

（1）早餐：牛奶（250 g），小笼包（100 g）。

（2）加餐：豆浆（250 g），麻糕（25 g）。

（3）午餐：米饭（大米 100 g），清炖鸡（鸡块 100 g），炒芹菜（芹菜 100 g），鸡血豆腐汤（鸡血 50 g、豆腐 50 g）。

（4）加餐：豆沙包 50 g，柑橘 150 g。

（5）晚餐：米饭（大米 100 g），炒菠菜（菠菜 150 g），茄汁大排（番茄 100 g、大排 100 g），紫菜虾米汤（紫菜 10 g，虾米 10 g）。

共用烹调油 25 g，食糖 10 g，碘盐及其他调味品适量。

二、乳母的营养与膳食

母亲在哺乳期间，乳汁分泌量持续增加，一般估计每日母乳的平均分泌量为 750 mL。母亲在哺乳期的营养需要大于妊娠期。乳母的营养供给量是保证乳汁质与量的物质基础。当营养供应不足时，即会破坏本身的组织来满足婴儿对乳汁的需要，所以，为了满足乳汁分泌的需要，必须供给乳母充足的营养。

(一) 乳母的营养需求

1. 能量

除乳母本身的能量消耗外，还有乳汁的能量消耗。乳母在妊娠期所增长的体重中约有 4 kg 为脂肪，这些孕期贮存的脂肪可在哺乳期被消耗以提供能量。产后 1~6 个月乳母应增加能量摄入 2.1 MJ（500 kcal）/d；6 个月以后应增加能量摄入 2.1~2.7 MJ（500~650 kcal）/d。在对个体乳母进行膳食指导时，体重的改变可作为能量摄入是否足够的信号，如体重迅速下降，应考虑热量的供给可能存在不足的问题。

2. 蛋白质

800 mL 的乳汁约含蛋白质 10 g，母体膳食蛋白质转变为乳汁蛋白质的有效率为 70%，因此，我国推荐膳食营养素供给量建议乳母膳食蛋白质每日应增加 25 g，即一位轻体力劳动的乳母每日应摄入 95 g 蛋白质。乳母应多吃动物性食物和大豆制品以保证优质蛋白质的摄入量。

3. 脂肪

脂肪以占总能量摄入的 20%~30% 为宜。膳食中脂肪低于 1 g/kg 体重时母乳的泌乳量下降，乳汁中脂肪量也降低。乳汁中的脂肪酸种类与膳食有关，且膳食中脂肪类所含必需脂肪酸多，乳汁中相应也多。

4. 矿物质

我国推荐膳食营养素供给量建议乳母钙摄入量为 1000 mg/d；铁为 24 mg/d，碘为 240 mg/d，锌 RNI 增加到 12 mg/d，硒 RNI 为 65 μg/d。钙的最好来源为牛奶，乳母每日若能饮用牛奶 500 mL，则可从中得到 570 mg 钙。此外，乳母还要多吃些海产品，如海带、紫菜等，可提供钙和碘。母亲摄入一定量的维生素 D，或能利用日光浴的作用，有利于钙的吸收与利用。为预防乳母贫血，应多吃含铁的食物，如瘦肉、血豆腐、肝等。

5. 维生素

各种维生素都应适量增加。乳母应多吃新鲜的深绿色、黄红色蔬菜及水果，以补充维生素 A，在阳光好的天气多进行户外活动可补充维生素 D，瘦肉、蛋、肝、粗粮、蘑菇可提供维生素 B，新鲜水果含丰富的维生素 C，特别是鲜枣、山楂、猕猴桃等。

(二) 乳母的膳食原则

1. 产褥期

产妇产后 1 小时可进流食、半流食；产后次日可吃普通食物；增加蛋白质 25~35 g，多吃汤汁及膳食纤维食物；补充维生素和铁；每日 4~5 餐。

2. 哺乳期

乳母应多食动物性食物和豆类食品；多食含维生素和铁丰富的食物；每天喝牛奶（或补充维生素 D）；多吃水果、蔬菜；膳食中每天应安排一定的流质，如鱼汤、排骨汤等。

(三) 乳母参考食谱

（1）早餐：大米粥（大米 50~100 g），卤鸡蛋（1 个），拌黄瓜（100 g）。

（2）加餐：牛奶（25 g），强化钙奶饼干（50 g）。

（3）午餐：鲜肉包子（面粉 150 g、猪肉 10 g、白菜 100 g），大米粥（大米 50~100 g），芹菜炒豆腐干丝（豆腐干 50 g、芹菜 100 g），菠菜粉丝汤（粉丝 5 g、菠菜 100~150 g）。

（4）晚餐：大米饭（大米 150~200 g），炒肉片（瘦猪肉 100 g），虾皮烧小白菜（小白菜 200 g、虾皮少许），花生米炖猪蹄汤（花生米 25 g、猪蹄 150 g）。

（5）加餐：西红柿煎蛋挂面（挂面 100 g、西红柿 100 g、鸡蛋 2 个）。

全日共用烹调油 25 g，食糖 10 g，碘盐及其他调味品适量。

第二节　婴幼儿的营养与膳食

婴儿和幼儿时期是人体发育中非常重要的阶段。婴儿营养一般是指出生后到 1 岁期间的营养，而幼儿营养指 1~3 岁之间的营养。

一、婴幼儿的生理特点

（一）生长发育

婴儿期是人类生命生长发育的第一个高峰期。1 岁时婴儿体重将增加至出生时的 3 倍，身长增加至出生时的 1.5 倍。婴儿期的前 6 个月，脑细胞数目持续增加，至 6 月龄时脑重增至出生时的 2 倍（600~700 g）；6~12 个月婴儿的脑部发育以细胞体积增大及树突增多和延长为主，神经髓鞘形成并进一步发育；至 1 岁时，脑重达 900~1000 g，接近成人脑重的 2/3。

（二）消化系统

婴儿唾液腺的分泌机能不足，胃呈水平位，容量很小，胃的幽门括约肌比较健全，但贲门仍未能紧闭，喝饱奶后，婴儿略受振动或吞咽过多空气就易吐奶。婴儿胃肠道适应能力也弱，容易对一些食物发生过敏。及至幼儿阶段后，上述的发育情况得到改进，乳齿生长和胃容量加大（300~500 mL），对食物的可接受性提高。

二、婴幼儿的营养需要

婴幼儿对各种营养素的需要量比成人高。

（一）蛋白质

婴幼儿时期处于正氮平衡状态，不仅要求有相当高数量的蛋白质，而且需要优质的蛋白质，以占摄入总能量的 15%为宜。婴儿蛋白质摄入量为 1.5~3.0 g/(kg·d)，1~2 岁幼儿为 35 g/d，2~3 岁幼儿为 40 g/d。

（二）脂肪

婴幼儿约需摄入脂肪 4 g/(kg·d)，6 月龄以内脂肪摄入量约占总能量的 48%，7~12 月龄为 40%，1~3 岁幼儿占总能量的 35%。

（三）碳水化合物

碳水化合物一般占总能量 50%~55%为宜。4 个月左右的婴儿能较好地消化淀粉类食品，早期添加适量淀粉可刺激唾液淀粉酶分泌。充足的碳水化合物对保证体内蛋白质很重要，婴儿碳水化合物摄入量为 10~

12 g/(kg·d)，2 岁以后约为 10 g/(kg·d)。注意不应养成爱吃甜食的习惯。

（四）热能

婴幼儿的热量需要与成人不同，除基础代谢、身体活动所需，以及食物的特殊动力作用的热量外，还有生长发育所需和从消化道排泄粪便的热量。婴儿每日能量需要量约为 460 kJ/kg 体重(110 kcal/kg 体重)；1~2 岁男童为 4.60 MJ（1100 kcal）/d，女童为 4.40 MJ（1050 kcal）/d；2~3 岁男童为 5.02 MJ（1200 kcal）/d，女童为 4.81 MJ（1150 kcal）/d。

（五）维生素

婴幼儿膳食中应特别注意维生素 A、维生素 D、B 族维生素、维生素 C 的供给。

（六）无机盐

对婴幼儿来说，极重要又较易缺乏的无机盐有钙、铁、碘、锌、铜等。

（七）水

水的需要量取决于热能的需要，并与饮食的质和量、肾脏浓缩功能等有关。小儿年龄越小，需水量越大；进食量大、摄入蛋白质、无机盐多者需水量增加。婴儿需水约 150 mL/(kg·d)；1~3 岁为 120 mL/(kg·d)。

三、婴幼儿的膳食

（一）母乳喂养

对人类而言，母乳是世界上唯一的营养最全面的食物，是婴儿的最佳食物。

1. 母乳喂养的优点

（1）母乳中营养素齐全，能满足婴儿生长发育的需要。充足的母乳喂养所提供的热能及各种营养素的种类、数量、比例优于任何代乳品，并能满足 4~6 月龄婴儿生长发育的需要。母乳中含优质蛋白质，其中白蛋白与酪蛋白比例优于牛奶，且含有丰富的牛磺酸；母乳中含丰富的必需脂肪酸（亚油酸、α-亚麻酸）；母乳中含丰富的乳糖；母乳中的钙含量约为 30 mg/100 mL，与婴儿肾溶质负荷相适应。母乳中的营养素与婴儿消化功能相适应，亦不增加婴儿肾脏负担。

（2）母乳中丰富的免疫物质可增加母乳喂养儿的抗感染能力。母乳中含有特异性免疫物质：T 淋巴细胞、B 淋巴细胞、分泌型免疫球蛋白 A；非特异性免疫物质：吞噬细胞、乳铁蛋白、溶酶菌、乳过氧化氢酶、补体因子 C3 及双歧杆菌因子等。

（3）哺乳行为可增进母婴间情感的交流，促进婴儿智力发育。哺乳是一个有益于母婴双方身心健康的活动，有利于婴儿智力及正常情感的发育和形成。

（4）母乳喂养有利于母亲子宫的收缩和恢复。

（5）母乳几乎为无菌食品，可直接喂哺，方便、卫生、经济、温度适宜。

2. 母乳喂养应注意的问题

（1）早期开奶。新生儿娩出后约 30 分钟，即可第一次吸吮。

（2）最好母婴同室，按需哺乳。

（3）一般宜坐喂，喂哺时间不超过20分钟。喂哺完将婴儿竖直，头部紧靠在母亲肩上，轻拍婴儿背部，帮助其排出胃内空气。

（二）婴儿配方奶使用

婴儿配方奶粉是依据母乳的营养素含量及其组成模式进行调配而生产的。

1. 混合喂养

对母乳不足者，配方奶粉可作为部分替代物每日1~2次，最好在每次哺乳后加喂一定量的配方奶。6个月前的婴儿可选用蛋白质12%~18%的配方奶粉，6个月后的可选用蛋白质大于18%的配方奶粉。

2. 人工喂养

婴儿不能母乳喂养的情况下，可完全用配方奶粉替代母乳。配制方法可按重量计，1份奶粉加7份水；也可按容积计，1容积奶粉加4容积水。

（三）断奶过渡期的辅食添加

一般在出生4~6个月后，母乳喂养已不能完全满足婴儿的需要。此时若孩子出现生长发育不稳定，甚至减慢的现象，则应考虑婴儿辅助食品是否及时、适当增加以及有无感染等。因此，坚持母乳喂哺的同时，逐步而细致地添加辅助食物是必要的。

1. 辅食添加的原则

辅食品种从单一到多样；辅食质地由稀到稠；辅食添加量由少到多；辅食制作由细到粗。

2. 辅食添加的顺序

4~5月龄：米糊、粥、水果泥、菜泥、蛋黄、鱼泥、豆腐及动物血制品。

6~9月龄：饼干、面条、水果泥、菜泥、全蛋、肝泥和肉糜。

10~12月龄：稠粥、烂饭、面包、馒头、碎菜及肉末。

婴儿1周岁前避免含盐量或调味品多的膳食。婴儿在喂奶前有强烈饥饿感时较易接受辅食。

（四）幼儿膳食原则

幼儿膳食是从婴儿期以乳类为主，过渡到以奶、蛋、鱼、禽、肉及蔬菜、水果为辅的混合膳食，最后转变为以谷类为主的平衡膳食。其烹调方法与成人有别，应与幼儿的消化、代谢能力相适应，故幼儿膳食以软饭、碎食为主。根据营养需要，幼儿膳食中需要增加富含钙、铁的食物及增加含维生素A、D、C等的食物，必要时补充强化铁食物、水果汁、鱼肝油及维生素片。2岁后，如幼儿身体健康且膳食中包括蔬菜、水果，则不需要额外补充维生素。膳食安排可采用三餐两点制，早餐占能量的25%，午餐占能量的35%，晚餐占能量的30%~35%，零食或点心占5%~10%。每日奶或奶制品不少于350 mL，每周应提供动物肝、血及海产品。

（五）幼儿参考食谱

早餐：牛奶200 g，稠粥1小碗，肉松或鱼松适量。

午餐：软米饭1小碗，瘦肉或肝泥，菜泥，肉汤，饭后水果或果汁。

下午3点：牛奶或糖开水1杯，饼干或面包。

晚餐：馒头50 g，蒸蛋糕1小碗，碎菜炒豆腐末。

晚上9点：牛奶200 g，蜂蜜1匙。（1周岁前避免食用蜂蜜）

第三节　儿童、青少年的营养与膳食

4~12岁，是生长发育的另一个时期，是体格与智力的发展、饮食习惯形成的重要时期。其中4~6岁为学龄前期，7~12岁为学龄期，12~18岁为青少年期，虽然各个时期的营养需要具有不同的特点，但其共同点是生长发育需要充足的能量及各种营养素。

一、营养需要

（一）儿童的营养需要

1. 热能

儿童每日需要6080~6720 kJ热能，即每千克体重需要378 kJ热量左右，这比成人约多一倍。

2. 蛋白质

学龄前儿童蛋白质供给量为45~50 g，7~10岁儿童则为60~70 g。这一阶段儿童体内的器官在持续发育，肌肉组织以较快的速度发展，需要足够的蛋白质供给。故按千克体重计，每千克体重需要蛋白质2.5 g左右，比成人多一倍。蛋白质占总热量的比例亦应高于成人，约为12%~15%。

3. 矿物质

钙、磷、铁、锌、碘及其他微量元素对学龄前儿童都很重要，有利于促进其骨骼发育、血细胞形成以及满足机体各部分代谢需要。为满足骨骼发育，每日需在体内的潴留钙为75~150 mg。由于钙的吸收率受植物性食物中的干扰物质影响，故钙的需要量为每天800 mg，高于成人。铁的需要量为每天10 mg。从儿童阶段开始，应该限制食盐的摄入量，避免吃太咸的食物。

4. 维生素

维生素A（以μg视黄醇当量计），5岁以上儿童的需要量与成人相当，每日1000 μg，相对地较幼儿大得多。维生素D的需要量为10 μg，与成人一样，B族维生素及维生素C等的需要量，亦接近成人标准。

儿童的胃容量比成人小，但相对的营养要求比成人高，为达到此目的，需要增加餐次，并使早餐在整日总量的比例不少于1/4。同时注意食物的精度和质量，以及有良好的进食环境。

（二）青少年的营养需要

1. 能量

青少年对能量需要与其生长速度成正比。推荐的能量供给为：男10.04~13 MJ/d，女9.2~10.04 MJ/d。

2. 蛋白质

青少年期一般增重30 kg，其中16%为蛋白质。蛋白质功能应占总热能的13%~15%，每天蛋白质供应量为75~85 g。

3. 矿物质及维生素

为满足青少年的生长发育需要，钙的AI为100 mg/d，铁的AI为男20 mg/d、女25 mg/d，锌的RNI为男19 mg/d、女15.5 mg/d。

二、膳食原则

（一）学龄前儿童膳食

学龄前儿童要注意平衡膳食，每日供给200~300 mL牛奶，1个鸡蛋，100 g无骨鱼或禽或肉及适量豆制品，150 g蔬菜和适量水果，150~200 g谷类主食。每周进食一次猪肝或猪血，每周进食一次富含碘、锌的海产品，农村地区可每日供给25~50 g大豆，膳食可采用三餐两点制。要培养良好的饮食习惯与卫生习惯。

（二）学龄儿童的膳食

安排好一日三餐，早餐、午餐和晚餐的营养素供给应占全日的30%、40%和30%。每日供给300 mL牛奶，1~2个鸡蛋，100~150 g鱼、禽、肉等，300~500 g谷类和豆类。注意饮食习惯培养，少吃零食，饮用清淡饮料，控制食糖摄入。

（三）青少年期的膳食

（1）谷类是青少年膳食中的主食，每日400~500 g。

（2）保证足量的动物性食物及豆类食物的供给，每日供给200~250 g鱼、禽、肉、蛋，奶300 mL。

（3）保证蔬菜水果的供给，每日供给500 g蔬菜，其中绿叶蔬菜不低于300 g。

（4）注意平衡膳食。

（四）青少年参考食谱

早餐：小米粥（小米100 g），牛奶（250 g），荷包蛋（50 g）。

午餐：米饭（粳米150 g）、鱼香三丝（瘦猪肉50 g、胡萝卜50 g、土豆100 g、植物油5 g，姜丝、泡椒、酱油、醋、白糖，味精、盐适量）、香菇炒青菜（绿叶菜200 g、香菇50 g、植物油5 g，味精、盐适量）。

晚餐：金银卷（面粉100 g、玉米粉100 g，麻酱、盐适量），清蒸鲜鱼（各种鲜鱼150 g、植物油5 g，葱段、姜丝、盐适量），蒜蓉茼蒿（茼蒿150 g、植物油5 g，大蒜、味精、盐适量），青菜虾米汤（青菜50 g、植物油5 g，虾米、味精、盐适量）。

加餐：时令水果。

第四节　中、老年人的营养与膳食

一、中年人的营养与膳食

（一）中年人的生理特点

按我国现阶段的年龄划分标准，一般45~59岁为中年；按WHO现行标准，51~60岁为中年。该年龄阶段人群承担着重要的社会劳动，工作经验丰富，肩负重任，工作压力较大。既是生理功能全盛时期，又是开始进入衰老的过渡时期。身体经历着从盛到衰的巨大变化。与青壮年相比，有如下特点。

（1）基础代谢随年龄增长逐年下降10%~20%。肌肉等实体组织随年龄增长而减少，脂肪组织增多。

（2）消化、循环功能逐渐减退，易出现消化系统和循环系统疾病。

（3）感觉功能减退、骨质疏松。

（4）免疫力下降，尤其表现为对癌细胞的监视作用降低。

（5）内分泌紊乱，情绪不稳，性功能减退，出现更年期表现。

（二）中年人的营养需要

（1）三大营养物的摄入量较青少年时期减少。能量的摄入在45~50岁时应减少5%，在50~59岁时应减少10%；蛋白质摄入量只相当于青壮年时的60%~70%。

（2）注意补充微量元素和维生素。

（3）中年女性应注意适当增加饮水量，有利于美容和排出毒素。

（三）中年人的合理膳食原则

1. 控制总热量，避免肥胖

热量控制在7.5~8.3 MJ/d，适当节食多动。

2. 保持适量蛋白质

每日摄取蛋白质70~80 g，其中优质蛋白不少于1/3。

3. 适当限制糖类

自感食量不足时，可适当摄入含糖量少、纤维素多的水果和蔬菜，这些物质可促进肠道蠕动、清除胆固醇。

4. 低脂、低胆固醇饮食

脂肪以植物油为好，因为植物油含有不饱和脂肪酸，能促进胆固醇代谢，防止包括消化器官动脉在内的动脉硬化。动物脂肪、内脏、鱼子、乌贼和贝类胆固醇的含量高，进食过多易诱发胆石症和动脉硬化。

5. 多吃含钙质丰富的食物

富含钙的食物，如牛奶、海带、豆制品及新鲜蔬菜和水果，对预防骨质疏松，预防贫血和降低胆固醇等都有作用。

6. 注意食用防癌食品

防癌食品如洋葱类的大蒜、洋葱、韭菜、芦笋、青葱等；十字花科中的花椰菜、甘蓝菜、芥菜、萝卜等；坚果和种子中的核桃、松子、开心果、芝麻、杏仁、核桃、南瓜子等；谷类中的玉米、燕麦、米、小麦等；豆类中的黄豆、青豆、豌豆等；水果中的柑橘、柳橙、苹果、哈密瓜、猕猴桃、西瓜、柠檬、葡萄、葡萄柚、草莓、菠萝、柠檬等；茄科中的番茄、马铃薯、番薯、甜菜等；伞状花科中的胡萝卜、芹菜、芫荽、莳萝等。

7. 控制食盐摄入

每天的食盐摄入量不宜超过6 g，以防损伤脾胃和引起高血压。

8. 注意搭配

除一般膳食搭配外，中年人应多摄入以下食品：薯类、豆类、坚果类、菌类、藻类、蔬果类等。

中年期合理供给营养，不仅对身体健康有益，也为老年期的延年益寿打好基础。

（四）中年人的参考食谱

早餐：小米粥（小米 50 g），花卷（标准粉 50 g），咸鸭蛋（50 g）。

午餐：大米饭（粳米 150 g），炒肉末豌豆（肥瘦猪肉 30 g、豌豆 100 g、植物油 5 g，味精和盐适量），芹菜炒肉丝（瘦猪肉 20 g、芹菜 150 g、植物油 5 g，味精和盐适量），虾皮黄瓜汤（黄瓜 50 g、紫菜 2 g、虾皮 8 g、植物油 1 g，精盐适量）。

晚餐：馒头（标准粉 150 g），葱爆羊肉（瘦羊肉 50 g、大葱 25 g、植物油 6 g，盐适量），素拌菠菜（菠菜 150 g、麻酱 10 g，味精和盐适量），丝瓜汤（丝瓜 25 g、面筋 20 g，香菜适量）。

加餐：西瓜（200 g）。

二、老年人的营养与膳食

世界卫生组织和我国卫生部规定，60 岁以上的人为老年人。全国老龄工作委员会公布的数据表明，2020 年第七次人口普查数据表明。我国老龄人口超过 2.6 亿，约占人口总数的 18.7%，人口老龄化已成为不可忽视的社会问题。人体的衰老过程是一个客观规律，只是这个过程因种族、社会环境和个体的种种实际情况不同而不同，营养因素是重要因素之一，合理的营养有助于延缓衰老、有益健康。

（一）老年人的生理特点

（1）基础代谢率降低，细胞功能退化，器官（脑、心、肺、肾、肝及胃肠）功能退化，免疫力下降，易感染疾病。

（2）牙齿脱落，咀嚼受影响，味觉、嗅觉减退，胃肠消化液分泌减少，消化酶活性下降，肠蠕动减慢，易发生便秘，机体对营养成分吸收利用率下降。

（3）内分泌改变，体内脂肪量增多，以腹部、腰部最明显。

（4）组织蛋白质以分解代谢占优势，易出现负氮平衡，代谢脂肪的能力下降，糖类代谢能力下降，重要的无机盐、维生素在体内含量降低等。

（二）老年人的营养素需要

1. 能量

总能量摄入量应降低，60~69 岁时能量摄入量降低 20%，70 岁以后降低 30%。以维持较理想的体重为宜。

2. 蛋白质

老年人摄入蛋白质利用率低，因而应选择蛋白质生物价值高的食物。可适当提高蛋白质在占全日总热量的比例，如 12%~15%。除蛋、奶、鱼、肉等动物蛋白外，老年人应较多食用豆腐类豆制品植物蛋白。

3. 脂类

脂类摄入量不宜过多，以占膳食总热能的 20%~25%为宜。需控制猪油、牛羊油及奶油等动物脂肪的摄入，应以富含多种不饱和脂肪酸的植物油为主。

4. 碳水化合物

老年人对葡萄糖耐受差，摄入糖类过多易发生糖尿病及诱发糖源性高脂血症，不宜食用含蔗糖量高的食品，过多的糖在体内可转变为脂肪，易引起血脂升高。老年人宜多吃水果、蜂蜜等含果糖的食品。在正常情况下，碳水化合物在总热量中所占比例应在 60%左右。

5. 无机盐与微量元素

中老年人易发生钙负平衡，导致骨质疏松症和骨折多发，故中老年人每日钙的供给量为 800 mg。中老年人易出现缺铁性贫血，因此需要补充铁，每日铁的供给量为 12 mg。

6. 维生素

由于老年人的消化吸收功能减退，因此维生素的供给量比年轻人高，主要应补充多种 B 族维生素、维生素 C 和维生素 E。

7. 膳食纤维

膳食纤维是非营养物质，但对老年人很重要。膳食纤维可促进肠蠕动，加快粪便排泄、降低血清低密度脂蛋白，减少有致癌作用的胆酸代谢物生成。饮食中适量的食物纤维对预防肥胖症、糖尿病、动脉粥样硬化均有良好效果。

（三）老年人的膳食原则

老年人的饮食应满足低热量、低脂肪、低糖类、充足的蛋白质和维生素以及适量的无机盐类的要求，并提倡“荤素结合，素为基础”的原则。

1. 平衡膳食，少量多餐

总能量中，脂肪占 20%~25%、碳水化合物占 55%~60%、蛋白质占 12%~15%。改正偏食、挑食等不良饮食习惯。在我国传统一日三餐制，早吃好（25%~30%）、午吃饱（40%）、晚吃少（30%~35%）的模式下，老年人在两餐之间可以加些点心。

2. 合理搭配，忌食肥甘厚味

主食副食，粗粮细粮，荤素，动、植物蛋白等搭配食用。如：米、面、麦片、玉米、豆、薯搭配食用，加工不宜过精，以保证纤维素、维生素和矿物质摄入。油腻、过甜的食物热量较高，易使老年人肥胖、血脂升高、体重增加，引发非传染性慢性病。

3. 节制饮食、低盐饮食

老年人切忌暴饮暴食，饮食应有节制、有规律，每餐不过饥过饱，进食定时定量。饮食清淡，忌过咸饮食，每日食盐总量不超过 6 g。

4. 多吃新鲜蔬菜、水果，补充维生素

这些食物中含有丰富的纤维素、维生素、矿物质和微量元素。维生素 E 具有抗衰老、提高免疫功能的作用，适当补充维生素 E，增强机体抗氧化损伤是功能十分必要的。

5. 戒烟限酒适量饮茶

吸烟对人的健康有百害而无一利。过量饮酒损害心血管、神经系统和肝肾等功能，老年人以不饮或少饮为宜。清淡的茶饮可以助消化、减脂，对身心均有好处。

此外，老年人的进食环境和进食时的情绪状态十分重要，和家人一起吃饭食物的品种多，食欲也会更好。适当的户外活动不仅有利于消化，还可以利用阳光促进维生素 D 形成。老年人的饮食不宜千篇一律，应该在合理量和品种多的前提下，尊重其原有的爱好和习惯。

（四）老年人的参考食谱

早餐：花卷（面粉 50 g），牛奶（200 g）。

午餐：发面饼（面粉 150 g），肉丝炒韭菜（猪肉丝 25 g、韭菜 120 g、植物油 8 g），虾皮三丝（虾米皮 10 g、菠菜 50 g、土豆 70 g、胡萝卜 80 g、植物油 5 g)，海蛎汤（海蛎肉 10 g、高汤 300 mL、香菜少许）。

晚餐：米饭（大米 100 g)，葱椒带鱼（带鱼 75 g，葱、姜、花椒、醋、白糖适量，植物油 6 g)，小白菜口蘑汤（小白菜 70 g、干口蘑 10 g、粉条 20 g、油 1 g、汤 300 mL)。

【思考题】

1. 简述怀孕各时期的膳食安排。
2. 列表简述母乳喂养与配方奶的优缺点。
3. 简述婴儿添加辅食的顺序。
4. 简述婴幼儿合理膳食。
5. 简述青少年膳食安排。
6. 简述老年人膳食安排。

第二篇　临床营养概论

第六章　营养状况评价与食谱编制

学习目标

1. 掌握膳食调查与营养状况评价的方法。
2. 掌握患者营养健康教育的内容和方法。
3. 掌握食谱编制方法及评价调整。

第一节　膳食调查和营养状况评价

患者的营养评价常用方法包括膳食调查、人体测量、生化检查、临床检查和综合评价。

营养支持对于某些住院患者非常重要。可通过膳食调查了解个体的膳食习惯、食物品种、能量、营养素的摄入量。此调查所得到的数据信息可用于个体化分析，确定患者对营养素的需要量和评估其整体营养状况。调查内容有饮食习惯（包括地域特点、餐次、食物禁忌、软烂、口味、烹制方法）、饮食结构、食物频率、膳食摄入量（包括每日三餐及加餐的食物种类和摄入量）及计算出每天能量和所需要各种营养素的摄入量，以及各种营养素之间的相互比例关系等。通常采用记录法、回顾法和化学分析法（昏迷、智力障碍者除外）。

一、膳食调查的内容和临床意义

（一）饮食习惯

患者饮食习惯的调查包括地域特点、拒食某种食物、偏好某种食物、口味特点、是否经常在外就餐、进食规律性、工作性质对饮食的影响等，有助于了解患者配合营养治疗的程度，能比较准确地评价食物摄入量，从而制定有效的治疗方案。

（二）食物摄入量调查

可以用回顾法或记录法进行食物摄入量调查，至少记录3天，包括食物量、食物种类及喜好的烹调方法等。

（三）食物摄入量和种类的变化

患者患病前后食物摄入量和种类的变化等。

（四）疾病和营养知识及行为

了解患者接受有关疾病和营养知识方面的宣教，以及信念、行为情况等。

（五）经济状况

了解患者的经济状况，考虑其能否承担营养治疗的费用。

通过以上调查了解患者营养状况，为制定营养治疗方案提供初步依据。

二、膳食调查方法

（一）膳食记录法

认真及时记录患者每日每次吃的各种食物内容及摄入量，可采用称重法和记账法。

（二）24 小时膳食回顾法

让患者回忆调查当日以前的一段时间内所吃的食物及摄入量并进行记录，可采用 24 小时膳食回顾法。

（三）化学分析法

化学分析法是收集调查对象每日所摄入的食物，在实验室里对其进行化学分析，测定所需要观察的各种营养素及能量的方法。一般选用双份饭菜法。化学分析法常用于临床营养治疗研究工作。

对门诊患者可采用 24 小时膳食回顾法和称重法，对住院患者，可采用记录法和化学分析法。化学分析法最准确，但程序复杂，且需要一定设备条件。对被调查者每日所吃食物进行实验化学分析，测定其中热能及各种营养素含量，以了解膳食所含营养素是否符合要求，一般有必要进行精确测定时才用化学分析法。

24 小时膳食回顾法是通过询问的方式，请被调查者回顾和描述在调查时刻前 24 小时内摄取食物的种类、数量，借助食物模型、家用量具或图谱，对其食物摄入量进行计算和评价。因此该方法最常用于个体。

为修正 24 小时膳食回顾法的片面性，常常结合膳食调查史方法与 24 小时膳食回顾法记录膳食情况。膳食史调查是利用频率法来询问和记录 1~3 个月的常用食品摄入次数和消费量。

注意：24 小时膳食回顾法不适用于年龄较小的儿童与年龄较大的老人。

三、膳食调查结果评价

膳食调查结果评价的依据主要看其能否满足用膳者的热能及对各种营养素的需要。膳食调查结果应该与中国居民膳食能量和营养素推荐摄入量或适宜摄入量进行比较并做出合理评价，同时要结合烹饪加工方法是否合理。但是膳食调查仅为短期调查，因而必须结合体格测量与实验室检测进行全面分析。膳食调查评价项目主要有以下两方面。

（一）食物构成

根据我国膳食结构模式进行评价。以粮谷类食物为主，以蔬菜、水果、动物性食物、豆类及其制品和乳类为辅，做到食物种类多样、比例合适、荤素合理搭配，能满足不同生理状况及不同劳动条件的需要。

（二）热能及其各种营养素占供给量标准的百分比

热能是三大产热营养素发挥各项功能的基础和保障。所以在膳食营养评价中首先要对热能进行评价。年龄、性别、劳动强度、气候和体型均影响能量需要，其中劳动强度为主要影响因素。在评价热能需要量时，应该根据劳动强度的等级与相应的标准进行比较。一般认为，热能及各种营养素摄入量应占膳食参考摄入量的90%以上，低于标准的80%为供给不足，长期供给不足会导致营养不良。若低于60%则认为是营养缺乏，会对身体造成严重的影响。从热能的来源来说，一般认为热能来源于蛋白质、脂类、糖类的比例分别为10%~15%、20%~30%、50%~65%。三餐热能分配比例分别为早餐25%~35%，中餐30%~40%，晚餐30%~40%。

四、营养状况评价

（一）人体测量

1. 身高（长）测量

（1）临床意义。身高与遗传、种族、内分泌、运动有密切关系，但在一定程度上又受到营养状况的显著影响，可反映较长时期营养状况的变化。身高（长）测量通常用于生长发育人群的营养状况评价。可以通过测量临床住院患者身高，间接计算体表面积，从而估算其基础代谢率。身高通常用于儿童营养状况检测，是反映骨骼发育，尤其是钙和蛋白质在体内储备情况的指标。评价时，一般将实测身高与同年龄组的标准身高进行比较，实测身高低于标准身高80%的被评为矮小；80%~93%为正常；超过105%为高大。

（2）测量方法。有直接测量法和间接测量法。

1）直接测量法。被测量者赤脚，“立正”姿势站在身高计的底板上，脚跟、骶骨部及两肩胛中间紧靠身高计的立柱上。测量者站在被测量人的左右均可，将其头部调整到耳屏上缘与眼眶下缘的最低点齐平，再移动身高计的水平板至被测量人的头顶，使其松紧度适当，即可测量出身高。

测量要求：每次测量身高均应赤脚，并在同一时间（早晨更准确），用同一身高计，身体姿势前后应一致，身高计应放在地面平坦并靠墙根处。每次测量身高最好连续测两次，间隔30秒。两次测量的结果应大致相同。身高计的误差不得超过0.5 cm。

2）间接测量法。适用于不能站立者，如临床上危重症患者（昏迷、类风湿关节炎等）。可采用下列三种方式：①上臂距，上臂向外侧伸出与身体呈90°，测量一侧至另一侧最长指间距离，因上臂距与成熟期身高有关，年龄对上臂影响较小，可作个体因年龄身高变化的评价指标；②身体各部位累计长度，用软尺测定腿、足跟、骨盆、脊柱和头颅的长度，各部分长度之和为身高估计值；③膝高，曲膝90°，测量从足跟底至膝部大腿表面的距离，用下述公式计算出身高：

男性身高（cm）= 62.59-［0.01×年龄（岁）］÷［2.09×膝高（cm）］

女性身高（cm）= 69.28-［0.02×年龄（岁）］÷［1.50×膝高（cm）］

(3岁~青春期前期)：身高（cm）= 年龄（岁）×7+70

儿科学：2~6岁年龄（岁）×7+25；7~10岁年龄（岁）×6+80

（3）3岁以下儿童身高测量。

1）使用器材。卧式量板（或量床）。

2）测定步骤。①将量板放在平坦地面或桌面上；②脱去小儿的鞋帽和厚衣裤，使其仰卧于量板中线上；③固定小儿头部使其接触头板。此时小儿面向上，两耳在同一水平线上，两侧耳郭上缘与眼眶下缘的连线与量板垂直；④测量者位于小儿右侧，在确定小儿平卧于量板中线后，将左手置于小儿膝部，使其固定，用右手滑动滑板，使之紧贴小儿足跟，然后读数，读数要精确到小数点后一位（0.1 cm）。

2. 体重（body weight，BW）

（1）临床意义。体重是营养评价中最简单、直接和常用的指标。体重可以反映青少年期儿童的生长发育与营养状况。疾病情况下，体重可反映机体合成代谢与分解代谢的状态。但是受机体水分多少的影响，肥胖或水肿患者的体重值通常不能反映真实体重和营养状态。为减少测量误差，应注意测量时间、衣着、姿势等方面的一致。住院患者应选择晨起空腹，排空大小便后，着固定衣裤测定体重。体重的评定指标有以下几项。

1）标准体重：标准体重也称理想体重，我国常用标准体重公式为

成人理想体重（kg）=［身高（cm）-100］×0.9（平田公式）

标准体重（kg）=身高（cm）-105（Broca 改良公式）

实际体重在理想体重±10%为正常；±10%~±20%为超重或瘦弱；±20%为肥胖或极瘦弱。

2）儿童标准体重（kg）=年龄×2+7（3 岁以下）

标准体重（kg）=年龄×2+8（3 岁~青春期前期）

3）婴幼儿 Kaup 指数：体重（kg）/［身高（cm）］^{2}×10^4

Kaup 指数<10 为消耗症；10~13 为营养不良；13~15 为瘦弱；15~19 为正常；19~22 为良好；>22 为肥胖。

4）体重比

A. 实际体重与标准体重比：主要反映肌蛋白消耗情况。

实际体重与标准体重比（%）=（实际体重-标准体重）÷同身高标准体重×100%

测量值介于±10%为营养正常；10%~20%为超重；大于 20%为肥胖；-20%~-10%为消瘦；小于-20%为严重消瘦。

B. 实际体重与平时体重比：可提示能量营养状况的改变。

实际体重与平时体重比（%）=实际体重÷平时体重×100%

测量值介于 85%~95%为轻度能量营养不良，75%~85%为中度能量营养不良，小于 75%为严重能量营养不良。

（2）测量方法。测量前应用标准砝码检验和校对电子体重计的准确度和灵敏度。准确度要求误差不超过 0.1%，即每百千克误差小于 0.1 kg。测量时，电子体重计应放在平坦的地面上，调整 0 点至刻度尺水平位。被测量者赤足，男性受试者身着短裤，女性受试者身着短裤、短袖衫，站在秤台中央。测量人员读数以千克为单位，精确到小数点后一位。记录员复诵后记录读数。测量误差不超过 0.1 kg。

3. 体质指数（body mass index，BMI）

BMI 是目前最常用的体重/身高指数，是评价肥胖和消瘦的良好指标，也是反映蛋白质能量营养不良以及肥胖症的可靠指标。临床上 BMI 的改变常提示疾病的发生，男性 BMI<10、女性 BMI<12 者很少能够存活。

$$\mathrm{BMI}=\frac{\text{体重（kg）}}{[\text{身高（m）}]^2}$$

2002 年，国际生命科学学会中国办事处中国肥胖问题工作组提出了 18 岁以上中国成人 BMI 标准，见表 6-1。

表 6-1 我国成人 BMI 判定标准

等级	BMI 值	等级	BMI 值
重度蛋白质-能量营养不良	<16.0	轻度蛋白质-能量营养不良	17.0~18.4
中度蛋白质-能量营养不良	16.0~16.9	正常	18.5~23.9

续表

等级	BMI 值	等级	BMI 值
超重	≥24.0	肥胖	≥28.0

注：18 岁以下青少年 BMI 参考值为

11~13 岁：BMI<15.0 存在蛋白质-能量营养不良，<13.0 为重度营养不良；

14~17 岁：BMI<16.5 存在蛋白质-能量营养不良，<14.5 为重度营养不良。

4. 皮褶厚度

皮褶厚度是估计体内脂肪含量的项目，可采用皮脂计进行测量。通过测量皮褶厚度，可以计算出脂肪在身体内所占的比例。理想状态下，男性体脂百分比应保持在 25%、女性则在 30%以内。测量皮褶厚度的常用部位有：①肱三头肌部，左上臂被测中点（即左肩峰至尺骨鹰嘴的中点）上约 2 cm，测量者站立于被测者后方，被测者上肢自然下垂；②肩胛下部，左肩胛下角下方约 2 cm 处；③腹部，距肚脐左侧 1 cm 处，将皮肤连同皮下组织与正中线平行捏起进行测量。

评价：肱三头肌处皮褶厚度适用于各个年龄组成年人。标准值：男 8.3 mm，女 15.3 mm（见表 6-2）。

表 6-2　三头肌处皮褶厚度营养状况判断标准

评价	相当于正常标准的百分率（%）
重度营养不良	<60
中度营养不良	60~79
轻度营养不良	80~89
正常	90~100

5. 上臂肌围计算方法和应用

（1）临床应用意义：反映体内蛋白质储存水平，与血清白蛋白水平密切相关，当血清白蛋白小于 28 g/L 时，87%的患者出现上臂肌围减少。

（2）计算公式：上臂肌围（cm）= 上臂围（cm）−3.14×三头肌皮褶厚度（cm）。

（3）参考值：正常值男性 25.3 cm，女性 23.2 cm。

轻度营养不良：实测值为正常值的 80%~90%。

中度营养不良：实测值为正常值的 60%~80%。

重度营养不良：实测值低于正常值的 60%。

（二）实验室检查

人体营养状况的实验室检查是借助生理、生化等实验手段，发现人体内是否存在某些营养素不足、营养素储备水平低下以及营养素过多的现象，以便较早掌握营养素失调征兆和变化动态，及时采取必要的预防措施。以下为检测某些营养素或储备水平低下的指标。

（1）蛋白质营养状况的检验与评价。常用指标有血清蛋白质含量、运铁蛋白、前白蛋白（PAB）、视黄醇结合蛋白（RBP）、氮平衡、肌酐、尿羟脯氨酸排出量、血浆非必需氨基酸与必需氨基酸比值、免疫功能测定等（参考临床相关书籍）。

（2）维生素 A 营养状况检验。常用指标有血清维生素 A 含量、血清胡萝卜素含量、血浆中视黄醇结合蛋白的测定。

（3）维生素 D 及钙营养状况检测。常用指标有血清钙含量、血钙和磷乘积、血清碱性磷酸酶活性等。

（4）水溶性维生素营养状况检测。对水溶性维生素如维生素 B_1、维生素 B_2、尼克酸及维生素 C 营养水平进行测定时，多采用尿负荷试验方法，此方法简单易行，是评价人体近期营养状况常用的生化检测项目。体内各种水溶性维生素含量有限，如摄入过多，多余的维生素会排出体外，反之，摄入不足，尿中维生素排泄量会减少。具体方法如下：受试者清晨空腹口服维生素 B_1 5 mg，维生素 B_2 5 mg，尼克酸 50 mg，维生素 C 500 mg（14 岁以下儿童减半），然后收集 4 小时尿液，测定尿液中该 4 种维生素排出量。如果膳食中的维生素丰富，尿中维生素的排出量就高，反之就低。因此，可用此法间接判断体内水溶性维生素的营养状况。成人 4 小时尿中各种水溶性维生素评价标准见表 6-3。

表 6-3　尿负荷试验水溶性维生素的评价

维生素种类	缺乏	不足	正常	充裕
维生素 B_1（μg）	<100	100~139	200~399	≥400
维生素 B_2（μg）	<400	400~799	800~1299	≥1300
维生素 PP（mg）	<2	2~3	3~4	>4
总维生素 C（mg）		<5	5~13	>13
还原型维生素 C（mg）		2~3	3~10	>10

来源：仲来福. 卫生学［M］. 北京：人民卫生出版社，2011.

（三）其他自觉症状和客观体征的观察

（1）患者自觉症状的叙述。如皮肤改变、食欲改变、视力改变、体力改变等。

（2）客观体征。如皮肤脱屑、皮疹、口腔炎、眼睛暗适应能力下降等，可初步判断微量营养素缺乏。

（四）临床检查和综合评价（参考临床相关书籍）

第二节　患者的营养健康教育

一、患者营养健康教育的意义

患者的营养状况直接影响临床治疗效果与疾病转归。营养不良是住院患者常见的营养问题，不仅发生率高，而且知晓率低，对患者开展与疾病密切相关的营养知识的健康教育活动，可以使患者及时了解身体营养与疾病的基本知识，帮助患者掌握改善饮食行为、自我监测疾病的基本技能，从而达到消除或减轻饮食危险因素，促进疾病好转和预防营养相关疾病发生的目的，同时还可以改善患者的生存质量。因此，营养健康教育也是临床营养工作者的一项重要工作。

患者住院期间，医护人员及时对患者或家属进行健康教育和指导，让患者及早正确认识自身疾病，消除不良因素，树立战胜疾病的信心，减少或减轻并发症，促进患者早日康复，对减少或预防疾病复发均有十分重要的意义。医院健康教育与社区健康教育一样，需要有组织、有系统、有计划地进行，应建立健康教育小组，全面、系统地帮助住院患者在住院期间学习健康知识。

二、健康教育方案

（一）组织结构

各病区科主任、护士长为各科健康教育负责人，在全院健康教育领导组指导下开展工作。

（二）健康教育内容和主要方式

1. 入院健康教育

患者入院时，患者及其家属应同时接受健康教育。主要内容和教育方式：医院的相关规章制度、病区环境，如病区管理制度、生活制度、探视制度、卫生制度等。健康教育工作通常由护士承担，在给患者做入院护理的同时，采用口头教育和发放健康教育小册子、卫生报刊、住院须知等形式，既让患者学到了卫生科学知识，又密切了医患关系，消除了患者入院时的陌生感和恐惧感，有利于患者安心配合治疗。

2. 住院健康教育

对患者在住院期间进行健康教育的主要内容和教育方式如下：

（1）健康教育讲座。利用工休座谈会或根据住院患者情况选定时间，由医生或护士进行健康教育集体讲解，如个人卫生、公共卫生、饮食卫生、常见病、多发病、传染病的防治知识、简单的急救常识、妇幼保健、生育知识等。讲解时注意语言通俗易懂，宣传的方式除口头讲解外，还可以配合录像、幻灯片、模型，也可让患者现身说法，进行床前训练表演、保健体操传授等，以提高教育效果。

（2）个别指导。个别指导适合医生或护士对患者做治疗、护理、查房时进行，可结合患者的病情、家属情况、生活习惯提供咨询。如对高血压患者，可以针对高血压的病因、发病机理、症状、用药方法、配合治疗的要领、并发症、生活起居、饮食、锻炼、自测血压技术等一系列内容进行教育，并根据患者常出现的不良心理征象分别进行心理护理。

（3）手术患者的健康教育。对手术患者进行的专题健康教育是向患者讲解手术的大致过程、术前准备、术中配合及术后康复知识，减轻和消除患者的恐惧、紧张感，有利于手术顺利进行及患者术后康复。

（4）出院健康教育。出院健康教育是指患者病情稳定，康复出院前几天或出院时对其进行的健康教育和指导。针对患者的恢复情况重点介绍医治效果、病情现状，如何巩固疗效、防止复发的注意事项。帮助患者规划饮食起居、活动方式、功能锻炼、用药方法，增强患者自我保健、自我照顾的能力，养成良好的健康行为，以减少患者的后顾之忧，降低慢性病患者的再住院率。

3. 心理健康教育

对门诊和住院患者都应加强心理健康教育，包括心理状态与健康和疾病的关系，适当调节情绪，保持心理平衡，防止和消除紧张刺激，正确处理医患关系，保持社会和谐。

（三）住院患者健康教育的实施程序

住院患者健康教育的实施共分五个步骤：

（1）分析患者及其家属的需求，首先测评患者的健康水平，以确定患者的教育需求。对新入院的患者进行自行设计的问卷调查，该问卷经过专家指导和认可，并经过反复试用和修改，内容包括患者的一般情况、有关饮食、药疗、运动治疗、自我监测、预测并发症等知识和技能。医生通过询问病史、了解病情与患者及家属交谈，观察患者的动态，护士通过各阶段的护理评估等获得患者对所患疾病的认识、态度及一般知识的掌握情况。

（2）确定教育目标，有助于教育计划顺利开展。

（3）拟订教育计划。

1）教育时间与场合。从患者入院到出院的全过程均为健康教育的时机。

2）教育内容。根据教育对象的需求和提高能力而定，教育内容应简明实用、通俗易懂、针对性强。

3）教育人员。一切有机会与患者及其家属接触的人员，如医生、护士、检验人员、药剂人员和行政后勤人员，都要承担健康教育工作任务。

（4）确定教育方法和手段。针对患者需要和患者的病情采取恰当的教育和指导方式，如示范、讲解、演示、患者自己阅读等。

（5）评价。评价是健康教育的重要环节。计划—执行—评价是一个连续的过程，评价应贯穿于健康教育过程的始终，通过患者或家属的复述、回答，及时了解患者或家属的认识程度，及时改进教育工作。

在对住院患者健康教育的过程中，要充分发挥医生、护士的先导作用，做好各部门之间的协调工作，发挥各自的特点和优势，及时沟通、互相支持，推动医院健康教育顺利开展。

健康教育是为患者解决健康问题的手段。教育的主要目的是提高患者的住院适应能力和自我保健能力，对患者缩短住院日、降低医疗费用有很大作用，它不同于卫生宣教。因此，进行健康教育必须有计划、有步骤，以确定患者的教育需求、制订教育计划并实施、最后进行效果评价几个步骤进行，收效较大。

第三节　食谱编制和评价

平衡膳食、合理营养是健康饮食的核心。平衡膳食需通过食谱表达出来，充分体现其实际意义。

食谱通常有两种含义：一种泛指食物调配与烹饪方法的汇总，另一种专指膳食调配计划，即每餐主食和菜肴的名称与数量。常用菜单是制定营养食谱的预选内容，是营养食谱的基础；营养食谱则是调配饮食的应用食谱。

一、食谱编制原则

（一）营养平衡

1. 按照《中国居民膳食指南（2022）》的要求

体现足量性，膳食应满足人体需要的能量、蛋白质、脂肪及各种矿物质和维生素。膳食不仅品种要多样，而且数量要充足，既要能满足就餐者需要又要防止过量。对于一些特殊人群，如生长发育期儿童和青少年、孕妇和乳母，还要注意钙、铁、锌等营养素的供给。

2. 各营养素之间的比例要适宜

体现平衡性，膳食中能量来源及其在各餐中的分配比例要合理。要保证膳食蛋白质中优质蛋白质占适宜的比例。要以植物油作为油脂的主要来源，同时还要保证碳水化合物的摄入，各矿物质之间也要配比适当。充分利用不同食物中营养素之间的互补作用，使其发挥最佳协同作用。

3. 食物搭配要合理

体现多样性，注意酸性食物与碱性食物的搭配，主食与副食、杂粮与精粮、荤与素等的平衡搭配。

4. 膳食制度要合理

体现规律性，一般应该定时定量进餐，成人一日三餐，儿童三餐以外再加点心，老人也可在三餐之外加点心。

（二）照顾饮食习惯，注意饭菜口味

在条件允许的情况下，既要使膳食多样化，又要照顾就餐者的饮食习惯。注重烹调方法，做到色香味俱全。

（三）考虑季节和市场供应情况

主要是熟悉当地市场可供选择的原料，并了解其营养特点。

（四）兼顾经济条件

体现可行性，食谱既要符合营养要求，又要避免给进餐者造成经济负担，这样的食谱才具有实际意义。

（五）食品安全

优选新鲜的食物原料，注重食品卫生，保证食用者安全。

二、食谱编制的理论依据

（一）中国居民膳食营养素参考摄入量（DRIs）

具体内容见第四章第一节。

（二）中国居民膳食指南和平衡膳食宝塔

具体内容见第四章第三节。

（三）食物成分表

食物成分表是食谱制定工作必不可少的工具。要做好食谱制定，必须了解和掌握食物的营养成分。通过食物成分表，在编制食谱时才能将营养素的需要量转换为食物的需要量，从而确定食物的品种和数量。在评价食谱所含营养素摄入量是否满足需要时，同样需要参考食物成分表中各种食物的营养成分数据。

（四）营养平衡理论

1. 膳食中三种宏量营养素需要保持一定的比例

蛋白质占10%~15%，脂肪占20%~30%，碳水化合物占50%~65%。

2. 优质蛋白质与一般蛋白质保持一定的比例

常见食物蛋白质的氨基酸组成都不可能完全符合人体需要的比例，多种食物混合食用，才容易使膳食氨基酸组成符合人体需要的模式。因此，在膳食构成中要注意将动物性蛋白质、一般植物性蛋白质和大豆蛋白质进行适当搭配，并保证优质蛋白质（动物+大豆）占蛋白质总供给量的1/3以上。

3. 饱和脂肪酸、单不饱和脂肪酸和多不饱和脂肪酸的平衡

脂肪提供的能量占总能量的30%以内，饱和脂肪酸提供的能量占总能量的7%左右，单不饱和脂肪酸提供的能量占总能量的10%以内，为了保证摄入足够的不饱和脂肪酸，必须保证植物油的摄入量。

4. 食物的酸碱平衡问题

凡含硫、磷、氯等元素较高的食物，为呈酸性食物，如面粉、肉类、谷物、油脂、酒类、白糖等。凡含钙、钾、钠、镁等元素较高的食物，为呈碱性食物，如水果、蔬菜、豆制品、乳制品、海带、碱性饮料等。

三、食谱制定方法

（一）计算法

1. 确定用餐对象全日能量供给量

首先考虑参照膳食营养素参考摄入量中能量推荐摄入量，根据用餐对象的年龄、性别、劳动强度等确定。集体就餐对象的能量供给量标准可以以就餐人群的基本情况或平均数值为依据，包括就餐人员的平均年龄、平均体重，以及80%以上就餐人员的活动强度。能量供给量标准只是提供了一个参考目标，实际应用中还需参照用餐人员的具体情况加以调整，如根据用餐对象的胖瘦情况制定不同的能量供给量。能量和蛋白质的RNIs及脂肪供热比见附录一。

（1）根据用餐对象的劳动强度、年龄、性别确定其全日能量需要量。可直接引用中国居民膳食能量推荐摄入量数值，也可查表或使用公式计算能量需要量，见表6-4。

表6-4　成人每日能量供给量估算表

kcal/kg标准体重

体型	体力劳动强度			
	极轻体力劳动	轻体力劳动	中等体力劳动	重体力劳动
消瘦	35	40	45	45~55
正常	25~30	35	40	45
超重	20~25	30	35	40
肥胖	15~20	20~25	30	35

（2）计算宏量营养素每日所提供的能量。如已知某男性为教师，年龄32岁，身高175 cm，体重80 kg。

标准体重（kg）=身高（cm）-105=175-105=70 kg

身体质量指数BMI=80÷（1.75）^{2}= 26

该男性体型为超重，职业为教师，其劳动分级为轻体力劳动。

（3）全日能量供给量=标准体重（kg）×标准体重能量需要量 =70×30=2100 kcal

2. 计算宏量营养素全日应提供的能量

能量的主要来源为蛋白质、脂肪和碳水化合物。蛋白质占10%~15%，脂肪占20%~30%，碳水化合物占50%~65%，具体可根据本地生活水平调整。

例：已知某人能量需要量为2700 kcal，若蛋白质占15%、脂肪占25%、碳水化合物占60%，则

蛋白质　2700×15%=405 kcal

脂肪　2700×25%=675 kcal

碳水化合物　2700×60%＝1620 kcal

3. 计算三种能量营养素每日需要数量

换算：即1 g碳水化合物产生能量为4.0 kcal，1 g脂肪产生能量为9.0 kcal，1 g蛋白质产生能量为4.0 kcal，求出全日蛋白质、脂肪、碳水化合物的需要量。

则　蛋白质 405÷4≈101 g

脂肪 675÷9＝75 g

碳水化合物 1620÷4＝405 g

4. 计算三种能量营养素每餐需要量

一般三餐能量分配比例：早餐占30%，午餐占40%，晚餐占30%。也可分别为20%、40%、40%。

早餐：蛋白质 101×30%≈30 g

脂肪 75×30%≈23 g

碳水化合物 405×30%≈122 g

中餐：蛋白质 101×40%≈40 g

脂肪 75×40%≈30 g

碳水化合物 405×40%＝162 g

晚餐：蛋白质 101×30%≈30 g

脂肪 75×30%≈23 g

碳水化合物 405×30%≈122 g

5. 确定主、副食的品种和数量

（1）主食品种、数量的确定（粮谷类）。主食品种主要根据用餐者的饮食习惯来确定，北方以面食为主，南方则以大米为主。

根据上一步的计算，早餐中应含有碳水化合物122 g，若以小米粥和馒头为主食，并分别提供20%和80%的碳水化合物，则

所需小米粥重量＝122×20%÷（8.4/100）≈290 g

所需馒头重量＝122×80%÷（44.2/100）≈221 g

（2）副食品种、数量的确定：根据蛋白质质量确定，计算步骤如下。

1）计算主食中含有的蛋白质重量。

2）用应摄入的蛋白质重量减去主食中蛋白质重量，即为副食应提供的蛋白质重量。

已知该用餐者午餐应含蛋白质40 g、碳水化合物162 g。假设以馒头（富强粉）、米饭（大米）为主食，并分别提供50%的碳水化合物，由食物成分表得知，每100 g馒头和米饭含碳水化合物分别为44.2 g和25.9 g，按上一步的方法，可算得馒头和米饭所需重量分别为184 g和313 g。

由食物成分表得知，100 g馒头含蛋白质6.2 g，100 g米饭含蛋白质2.6 g，则

主食中蛋白质含量＝184×（6.2/100）＋313×（2.6/100）≈20 g

副食中蛋白质含量＝40−20＝20 g

3）设定副食中蛋白质的2/3由动物性食物供给，1/3由豆制品供给，据此可求出各自的蛋白质供给量。

动物性食物应含蛋白质重量＝20×66.7%≈13 g

豆制品应含蛋白质重量＝20×33.3%≈7 g

4）查表并计算各类动物性食物及豆制品的供给量。若选择的动物性食物和豆制品分别为猪肉和豆腐干，则

猪肉（脊背）重量=13÷（20.2/100）≈64 g

豆腐干（熏）重量=7÷（15.8/100）≈44 g

5）设计蔬菜的品种和数量：可根据不同季节市场的蔬菜供应情况，以及考虑与动物性食物和豆制品配菜的需要来确定蔬菜的品种和数量。

6）确定纯能量食物的数量。每日膳食中脂肪的来源以植物油和动物性食物为主，其中植物油是纯能量食物。查食物成分表可知已经确定的各种食物的脂肪含量，将其从脂肪总量中减去，即为植物油供应量。

（二）食物交换份法

食物交换份起初是为给糖尿病患者提供丰富而多样化的膳食，由美国糖尿病协会（American Diabetes Association，ADA）和美国公共卫生协会（American Public Health Association，APHA）提出的一项膳食计划，它不仅给糖尿病患者，还给低血糖患者和希望减轻体重的人提供了一种理想的饮食控制模式。通过对食物交换份的内容进行修改，这一模式还适用于需要控制钠、钾或其他营养素的患者。

1. 食物的分类

将食物按照来源、性质分成四组（谷薯组、菜果组、肉蛋组及油脂组）八类（谷薯类、蔬菜类、水果类、肉蛋类、大豆类、奶类、硬果类及油脂类），同类食物在一定重量内所含的蛋白质、脂肪、碳水化合物和能量相似，每提供 90 kcal 的食物为一份，一份不同类食物间所提供的热卡相同，可根据食物种类和热卡数灵活变化饮食。所有食物的重量均指可食部分，即去除皮、籽、核、骨头等后的净重。

依照患者一日所需总能量确定各类食品所需份数，在每一类食物中可用不同种的食品依一定数量互相代换。列出各类食物的单位数，可以随意组成食谱。

食物交换份的好处：①易于达到膳食平衡；②便于了解和控制总热量；③做到食品多样化；④利于灵活掌握。

2. 各类食物的每单位食物交换代量（见表 6-5）

表 6-5　每一交换份食物的产能营养素含量

组别	食物类别	每份重量（g）	能量（kcal）	蛋白质（g）	脂肪（g）	碳水合物（g）	主要营养素
谷薯组	谷薯类	25	90	2.0	—	20.0	碳水化合物、膳食纤维
菜果组	蔬菜类	500	90	5.0	—	17.0	矿物质、维生素
	水果类	200	90	1.0	—	21.0	膳食纤维
肉蛋组	大豆类	25	90	9.0	4.0	4.0	蛋白质
	奶类	160	90	5.0	5.0	6.0	蛋白质
	肉蛋类	50	90	9.0	6.0	—	蛋白质
油脂组	硬果类	15	90	4.0	7.0	2.0	脂肪
	油脂类	10	90	—	10.0	—	脂肪

注：① 食物交换分为四组（八类），表中列出了有关名称和三大营养素；

② 90 kcal 约合 376 KJ。

（1）谷薯类。每份谷薯类食物提供蛋白质 2 g，碳水化合物 20 g，能量 90 kcal（376 kJ）。根茎类一律以净食部计算，见表 6-6。

表 6-6　谷薯类食物能量等值交换份表　g

食物名称	重量	食物名称	重量
大米、小米、糯米、薏米	25	干粉条、干莲子	25
高粱米、玉米渣	25	油条、油饼、苏打饼干	25
面粉、米粉、玉米面	25	烧饼、烙饼、馒头	35
混合面	25	咸面包、窝窝头	35
燕麦片、莜麦面	25	生面条、魔芋生面条	35
荞麦面、苦荞面	25	马铃薯	100
各种挂面、龙须面	25	湿粉皮	150
通心粉	25	鲜玉米（1 整个带棒心）	200
绿豆、红豆、芸豆、干豌豆	25		

（2）蔬菜类。每份蔬菜类食物提供蛋白质 5 g，碳水化合物 17 g，能量 90 kcal（376 kJ）。每份蔬菜一律以净食部计算，见表 6-7。

表 6-7　蔬菜类食物能量等值交换份表　g

食物名称	重量	食物名称	重量
大白菜、圆白菜、菠菜、油菜	500	白萝卜、青椒、茭白、冬笋	400
韭菜、茴香、茼蒿	500	倭瓜、南瓜、花椰菜	350
芹菜、苤蓝、莴苣笋、油菜薹	500	鲜豇豆、扁豆、洋葱、蒜苗	250
西葫芦、西红柿、冬瓜、苦瓜	500	胡萝卜	200
黄瓜、茄子、丝瓜	500	山药、荸荠、藕、凉薯	150
芥蓝菜、瓢菜	500	慈菇、百合、芋头	100
蕹菜、苋菜、龙须菜	500	毛豆、鲜豌豆	70
绿豆芽、鲜蘑、水浸海带	500		

（3）水果类。每份水果提供蛋白质 1 g，碳水化合物 21 g，能量 90 kcal（376 kJ）。每份水果重量一律以食品部计算，见表 6-8。

表 6-8　水果类食物能量等值交换份表　g

食物名称	重量	食物名称	重量
柿子、香蕉、鲜荔枝	150	李子、杏	200
梨、桃、苹果	200	葡萄	200
橘子、橙子、柚子	200	草莓	300
猕猴桃	200	西瓜	500

（4）肉蛋类。每份肉蛋类食品提供蛋白质 9 g，脂肪 6 g，能量 90 kcal（376 kJ）。除蛋类为食品重量，其余一律以净食部计算，见表 6-9。

表 6-9 肉蛋类食物能量等值交换份表

g

食物名称	重量	食物名称	重量
火腿、香肠	20	鸡蛋（1 大个带壳）	60
肥瘦猪肉	25	鸭蛋、松花蛋（1 大个带壳）	60
熟叉烧肉（无糖）、午餐肉	35	鹌鹑蛋（6 个带壳）	60
熟酱牛肉、熟酱鸭、大肉肠	35	鸡蛋清	150
瘦猪、牛、羊肉	50	带鱼	80
带骨排骨	50	草鱼、鲤鱼、甲鱼、比目鱼	80
鸭肉	50	大黄鱼、黑鲢、鲫鱼	80
鹅肉	50	对虾、青虾、鲜贝	80
兔肉	100	蟹肉、水发鱿鱼	100
鸡蛋粉	15	水发海参	350

（5）大豆类。每份大豆及其制品提供蛋白质 9 g，脂肪 4 g，碳水化合物 4 g，能量 90 kcal（376 kJ），见表 6-10。

表 6-10 大豆类食物能量等值交换份表

g

食物名称	重量	食物名称	重量
腐竹	20	北豆腐	100
大豆、大豆粉	25	南豆腐（嫩豆腐）	150
豆腐丝、豆腐干、油豆腐	50	豆浆	400

（6）奶类。每份奶类食物提供蛋白质 5 g，脂肪 5 g，碳水化合物 6 g，能量 90 kcal（376 kJ），见表 6-11。

表 6-11 奶类食物能量等值交换份表

g

食物名称	重量	食物名称	重量
奶粉	20	牛奶	160
脱脂奶粉	25	羊奶	160
乳酪	25	无糖酸奶	130

（7）硬果类食物。每份硬果类食物提供脂肪 5 g，能量 90 kcal（376 kJ），见表 6-12。

表 6-12 硬果类食物能量等值交换份表

g

食物名称	重量
核桃、杏仁、花生米	15
葵花子（带壳）、南瓜子（带壳）	25
西瓜子（带壳）	40

（8）油脂类食物。每份油脂类食物提供脂肪 10 g，能量 90 kcal（376 kJ），见表 6-13。

表 6-13 油脂类食物能量等值交换份表

g

食物名称	重量	食物名称	重量
花生油、香油（1 汤匙）	10	猪油	10
玉米油、菜籽油（1 汤匙）	10	牛油	10
豆油（1 汤匙）	10	羊油	10
猪花油（1 汤匙）	10	黄油	10

3. 按照《中国居民平衡膳食宝塔》上标出的数量

安排每日膳食，根据个人年龄、性别、身高、体重、劳动强度及季节等情况适当调整。

女性需要的能量比从事同等劳动的男性低 200 kcal 或低更多，见表 6-14。

表 6-14　中国居民平衡膳食模式—不同能量下的食物组成

食物种类（g/d）	能量需要量(kcal/d)										
	1000	1200	1400	1600	1800	2000	2200	2400	2600	2800	3000
1 谷类	85	100	150	200	225	250	275	300	350	375	400
—全谷物	适量			50~150					125~200		
—薯类	适量			50		75		100	125		
2 蔬菜	200	250	300	300	400	450	450	500	500	500	500
—深色蔬菜	占所有蔬菜的 1/2										
3 水果	150	150	150	200	200	300	300	350	350	400	400
4 畜禽肉类	15	25	40	40	50	50	75	75	75	100	100
—蛋类	20	25	25	40	40	50	50	50	50	50	50
—水产品	15	20	40	40	50	50	75	75	75	100	125
5 乳制品	500	500	350	300	300	300	300	300	300	300	300
6 大豆和坚果	5	15		25			35				
7 烹调用油	15~20	20~25		25	25	25	30	30	30	35	35
8 烹调用盐	<2	<3	<4	<5	<5	<5	<5	<5	<5	<5	<5

注：中国居民平衡膳食宝塔的能量范围在 1600~2400 kcal/d，薯类为鲜重。

来源：中国营养学会．中国居民膳食指南（2022）［M］．北京：人民卫生出版社，2022.

4. 根据不同能量的各种食物需要量

参考食物交换代量表，确定不同能量供给量的食物交换份数。食物交换代量表的交换单位不同，食物交换份数也不同。

5. 一周或一旬食谱

在一日食谱的基础上，进一步制定一周或一旬的食谱时，应保证每天的菜肴有变化，尽量不重复。正常人的食物数量不必按照每天食谱计算，只要先确定一个食品消费的基本数字就可以进行调配。主要方法是以粮换粮，以豆抵豆，以蔬菜抵蔬菜，同时经常改变烹饪方法。患病情况下，要根据疾病的具体情况和医生的医嘱，具体设置食谱。

（三）食谱评价

1. 计算和调整

食谱内容确定后，需要计算该食谱中能量和宏量营养素的供给量。不同状态下的个体以及不同疾病情况的患者对宏量营养素、矿物质、维生素的需求不同，因此必要时还应计算特定宏量营养素、微量营养素的供给量，如钙、钠、维生素 A、维生素 D 等。

根据营养素需要量与实际供给量之间的差距，对食谱进行调整，以使其尽量接近能量和营养素目标。调整食谱时应考虑以下因素：①食物的重量；②食物的种类；③食物的餐次比；④食物中蛋白质、脂肪的含量；⑤加工、烹饪方法；⑥地域、季节、宗教、经济等因素。

2. 评价食谱

经过计算和调整后，可从以下方面评价食谱。

（1）食物的种类多样化。

（2）各类食物的量是否充足。

（3）全日能量和营养素摄入是否适宜。将每天（应保证能量、碳水化合物、蛋白质、脂肪充足）、每周（应保证维生素、矿物质充足）食谱实际供给量与目标需要量进行比较。在计算食谱时不要求供给量与需要量完全吻合，能量和营养素的供给量与 RNI 相差在 10%左右，可认为合乎要求。若超出此范围，则需要对食谱进行重新调整。

（4）三餐能量摄入分配是否合理。

（5）将食谱内容与《中国居民平衡膳食宝塔》进行比较：主要评价食物的种类是否齐全、膳食结构是否合理。评价时需要先对食谱中的所有食物进行分类、合计。

（6）能量来源的评价。蛋白质、脂肪、碳水化合物的供能比例是否适宜。

（7）蛋白质的评价。主要评价优质蛋白质的比例、优质蛋白质中动物性蛋白质与大豆蛋白质的比例。

（8）脂类的评价。主要评价饱和脂肪酸、单不饱和脂肪酸与多不饱和脂肪酸的比例，n-3 与 n-6 脂肪酸的比例，对高胆固醇血症、动脉粥样硬化等患者还需要评价胆固醇的供给量。

（9）微量营养素的评价。对微量营养素有特殊需求时，还应对相应的矿物质和维生素供给量和来源进行评价。如对高血压患者，应评价其食谱中钠、钾的供给量；对缺铁性贫血患者，应评价其食谱中铁的供给量及其来源。

（10）餐制的评价。主要评价餐次制定是否合理、各餐的供能比例是否合理。

对食谱进行评价后，针对不足之处需做进一步的微调，之后即可交付使用。一份营养配餐的一日食谱应包括就餐时间、餐次、食物名称、原料名称、原料用量、能量与宏量营养素供给量及比例、特定微量营养素供给量等基本内容。

【思考题】

1. 某食堂用食物交换法进行营养配餐，食谱如下。

早餐：牛奶（牛奶 250 g），面包（面粉 150 g）。

午餐：饺子（面粉 100 g），瘦猪肉（50 g），白菜（250 g），豆腐（35 g）。

晚餐：小米粥（小米 50 g），米饭（大米 150 g），鸡蛋（2 个），炒芹菜（250 g），豆腐干（12. 5 g）。

加餐：苹果（125 g）。

全日用油：豆油（25 g）。

（1）试根据表中所提供的信息，分析食谱中的谷类食品、蔬菜水果类食品、动物性食品、豆类食品、油类食品各有多少份。

（2）试用食物交换份法，本着不违反既定方案、食物不重复的原则，将所有食物进行更新，以制订全新的一日食谱，要求早餐主食为大米、午餐主食为大米、晚餐主食为挂面。

2. 拟在某医院对患者家属进行平衡膳食知识的宣传。

（1）可采用什么方法对家属进行是否平衡膳食的测评，请给出具体方法。

（2）该如何进行平衡膳食教育，请给出具体方法。

3. 请按顺序列出成人可实际操作的食谱编制具体步骤。

4. 请为一名 6 岁的女孩编制一份早餐食谱。该女孩希望早餐主食为面食，同时有鸡蛋、牛奶、蔬菜等。为了保证她的营养需要，拟以小麦粉、鸡蛋、牛奶、青菜等为其进行膳食设计，其中鸡蛋提供的蛋白质占动物性食物提供蛋白质的比例为40%，女孩早餐能量约为全日能量的25%，蛋白质提供的能量占总能量的15%，脂肪为25%。请根据表6-15、表6-16确定该女孩早餐小麦粉、鸡蛋、牛奶的数量（以克计，计算结果取整数）（请写出具体的计算过程，计算过程中保留两位小数）。

表6-15　能量的RNI

年龄（岁）	男（kcal）	女（kcal）
6	1700	1600
7	1800	1700
8	1900	1800

表6-16　部分食物成分表（以100 g可食部分计）

食物名称	能量（kcal）	蛋白质（g）	脂肪（g）	碳水化合物（g）
小麦粉	344	11.2	1.5	73.8
鸡蛋	144	13.3	8.8	2.8
牛奶	54	3.0	3.2	3.4

第七章 医院膳食种类

学习目标

1. 掌握医院膳食的种类和营养治疗的原则。
2. 掌握患者的基本膳食特点、膳食适用对象和注意事项。
3. 熟悉不同疾病的膳食治疗原则。
4. 掌握治疗膳食和试验膳食的食谱编制原则及方法。

医院膳食包括医院常规膳食和治疗膳食。医院常规膳食也称医院基本膳食，根据质地可分为普通膳食、软食、半流质膳食和流质膳食四种。基本膳食是其他几类膳食制订的基础。

第一节 常规膳食

一、普通膳食

普通膳食即普食，健康人正常所用的膳食。在住院患者中，食用普食的人数最多，是应用最广泛的医院膳食，占住院患者膳食的绝大部分。该膳食中各种营养素及能量供应充足，结构符合平衡膳食的原则。

（一）适用范围

普通膳食主要适用于无膳食限制、消化功能正常，无咀嚼功能障碍，无任何营养素限制的患者及疾病恢复期的患者。

（二）配膳原则

1. 膳食构成

普通膳食基本与正常人饮食相同。要求各种营养素齐全，数量充足，比例恰当。在制定食谱时必须注意食物品种的多样化，烹调方法要合理，做到色、香、味、形俱全，以增进食欲。

2. 体积要求

食物应保持适当体积，使患者有饱腹感。

3. 能量分配要求

普通膳食应将能量适当地分配于三餐中。一般能量分配比例为早餐 25%～30%，午餐 40%，晚餐 30%～35%。有特殊要求的患者需另作调整。

4. 能量与营养素要求

（1）能量。根据基础能量消耗（BEE）、SDA、体力活动、疾病消耗等计算每日所需能量。住院患者活动一般较少，每日提供 9.61～10.88 MJ（2200～2600 kcal）的能量能满足机体需要，在临床工作中应根据个体差异（如年龄、身高、基础代谢率等）作适当调整。住院患者每日氮和能量大致损失情况见表7-1。

表7-1　住院患者每日氮和能量大致损失

疾病	氮（g）	蛋白质（g）	能量［MJ（kcal）］
普通患者（无高消耗疾病）	7~12	45~75	6.28~8.37（1500~2000）
手术后患者	12~20	75~125	8.37~12.55（2000~3000）
高消耗患者	16~48	100~300	14.64~20.92（3500~5000）

（2）蛋白质。蛋白质应占总能量的12%~14%，每日供给量为70~90 g，其中动物蛋白质需达到总蛋白质供给量的30%，一般包括动物蛋白和植物蛋白在内的优质蛋白应占总蛋白质供给量的40%以上。

（3）脂肪。全日脂肪供给量应占总能量的20%~25%，不宜超过30%。全日膳食脂肪总量应控制在60~70 g。

（4）碳水化合物。碳水化合物应占总能量的55%~65%，每日供给量为350~450 g。

（5）矿物质。全日膳食中钙的摄入量为800 mg，磷为钙的1.0~1.5倍。患者吃普食时一般不会发生钾、钠、镁等缺乏，矿物质的供给量可参照膳食营养素参考摄入量。

（6）维生素。维生素的供给量可参考膳食营养素参考摄入量。

（7）水。每日水供给量必须根据患者个体情况及病情决定，每天需水2000~4000 mL，以保证水分出入量平衡为原则。

（8）膳食纤维。消化系统功能正常的患者，膳食纤维的供给量同正常健康人。

（三）宜用与限用食物

1. 宜用食物

各种食物均可食用，与正常人饮食基本相同。

2. 限用食物

（1）刺激性食物及有强烈辛辣刺激的调味品，如芥末、胡椒、辣椒、大蒜、洋葱等不宜食用。

（2）不易消化的食物、过分坚硬的食物以及易产生气体的食物，如油炸食物、动物油脂、干豆类、坚果、煎饼等应尽量少用。

（四）参考食谱

1. 普食参考食谱A

早餐：牛奶200 mL，馒头125 g，煮鸡蛋50 g，黄瓜拌粉皮（黄瓜100 g，粉皮45 g）。

加餐：苹果125 g。

午餐：米饭（大米150 g），红烧鲫鱼（鲫鱼90 g），韭菜炒肉丝（韭菜200 g、瘦猪肉45 g）。

加餐：柚子75 g。

晚餐：米饭（大米150 g），青菜炒香菇（青菜200 g、香菇15 g），茭白炒肉丝（茭白100 g、瘦猪肉45 g）。

全日：能量10.1 MJ（2409 kcal），脂肪53.8 g（20%），碳水化合物370.5 g（62%），动物蛋白40.5 g，大豆蛋白17.3 g，视黄醇当量1105.4 μg，维生素B_1 1.9 mg，维生素B_2 1.1 mg，维生素C 204 mg，钾2412 mg，钠1979 mg，钙800.4 mg，铁17.2 mg，锌12.2 mg。

2. 普食参考食谱 B

早餐：牛奶 200 mL，花卷 75 g，鸡蛋 50 g，竹笋拌黄花菜（竹笋 100 g、黄花菜 30 g）。

加餐：鸭梨 125 g。

午餐：米饭（大米 150 g），水煮鱼（青鱼 90 g、豆芽 20 g），青椒炒肉丝（青椒 150 g、瘦猪肉 45 g）。

加餐：橙子 75 g。

晚餐：米饭（大米 150 g），冬瓜排骨汤（冬瓜 150 g、排骨 100 g），凉拌香菇鸡丝（香菇 20 g、鸡肉 50 g）。

全日：用油 25 mL，盐 6 g，能量 9.41 MJ（2240 kcal），脂肪 57.6 g（23%），碳水化合物 336.7 g（60%），动物蛋白 55.5 g（59.4%），大豆蛋白 37 g（40.6%），视黄醇当量 562 μg，维生素 B_1 1.48 mg，维生素 B_2 1.25 mg，维生素 C 44 mg，钾 2362.8 mg，钠 2985.4 mg，钙 604.5 mg，铁 21.24 mg，锌 13.38 mg。

二、软食

软食的特点是质地软、少渣、易咀嚼，比普食更容易消化，在临床上是患者由半流质向普食过渡或是从普食向半流质过渡的中间膳食。

（一）适用范围

软食适用范围较广，如轻度发热、轻度消化道疾病、咀嚼能力下降而不能进食大块食物的患者，幼儿及老人。其他疾病也可应用，如非手术肠道疾病及手术肠道疾病术后恢复期患者等。

（二）配膳原则

1. 膳食结构

任何膳食都应符合平衡膳食的原则，各类营养素必须满足患者机体需求。软食每日提供的总能量为 7.53~10.04 MJ（1800~2400 kcal），蛋白质为 70~80 g。

2. 食物要求

软食应满足易咀嚼、易消化、细软的原则，限制含膳食纤维和动物肌纤维多的食物，如必须选用，应切碎、煮烂后食用。

3. 维生素和矿物质

软食中的蔬菜及肉类在加工过程中需切碎、煮烂，极易导致维生素和矿物质丢失，为保证足够的维生素和矿物质摄入，应及时补充。

（三）宜用与限用食物

1. 宜用食物

（1）主食类。选择容易加工出松软食物的原材料，如大米、面粉等可加工成软米饭、粥、米糊、馒头、包子、饺子、馄饨等，馅应选择含粗纤维少的蔬菜。

（2）副食类。蛋类烹调方法可选用炒、蒸、煮等，不宜用油煎、炸。豆制品如豆腐、豆浆、豆腐乳、百页、茶干等可以食用。肉类应选择细、嫩的瘦肉，常用的有瘦猪肉、羊肉、鸡肉、鱼肉、虾肉等，可以切成小块后焖烂；也可以制成肉丸、肉饼；炒肉丝最好使用嫩肉粉。蔬菜类应选用嫩菜叶切碎进行烹调；多用南瓜、冬瓜、花椰菜、土豆和胡萝卜以及香蕉、橘子、苹果、梨、桃等含粗纤维少的蔬菜及水果，可煮烂或制成菜泥、水果羹；水果生食应去皮。

2. 限用食物

（1）不宜食用煎炸食品、过于油腻的食物，如煎鸡蛋、油煎饼、肥肉等。

（2）不宜食用凉拌菜、含粗纤维多的蔬菜，如豆芽菜、竹笋、芹菜、韭菜、生萝卜、葱头、辣椒等。

（3）不宜直接食用坚硬类食物，如花生仁、核桃、杏仁、干青豆、蚕豆等，磨成粉后可食用。

（4）不宜食用刺激性的调味品，如花椒、辣椒粉、芥末、胡椒粉等。

（四）参考食谱

1. 软食参考食谱 A

早餐：瘦肉粥（大米 50 g、瘦猪肉 15 g），煮鸡蛋 50 g，馒头 50 g。

加餐：鲜橙汁 150 mL。

午餐：软米饭（大米 150 g），鲫鱼汤（鲫鱼 100 g），青菜排骨汤（青菜 150 g、排骨 50 g）。

加餐：苹果汁 150 mL。

晚餐：软米饭（大米 150 g），猪肝汤（猪肝 100 g），香菇肉泥（香菇 150 g、瘦猪肉 25 g）。

加餐：牛奶 100 mL。

全日：能量 10.0 MJ（2390 kcal），蛋白质 87.2 g（15%），脂肪 67.1 g（25%），碳水化合物 359.0 g（60%），视黄醇当量 3404.2 μg，维生素 B_1 1.2 mg，维生素 B_2 2.9 mg，维生素 C 235.4 mg，钾 1997.0 mg，钠 2654.7 mg，钙 815.5 mg，铁 36.6 mg，锌 13.1 mg。

2. 软食参考食谱 B

早餐：皮蛋香菇瘦肉粥（大米 50 g、瘦猪肉 20 g、香菇 30 g、皮蛋 50 g），花卷 50 g。

加餐：苹果汁 150 mL。

午餐：软米饭（大米 150 g），香菇鲫鱼汤（鲫鱼 100 g、香菇 50 g），萝卜牛腩（萝卜 200 g、牛腩 25 g）。

加餐：西红柿汁 150 mL。

晚餐：软米饭（大米 150 g），豆腐肉泥（豆腐 100 g、瘦猪肉 30 g），鱼香茄子（茄子 150 g、瘦猪肉 50 g）。

加餐：酸牛奶 100 mL。

全日：能量 9.8 MJ（2337.7 kcal），蛋白质 86.9 g（15%），脂肪 74.8 g（28.8%），碳水化合物 328.5 g（56.2%），视黄醇当量 3404.2 μg，维生素 B_1 1.09 mg，维生素 B_2 2.9 mg，维生素 C 235.4 mg，钾 2128 mg，钠 3063 mg，钙 559 mg，铁 19.98 mg，锌 14.22 mg。

三、半流质膳食

半流质膳食介于流质与软食膳食之间，外观呈半流体状态，是比软食更易于咀嚼和消化的膳食。

（一）适用范围

半流质膳食适用于高热、身体虚弱、腹泻、消化不良等消化道疾病的患者，口腔疾病患者，喉部术后患者。

（二）配膳原则

1. 能量要求

半流质膳食能量供给应适宜，术后早期或虚弱、高热的患者不宜给予过高的能量，全日供给半流质膳食的总能量一般为 6.28~7.53 MJ（1500~1800 kcal）。

2. 食物性状

半流质膳食易咀嚼吞咽，含膳食纤维很少，易消化吸收，呈半流体状态。

3. 餐次数量

半流质膳食含水量较多，为在减轻消化道负担的同时，又能保证满足患者对能量及营养素的需求，应增加就餐次数。通常每隔2~3小时一餐，每日5~6餐。主食要定量，全日一般不超过300 g。根据患者个人口味需求，食物品种应该多样化。

4. 特殊人群

不能给予伤寒、痢疾等患者含纤维多及易胀气的食物，应配制少渣半流质膳食，特别应严格限制含膳食纤维多的蔬菜、水果。

（三）宜用与限用食物

1. 宜用食物

（1）主食。大米粥、小米粥、挂面、面糊、馄饨、蛋糕、饼干、藕粉、芝麻糊、核桃粉等。

（2）副食。肉类选用瘦猪肉制成肉泥、肉丸等，焖烂也可，还可选用虾仁、红烧鱼丸等。蛋类食用方法同软食。乳类及其制品，如牛奶、奶酪、酸牛奶等都可选用。豆类可制成豆浆、豆腐脑、豆腐、豆腐干等食用。水果及蔬菜可制成果汁、蔬菜汁等食用。

2. 限用食物

（1）不宜食用硬米饭、蒸饺、煎饼、坚果等硬而不易消化的食物。

（2）不宜食用豆类、大块肉类、大块蔬菜以及油炸食品。

（3）禁用浓烈、强刺激性调味品。

（四）参考食谱

1. 半流质参考食谱 A

早餐：鸡蛋小米粥（小米50 g、鸡蛋50 g、白糖15 g），凉拌腐竹20 g。

加餐：牛奶200 mL。

午餐：肉泥面条（面条100 g、鸡肉90 g）。

加餐：牛奶200 mL。

晚餐：瘦肉粥（大米100 g、瘦猪肉40 g、碎青菜叶100 g）。

加餐：甜豆浆（豆浆250 mL、白糖15 g），饼干10 g。

全日：能量7.4 MJ（1766 kcal），脂肪52.9 g（26.9%），蛋白质77.9 g（17.6%），碳水化合物245.5 g（55.6%）。

2. 半流质参考食谱 B

早餐：蛋糕（面粉90 g、鸡蛋50 g、白糖15 g）。

加餐：牛奶200 mL，饼干10 g。

午餐：热汤面（龙须面100 g、瘦猪肉40 g、青菜100 g）。

加餐：牛奶200 mL，饼干10 g。

晚餐：糯米粥（糯米100 g、白糖15 g），青菜肉泥（瘦猪肉40 g、碎青菜叶100 g）。

加餐：酸牛奶250 mL，饼干10 g。

全日：能量8.58 MJ（2046 kcal），脂肪57.6 g（25.4%），蛋白质72.2 g（14%），碳水化合物309.8 g

(60.6%)。

四、流质膳食

流质膳食比半流质膳食更易消化、很少含渣、呈流体状态，在口腔内能溶化为液体的膳食。流质膳食的特点是不平衡膳食，不宜长期食用。一般医院常用的流质膳食有浓流质、清流质、冷流质、普通流质和不胀气流质。

(一) 适用范围

流质膳食普遍适用于高热、急性传染病患者，肠道手术术前准备以及术后患者，极度衰弱、无力咀嚼者。清流质和不胀气流质适用于肠外营养时向半流质膳食过渡。清流质也适用于急性腹泻和严重衰弱患者恢复内营养的最初阶段。浓流质适用于口腔、面部、颈部术后患者。冷流质主要用于喉咽部术后的最初1~2天。

(二) 配膳原则

1. 膳食结构

该种膳食为不平衡膳食，其所含有的营养素不能提供足够能量，平均每日仅3.35 MJ（800 kcal）左右。浓流质所含能量最高能达到6.69 MJ（1600 kcal），清流质所含能量较低，常作为过渡期膳食短期应用。在病情允许的情况下，为了增加膳食中的能量可加少量芝麻油、奶油、黄油和花生油等易消化的脂肪。

2. 膳食性状

流质膳食所选用的食物均为流体状态，或进入口腔后容易溶化成液体的食物，易吞咽，易消化，咸、甜应适宜，可根据患者个人口味设计食谱，达到增进患者食欲，促进患者康复的目的。

3. 餐次数量

因流质膳食消化速度较快，患者很容易出现饥饿感，此时，可根据患者具体情况增加就餐的次数，每餐200~250 mL，每日以6~7餐为宜。

(三) 宜用与限用食物

1. 宜用食物

(1) 流质：各种肉炖汤、蛋花汤、牛奶、麦乳精、米汤、杏仁露、酸奶、藕粉、蔬菜汁、水果汁、豆浆、玉米汁或绿豆汤等都可食用。如果患者因疾病原因需要高能量，可食用浓缩食品，如浓肉汤。

(2) 清流质：清流质是一种不含产气食物及几乎没有残渣，比流质膳食更为清淡的液体食物，可选用过滤蔬菜汤、过滤果汁、过滤猪肉汤、过滤牛肉汤、过滤米汤、排骨汤、稀藕粉、稀芝麻糊等。

(3) 浓流质：可选用无渣较浓稠食物，如较稠的芝麻糊、厚粥、牛奶泡饼干、牛奶、可可乳等。

(4) 冷流质：常选用冷牛奶、冷米汤、冷豆浆、冷芝麻糊、冷的果汁胶冻等。

(5) 不胀气流质：应忌用蔗糖、牛奶、豆浆等产气食品，其他同流质。

2. 限用食物

固体食物、含膳食纤维多的食物以及过于油腻、厚味的食物均不宜选用。

（四）参考食谱

1. 普通流质参考食谱

第一次：牛奶（牛奶 200 mL、白糖 25 g）。

第二次：冲燕麦片（燕麦片 15 g、白糖 25 g）。

第三次：蒸蛋羹（鸡蛋 50 g、豆油 5 g、盐 1 g）。

第四次：甜豆浆（豆浆 250 mL、白糖 25 g）。

第五次：瘦猪肉泥（瘦猪肉 30 g、豆油 5 g、盐 1 g）。

第六次：冲藕粉（藕粉 15 g、白糖 25 g）。

全日：能量 3. 58 MJ（855. 4 kcal），脂肪 24. 9 g（26. 1%），蛋白质 23. 9 g（11. 1%），碳水化合物 134. 6 g（62. 8%）。

2. 清流质参考食谱

第一次：冲米粉（米粉 10 g、白糖 10 g）。

第二次：萝卜汁（萝卜 200 g、盐 1 g）。

第三次：冲米粉（米粉 15 g、白糖 10 g）。

第四次：苹果汁（苹果 200 g、盐 1 g）。

第五次：稀藕粉（藕粉 20 g、白糖 10 g）。

第六次：冲米粉（米粉 10 g、盐 1 g）。

全日：能量 1. 11 MJ（264. 9 kcal），脂肪 0. 5 g（1. 7%），蛋白质 6. 8 g（10. 3%），碳水化合物 58. 4 g（88. 2%）。

3. 浓流质参考食谱

第一次：鸡蛋荞面糊（荞面 15 g、鸡蛋粉 15 g、豆油 5 g、盐 1 g）。

第二次：牛奶冲藕粉（牛奶 200 mL、藕粉 25 g、白糖 15 g）。

第三次：猪肉糊（猪肉 25 g、面粉 10 g、盐 1 g）。

第四次：牛奶冲藕粉（牛奶 200 mL、藕粉 25 g、白糖 15 g）。

第五次：鸡蛋荞面糊（荞面 15 g，鸡蛋粉 15 g，豆油 5 g，盐 1 g）。

第六次：冲藕粉（藕粉 25 g、白糖 20 g）。

全日：能量 4. 81 MJ（1149. 9 kcal），脂肪 38. 1 g（29. 8%），蛋白质 36. 4 g（12. 7%），碳水化合物 166. 2 g（57. 8%）。

第二节　治疗膳食

治疗膳食也称成分调整膳食。在调整某种营养素摄入量时，要考虑各营养素间的关系，切忌平衡失调。另外，膳食的制备应符合患者的消化、吸收和耐受能力，并兼顾患者的饮食习惯，注意食物的色、香、味、形和品种的多样性。

治疗膳食的种类很多，现将临床常用的归纳如下。

一、高能量膳食

（一）适用对象

高代谢疾病的患者，如恶性肿瘤患者、甲状腺功能亢进症、大面积烧伤和严重创伤、持续高热、营养不良、吸收障碍综合征者；体力消耗较高的人员，如运动员、从事重体力劳动者等。

（二）配膳原则

1. 增加主食量

增加能量供给主要通过增加主食量、调整膳食内容来实现。为避免短时间内摄入高能量膳食造成胃肠功能紊乱，增加摄入量应遵循循序渐进、少量多餐的原则。除一日三次正餐外，可根据患者的病情和口味选择点心的品种，分别在上午、下午或晚上加2~3次餐。

2. 根据病情调整供给量

不同疾病及同种疾病病情轻重不同对能量的需要量不尽相同。如普通患者每日需要的能量为6.28~8.37 MJ（1500~2000 kcal），而烧伤患者则需要14.64~20.92 MJ（3500~5000 kcal），烧伤又可分为三度，每度烧伤患者每日需要的能量又不同。但通常病患以每日增加1.25 MJ（300 kcal）左右的能量为宜。

3. 平衡膳食

供给的膳食应有足量的碳水化合物、蛋白质、适量的脂肪，同时也需要相应增加矿物质和维生素，尤其是提高与能量代谢密切相关的B族维生素的供给量，才能保证充足能量。在设计膳食内容时应尽可能降低饱和脂肪酸、胆固醇和精制糖的摄入量，避免血液中脂质升高。由于膳食中蛋白质的供给量增加易出现负钙平衡，故应及时补充钙。

（三）注意事项

糖尿病、尿毒症、肥胖症患者不宜食用高能量膳食。应注意监测患者血脂和体重的变化。

（四）宜用与限用食物

1. 宜用食物

各类食物均可食用，加餐以牛奶、馒头、蛋糕、面包、藕粉、芝麻糊等含能量高的碳水化合物类食物为佳。

2. 限用食物

无特殊禁忌。

二、低能量膳食

（一）适用对象

低能量膳食适用于过度肥胖需要减轻体重的患者，如单纯性肥胖；需减少机体代谢负担而控制病情的患者，如糖尿病、高血压、高脂血症、冠心病等。

（二）配膳原则

低能量治疗膳食配膳的最主要原则是减少能量供给，但每天机体需要的营养素必须满足。能量供给减少速度要缓慢，这有利于动员体内脂肪、消耗体内储存的多余脂肪，避免发生不良反应，对机体造成损伤。

1. 减少膳食总能量

膳食总能量减少的量可根据患者情况而定，应先根据医嘱计算出患者所需的总能量后再制订膳食食谱。为防止体内脂肪动员过快引起酮症酸中毒，一般成年患者每日能量摄入量比平日减少 2.09~4.18 MJ（500~1000 kcal），每日总能量摄入量不应低于 4.18 MJ（1000 kcal）。

2. 蛋白质足量

限制总能量时膳食中蛋白质供能的比例应相应提高，至少占总能量的 15%~20%，供给的蛋白质不少于 1 g/(kg·d)，并保证优质蛋白质占 50%以上。

3. 减少碳水化合物和脂肪供给量

减少总能量的同时又要保证蛋白质的摄入量，因而膳食中碳水化合物和脂肪的供给量要相应减少。碳水化合物占总能量的 50%~60%，应尽量减少精制糖的供给。膳食脂肪一般占总能量的 20%~30%，胆固醇的摄入量应控制在 300 mg/d 以下。

4. 减少食盐量

患者体重减轻后可能会出现水钠潴留，应适当减少食盐的摄入量，一般少于 5 g/d。

5. 矿物质和维生素充足

患者由于进食量减少，易出现矿物质（如镁、钾、铁、钙）和维生素供给不足，应根据相关检查及时进行补充。

6. 适当增加膳食纤维

多采用富含膳食纤维的蔬菜（如芹菜）和低糖的水果，必要时可选用琼脂类食品，以满足患者的饱腹感。

（三）注意事项

采用低能量膳食的患者，不宜减少活动量，否则难以达到预期效果。减肥者应增加运动量，并注意饮食与心理平衡，防止出现神经性厌食症。由于主食量的减少易引起其他营养素的不足，故应注意及时补充，必要时可服用维生素和矿物质制剂。低能量膳食不适用于妊娠肥胖者。

（四）宜用与限用食物

1. 宜用食物

宜多选择粗粮、豆制品、蔬菜和低糖的水果等，尤其是叶菜类。谷类、水产、禽类、蛋、乳（脱脂乳）、水果和富含蛋白质低脂肪的食物等，应限量选用。宜用蒸、煮、拌、炖等无油的烹调方法。

2. 限用食物

不宜选用肥腻的食物和甜食，如肥肉、动物油脂、花生、糖果、甜点、白糖、红糖、蜂蜜等。忌用油煎、油炸等多油的烹调方法。

三、高蛋白质膳食

高蛋白质膳食是指膳食中的蛋白质含量高于正常膳食。因疾病（感染、创伤或其他原因）导致机体蛋白质消耗增加，或机体处于康复期需要更多的蛋白质用于组织再生、修复，须在原有膳食的基础上额外增加蛋白质的供给量。为了使蛋白质更好地被机体利用，通常需要同时适当增加能量的摄入量，以防止蛋白质分解供能。

（一）适用对象

高蛋白质膳食适用于创伤患者、手术前后、明显消瘦者、营养不良者、烧伤患者、肾病综合征患者、慢性消耗性疾病患者，如结核病、恶性肿瘤、贫血、溃疡性结肠炎等疾病，或其他消化系统炎症的恢复期。此外，孕妇、乳母和生长发育期儿童也需要高蛋白膳食。

（二）配膳原则

高蛋白质膳食一般不单独制作，只需要在原来膳食的基础上添加富含蛋白质的食物即可。如在午餐和晚餐中增加一个纯荤菜（如海参汤、炒牛肉），或者在正餐外加餐，以增加高蛋白质食物的摄入量。

1. 能量

高蛋白质膳食每日供给能量为12.54 MJ（3000 kcal）左右。

2. 蛋白质

高蛋白质膳食每日蛋白质的供给量为1.5~2.0 g/kg。

3. 碳水化合物和脂肪

高蛋白质膳食中碳水化合物宜适当增加，以保证蛋白质得到充分利用，每日400~500 g为宜。脂肪适量，以防血脂升高，一般以每日60~80 g为宜。

4. 矿物质

高蛋白质膳食会增加尿钙排出，长期摄入，易出现负钙平衡。因此，膳食中应增加钙的供给量，如选用富含钙的乳类和豆类食品。

5. 维生素

长期摄入高蛋白质膳食，维生素A的需要量也随之增多，由于营养不良者肝脏中维生素A的贮存量下降，故应及时补充。与能量代谢关系密切的B族维生素供给量应充足，贫血患者还应注意补充富含维生素C、维生素K、维生素B_{12}、叶酸、铁、铜等的食物。

应循序渐进地增加维生素摄入量，并根据病情及时调整。视病情需要，也可与其他治疗膳食联合使用，如高能量高蛋白质膳食。推荐的膳食中的热氮比为0.42~0.84 MJ（100~200 kcal）：1 g，平均为0.63 MJ（150 kcal）：1 g，以利于减少蛋白质分解供能而消耗，防止负氮平衡。

（三）注意事项

肝性脑病或肝性脑病前期、急/慢性肾功能不全、急性肾炎、尿毒症患者不宜采用高蛋白质膳食。

（四）宜用与限用食物

1. 宜用食物

常多选用含蛋白质较高的食物，如瘦肉、鱼类、动物内脏、蛋类、乳类、豆类，以及富含碳水化合物的食物，如谷类、薯类、山药、荸荠、藕等，并选择新鲜蔬菜和水果。

2. 限用食物

无特殊禁忌。

四、低蛋白质膳食

肝脏分解蛋白质和氨基酸产生的含氮代谢产物需从肾脏排出体外。肝、肾等代谢器官功能下降时，出现排泄障碍，代谢废物在体内堆积会损害机体，因此应限制膳食中蛋白质的含量，采用低蛋白质膳食。

（一）适用对象

低蛋白质膳食适用于急性肾炎、急/慢性肾功能不全、慢性肾功能衰竭、尿毒症、肝性脑病或肝性脑病前期患者。

（二）配膳原则

低蛋白质膳食中蛋白质的供给量以满足机体接近正常生理功能的需要为原则，减少含氮化合物在体内积聚，其他营养素的供给应尽量满足机体需要。

1. 蛋白质

每日蛋白质摄入量一般不超过 40 g，应尽量选择富含优质蛋白质的食物，如蛋、乳、瘦肉类等。限制蛋白质供给量应根据病情随时进行调整。病情好转后应逐渐增加蛋白质摄入量，否则不利于患者身体康复，这对生长发育期的患儿尤为重要。

2. 能量

能量供给充足才能降低蛋白质的消耗，减少机体组织的分解。可采用蛋白质含量较低的食物作为主食，如麦淀粉、马铃薯、甜薯、芋头等代替部分主食以减少非优质蛋白质的摄入。能量供给量根据病情决定，经口摄食不足时可通过静脉补充。

3. 矿物质和维生素

供给充足的蔬菜和水果，以满足机体对矿物质和维生素的需要。另外，矿物质的供给应根据病种和病情进行调整，有水肿的患者，除膳食要限制蛋白质外，还应限制钠的供给。

4. 合适的烹调方法

食用低蛋白质膳食的患者往往食欲较差；另外，由于患者病情和患病心理的影响，患者食欲普遍较差，故应注意烹调的色、香、味、形和食物的多样化，以促进食欲。

（三）注意事项

正在进行血液或腹膜透析的患者不需要严格限制蛋白质摄入量。急性肾炎、急/慢性肾功能衰竭、肝性脑病等患者的膳食治疗原则请参见本书的有关章节。

（四）宜用与限用食物

1. 宜用食物

宜选用蔬菜类、水果类、食糖、植物油以及麦淀粉、藕粉、马铃薯、芋头等低蛋白质的淀粉类食物。谷类食物含蛋白质6%~11%，且为非优质蛋白质，根据蛋白质的摄入量标准应适当限量使用。

2. 限用食物

限用含蛋白质丰富的食物，如豆类、干果类、蛋、乳、肉类等。为保证优质蛋白质的供给量，可在蛋白质限量的范围内，适当选用蛋、乳、肉类等。

五、限酪胺、多巴胺膳食

单胺类物质如酪胺、多巴胺、5-羟色胺能使血管收缩，血压升高。在正常情况下，这类物质被肝内的单胺氧化酶（MAO）分解后排出体外，不会导致血压急剧升高。但当患者因治疗需要服用痢特灵、苯乙肼、苯丙胺、哌苯甲醇等抑制单胺氧化酶的药物时，单胺氧化酶的活性明显下降，此时，若摄入富含酪胺、多巴胺的食物，则单胺类物质较易进入血液循环，使血管收缩，血压升高，可发生剧烈头痛、恶心、呕吐、心率过快，甚至抽搐等高血压危象。严重者可出现致命的内出血（如脑出血），故必须限制饮食中酪胺和多巴胺的摄入量。

（一）适用对象

限酪胺、多巴胺膳食适用于因治疗需要使用单胺氧化酶抑制剂类的患者。

（二）配膳原则

体内的单胺氧化酶在停服抑制剂2周后逐渐恢复活性。故患者在服药期及停药后的2周内均应避免摄入富含单胺类的食物，以免产生不良作用。食物经发酵或存放时间过长都易受微生物作用，食物中的蛋白质被分解，氨基酸脱羧产生单胺类物质，如酪氨酸变为酪胺，色氨酸变为5-羟色胺。因此，应尽量避免选择这些食物。

（三）宜用与限用食物

1. 宜用食物

宜食用各种新鲜食物、没有经过发酵的食品、茶和咖啡等。

2. 限用食物

不宜多用干奶酪及其制品；用发酵法酿制的酱油、黄豆酱、面酱、豆瓣酱、豆豉，各种腐乳、臭豆腐；用食用碱或酵母制成的馒头、面包和其他面制品；酒酿及其他制品，如啤酒、葡萄酒；盐腌、熏制的各种肉类和海产品，如虾皮、虾米、咸鱼、鱼干等；腐败变质的各种动物性食物及其熟制品；富含蛋白的各种不新鲜食品，如放置过久的野味、肉类、肉罐头、市售肉汁、香肠。此外，香蕉、梨、无花果、葡萄干、梅子、蚕豆等也不宜多用。

六、限碳水化合物膳食

胃大部分切除时切除幽门括约肌，患者的胃容量减少，食物被过快、大量地排入上段空肠，又因未经胃肠液混合稀释而成为高渗性液体，致使大量细胞外液快速进入肠腔，从而导致循环血容量骤然降低，出现倾倒综合征。症状典型者多在术后进食半流质食物时，特别是进食甜的流质，如进食加糖牛乳后10~20分钟出现症状，表现为上腹胀满、恶心、呕吐、腹绞痛、肠鸣音亢进、腹泻、头晕、心悸、乏力等。可通过调整饮食中的碳水化合物含量、类型和改变进食方法，预防或减缓倾倒综合征的症状。因此，这类患者必须限制碳水化合物的摄入量。

（一）适用对象

限碳水化合物膳食适用于胃全切或部分切除的患者；血清甘油三酯升高患者；因膳食中糖过多致胰岛素分泌过量引起的肥胖症患者；儿童糖尿病患者及成年发病型糖尿病患者。

（二）配膳原则

1. 调整膳食结构

膳食结构为低碳水化合物、高蛋白质、适量脂肪。碳水化合物以多糖为主，忌用富含精制糖的甜食，如甜点、甜饮料、糖果、巧克力等。

2. 先稀后稠，少量多餐

为了让患者手术后有一个逐渐适应的过程，术后初期患者只能进食无精制糖、低碳水化合物的流质膳食，进餐时及进餐后20~30分钟内应平卧，以减慢食物进入肠道的速度。适应数日后，若无不适症状发生，饮食逐渐向半流质、软食、普食过渡，少量多餐，循序渐进，细嚼慢咽，三次主餐避免液体类食物，餐后0.5~1小时后再摄入液体类食物。每次进餐及进餐后仍需平躺20~30分钟，以减轻症状。

3. 根据病情及时调整膳食

由于手术创伤、机体分解代谢增加，患者应及时补充优质蛋白质和足够能量以满足机体组织进行修复的需要。根据患者康复情况逐渐增加膳食中碳水化合物的含量。但合并心血管疾病、高脂血症、肾病或尿毒症的患者，其膳食中的蛋白质、脂肪含量和食物的选择应慎重。术后应注意避免含高胆固醇、高饱和脂肪酸的食物，以防出现高脂血症。

（三）注意事项

此种膳食的蛋白质含量较高，合并肾功能不全者应注意调整膳食蛋白质的含量和质量。另外，限碳水化合物膳食一般脂肪（不饱和脂肪）和胆固醇含量也较高，针对合并高脂血症的患者，应调整其膳食中脂肪的含量。对乳糖不耐受者还应限制乳制品的供给。

（四）宜用与限用食物

1. 宜用食物

宜用蛋类、鱼、畜肉和禽类，不加糖的乳制品，新鲜蔬菜和水果，适量不加糖的谷类食物，各种油脂类，坚果和花生酱。

2. 限用食物

限用各种加糖的甜食、果汁、饮料、酒类、蜂蜜、果酱、果冻等。

七、限脂肪膳食

限脂肪膳食是指减少膳食中脂肪的供给量，又称低脂膳食或少油膳食。

（一）适用对象

限脂肪膳食适用于Ⅰ型高脂蛋白血症患者，Ⅰ型高脂蛋白血症患者在摄入含脂肪膳食后一定时间内，对血脂（如乳糜微粒和三酰甘油）清除能力降低，将其血浆样品冷藏过夜后，血样上部出现一层明显的油状物；摄入高脂膳食后出现腹痛，皮下脂肪明显增多等症状的胆囊、胆道、胰腺疾病患者，如急慢性胰腺炎、胆囊炎、胆结石；脂肪消化吸收不良的脂肪泻（脂肪痢）患者，如肠黏膜疾患，胃切除和短肠综合征等所致的脂肪泻；肥胖症患者。

（二）配膳原则

1. 减少膳食中脂肪的含量

根据我国实际情况，建议将膳食中的脂肪限量程度分为以下3种。

（1）严格限制脂肪膳食。膳食脂肪供能占总能量的10%以下，每日脂肪总量（包括食物所含脂肪和烹调油）不超过20 g，必要时采用完全不含脂肪的纯碳水化合物膳食。

（2）中度限制脂肪膳食。膳食脂肪供能占总能量的20%以下，每日饮食中各种类型的脂肪总量不超过40 g。

（3）轻度限制脂肪膳食。膳食脂肪供能不超过总能量的25%，每日脂肪总量在50 g以下。

2. 其他营养素

其他营养素供给应均衡。可适当增加豆类、豆制品、新鲜蔬菜和水果的摄入量。由于限制脂肪供给易导致多种营养素缺乏，包括必需脂肪酸、脂溶性维生素，以及易与脂肪酸共价结合随粪便排出的矿物质，如钙、铁、铜、锌、镁等，因此，应注意在膳食中及时补充这些营养素。

3. 选择合适的烹调方法

为达到限制脂肪的膳食要求，除选择脂肪含量少的食物外，还应减少烹调用油。禁用油煎、炸或爆炒等烹调方法，可选择蒸、煮、炖、煲、熬、烩、烘等烹调方法。

（三）注意事项

脂溶性维生素的吸收和转运有赖于脂肪参与，严格限制膳食脂肪可造成脂溶性维生素缺乏，因此，必要时可补充能溶于水的脂溶性维生素制剂。由于中链甘油三酯（MCT）不会在血中堆积，因此允许使用，详见“中链甘油三酯膳食”。胆囊炎和胆结石患者尚需限制胆固醇摄入量。

（四）宜用与限用食物

1. 宜用食物

根据病情、脂肪限制程度选择各种食物，包括谷类、不用油煎炸的瘦肉类、禽类、鱼类、脱脂乳制品、蛋类、豆类、薯类、各种蔬菜和水果。

2. 限用食物

限用脂肪含量高的食物，如肥肉、肥瘦肉、全脂乳及其制品、花生、芝麻、松子、核桃、蛋黄、油酥点心及各种油煎炸的食品等。脂肪含量大于20 g/100 g的食物忌用，15~20 g/100 g的食物少用。

八、低饱和脂肪低胆固醇膳食

将脂肪（饱和脂肪酸）和胆固醇含量均限制在较低水平的膳食称为低饱和脂肪低胆固醇膳食。其目的是降低血清胆固醇、甘油三酯和低密度脂蛋白的水平。

（一）适用对象

低饱和脂肪低胆固醇膳食适用于高胆固醇血症、高甘油三酯血症、高脂蛋白血症、高血压、动脉粥样硬化、冠心病、肥胖症、胆结石等患者。

（二）配膳原则

1. 控制总能量

控制膳食总能量，有助于达到或维持理想体重。但成年人每日能量供给量最低不应少于4184 kJ（1000 kcal），这是能坚持较长时间的最低水平，否则有害健康。碳水化合物占总能量的60%~70%，并以复合碳水化合物为主，少用精制糖，因为精制糖能使血脂升高，尤其是甘油三酯的作用特别明显。

2. 限制脂肪摄入量并调整脂肪酸的组成

限制摄入脂肪总量，脂肪供能应占总能量的20%~25%，一般不超过50 g/d。减少膳食中饱和脂肪酸的含量，使其不超过膳食总能量的10%。少选用富含饱和脂肪酸的动物性食品，尤其忌用动物性油脂如猪油、牛油、肥肉等。单不饱和脂肪酸，如橄榄油和菜油，能降低胆固醇和低密度脂蛋白，但不影响高密度脂蛋白，且不饱和双键含量少，对氧化作用的敏感性远低于多不饱和脂肪酸，应占总能量的10%。多不饱和脂肪酸占总能量的10%左右。

3. 限制膳食中胆固醇的含量

胆固醇摄入量不宜超过300 mg/d。食物中的胆固醇全部来源于动物性食物，如动物内脏、脑组织、鱼子、鱿鱼等。但在限制胆固醇含量时应注意保证优质蛋白质的供给，须选择一些生物价值高的优质大豆蛋白质。

4. 补充维生素、矿物质和膳食纤维

适当选用粗粮、杂粮、新鲜蔬菜和水果，以满足维生素、矿物质和膳食纤维的供给量。同时可给予适量的脱脂乳和豆制品以供给足量的钙。因膳食中多不饱和脂肪酸增加，故应相应增加维生素E、维生素C、胡萝卜素和硒等抗氧化营养素的供给。伴高血压的患者，应减少食盐的用量。

（三）注意事项

在确定高脂血症的患者选用此种膳食之前，需要对患者进行葡萄糖耐量检查，以排除是由于膳食中碳水化合物引起的可能性。一些学者认为用多不饱和脂肪酸代替膳食中的饱和脂肪酸，可能会增加癌症患病率、加重胆囊疾病、引起维生素E缺乏等。此类膳食不适用于正处于生长发育期的儿童、孕妇和创伤恢复期的患者。

（四）宜用与限用食物

1. 宜用食物

宜用谷类、薯类、脱脂乳制品、蛋类（蛋白不限，蛋黄每周限 3 个）、瘦畜肉类、鸡、兔、鱼、豆类、各种蔬菜和水果、植物油（在限量之内使用）、硬果（在限量之内使用）、鱼油。

2. 限用食物

限用油脂类制作的主食、全脂乳及其制品、蛋黄、烤鸭、烧鹅、鱼子、咸猪肉、肥肉、动物的内脏和脑组织、除海洋生物的动物性油脂、香肠等。

九、中链甘油三酯膳食

中链甘油三酯膳食是指以中链甘油三酯代替部分长链甘油三酯的膳食。中链甘油三酯是指其组成中的脂肪酸为辛酸、癸酸等六碳链到十二碳链的脂肪酸的一种结构脂质。目前临床使用的中链甘油三酯多为油的形式，在食物加工过程中加入。该种膳食的特点有：①分子量较小，较易溶于水，在生物体内溶解度高，脂肪酶对其的作用效率更大，更易于吸收；②在肠黏膜上皮细胞内与乳糜微粒结合的作用不明显，也不能很好地与蛋白质结合，可经门静脉直接进入肝脏，减少乳糜量；③因大部分中链甘油三酯能以三酰甘油的形式吸收，在胰脂酶和胆盐缺乏时，对其吸收影响不大，也不会刺激胰液分泌；④轻度降低胆固醇吸收，并减慢肝内合成；⑤中链甘油三酯通过线粒体膜不需要肉碱的辅助，还能迅速有效地被氧化而供能；⑥在肝内不合成脂类，因此摄入过多不易形成脂肪肝。

（一）适用对象

消化、吸收与运输普通脂肪出现障碍的患者，如胃大部分或全部切除、大部分肠切除术后、胆道闭锁、阻塞性黄疸、胰腺炎、胆盐和胰脂酶缺乏、肠源性脂肪代谢障碍、局限性肠炎伴脂肪痢、乳糜胸、乳糜性腹水、Ⅰ型高脂血症、乳糜尿、高乳糜微粒血症。

（二）配膳原则

1. 用中链甘油三酯代替部分长链甘油三酯供能

膳食中的脂肪不宜全部由中链甘油三酯供给，中链甘油三酯只能取代部分长链甘油三酯。长期使用中链甘油三酯机体易缺乏必需脂肪酸。一般由中链甘油三酯提供的能量占脂肪能量的 65%，占膳食总能量的 20%，其余的 35% 由长链甘油三酯供给。

2. 少量多餐

由于中链甘油三酯水解速度快，若一次大量摄入，会使肠腔内液体呈高渗状态；此外，其分解的游离脂肪酸过多时，肠道会受刺激，引起腹胀、腹绞痛、恶心、腹泻等胃肠道症状。因此，进食时要细嚼慢咽，采用少量多餐的办法，或用中链甘油三酯制备的食物作加餐，以避免出现以上症状。采用中链甘油三酯膳食一般很少出现上述症状。

3. 适量供给双糖

中链甘油三酯氧化速度较快，其生酮性远大于长链甘油三酯，蔗糖等双糖能降低其生酮作用。

4. 确保患者能真正摄入中链甘油三酯

中链甘油三酯可作调味汁、色拉油等用于蔬菜、点心等，也可用作烹调油，用于烹调肉、鱼、禽、蔬菜等食物，确保中链甘油三酯吸入食物中，这样才能保证患者摄入。

（三）注意事项

对于糖尿病、酮中毒、酸中毒等患者，由于其肝外组织利用酮体的能力已经饱和，使用中链甘油三酯会加剧酸中毒的危险，故不宜使用。由于大部分中链甘油三酯在肝内代谢，因此肝硬化患者也不宜食用。

（四）宜用与限用食物

1. 宜用食物

宜用米饭、馒头、面条、米粉、红薯、芋头、脱脂奶、蛋白、蔬菜类、水果类、豆腐及其制品；鱼虾、瘦肉类限量。

2. 限用食物

限用肥肉、禽类皮、蛋黄、香肠、动物油脂、全脂奶及奶粉、硬果类（核桃、花生、瓜子、腰果等）、油豆腐、油条、桃酥、麻花、蛋糕等高脂肪食物。

十、限钠（盐）膳食

限钠膳食是指限制膳食中钠的含量，以减轻由于水、电解质代谢紊乱而出现的水钠潴留。钠是细胞外的主要阳离子，参与调节机体水、电解质平衡、酸碱平衡、渗透压和神经肌肉的兴奋性。肝、肾、心等病变或使用某些药物（如肾上腺皮质激素）会引起机体水、钠平衡失调，出现水钠潴留或丢失过多。限钠摄入是纠正水、钠潴留的一项重要治疗措施。食盐是钠的主要来源，每克食盐中含 400 mg 的钠，故限钠实际上是以限制食盐摄入为主。钠的正常需要量仍未确定。据估计，健康成人安全的最低钠摄入量为 500 mg/d。

（一）限钠膳食的分类

1. 低盐膳食

低盐膳食全日供钠 2 g 左右。每日烹调用盐限制在 2~4 g 或酱油 10~20 mL。忌用一切咸食，如咸蛋、咸肉、咸鱼、酱菜、面酱、腊肠等。

2. 无盐膳食

无盐膳食全日供钠 1 g 左右。烹调时不加食盐或酱油，可用糖、醋等调味。忌用一切咸食（同低盐膳食）。

3. 低钠膳食

低钠膳食全日供钠不超过 0.5 g。除无盐膳食的要求外，忌用含钠高的食物，如油菜、蕹菜、芹菜等含钠 100 mg/100 g 以上的蔬菜及松花蛋、豆腐干、猪肾等。

（二）适用对象

限钠膳食适用于心功能不全、急慢性肾炎、肝硬化腹水、高血压、水肿、先兆子痫等患者。

（三）配膳原则

1. 根据病情变化及时调整钠盐限量

如肝硬化腹水患者，开始时可用无盐或低钠膳食，然后逐渐改为低盐膳食，待腹水消失后，可恢复正常饮食。对有高血压或水肿的肾小球肾炎、肾病综合征、妊娠子痫的患者，使用利尿剂时用低盐膳食，不使用利尿剂而水肿严重者，用无盐或低钠膳食。不伴高血压或水肿及尿液中钠含量增多者不宜限制钠的摄入量。最好是根据 24 小时尿钠排出量、血钠和血压等指标确定是否限钠及限钠程度。

2. 根据食量合理选择食物

有时为了增加患者食欲或改善营养状况，对食量少者可适当放宽食物选择范围。

3. 改变烹调方法减少膳食含钠量

食盐是最重要的调味剂，限钠（盐）膳食的口味比较寡淡，因此，应合理烹调以提高患者食欲。一些含钠高的食物，如芹菜、菜心、豆腐干等，可用水煮或浸泡去汤方法减少含钠量，用酵母代替食碱或发酵粉制作馒头也可减少含钠量，这样节省下来的钠量可用食盐或酱油补充调味。此外，也可采用西红柿汁、芝麻酱、糖、醋等调味。烹调时注意色、香、味、形，尽量提高患者食欲。必要时可适当选用市售的低钠盐或无盐酱油，这类调味剂以氯化钾代替氯化钠，故高血钾患者不宜使用。

（四）注意事项

对某些年纪大、贮钠能力迟缓，心肌梗死，回肠切除术后、黏液性水肿和重型甲状腺功能低下合并腹泻的患者，限钠应慎重，最好是根据血钠、血压和尿钠排出量等临床指标来确定是否限钠以及限制程度。

（五）宜用与限用食物

1. 宜用食物

宜用不加盐或酱油制作的谷类、畜肉、禽类、鱼类和豆类食品，乳类（低钠膳食不宜过多摄入），蔬菜和水果（低钠膳食不宜用含钠量大于 100 mg/100 g 的蔬果）。

2. 限用食物

限用各种盐或酱油制作或腌制的食品、盐制调味品。

十一、少渣膳食

少渣膳食是一种膳食纤维（植物性食物）和结缔组织（动物性食物）含量极少，易于消化的膳食，也称低纤维膳食。目的是尽量减少膳食纤维对胃肠道的刺激和梗阻，减慢肠蠕动，减少粪便量。

（一）适用对象

少渣膳食适用于消化道狭窄并有梗阻危险的患者，如食管或肠管狭窄、食管静脉曲张；肠憩室病，各种急、慢性肠炎、痢疾、伤寒，肠道肿瘤，肠道手术前后，痔瘘患者等；可作为全流质膳食之后，软食或普食之间的过渡膳食。

（二）配膳原则

1. 限制膳食中纤维的含量

尽量少用富含膳食纤维的食物，如蔬菜、水果、粗粮、豆类、硬果，以及含结缔组织多的动物跟腱的肌肉。选用的食物应细软、渣少、便于咀嚼和吞咽，如肉类应选用嫩的瘦肉部分，蔬菜应选用嫩叶、花果部分，瓜类应去皮，果类应选用果汁。

2. 脂肪含量不宜过多

腹泻患者对脂肪的消化吸收能力减弱，易致脂肪泻，故应控制膳食脂肪量。

3. 烹调方法

将食物切碎煮烂，做成泥状，忌用油炸、油煎的烹调方法。禁用强烈刺激性调味品。

4. 少食多餐，注意营养素的平衡

由于食物选择的限制，膳食营养难以平衡，如因限制蔬菜和水果，易引起维生素 C 和部分矿物质的缺乏，有些果汁含较多的有机酸，易刺激肠道蠕动，因此必要时可补充维生素和矿物质制剂。

（三）注意事项

长期缺乏膳食纤维，不仅易导致便秘、痔疮、肠憩室及结肠肿瘤病等的发生，还易导致高脂血症、动脉粥样硬化和糖尿病等，故少渣膳食不宜长期食用，待病情好转应及时调整。

（四）宜用与限用食物

1. 宜用食物

宜用精细米面制作的粥、烂饭、面包、软面条、饼干；切碎制成软烂的嫩肉、动物内脏、鸡、鱼等；豆浆、豆腐脑；乳类、蛋类；菜汤、菜汁、去皮制软的瓜类、西红柿、胡萝卜、马铃薯等。

2. 限用食物

限用各种粗粮，整豆类，硬果，富含膳食纤维的蔬菜、水果，油炸、油腻的食品，以及辣椒、胡椒、咖喱等强烈刺激性调味品。

十二、低嘌呤膳食

低嘌呤膳食是限制嘌呤含量的一种膳食。嘌呤在体内参与遗传物质核酸的代谢，有重要的生理功能。嘌呤在体内代谢的最终产物是尿酸，如果嘌呤代谢紊乱，血清中尿酸水平升高，或尿酸经肾脏排出量减少，可引起高尿酸血症，严重时出现痛风症状，此类患者必须限制膳食中嘌呤的含量。

（一）适用对象

低嘌呤膳食适用于痛风患者及无症状高尿酸血症患者。

（二）配膳原则

限制外源性嘌呤摄入，增加尿酸排泄。

1. 限制嘌呤摄入量

选用嘌呤含量低于 150 mg/100 g 的食物。

2. 限制总能量摄入量

每日摄入总能量应较正常人减少10%~20%。肥胖症患者总能量摄入量应逐渐递减，以免出现酮血症，导致促进尿酸生成，减少尿酸排泄。

3. 适当限制蛋白质摄入量

每日蛋白质的摄入量为50~70 g，并以含嘌呤少的谷类、蔬菜类为主要来源，或选用含核蛋白很少的乳类、干酪、鸡蛋、动物血、海参等动物蛋白。

4. 适量限制脂肪摄入量

痛风患者多伴有高脂血症和肥胖症，且体内脂肪堆积可减少尿酸排泄，故应适量限制。脂肪应占总能量的20%~25%，为40~50 g。

5. 合理供给碳水化合物

碳水化合物具有抗生酮作用，可增加尿酸排出量，每日碳水化合物摄入量可占总能量的60%~65%。果糖可促进核酸分解，促进尿酸生成，因此应减少果糖类食物的摄入，如蜂蜜等。

6. 保证蔬菜和水果的摄入量

尿酸及尿酸盐在碱性环境中易被中和、溶解，因此应多食用蔬菜、水果等碱性食物。

（三）注意事项

各类食物中均含有不等量的嘌呤，需根据病情确定限制程度，以免出现蛋白质营养不良。

（四）宜用与限用食物

1. 宜用食物

严格限制嘌呤者宜用嘌呤含量低于25 mg/100 g的食物，中等限制嘌呤者宜用嘌呤含量为25~150 mg/100 g的食物。

2. 限用食物

不论病情如何，痛风患者和高尿酸血症者都限用高嘌呤食物。

常见食物的嘌呤含量总结如下：

（1）微量嘌呤食物（<25 mg/100 g）：乳类及乳制品、蛋类、动物血、海参、海蜇皮中的嘌呤含量极低。其他微量嘌呤食物包括谷类中的米、麦、米粉、面条、通心粉、麦片、玉米等；根茎类中的马铃薯、芋头等；蔬菜类中的胡萝卜、萝卜、青椒、洋葱、西红柿、木耳、白菜、苋菜、芥蓝、芹菜、韭菜、韭黄、苦瓜、黄瓜、冬瓜、丝瓜、胡瓜、茄子、腌菜等，以及各种水果。

（2）中等量嘌呤食物（25~150 mg/100 g）：畜禽类中的鸡肉、猪肉、牛肉、羊肉、鸡心、鸡肫、鸭肠、猪腰、猪肚、猪脑等；水产品中的草鱼、鲤鱼、秋刀鱼、鳝鱼、鳗鱼、黑鲳鱼、乌贼、虾、螃蟹、鲍鱼、鱼翅等；豆类中的绿豆、红豆、四季豆、豌豆、豇豆、豆腐、豆干、豆浆等；蔬菜类中的菠菜、花椰菜、茼蒿菜、洋菇、鲍鱼菇、海带、笋干、金针菇、银耳等，以及干果类中的花生、腰果、栗子、莲子、杏仁等。

（3）高嘌呤食物（150~1000 mg/100 g）：畜禽类中的肝脏、肠等；水产类中的鲢鱼、带鱼、乌鱼、海鳗、沙丁鱼、草虾、牡蛎、蛤蜊、干贝、鱼干等；豆类中的黄豆、豆芽；蔬菜类中的豆苗、芦笋、紫菜、香菇等，以及各种肉汤、鸡精、酵母粉等。

第三节　试验膳食

试验膳食是指在临床诊断或治疗过程中，短期内暂时调整患者的膳食内容，以配合和辅助临床诊断或观察疗效的膳食。本书主要阐述临床常用的试验膳食。

一、胆囊造影膳食

主要用于检查胆囊及胆管疾病。口服胆囊造影剂后，一部分造影剂在小肠吸收并贮存于肝内，造影剂随胆汁的分泌一起进入胆管及胆囊，在X线下显影，观察胆囊大小及外形。显影后进食高脂肪膳食，脂肪摄入后引起胆囊的收缩和排空，再在X线下观察胆囊及胆管的变化。

（一）膳食原则

造影前一天给予患者少渣高糖膳食，避免过度刺激胆汁分泌和排出，可选用小米粥、馒头、藕粉、蔗糖、南瓜、水果汁、芋头、土豆等含碳水化合物较高的食物。造影当天早餐停用，胆囊显影后进食高脂肪膳食。

（二）胆囊造影试验膳食参考食谱

检查前一天，少渣高糖膳食：大米粥、糖包子（适量加糖）。

检查当天早晨：禁食、禁水。

检查显影后高脂肪膳食（任选一种）：①油煎荷包蛋2个（鸡蛋100 g、油40 g）；②油炒鸡蛋2个（鸡蛋100 g、油40 g），全脂牛奶200 mL；③德芙牛奶巧克力150~200 g。

二、潜血试验膳食

潜血或隐血是指粪便中含有肉眼和显微镜见不到的血，因血红蛋白与联苯胺试剂生成蓝色化合物，根据颜色深浅来判断潜血多少。临床检验常用联苯胺法检查各种消化道出血，如胃癌、伤寒、胃或十二指肠溃疡，以及原因不明的贫血等。

（一）膳食原则

试验前三天禁食畜肉及禽肉类、带血动物内脏和血液制品、鱼类、蛋黄、绿色蔬菜及其他含铁丰富的食物，以免与联苯胺试剂产生不同程度的阳性反应，影响诊断的准确性。试验期可食用牛奶、豆类制品、白萝卜、白菜、冬瓜、藕、土豆、西红柿、花椰菜等。

（二）潜血试验膳食参考食谱

早餐：牛奶250 g、馒头（面粉100 g）、凉拌西红柿（西红柿100 g）。

午餐：大米饭200 g、凉拌海带100 g，清炒茄子（茄子100 g），冬瓜汤（200 g）。

晚餐：大米粥150 g、炒山药100 g、炒豆芽（豆芽100 g）。

全日：植物油25 g、盐4 g。

三、肌酐试验膳食

肌酐是人体内含氮物质的最终代谢产物，经肾脏随尿液排出。被测试者在进食低蛋白膳食 2~3 天后，体内的外源性肌酐被清除，再测定全日尿中的内生肌酐含量。一般情况下，内生肌酐由肾小球过滤后，肾小管既不吸收也不分泌，因此内生肌酐可反映肾小球的滤过率。内生肌酐如果降低至正常值的80%以下，表示肾小球滤过功能已有减退。

（一）膳食原则

要求全日蛋白质摄入量要少于 40 g，连续 3 天。禁食肉类、鱼类食物，在蛋白质限量范围内可食用各种蔬菜、牛奶及奶制品、蛋类等，粮食每天少于 350 g。

（二）肌酐试验膳食参考食谱

早餐：大米粥（大米 50 g），花卷（面粉 50 g）。
午餐：米饭（大米 100 g），丝瓜汤（丝瓜 100 g），西红柿炒鸡蛋（西红柿 100 g、鸡蛋 30 g）。
晚餐：大米粥（大米 50 g），花卷（面粉 50 g），炒油菜（油菜苔 100 g），炒青菜（小青菜 100 g）。
全日：烹调油 25 g，白糖 20 g，蛋白质 38. 3 g。

四、葡萄糖耐量膳食

葡萄糖耐量膳食主要用于诊断隐性糖尿病。

糖尿病诊断是基于空腹、任意时间或口服葡萄糖耐量试验（OGTT）中 2 h 血糖值（2 h PG）。空腹指8~10 小时内无任何热量摄入。任意时间指一日内任何时间，无论上一次进餐时间及食物摄入量。OGTT采用 75 g 无水葡萄糖负荷。糖尿病症状指多尿、烦渴多饮和难以解释的体重减轻。空腹血糖（FPG）3. 9~6. 0 mmol/L（70~108 mg/dL）为正常；6. 1~6. 9 mmol/L（110~125 mg/dL）为空腹血糖受损（IFG）；≥7. 0 mmol/L（126 mg/dL）应考虑糖尿病。OGTT 2 h PG<7. 7 mmol/L（139 mg/dL）为正常糖耐量；7. 8~11. 0 mmol/L（140~199 mg/dL）为糖耐量异常（IGT）；≥11. 1 mmol/L（200 mg/dL）应考虑糖尿病。糖尿病患者空腹时血糖高，服用葡萄糖后血糖浓度更高，并且在血液中维持时间较长，同时出现尿糖。检测方法是抽取空腹血液后，将 75 g 葡萄糖溶入 200 mL 开水中给受试对象口服，然后分别测定空腹血糖及口服葡萄糖液后 30、60、90 和 120 分钟的血糖，观察血糖变化来推测糖耐量是否正常。要求试验前三天进食正常膳食，其中碳水化合物不低于 300 g/d，试验前一天晚餐后禁食（10~12 小时），第二天清晨抽取空腹血液测定血糖，同时测尿糖。

五、同位素吸^{131}Ⅰ试验膳食

同位素吸^{131}Ⅰ试验膳食试验主要用于检查甲状腺功能亢进的患者。甲状腺具有浓缩碘的功能，从膳食中摄入的碘主要贮存在甲状腺内。如果膳食中的碘含量过多就会影响放射性^{131}I 的吸收，从而干扰同位素试验的结果。该膳食要求患者在试验前一个月即开始禁用含碘丰富的食物，如海产品、水产品或加碘食盐等。

【思考题】

1. 简述医院膳食及其种类和特点。
2. 简述试验膳食有哪些临床意义。
3. 简述治疗膳食的种类及作用。
4. 掌握患者的基本膳食特点、适用对象和注意事项。

第八章　临床营养支持

学习目标

1. 掌握临床营养支持的意义及支持途径与方式。
2. 掌握肠内营养和肠外营养的并发症。
3. 掌握肠内营养和肠外营养的适应证和禁忌证。

第一节　肠内营养

肠内营养（enteral nutrition，EN）是对有消化功能障碍无法正常饮食的患者，经胃肠道供给只需化学性消化或不需消化的中小分子营养素组成的流质营养制剂的治疗方法，是临床营养支持的重要手段之一，在我国临床应用已有几十年的历史。

肠内营养支持适用范围较广，操作简便，能维持消化道功能并保持适当负荷，避免肠黏膜废用性萎缩对全身免疫及营养代谢功能造成损害。原则上，只要患者胃肠道功能未完全丧失，首先应考虑肠内营养，以维持或改善患者的营养状态。

一、肠内营养的分类

肠内营养根据供给方式不同，可分为口服营养和管饲营养；根据采用的营养制剂不同，可分为完全膳食、不完全膳食和特殊应用膳食。

（一）根据肠内营养的供给方式分类

1. 口服营养

口服营养是指在非正常进食条件下，口服由极易吸收的中小分子营养素配制的营养液。口服的肠内营养液不一定要求等渗。可根据患者喜好来选择冷饮、热饮、加调味剂或以其他饮料配制。口服剂量应能满足营养素的需要并纠正过去的营养素缺乏。要素型肠内营养液气味不耐受者可用冷饮，以降低不适感。一般口服营养要素制剂的进度见表8-1。

表8-1　口服营养要素制剂进度

日程	粉剂用量（g/d）	能量（kcal/d）	溶液体积（mL）	所含营养素的量（%）	口服次数
第1天	150~250	600~1000	1800	8~13	6~8
第2天	250~400	1000~1600	2400	10~17	8~10
第3天	400~550	1600~2200	2400	17~23	8~10

2. 管饲营养

管饲营养是患者不能口服食物，经鼻—胃、鼻—十二指肠、鼻—空肠置管，或经颈食管、胃、空肠造瘘置管，输注肠内营养制剂的营养支持方法。

管饲营养输注系统包括喂养管、连接器、输注设备和储液器。其中喂养管有鼻—胃管、鼻—肠管、瘘管等。常用的输注设备包括注射器和输液泵。输液泵的优点是可以控制输注速度和准确计量输液量，并有安全报警装置。配制好的营养液可抽入注射器中直接推入喂养管，也可装入储液器中经输液器与喂养管连接。

（二）根据供给次数和方式分类

管饲营养的供给方式可分为一次性推注、间歇滴注、连续性泵输入。采取的方法取决于肠内营养液的性质、喂养管的类型与大小、管端的位置及营养素的需要量。

1. 一次性推注

将配制的所需肠内营养液置于注射器（根据营养液的性质选择，一般用 50 mL 注射器）中，经饲管缓慢推注（推注速度宜≤30 mL/min），量每次≤400 mL，每日 4~6 次。部分患者初期可能出现一些不适应的表现，如恶心、呕吐、腹胀、腹痛及腹泻等。该操作简单易行，但营养液温度不易控制，操作时营养液易污染，易发生误吸、反流等。

2. 间歇滴注

将肠内营养液置于塑料袋或其他容器中，营养液在重力作用下经饲管缓慢注入胃内，用量同一次性推注。大多数患者可使用这种喂养方式。间歇滴注的优点是简便，与正常经口摄食相似，缺点是可能发生胃排空延缓。

3. 连续性泵输入

通过胃肠输注泵每天持续均匀输注营养，开始时 20 mL/h，后逐渐增加，一般每小时不超过 120 mL，每天可持续输注 16~24 小时。适用于危重患者及十二指肠或空肠近端的喂养。该方法初期宜缓慢，患者一般需要 3~4 天的适应期。连续性泵输入的优点是输注速度慢，可最大限度地减轻胃肠道负担，有利于营养物质充分吸收；缺点是患者活动受限。

采用一次性推注法或间歇滴注法进行营养支持时，老年、体弱、痴呆及昏迷的患者采取半卧位为佳，以免引起误吸或发生反流。肠内营养液的浓度、输入速度和输入量必须由低到高，使患者逐渐适应，各种物质和能量能够满足机体需要即可，以免引起不良反应。

二、肠内营养的选择

进行肠内营养支持时，必须预测营养支持的时间、肠道功能的受损程度、发生吸入性肺炎的危险性及患者的病情和营养状况，从而决定肠内营养方式和制剂。

（一）肠内营养适用对象

肠外营养能快速补充营养，改善患者的营养状况，拯救患者的生命。当患者胃肠道功能不全或摄取的营养物无法满足机体正常需要时，可以使用肠外营养。临床上，只要患者胃肠道功能存在或部分存在，并具有一定的吸收功能，就应该首选肠内营养。

（二）确定肠内营养开始的时间

确定肠内营养开始的时间很重要，如能把握好时间可以减少并发症的发生。危重患者或严重创伤患者一旦血流动力学稳定，体液失衡得到纠正，就可以开始肠内营养。一般严重创伤后 24~48 小时内给予肠内营养效果最佳。对于择期手术的患者，如果存在营养不良，手术前就应该采用肠内营养，改善患者的营养状况和免疫功能，提高手术耐受力，降低手术风险，减少手术并发症。

（三）选择置管方式

1. 置管的原则

置管最重要的原则是损伤小、简单安全。目前临床应用最广泛的置管方式有经鼻置鼻—胃管、鼻—十二指肠管或鼻—空肠管。有肠内营养指征并无上消化道梗阻，营养支持后可恢复自然进食者，最好采用经鼻置管。造瘘置管只有在特殊情况下才使用，如口、咽、鼻、食管梗阻或因疾病原因不能恢复自然进食患者、或者虽然能恢复自然进食但需时较长、容易发生吸入性肺炎的患者。

2. 保留置管的时间

保留置管的时间受患者病情、营养状况、医疗监护条件和使用鼻饲管质地等影响。若需长期管饲最好选用胃造口或空肠造口置管，以管饲时间较短的经鼻置管为佳。

3. 胃肠道功能损伤程度

肠内营养方式的选择受胃肠道功能损伤程度影响，损伤严重者不能选择肠内营养。胃肠道功能差、需持续滴入营养液以及有较大误吸危险者，采用胃或空肠造口置管较好。腹部手术患者的营养状况差、手术创伤大，或估计术后瘘极易形成者，术中做空肠造口置管，以备患者长时间的营养支持。

（四）输注方式的确定

1. 营养液输注时间的选择

胃肠道功能较好的患者可以选择间歇输注，这样患者可以有较大的活动度。胃肠道功能差、严重营养不良、并发症多、高应激状态或躁动的患者，选择连续性输注，一般为连续喂养 20 小时，休息 4 小时。消化、吸收功能非常差或使用抑酸剂的患者可以选择 24 小时持续喂养。具体选择需根据患者营养需要及其耐受程度来确定。

2. 营养液输注速度

输注肠内营养液一般应遵循低渗、少量、慢速的原则。目的是让患者有一个适应过程，避免并发症的发生。临床上常用的有：选择间歇性输注肠内营养时，营养液的滴速一般控制在 25～50 mL/h。如患者耐受，则 8 小时后可增加 25～50 mL，16 小时后可增加 100 mL，24 小时后可增加 150 mL 左右。如患者不耐受，滴速应适当减慢。如果采用连续性泵输注，可匀速输注，最初滴速同上，每 8 小时增加 25～50 mL，可根据患者胃内潴留物情况调整滴速，最终的平均滴速宜为 100 mL/h，最高可至 200 mL/h。

（五）营养制剂的选定

胃肠道功能良好者可用管饲滴注完全膳食，如匀浆膳、混合奶等，小儿可给予婴儿膳。如果患者口咽无梗阻，经一段时间管饲营养支持后病情缓解，可逐渐恢复自然饮食。但对口、咽、食管有梗阻，或因疾病、手术而吞咽功能受损者，则需长期管饲完全膳食。消化吸收功能较差者，可以采用要素制剂。

（六）能量、氮量及液体量的选择

1. 能量

实施肠内营养支持首先要确定患者的能量需要量。能量的供给并非多多益善，不仅要考虑患者的能量消耗，还要考虑患者的实际代谢能力。有研究发现，择期手术并不增加能量消耗，只有重大创伤或严重的败血症患者，其消耗能量会在一定时间内增加20%～40%。随着护理和镇痛技术的提高，与创伤有关的代谢负荷出现下降的趋势。患者的能量供给应因人因时而异。对应激期的患者，尤其是危重患者，能量补充宜能维持体重，能量供给量应以能维持能量代谢平衡、氮平衡为宜。当患者处于恢复期时，应在能量消耗的基础上，考虑合成代谢所需能量，以利于机体修复。

患者能量供给量包括基础能量消耗、体力活动能量消耗和疾病应激时的能量消耗。可先确定基础能量消耗。再根据基础能量消耗、活动系数、应激系数、体温系数来确定总的能量消耗，即

$$总能量需求=BEE\times活动系数\times应激系数\times体温系数$$

活动系数：卧床为1.2，床边活动为1.25，正常轻度活动为1.3。应激系数见表8-2。体温系数：正常时为1.0，体温每升高1 ℃消耗增加10%。

表8-2　不同疾病状态下的应激系数

疾病	应激系数	疾病	应激系数
中等程度饥饿	0.85～1.00	严重感染或多发性创伤	1.30～1.55
术后（无并发症）	1.00～1.05	烧伤（10%～30%体表面积）	1.50
肿瘤	1.10～1.45	烧伤（30%～50%体表面积）	1.75
腹膜炎	1.05～1.25	烧伤（>50%体表面积）	2.00
长骨骨折	1.15～1.30		

患者实际消耗的能量通常低于由经典公式计算出来的数值。大部分患者（包括ICU患者）的能量消耗一般不高于8.36 MJ/d（2000 kcal/d）。能量的计算还可按［105～146 kJ（25～35 kcal）］/kg估算。

2. 蛋白质

正常人每日蛋白质的需要量一般为0.8 g/kg。营养治疗时为满足蛋白质需要可增至每日1.5 g/kg，正常或轻度营养不良者按实际体重计，重度营养不良者按平时体重计，超重者则需按理想体重计。对于危重患者，能够满足蛋白质合成需要、纠正负氮平衡的理想摄入量为1.5～1.7 g/kg。由于高蛋白质饮食会增加肝、肾负担，因此蛋白质的摄入量不宜超过2.0 g/kg。如以能量计算，每日蛋白质摄入量应占全日总能量的15%左右。另外，非蛋白质能量与氮量之比（能氮比）以［627～836 kJ（150～200 kcal）］：1 g较为合适。能量需要下降时，能氮比也应下降。若患者需要较多蛋白质，则能氮比需降至［418～502 kJ（100～120 kcal）］：1 g才能满足蛋白质需要，肝功能衰竭、肾功能衰竭患者以［1.05～1.88 MJ（250～450 kcal）］：1 g为宜。

3. 水

一般情况下，每供给4.184 kJ（1 kcal）能量时成人需供给1 mL水，儿童需1.5 mL水。但在疾病状态下，水、电解质的平衡可能发生紊乱，水、电解质供给过多可能影响胃肠道蠕动，延长营养支持时间。水潴留可影响体重和营养状况的评估。根据患者的病情、营养状况以及水的实际出入量正确判断水的需要量，患者通常每日需要30 mL/kg的水。心力衰竭、肝功能衰竭、肾功能衰竭及水潴留的患者应减少水的摄入量，而腹泻、瘘口大量渗出、脓毒症、多尿症的患者则需增加水的摄入量。如果患者有发热症状，则体温每升高1 ℃，应多补充10%的水分。

（七）家庭肠内营养的选择

适用于家庭肠内管饲营养支持患者的条件是：①自然饮食不能满足营养需要，仍需靠完全肠内营养支持或部分肠内营养补充；②原发疾病已稳定；③已经在医院接受过肠内营养治疗、有合适且可以保持的管饲途径，对营养配方耐受良好；④院外护理人员有条件并能胜任肠内营养支持，有良好和可靠的药

品及设备供应渠道；⑤有严密的、及时的相关医院的咨询、随访救治措施。

实施家庭肠内营养支持比医院有更高的条件要求，需要完善和复杂的组织系统来保证。

三、肠内营养制剂

肠内营养的有效实施有赖于营养医师充分了解肠内营养制剂的类别、组成、特性、制备及评价等，并充分利用现代的输液系统，改善不能或不愿正常摄食的患者的营养状态。

（一）肠内营养制剂的分类及组成

根据肠内营养的组成，可将肠内营养制剂分为要素制剂、非要素制剂、组件制剂和特殊治疗用制剂四类。

1. 要素制剂

要素制剂又称为化学成分明确制剂，最初是为宇航员提供肠内营养所研制的制剂，由葡萄糖、脂肪、多种维生素和矿物质、微量元素、氨基酸或蛋白水解物单体物质组成，这种制剂既能为人体提供必需的热能和营养素，又可直接或接近直接被吸收和利用。

要素制剂的特点主要有以下几方面。

（1）成分明确。要素制剂成分明确，便于使用时对其进行选择，并可根据需要，增减某种或某些营养成分，以达到较好的治疗目的。

（2）无需消化。要素制剂均以要素或接近要素形式组成，主要成分为氨基酸、单糖和脂肪酸，无须胃、胰、胆等消化液的作用，可直接或简单化学消化即可在小肠上部吸收利用。

（3）营养全面。含有机体所必需的各种营养素，体积小，质量高。在不能正常进食的情况下，每天可供给能量 12.55 MJ（3000 kcal）左右，高氮及各种营养素可保证机体需要。要素制剂容易吸收，即使患者仅剩 65~100 cm 小肠，也可通过要素制剂供给充分的营养。

（4）残渣少或无。要素制剂为低渣流质膳食，在肠内残渣少，服用吸收后仅有内源性残渣进入大肠，粪便稀薄、量少；还可使肠内细菌数有所减少。

（5）不含乳糖。特别适用于对乳糖不耐受者。

（6）刺激性小。因其为小分子物质，不含纤维素，制剂进入胃肠后对消化腺体及消化道黏膜的刺激性小。适用于胆管及胰腺疾病患者，胰瘘者经要素制剂治疗后可自行闭合。

（7）特殊用途。因其不含蛋白质及乳糖等大分子物质，对食物过敏和乳糖不耐受患者尤为适用。

要素制剂中因含有氨基酸和（或）多肽，口感较差，口服时必须根据患者的个人口味来调节，让患者容易进食从而达到治疗的目的。

2. 非要素制剂

非要素制剂以整蛋白或游离大分子蛋白质为氮源，渗透压接近等渗，口感较好，适于口服，也可管饲。管饲具有使用方便、耐受性强的特点，适用于胃肠功能较好的患者。

临床上常用的非要素制剂有以下以几种：

（1）混合奶。有普通混合奶和高能量高蛋白混合奶两种。

（2）匀浆制剂。也称匀浆膳，有商品匀浆制剂和自制匀浆制剂两类。

（3）以水解蛋白为氮源的非要素制剂。有含乳糖类和不含乳糖类。

1）含乳糖类。含有乳糖，以酪蛋白为主要氮源。

2）不含乳糖类。以可溶性酪蛋白盐、大豆分离蛋白或鸡蛋清固体为主要氮源。适用于乳糖不耐受患者。

3. 组件制剂

组件制剂也称为不完全制剂，是仅以某种或某类营养素为主的肠内营养制剂。它可作为完全制剂补充或强化；也可用两种或两种以上组件构成配方，以满足患者的特殊需要。组件制剂主要包括蛋白质组件、脂肪组件、糖类组件、维生素组件和矿物质组件。

4. 特殊治疗用制剂

特殊治疗用制剂可根据疾病的不同特点给予患者个体化的营养支持，如肝功能衰竭用制剂、肾病专用制剂、婴儿应用制剂等。

（二）部分肠内营养制剂的制备

1. 混合奶

（1）普通混合奶

1）组成。蛋白质 1.0 g/(kg·d)，占总能量的 15%~20%。脂肪 1~2 g/(kg·d)，占总能量的 30%。把奶、蛋、糖、油、盐按比例配制成流体状。一般包括奶 800~1200 mL 或奶粉 150~200 g，鸡蛋 3~6 个，白糖 100 g，油 1 汤匙，盐 5~6 g。

2）做法。先消毒炊具，然后将蛋清与蛋黄分离，在蛋黄中加盐搅碎，再将食用油滴入蛋黄中混匀，最后将煮开的加糖牛奶慢慢冲入混合物中即成。

（2）高能量高蛋白质混合奶

1）组成。脂肪 100 g/d、碳水化合物 300 g/d、蛋白质 90~100 g/d，总能量 10.46 MJ（2500 kcal）/d。

2）做法。①准确称量各种食物；②将牛奶、米汤、豆浆、面粉、鸡蛋、蔗糖、植物油等混合在一起，充分搅拌均匀，再加水至需要量，然后煮沸，边煮边搅拌，防止其结块。高能量高蛋白质混合奶通常每天分 3~4 次配制，每次再分 2~3 次输注，每次输注量为 350 mL 左右。如未用完，下一次管饲前仍须煮沸。牛奶、鸡蛋、植物油、面粉等混在一起煮沸，可使鸡蛋蛋白质变性，变得易于消化吸收，由于煮沸后混合奶表面不漂浮脂肪滴，故不会引起腹泻。

（3）注意事项。酸性果汁、菜汁不宜与奶类同煮，以防凝结成块；奶中加入少量食盐无影响，过多也会凝结成块。将部分食盐与菜汁、肉汤同煮；橘子汁、西红柿汁在加入混合奶后应立即给患者食用，不宜久放。所用食具应严格消毒，剩余混合奶应放在冰箱内保存。定期更换或冲洗鼻饲管，使其保持清洁；灌注混合奶后，用 30~50 mL 温开水冲洗鼻饲管壁，外置管端用活塞夹夹住，并用消毒纱布包好，防止污染。

2. 匀浆制剂

匀浆制剂又称匀浆膳，多由天然食物制成。先将食物煮熟，鱼、鸡、排骨等食物要去骨去刺，再将煮熟后的食物放入高速组织捣碎机进行研磨，加水调至糊状即可。匀浆膳所含营养成分与正常饮食相似，可调制成能量充足、营养素种类齐全的平衡饮食，渗透压不高，对胃肠刺激小。应用匀浆膳可避免长期以牛奶、鸡蛋、蔗糖等为主的混合奶中动物脂肪和胆固醇偏高的不利影响。匀浆膳中含有较多食物纤维，可预防便秘。

匀浆膳适用于肠道功能正常但不能正常经口进食者，可在医院或家庭中长期使用，且无副作用。目前已经有市售的商品制剂，使用起来更方便。

（1）能量及营养素。匀浆膳的能量和供能营养素的比例可根据病情调整，一般蛋白质占总能量的 15%~20%，脂肪占 25%~30%，碳水化合物占 55%~60%。也可按照不同疾病结合各种治疗饮食原则进行调整，如门脉高压脾切除术后合并膈下脓肿，则需按高蛋白少纤维的原则制定匀浆制剂饮食配方；肾功能衰竭者宜用低蛋白饮食，以补充必需氨基酸为主；对于心脏瓣膜置换术后昏迷患者，蛋白质和能量补充极为重要，但应注意水分的供给量，体积不宜过大，以防引起或加重心力衰竭。

（2）宜用食物。米饭、粥、鸡蛋、鱼、虾、鸡肉、面条、馒头、瘦肉、猪肝、白菜、菜花、胡萝卜等，适量牛奶、豆浆、豆腐、豆干和蔗糖等食物。

参考食谱如下：

早餐：鸡蛋 50 g，馒头 50 g，牛奶 250 mL，白糖 50 g，豆油 5 mL，盐 2 g。

中餐：大米 50 g，瘦猪肉 75 g，牛奶 250 mL，内酯豆腐 125 g，胡萝卜 100 g，青菜 100 g，白糖 50 g，豆油 5 mL，盐 2 g。

晚餐：馒头 75 g，鸡肉 75 g，牛奶 250 mL，内酯豆腐 125 g，胡萝卜 100 g，青菜 100 g，白糖 50 g，豆油 10 mL，盐 2 g。

全日：能量 9.86 MJ（2349 kcal），蛋白质 82.8 g（14%），脂肪 92.2 g（35%），碳水化合物 297 g（51%），氮：能量=1：177.9，P/S 比值 0.79。

（3）配制方法。根据配方要求选择特定食物称量备用，如固体食物瘦猪肉、鸡肉、鱼、虾、蔬菜等，必须先洗干净、去皮、去刺、去骨，切成小块煮熟。将馒头外皮去掉，鸡蛋煮熟去壳分成块，莲子、红枣煮熟后去皮去核，牛奶、豆浆煮沸后加糖。然后将每餐所需要的食物全部混合，加适量水一起装入高速组织捣碎机磨碎、搅拌成无颗粒糊状即可。每餐再加食盐 1~2 g。

（4）注意事项。①食物先煮熟：所选食物均应先煮熟后再捣碎，因生品捣碎后再煮易凝结成块、不利于输注。若捣碎后仍粗糙则要过筛。②食物要新鲜：保证所用食物新鲜卫生，最好每餐烹制后立即食用，若需放置几小时，则必须装瓶后用高压蒸汽或置锅内蒸 20~30 分钟，也可在输注前重新煮沸消毒。③按规程操作：使用高速组织捣碎机时，通常机器每转动 2~3 分钟需稍停片刻再开机。如果连续运转，机器容易损坏。

四、肠内营养的应用

（一）肠内营养的适应证

是否需要进行肠内营养主要取决于小肠是否有一定的吸收功能，主要适应证如下。

1. 不能经口进食、摄食不足或有摄食禁忌者

（1）常见经口进食困难。食道肿瘤手术、烧伤、化学性损伤等造成咀嚼困难或吞咽困难者。

（2）经口摄食不足。因疾病导致营养素需要量增加而摄食不足，如大面积烧伤、创伤、脓毒血症、甲亢、艾滋病（AIDS）及癌症化疗、放疗患者。

（3）无法经口摄食。由于脑血管意外损伤及咽反射丧失而不能吞咽者，脑部外伤导致中枢神经系统紊乱、知觉丧失而不能吞咽者。

2. 胃肠道疾病

多数原发性胃肠道疾病患者应用肠内营养制剂改善营养状况。肠内营养制剂中各类营养素搭配合理，易消化吸收，此外还有无渣、无乳糖、改变肠道菌群以及对肠道和胰腺外分泌刺激较轻等优点。

（1）短肠综合征。对于肠扭转、肠系膜血管栓塞、克罗恩病等需要小肠部分或广泛切除的患者，术后应及时给予肠外营养，但在术后适当阶段采用或兼用肠内营养，将更有利于肠道的代偿性增生与适应。由肠外营养过渡到肠内营养需根据患者胃肠道功能恢复的程度，采用逐渐增加肠内营养剂量的方式，当肠内营养剂量能够完全满足机体营养素需要量时，方可停止肠外营养。

（2）胃肠道瘘。肠内营养适用于所提供营养素不致从瘘孔中流出的患者。否则建议先采用肠外营养支持，情况好转后再过渡到肠内营养支持。既往慢性胃肠道瘘的死亡率较高，其原因多由于瘘孔不闭合、电解质大量丢失、脓毒血症及长期摄食不足或营养素漏出等导致严重营养不良等。肠内营养少渣、营养素齐全，易于吸收且对胃肠道刺激小，能有效减少瘘孔的排出液，同时氮平衡得到改善，半数以上的瘘孔得以自动闭合。高位的胃十二指肠瘘可由空肠造口，直接由空肠给予要素制剂，使瘘孔肠道完全休息，有利于瘘口愈合。对于近端有 10 cm 以上功能良好的小肠的小肠瘘，可由胃内喂养，必要时可与肠外营养结合应用。

（3）炎性肠道疾病。溃疡性结肠炎患者在病情严重时应采用肠外营养支持，待病情逐渐缓解，小肠功能适当恢复且可以耐受要素制剂时，可通过缓慢等渗地连续滴注要素制剂，提供所需能量与蛋白质。肠内营养有利于防止肠道黏膜萎缩，改善肠黏膜屏障功能，防止菌群移位。

（4）顽固性腹泻。患有吸收不良综合征、小肠憩室炎及各种疾病导致的顽固性腹泻，如 AIDS 等，应用适当的肠内营养有助于疾病恢复和营养状况改善。

（5）胰腺疾病。急性胰腺炎的患者应首选肠外营养支持，在处理胰腺炎并发症而需开腹时，或病情不严重的胰腺炎患者在麻痹性肠梗阻消退后，以及急性胰腺炎恢复期，采用适当的空肠喂养可以有效减少胰腺外分泌并补充营养素。

（6）结肠手术与诊断准备。在进行结肠手术前肠道准备或进行结肠镜检查与放射性照相时，应用无渣肠内营养制剂降低菌群失调和感染，从而降低手术危险性，使检查结果更准确，术后护理更方便。

（7）神经性厌食或胃瘫痪。肠内营养制剂有利于短期内营养不良状况改善和胃轻瘫恢复。

3. 胃肠道外疾病

（1）术前、术后营养支持。择期手术的患者在术前 2 周进行肠内营养支持，其代谢状况可得到改善，并恢复适当的体重，增加血清白蛋白含量及体内的能量储备，以减轻术后并发症，降低死亡率。在腹部大手术完毕后，可放置空肠造口的鼻饲管，待小肠蠕动及吸收功能逐渐恢复，即可以应用肠内营养，以帮助患者早日恢复。其他术后需要补充营养时，只要胃肠道条件允许，均可采用肠内营养。

（2）肿瘤化疗、放疗的辅助治疗。肿瘤的化疗和放疗均可产生多种不良反应（包括厌食、黏膜溃疡、恶心、呕吐、腹泻、味觉改变或肝脏毒害等），导致营养摄入和利用不足而发生营养不良，加重毒性反应，迫使部分患者中断治疗。适当的肠内营养有助于改善症状，提高患者耐受力。其机制可能是肠内营养中含有的氨基酸混合物和蛋白质水解物降低胰液与胰酶的分泌，对小肠黏膜起保护作用；同时，使受照射的小肠黏膜对氨基酸及低聚肽的吸收能力不受太大影响。

（3）烧伤、创伤。在烧伤、创伤的急性期内，体内激素环境发生改变，分解代谢激素如儿茶酚胺、糖皮质激素及胰高血糖素升高，抑制合成代谢激素的作用。在组织未修复或烧伤皮肤未完全覆盖前，持续的高分解代谢将导致体细胞群的消耗，并通过糖异生提供能量基质。采取适当的营养支持可以弥补高分解代谢引起的体细胞群损失，提供足够的能量与蛋白质以满足代谢需要，预防其他并发症发生。

（4）肝功能衰竭。采用特殊的肝功能衰竭制剂，能纠正血浆氨基酸谱的紊乱及补充蛋白质营养。

（5）肾功能衰竭。采用特殊的肾功能衰竭制剂，氮源为 8 种必需氨基酸和组氨酸，既可减轻氮质血症，又有助于合成体蛋白。

（6）心血管疾病。当心脏病患者经口摄入的能量不足 1000 kcal/d 时，应给予肠内营养来维持代谢需要。

（7）先天性氨基酸代谢缺陷病。由于缺乏某种氨基酸代谢中的某一种酶而引起的遗传性疾病，可给予缺乏这种氨基酸的肠内营养制剂，从而减少疾病对机体的损害，如苯丙酮尿症。

（8）肠外营养的补充或过渡。周围静脉营养时，由于营养液体积与浓度的限制，营养素的供给常不足，因此需采用肠内营养作为补充。长期应用全胃肠外营养（total parerteral nutrition，TPN）支持，可导致胃肠道结构与功能衰竭，应由逐渐增量的肠内营养向经口进食过渡。

（二）肠内营养的禁忌证

肠道功能尚存者，首选肠内营养支持。肠道梗阻是肠内营养的绝对禁忌证。下列情况不宜应用肠内营养：

（1）小肠广泛切除 4~6 周。

（2）年龄小于 3 个月的婴儿。

（3）重症胰腺炎急性期。

（4）完全性肠梗阻及胃肠蠕动严重减慢患者。

（5）严重应激状态、麻痹性肠梗阻、上消化道出血、顽固性呕吐、严重腹泻或腹膜炎。

（6）胃大部切除术后易产生倾倒综合征的患者。

（三）肠内营养支持慎用者

（1）休克、昏迷的患者。

（2）症状明显的糖尿病、糖耐量异常的患者、接受高剂量类固醇药物治疗的患者。

（3）小肠缺乏足够吸收面积的空肠瘘患者。

（4）严重吸收不良综合征及长期少食衰弱的患者。

（四）肠内营养并发症的预防及误吸处理

肠内营养的常见并发症有代谢并发症、感染并发症、胃肠道并发症和置管并发症等。

1. 代谢并发症

营养液配方并不适合所有个体，危重、年老、存在意识障碍的患者有可能发生代谢并发症。最常见的症状是脱水和高血糖，但发生率明显低于肠外营养，而且只要肠道有部分功能，症状的处理亦较容易。预防及治疗代谢并发症的关键是认真监测，及时纠正。

（1）水和电解质平衡紊乱。①脱水：水补充不足可出现高渗性脱水。②低血钠：营养液中的钠含量低，长期未补充钠盐、大量出汗或腹泻，可发生低钠血症。③低血钾：应用利尿剂、胃肠液丢失未额外补钾而发生低钾血症。④高血钾：营养液中含钾量过高，患者有肾功能障碍，钾排出减少，出现高钾血症。⑤铜、镁、钙等矿物质缺乏：多由长期应用肠内营养、营养液选择不当及矿物质补充不及时等所致。

（2）高血糖。营养液渗透压高可引起高血糖，其发生率可达 10%~30%。此时应该减慢营养液输注速度或降低浓度，可使用胰岛素使血糖接近正常。如以上情况未予以纠正，可发生较严重的高血糖性高渗性非酮症脱水，甚至继续恶化导致昏迷。此时机体胰岛素储备足以预防酮症，但不足以控制血糖。升高的血糖引起渗透性利尿，继而发生脱水。一旦发生此种情况，需要输入大量水分及适量胰岛素纠正。若既往无高血糖史的患者，或血糖控制较稳定的患者，在已适应某种营养液和输入量后突发高血糖，则可能是由于过快和/或过量输入营养物所致，此时应仔细检查输注速度和输注量。如既往血糖正常患者发生高血糖，则有可能造成全身感染。

（3）维生素缺乏。营养制剂配方中维生素 K 一般含量较低或缺乏，肠内营养时间长易发生维生素 K 缺乏，致凝血酶原时间延长。生物素缺乏可引起皮炎、肌痛、厌食等。

（4）必需脂肪酸缺乏。患者长期使用含脂肪少的营养液易发生必需脂肪酸缺乏。

（5）肝酶谱异常。某些患者使用要素制剂可能发生转氨酶升高，引起肝脏酶谱异常改变。

2. 感染并发症

（1）营养液被污染。配制过程中相关人员未严格执行无菌操作可造成营养液污染。营养液配制后保存不当（如在室温下放置时间过长、长时间阳光照射、储液器封口不严等），可致细菌繁殖，从而进入体内。一般情况下营养液应现用现配，如未用完可在室温下密封、避光保存 12 小时。未开封的营养液如需长期保存，应放入 4 ℃冰箱中，在保质期内使用。

（2）滴注容器或管道污染。要求对配液用容器严格进行灭菌处理，输液管道应是无菌管道系统，每日更换一次，并定期进行细菌培养监测。

（3）吸入性肺炎。易出现吸入性肺炎的主要是幼儿和老人、呼吸困难者、吞咽反应迟钝以及昏迷患者。对这些患者实行肠内营养时应严格监护，预防吸入性肺炎。肠内营养支持患者发生吸入性肺炎主要原因在于胃排空不良，胃潴留物过多导致胃液连同胃内营养液呃逆反流，引起误吸。因此，防止胃内容物潴留及反流是预防吸入性肺炎的基础，可采取以下措施预防：①滴注营养液时床头始终保持抬高30°~45°；②高渗营养液易在胃内潴留，因此开始时应先稀释营养液，再逐渐加量至全量，或输注速度从 40 mL/h 逐渐增加到足量（80~100 mL/h）以满足机体需要，不要同时增加滴速和浓度，应逐步调整；③及时检查及调整鼻饲管管端位置，鼻—胃管置入体内后，有时可因咳嗽、呃逆等反应而卷曲，管端可返入食管，从而导致呕吐，应在置管后及营养支持期间经常检查并确定管端位置是否合适，尽量使鼻饲管管端通过幽门部进入十二指肠或空肠上端，高危患者应采取经胃或空肠造口置管，减少营养液在胃内潴留，减少吸入性肺炎发生率；④经常检查胃潴留情况，如果胃潴留液超过每小时输入量的 1.5 倍，那么应暂停输入营养液，待其降至正常水平后再以低浓度、较慢速度重新开始滴注。在肠内营养支持过程中应每 2~4 小时检查一次胃潴留情况。对于消化道功能稳定的患者，如发现胃潴留物多于 200 mL（鼻—胃管喂饲）或 100 mL（胃造口管喂饲），应对其密切观察，必要时可暂停喂养，对症处理。

3. 误吸的处理

一旦发现患者误吸应立即采取以下措施：①立即停止营养液滴注，吸尽胃内容物；②立即进行气管内吸引，尽可能吸出液体及误吸食物；③鼓励并帮助患者咳嗽，咳出误吸液体；④应用肠内营养并同时进食的患者，较大颗粒状食物被误吸时应尽早进行支气管镜检查，清除食物颗粒；⑤静脉输入白蛋白减轻肺水肿；⑥血氧异常时，进行人工呼吸；⑦使用抗生素防治肺部感染。

4. 胃肠道并发症

胃肠道并发症是肠内营养最常见的并发症，主要表现为腹泻、恶心、呕吐。

（1）腹泻

1）营养制剂选择不当：营养制剂中脂肪含量相差较大，低脂肪营养液中脂肪提供的能量仅占 0.9%~2%，高脂肪营养液中脂肪提供的能量达 9%~31%，前者仅供给必需脂肪酸，后者除提供必需脂肪酸外，还提供能量。对于脂肪吸收不良的患者，高脂肪营养液较易引起腹泻。因此，在选用肠内营养制剂时，应熟悉各品种营养素的质和量及渗透压。对某种产品不耐受者，则可选用另一种产品。

2）营养液高渗且滴速过快：要素制剂大多是高渗的，按标准配制时渗透压均在 300 mOsm/L 以上，高渗营养液进入肠腔后，肠黏膜由于吸收水分障碍向肠腔内分泌水分而引起腹泻，如水样便。预防办法为第一天滴注半量营养液，并稀释至等渗，开始输注速度控制在 40~50 mL/h，24 小时后再逐渐增量达到需要量。若使用各种改善措施后仍无效，则改为肠外营养。

3）营养液温度过低：营养液温度应维持在 40 ℃左右，当低于室温时易引发腹泻，尤其是体弱的老年人。一般应在体外复温到室温时再输注入肠。从冰箱取出的配制营养液一定要复温到室温才可输注。可使用小型电热杯、热水袋或暖水瓶加热营养液，使其复温。应用肠内营养输液泵时，应在输液器近导管口端夹上保温夹，保证进入体内的液体温度在38 ℃左右。

4）严重营养不良、低蛋白血症患者，尤其当血浆白蛋白低于30 g/L时，因肠黏膜萎缩可导致腹泻，此种情况应从低浓度、小剂量开始使患者逐步适应，有的需1~2周才可达到完全肠内营养的需要。

5）乳糖酶缺乏：由于年龄的增长或某些药物（如抗生素）的应用，体内乳糖酶分泌减少、活性降低，营养液中大量未水解的乳糖进入肠腔，造成肠腔内渗透压骤然升高而引起腹泻。目前商品用肠内营养制剂中乳糖含量均极低，使用这类营养制剂时患者一般不会出现腹泻。

6）医院内发生菌群失调：危重患者长期使用抗生素可引起肠炎腹泻，此时如应用肠内营养会加重腹泻程度，因此应针对病因处理，或改用肠外营养，待全身情况稳定再开始应用肠内营养。此外，营养液受到细菌污染及某些药物治疗均可引起腹泻，也应引起注意。

7）胰腺疾病、胃部手术、肠道梗阻、回肠切除或广泛性肠炎患者，肠道内可能缺乏足够的脂肪酶，易发生脂肪吸收不良，饲入的肠内营养液一旦脂肪过高就会发生腹泻。此种情况可选择低脂肪含量的制剂使患者逐步适应。

（2）恶心、呕吐。要素制剂中的氨基酸和短肽多有异味，即使增加调味剂仍有10%~20%患者会出现恶心或呕吐。预防办法包括：①若滴速过快、胃内有潴留，则应减慢速度，降低渗透压；②对症处理，如给予止吐剂等。

总之，当肠内营养引起腹泻、恶心、呕吐、腹痛等消化道反应时，应考虑多种可能因素，并采取措施使患者顺利适应肠内营养。

5. 置管并发症

（1）经鼻置管。经鼻置管长期放置可引起鼻翼部糜烂、咽喉部溃疡、声音嘶哑、鼻窦炎、中耳炎等并发症，必须注意护理，对需长期置管者，应改做胃或空肠造口。

（2）胃造口。主要为胃与腹前壁固定不严密致胃内容物漏出，造成腹腔内感染，造口处出血。应查明原因并使用药物止血，若无效则需再次手术止血。

（3）空肠造口。主要为造口管周围渗漏、梗阻，前者主要由于技术疏漏使造口周围固定不严密导致，后者因肠道异常蠕动所致。

（五）肠内营养的监测

肠内营养的并发症发生率虽然较低，但仍有与肠外营养相似的并发症，因此在进行肠内营养时，对管喂营养的患者必须在代谢与营养两方面进行严密监测，尽可能地减少并发症。为了防止监测项目的遗漏，应建立一套基本的管理制度及监测项目，以保证肠内营养顺利实施。主要监测内容包括以下几方面：

（1）监测肠内营养制剂的浓度和滴注速度。

（2）监测鼻饲管位置。在喂养以前，必须确定管端的位置。胃内喂养以吸出胃内容物确定管端位置。若胃内无内容物或管端在十二指肠或空肠，则依靠X线片确定管端位置。

（3）胃内喂养时，床头要抬高30°或45°。每次输注的肠内营养液悬挂时间不得超过8小时。

（4）胃内喂养开始时，每隔2~4小时检查胃残留物的体积，其量不应大于前1小时输注量的1.5倍。当肠内营养液浓度与体积可满足患者营养需要并能耐受时，每日检查胃残留物1次，其量不应大于150 mL，如残留物过多，应降低滴速或停止输注数小时。

（5）每日更换鼻饲管，消毒肠内营养支持所用容器。

（6）间歇输注时，每次喂养后应用30~50 mL温水冲洗鼻饲管。

（7）开始管喂的前5日，应每日记录能量及蛋白质（氮）摄入量。肠内营养液输注恒定后，可每周记录1次。

（8）记录24小时液体出入量，肠内营养液与额外摄入的液体应分开记录。

另外，应根据各指标的变化特点，结合临床用药情况，定期检查血钠、钾、钙、磷、镁、总蛋白、白蛋白、运铁蛋白、胆红素、甘油三酯、胆固醇、血（尿）糖、尿素氮以及肝酶谱、凝血酶原时间等生化指标；定期检测并记录体重、氮平衡、液体出入量，以及营养指标（肌酐/身高指数、皮褶厚度、臂肌围等）、免疫指标。还应密切观察患者对管饲的反应，及时发现可能出现的并发症，及时记录并发症并给予相应的处理。

（六）临床常用的肠内营养制剂

临床常用的肠内营养制剂品种较多，按其组成成分可分为氨基酸型、整蛋白型、短肽型和复方α-酮酸，分别介绍如下：

1. 氨基酸型

（1）商品名。爱伦多、高能要素、维沃。

（2）成分。氨基酸、脂肪、碳水化合物等。

（3）适应证。适用于短肠综合征患者、胰腺炎患者、慢性肾病患者、手术后患者、血浆白蛋白低下者（≤25 g/L）、发生放射性肠炎的癌症患者。也适用于消化道异常病态者、克罗恩病患者、溃疡性大肠炎患者、消化不良综合征患者、大面积烧伤者以及不能接受含蛋白质的肠内营养剂的患者。

（4）禁忌证。严重糖尿病患者或使用大量激素后出现糖代谢异常者。

2. 整蛋白型

（1）商品名。安素、瑞先、瑞能、瑞素、赫力广、能力全、能全素。

（2）成分。麦芽糖精、酪蛋白、植物油、膳食纤维、矿物质、维生素、微量蛋白。

（3）适应证。畏食及相关疾病患者、机械性胃肠道功能紊乱患者、代谢性胃肠道功能障碍患者、危重疾病患者、营养不良患者的术前喂养、术前或诊断前肠道准备。

（4）分类。含膳食纤维型制剂：适用于需长期提供营养的患者，膳食纤维有助于维持胃肠道功能。不含膳食纤维型制剂：适用于严重胃肠道狭窄、肠瘘、术前或诊断前准备的患者。高能量型制剂：为大容量喂养不耐受患者或需要高能量的患者提供全部营养或营养补充。供肿瘤患者使用的制剂：具有高脂肪、高能量、低碳水化合物含量的特点，更适用于癌症患者的代谢需要，能改善免疫功能、增强机体抵抗力。

（5）禁忌证。严重消化或吸收功能不良者、胃肠道功能衰竭者、消化道出血患者、急性胰腺炎患者、严重腹腔内感染患者、胃肠张力下降的患者、肠梗阻患者，严重肝、肾功能不全者及1岁以下婴儿禁用。

3. 短肽型

（1）商品名。百普力、百普素、肠内高能营养多聚合剂。

（2）成分。麦芽糊精、乳清蛋白水解物、植物油、中链三酰甘油（MCT）、乳化剂、矿物质、维生素和微量元素。

（3）适应证。代谢性胃肠道功能障碍者：如胰腺炎、感染性肠道疾病、肠瘘、短肠综合征、AIDS、接受放疗或化疗的肠炎患者。危重疾病患者：如严重烧伤、创伤、脓毒血症、大手术后的恢复期患者，营养不良患者的术前喂养、术前或诊断前肠道准备患者。

（4）禁忌证。胃肠功能衰竭患者、完全性小肠梗阻患者、严重腹腔内感染患者。1岁以下婴儿。

4. 复方α-酮酸

（1）商品名。开同、肾灵。

（2）成分。复方制剂。4 种酮氨基酸钙、1 种羚氨基酸钙、5 种氨基酸。

（3）适应证。配合低蛋白饮食，可用于轻、中度慢性肾衰竭患者，帮助其减轻症状，延缓病情进展，也可用于重度慢性肾衰竭者，改善其营养状况。

（4）禁忌证。高钙血症患者、氨基酸代谢紊乱患者。

第二节　肠外营养

肠外营养（parenteral nutrition，PN）是从静脉供给营养作为手术前后及危重患者的营养支持。

肠外营养技术不同于静脉输液，它使用完全新型的营养物质（复方氨基酸液、脂肪乳剂、多种维生素和微量元素复合液等），经中心静脉导管或周围静脉输入，在大多数情况下可满足患者全面的营养需求，有效地改善并维持机体的营养状态。由肠外途径直接供给营养液，是不能经胃肠道吸收营养者的唯一营养支持途径。目前，肠外营养支持已成为危重患者抢救工作中不可缺少的重要组成部分。

一、肠外营养的分类

肠外营养在满足患者需要的营养条件下，根据输入的途径不同，营养物质若完全由静脉输入则为完全肠外营养（TPN）；若只有部分由静脉输入，其余部分可以通过经肠途径（口服或管饲）补充则为部分肠外营养（PPN）。根据置管方式不同可分为中心静脉营养（CPN）和周围静脉营养（PPN）两种。中心静脉营养即 TPN，多由上腔静脉穿刺置管。接受 TPN 的胎儿和婴儿应能够生长发育，成人可以生存并恢复正常的营养状态。周围静脉营养在外周静脉穿刺置管，通常在患者肠内营养摄入不足的情况下采用，患者可以经肠道摄取一定量的营养物质，不足部分由静脉途径补充。其优点是对机体全身代谢的影响较小，并发症也少。

二、肠外营养的选择

肠外营养方式的选择需要根据患者的预期营养支持时间、疾病严重程度、机体状况等因素而定。

（一）患者的选择

对于无法经胃肠道途径获得必需营养需要的患者，必须及时采用恰当的肠外营养支持方法，以避免或纠正营养不良，促进患者身体康复。

（二）肠外营养输注途径的选择

用于肠外营养输注的静脉置管途径分为中心静脉置管途径和周围静脉置管途径。中心静脉营养是指导管末端位于中心静脉，通常在上腔静脉与右心房交汇处。周围静脉营养是指导管位于周围静脉，通常在前臂。

1. 中心静脉营养

中心静脉营养适用于需肠外营养治疗 2 周以上的患者。应选择管径较粗和血流较快的上/下腔静脉作为营养输注途径，可使用高渗溶液（>900 mOsm/L）和高浓度营养液。

经腔静脉置管输液不受输入液体浓度和速度的限制，而且能在 24 小时内持续不断地输注液体，这就能最大限度地依据机体的需要，较大幅度地调整输液量、输入液体的浓度和输液速度，不仅能保证机体需要，还能减少患者因反复周围静脉穿刺带来的痛苦，避免浅表静脉栓塞、炎症等并发症。

（1）静脉选择。临床上多选用上腔静脉，可穿刺锁骨下静脉、锁骨上静脉、颈内静脉、颈外静脉，将静脉导管送入上腔静脉。或切开这些静脉的属支插入导管，一般插入 13～15 cm 即达上腔静脉。当这条途径不可行时，可采用下腔静脉。

（2）导管。硅胶管刺激性小、保留时间长，正常维护的情况下可使用 3 个月甚至更长时间。必要时，可用 X 线透视检查导管位置。

（3）穿刺。患者平卧，双肩后垂，头后仰 15°，头转向一侧，使静脉血液充盈而有利于穿刺。对局部皮肤进行消毒，铺无菌洞巾，穿刺方法因静脉不同略有差异。穿刺有 4 种途径：①锁骨下静脉锁骨上入径；②锁骨下静脉锁骨下入径；③颈内静脉颈前下方入径；④颈内静脉颈后方入径。

（4）导管护理。①导管进皮肤处保持干燥，正常情况每隔 3～4 天更换一次敷料；如敷料受潮、污染，或敷料被揭开，必须立即更换。②静脉导管与输液器连接应牢固，最好用无菌敷料包裹，避免导管脱落使营养液受到污染。③防止管道扭曲、导管堵塞、输液瓶内气体进入输液管。④按无菌操作要求，每天更换输液管。⑤输液瓶进气管的前端应装有无菌棉过滤装置，使进入输液瓶内的空气经过过滤。⑥测试中心静脉压及加压时，应绝对细心，以防输液管道被污染。⑦必要时用肝素抗凝。⑧拔管时应按无菌技术进行操作，并剪下导管尖端做细菌培养。⑨不可经肠外营养管道输血、抽血。

2. 周围静脉营养

周围静脉营养疗程一般在 15 天以内，主要是改善患者手术前后的营养状况，纠正营养不良。采用外周静脉穿刺的操作比中心静脉穿刺操作方便，并可在普通病房内实施，所用营养液的渗透压应小于 900 mOsm/L（600 mOsm/L 以下为宜），以避免对静脉造成损害。同时，渗透压低于 CPN 的 PPN 营养液含有相对较少的能量和营养素。

（1）静脉选择。选用较浅表静脉，一般多选用上肢末梢静脉。先在手背行静脉穿刺后，逐渐将穿刺点向前臂、上臂上移。如患者只需短期 PPN，可直接选择前臂静脉穿刺。

（2）导管。应选择质地较软、管径较细的导管。

（3）穿刺。可在病房床旁操作。消毒穿刺点处的皮肤即可进行穿刺、插管并固定套管。

（4）操作时注意事项。①尽可能选用手背静脉，若穿刺失败则改用前臂静脉；②宜选择管径较粗的静脉，减少静脉炎等并发症的发生；③不宜选择紧靠动脉的静脉，以免形成动静脉瘘；④插管不要跨关节，防止插管弯曲及移位；⑤选择静脉分叉处穿刺，以避免插管时血管移位；⑥避免选用下肢静脉穿刺，以免诱发血栓。

（三）营养液输注方法的选择

肠外营养液的输注可分为重力滴注和泵输注两种，危重患者多选用泵输注，以精确控制输注速度和输注量。

目前应用较为普遍的是“全合一”输液系统，它是将所有肠外营养成分混合在一个容器中。这种方式具有节省费用、营养物质被更好地利用吸收、减少代谢性并发症发生的特点，脂肪代替葡萄糖可减少糖摄入过量而产生的不良反应；添加脂肪乳剂可降低营养液渗透压，从而减少对静脉的刺激，减少管道连接、输液瓶更换等操作，降低败血症发生率；它利用带有终端过滤器的自动配液混合器，可以将各种液体快速并准确定量地输入混合输液袋内，提高了配液的精确度，减少了药物暴露时间。

肠外营养液一般采用持续输注，输注速度不能过快，否则容易刺激血管内壁，并可能发生代谢紊乱。可由 1 mL/min 开始低浓度、小量、慢速输注，然后根据患者耐受程度逐渐递增。一般全日营养液在 8～12 小时内输完即可，如不能耐受此速度，可适当延长输注时间或减速。但持续输注的时间越长、肠外营养应用时间越长，静脉的损伤就越大，可能导致或加重相应的并发症。

实施肠外营养支持时，营养液配方或输注速度的任何改变都应十分谨慎。不能突然去除营养液中的某一成分，或使营养液中某成分的浓度明显改变，也不能突然明显改变营养液滴注速度，更不能突然停止肠外营养输注，尤其是应用肠外营养 1 周以上者。以上操作均可能导致代谢并发症，常见的是突发性血糖水平异常。整个肠外营养支持过程中，必须让患者逐渐适应浓度和渗透压的变化，开始 PN 时要逐渐递增，拟停止 PN 时要逐渐递减。

（四）营养制剂的选择

肠外营养的组成和特殊营养素的摄入必须根据患者的代谢状况和实际需要准确计算。接受肠外营养的患者无法控制营养素的吸收，所有经静脉给予的营养素都要被吸收、代谢。肠外营养制剂一般包括复方氨基酸、碳水化合物制剂、脂肪乳、常量元素、微量元素、水溶性维生素、脂溶性维生素等，浓度、成分各异，可以根据患者营养需要自由组合、配制。除以上必需营养素外，肠外营养制剂中还可以加入一些对患者具有特殊生理作用的物质，如肉碱、精氨酸、谷氨酰胺、ω-3 脂肪酸等。

碳水化合物制剂包括可溶性单糖和由多个单糖组成的大分子可溶性多聚体，主要功能是提供能量。其次参与构成人体代谢过程中的一些重要物质，如 DNA、RNA、ATP 和辅酶等。人体对葡萄糖代谢的最大利用率一般约为 6 mg/(kg·min)，葡萄糖超量易引起高血糖和糖尿，长期过量会转化成脂肪沉积在肝脏等内脏组织。其他碳水化合物制剂有果糖、麦芽糖、山梨醇、木糖醇注射液等，经静脉输入水解成葡萄糖后进入糖代谢途径而被机体利用，其在体内的利用率与葡萄糖相似。

葡萄糖是肠外营养的主要热能来源。葡萄糖输入血液后，很快被用于代谢而供能，同时生成二氧化碳和水，剩余的以糖原形式储存在肝或肌细胞内，失去它原来的渗透性，留下水分。葡萄糖是糖类中最能满足人体生理需求的，能被所有的组织器官利用，有些器官和组织只能由葡萄糖供能，如大脑、红细胞及肾脏髓质等。人体的大脑每天需 120~140 g 葡萄糖作为能量来源，如果供应不足，机体可通过糖原分解和糖异生保证能量供应。

静脉输入的脂肪乳在血液中分解成甘油三酯，再由脂蛋白酶水解成甘油、脂肪酸和其他甘油酯等，供组织吸收利用。同时给予葡萄糖，有利于游离脂肪酸氧化，并显著提高游离脂肪酸的清除速度。静脉输入脂肪乳剂在血液中清除，并不完全被人体所利用，但从输入脂肪乳剂后氮利用增加、必需脂肪酸缺乏得到纠正和体重增加的情况看，人体能充分利用输入的脂肪乳剂。

向机体内直接输入蛋白质，如全血、白蛋白、血浆，从营养支持的角度来讲是不可取的，不仅因异体蛋白可致过敏反应，而且这些蛋白质在机体内的半衰期较长，需分解成氨基酸后才能被机体利用，在分解过程中需要消耗部分能量，故其利用缓慢且不充分；若利用不当，机体还可感染一些疾病，如病毒性肝炎、艾滋病等。临床上血液制品只能用于直接补充血液某一成分的不足。

维生素在维持人体代谢和生理功能上占有重要地位，脂肪、氨基酸和碳水化合物三大营养素的正常代谢以及某些生化和生理功能都需要各种维生素参与。

电解质主要是用于维持血液的酸碱平衡和水盐平衡，以保持机体有恒定的内环境。电解质主要有钠、钾、钙、镁、磷、氯。

（五）能量、氮量及液体量的选择

先计算能量的需要量。需注意的是，由于患者肠道耐受性的限制，一般肠内营养支持时不会出现能量过度的问题。而肠外营养支持不经过胃肠道途径，经静脉途径输入容易出现过度营养的问题，尤其是在肠外营养支持初期。过度营养会导致代谢并发症的出现，也会造成静脉损伤。

计算出蛋白质、液体的需要量，能量氮比一般为627 kJ（150 kcal）：1 g。

（六）家庭肠外营养的选择

随着医疗技术的发展，越来越多的患者开始在家里接受肠外营养支持，但必须有足够的技术支持。患者由临床医生、营养医生评估确定可以接受家庭肠外营养支持后，还须接受营养支持相关的专业技能训练，才可自行操作。在家接受肠外营养支持尤其应注意的问题是减少感染，主要是导管的护理和营养液的安全性问题。

三、肠外营养制剂

（一）肠外营养制剂的组成

目前临床上用的肠外营养制剂没有统一的配方，原则是必须含有全部人体所需的营养物质。同时应根据患者的年龄、性别、体重或体表面积及病情需要等配制。

肠外营养制剂的组成成分包括脂肪、糖类、蛋白质、多种维生素、多种微量元素、电解质和水等，均要求为中小分子营养素。同时提供足够的水分（1 kcal/mL），能量为30~35 kcal/(kg·d)，以维持患者的营养需要。

肠外营养制剂的基本要求包括无菌、无毒、无热源；pH值和渗透压要适宜；良好的相容性、稳定性、无菌无热源包装等。

1. 营养液成分

（1）葡萄糖溶液。到目前为止，葡萄糖是肠外营养液中添加的唯一糖类。为了提供足够的能量，在肠外营养液配方中常应用高浓度的葡萄糖作为肠外营养的能量来源，一般每日提供葡萄糖200~250 g，最多不超过300 g，占总能量的60%~70%。肠外营养配方中常需用高浓度（25%~50%）葡萄糖溶液。这种溶液渗透压很高，只能经中心静脉途径输入，若经周围静脉输入容易导致血栓性静脉炎。由于机体利用葡萄糖的能力有限，因此葡萄糖输入太快可发生高血糖、糖尿及高渗性脱水。

（2）脂肪乳剂。肠外营养中所用的脂肪是以大豆油或红花油为原料，经卵磷脂乳化制成的脂肪乳剂，与人体内的乳糜颗粒相似，但缺少载脂蛋白。进入机体后，脂肪乳剂颗粒立即获得游离胆固醇载脂蛋白与胆固醇酯，从而在组成结构与代谢方面与人体乳糜微粒完全相同。含有脂肪的肠外营养的优点在于：①与高渗葡萄糖、电解质溶液同时输入，可降低营养液浓度，减少对血管壁的损伤；②脂肪释放的能量是碳水化合物的2倍，可在输入液体总量不变的情况下获得更多能量，500 mL 10%脂肪乳剂可产生1.88 MJ（450 kcal）的能量，一般输入量不超过3 g/(kg·d)；③作为非蛋白质的能量来源，既可减少葡萄糖用量，降低与高糖输入有关的危险因素，又可提供必需脂肪酸，避免必需脂肪酸的缺乏；④脂肪乳剂的呼吸熵为0.7，比碳水化合物的呼吸熵低，比等能量的糖溶液产生的二氧化碳少，有利于呼吸道受损的患者。

临床上应用的有10%、20%和30%的脂肪乳剂，一般提供总能量的30%~50%，成人每天用量为1~2 g/kg。脂肪代谢紊乱、动脉硬化、肝硬化、血小板减少等患者应慎用。

输注脂肪乳时需注意调节输注速度，输注速度太快患者可能出现急性反应，如发热、畏寒、心悸、呕吐等。通常10%溶液在最初15~30分钟内的输注速度不要超过1 mL/min，半小时后可逐渐加快。

（3）氨基酸溶液。复方氨基酸溶液是肠外营养的基本供氮物质，由人工合成的结晶左旋氨基酸根据临床需要以不同模式配制而成，包括必需氨基酸与某些非必需氨基酸。除了可提供能量外，主要用于提供氮源，维持正氮平衡、促进体内蛋白质合成、组织愈合及合成酶和激素。它具有纯度高、含氨量低、不良反应小、利用率高等特点。补充氨基酸必须注意氨基酸的成分与总含氮量。其需要量一般为6~8 g/m^2

或 0.15~0.2 g/(kg·d)。

近年使用的结晶复方氨基酸溶液一般均含有 8 种必需氨基酸和数量不同的非必需氨基酸，如 14 氨基酸注射液-823 中含 8 种必需氨基酸与 6 种非必需氨基酸，比水解蛋白质更有利于防止氮的丢失，纠正负氮平衡，减少蛋白质的消耗。对于持续分解代谢状况，补充必需与非必需氨基酸都是必要的。目前临床上常规使用的成人氨基酸溶液中含有 13~20 种氨基酸，包括所有必需氨基酸。

肾功能衰竭患者建议使用必需氨基酸疗法，应选用高比例的必需氨基酸溶液，使尿素氮水平下降。对于肝功能不全的患者，由于患者血中芳香族氨基酸（苯丙氨酸、酪氨酸、色氨酸）水平上升，进入大脑后可引起肝性脑病，应选择以支链氨基酸（BCAA）为主的氨基酸溶液。在某些特殊情况下，应注意条件必需氨基酸的补充，如谷氨酰胺。

（4）水与电解质。人体只能短期耐受失水状态，缺水 3~4 天，即可出现脱水状态，成人一旦失去相当于体重 10%~25%的水分就无法生存。

在正常情况下，成人每天需水 30 mL/kg，儿童 30~120 mL/kg，婴儿 100~150 mL/kg。水的需要量与能量的摄取有关，成人每提供 4.184 kJ 热量需 1.0 mL 的水，婴儿为 1.5 mL/kJ，成人每天需热量 10460~12552 kJ，需水 2500~3000 mL，有额外水分丢失时，需增加水量，患者有心、肺及肾疾病时需限制水量。计算体液平衡时，还应考虑代谢营养成分所产生的水量，每代谢 1 g 蛋白质、碳水化合物和脂肪分别产生 0.41 mL、0.60 mL 和 1.0 mL 的水。

肠外营养液体的需要量为 1 mL/kcal，成人以每天 3000 mL 左右为宜。电解质的主要作用是维持血液的酸碱平衡和水、电解质平衡，以维持机体内环境的稳定。电解质在无额外丢失的情况下，钠、镁、钙等按生理需要量补给即可。电解质的补给量需根据血清及 24 小时尿中的电解质检查结果来调整用量。常用的肠外营养的电解质溶液有 10%氯化钠、10%氯化钾、10%葡萄糖酸钙、25%硫酸镁及有机磷制剂等。

（5）维生素与微量元素。维生素对糖、脂肪、蛋白质代谢及人体生长发育、创伤修复等有重要作用。肠外营养一般只能提供生理需要量，有特殊营养需求的患者需要额外补充，如补充不足机体可出现神经系统与心血管系统的损害和维生素缺乏症（除维生素 D 外）。微量元素虽然在体内含量不高，但对机体很重要。因为微量元素参与酶、核酸、多种维生素和激素的作用。每一种微量元素都有它的特殊功能，有些是酶的辅酶，有些与激素分泌有关等。肠外营养时，制剂制备精纯，长期使用可导致微量元素缺乏，必须引起重视，注意及时补充。

2. 营养液配方

临床实施肠外营养，关键是要掌握好营养液的用量。营养液用量不足导致效果不佳，用量过大则导致副作用发生。根据病情，可按下列程序制定当天营养液用量：①确定当天拟补充的总能量、总氮量及总入水量；②根据总能量和总入水量，确定葡萄糖液的浓度及用量，若加用脂肪乳剂，通常占能量的 30%左右；③选用合适的氨基酸液，根据总氮需要量，确定其用量；④加入适量电解质溶液、复合维生素及微量元素，前者需视病情而定，后两者则按常规给予每天正常需要量。临床常用肠外营养液配方组成见表 8-3。

表 8-3　临床常用肠外营养液配方

	氮（g）	糖（g）	脂肪（g）	能量（kcal）	钠（mmol）	钾（mmol）
周围	8~10	200~250	50~70	1300~1700	80	50
标准	10~14	250~300	50~100	1500~2200	100	60~80
中度应激	12~16	250~300	50~100	1500~2200	100~120	75~100
重度应激	12~18	250~300	50~100	1500~2200	100~120	80~100
肾衰 1	6~12	250~300	50~70	1500~1900	个体化	个体化

续表

	氮（g）	糖（g）	脂肪（g）	能量（kcal）	钠（mmol）	钾（mmol）
肝衰 2	4~10	200~250	25~60	1200~1700	80	40~60
感染 3	10~16	150~250	50~70	1300~1900	100	60~100
重度营养不良 4	8~16	150~250	50~80	1200~1800	50~70	80~100
心衰	10~12	150~250	50~70	1200~1700	50~70	80~100
多脏器衰竭 3	10~14	150~300	50~80	1200~2000	100~120	60~100
糖尿病	10~14	200~250	50~70	1300~1700	100	80
脂肪不耐受	10~14	300~400	0~20	1500~1600	100	80
短肠	7~14	200~350	20~100	1000~2400	50~250	50

	钙（mmol）	镁（mmol）	磷（mmol）	微量元素	维生素	容量（mL）
周围	5	8	10~12	基础量	基础量	2500~3000
标准	5	8	12~16	基础量	基础量	2250~3000
中度应激	5	10	10~20	基础量	基础量	2500~3000
重度应激	6	10	10~20	基础量+锌，硒	基础量+维生素 B_1	2500~3500
肾衰 a	6	个体化	个体化	个体化	增加剂量	个体化
肝衰 b	6	个体化	10~16	个体化	基础量	2000~3000
感染 d	5	6~8	10~20	个体化	增加剂量+维生素 B_1	2500~3000
重度营养不良 c	6	10~16	20~40	基础量+锌，硒，铜	增加剂量	2000~2500
心衰	6	10~12	15~25	基础量+锌，硒	基础量+维生素 B_1	2000~2250
多脏器衰竭 c	6	6~8	10~20	个体化+锌，硒	基础量+维生素 B_1	2000~3500
糖尿病	6	8~10	15~40	基础量	基础量	2500~3000
脂肪不耐受	6	8~10	10~20	基础量	基础量	2500~3000
短肠	9	10	10	基础量+锌，铜	增加剂量	1500~2500

注：a 肾功能衰竭推荐配方；b 肝功能衰竭推荐配方；c 推荐用含谷氨酰胺的氨基酸溶液或添加谷氨酰胺；d 强烈推荐用含谷氨酰胺的氨基酸溶液或添加谷氨酰胺；能量、氮和电解质可根据患者需要和/或额外损失量补充；必要时添加胰岛素；维生素基本量，水乐维他+维他利匹特各 1 支；微量元素基本量，安达美 1 支；必要时补充锌、铜、硒；维生素 B_1，根据实际情况补充 10~200 mg/d。

一般情况下，肠外营养液中不主张加入其他药物，如抗生素、止血剂、强心剂等，这些药物应由另外的静脉途径输入。但有时病情需要限制摄入水量，或其余静脉途径很难维持，不得不将各种药物加入肠外营养制剂中一并输入。近来有报道关于各种药物对肠外营养制剂的配伍禁忌，提出了初步结果，但尚不成熟，因此应尽量避免混合使用。

（二）肠外营养制剂的配制

1. 配制营养液的设备要求

合理的配置方法，严格的无菌操作规程，是肠外营养持续应用的重要环节之一。肠外营养具有许多优越性，但也会引起一些比较严重的并发症，其中之一是输注污染的营养液所致的感染。空气中的细菌是污染营养液的一个因素，应尽量避免。

肠外营养液的配制必须在专门的配液室内进行。配液室包括准备室和配制室。配制室内应配备洁净台，营养液的混合、灌注都应在洁净台上操作。为减少配制过程中由人为操作带来的污染，最好使用自动配液混合器。

通过对净化工作台面与病区治疗室台面空气培养结果进行比较，净化工作台空气可以达到无菌的要求，而病区治疗室内的空气中流动着大量细菌，环境污染严重。因此，在专设房间内的净化工作台面配置营养液是较为安全的。

配制好的营养液应立即装入容器，最好选用一次性 3 L 输液袋，以减少输液过程中的换液次数，减少细菌污染营养液的机会。目前临床常用的是聚乙烯醋酸乙酯（ethylene vinyl acetate，EVA）制成的混合输液袋，袋身有容量刻度线。输液袋按袋内有无分隔可分为单腔袋、双腔袋、三腔袋，将混合后性质不稳定的溶液成分分装在隔层内，输注时将分隔挤破、混匀即可。

2. 配制营养液的技术要求

肠外营养所用营养制剂必须严格按照配方组成按无菌技术操作，在消毒处理的房间或在无菌操作箱、水平层流操作台内进行配制。配制前工作人员应清洁消毒，穿戴事先消毒好的无菌衣、鞋、帽子、口罩和手套进行操作，并严格按无菌技术操作规程进行配制。

3. 肠外营养制剂的质量要求

（1）pH。健康人血液的 pH 值为 7. 35~7. 45。在配置肠外营养制剂时，必须调整其 pH 值，使 pH 值在血液缓冲范围内。

（2）渗透压。血浆渗透压一般为 280~310 mmol/L。输入的营养制剂渗透压过低，水分子会进入细胞内，严重时可出现溶血现象；输入的营养制剂渗透压过高，对血管刺激较大，尤其是采用外周静脉途径时，会引起静脉炎、静脉栓塞。

（3）微粒异物。目前各国药典中规定肠外营养制剂中的微粒最长不超过 10 μm。

（4）病原体。无病原体、无热源。

4. 配制营养液的混合顺序

（1）将微量元素和电解质加入氨基酸溶液中。

（2）将磷酸盐加入葡萄糖溶液中。

（3）将上述两种溶液装入 3 L 输液袋中。如需要，可在此步骤中加入另外数量的氨基酸和葡萄糖。

（4）将水溶性维生素和脂溶性维生素混合后加入脂肪乳剂。

（5）将脂肪乳剂、维生素混合液装入 3 L 输液袋中。

（6）排气，轻轻晃动 3 L 输液袋中的混合物，备用。

5. 配制注意事项

（1）营养液的混合顺序非常重要，在终混前，将氨基酸加入脂肪乳剂或葡萄糖溶液中，对脂肪乳剂有保护作用，可避免因 pH 值改变和电解质的存在而影响乳剂的稳定性。

（2）钙剂和磷酸盐应分别加在不同的溶液中稀释，以免发生磷酸钙沉淀。将氨基酸和葡萄糖混合后，用肉眼检查输液袋中有无沉淀生成，在确认没有沉淀后再加入脂肪乳剂。

（3）正常情况下，混合液中不要加入药物。

（4）液体总量应大于 1500 mL，为了保持混合液的稳定，混合液中葡萄糖的最终浓度应为 0~23%。

（5）营养液现配现用，在 24 小时内输完，最多不要超过 48 小时。如不即刻使用，应将混合物置于 4 ℃冰箱内保存。

（6）电解质不能直接加入脂肪乳剂中，否则其中的阳离子可中和脂肪颗粒上磷脂的负电荷，使脂肪颗粒相互靠近，发生聚集和融合，最终导致水油分层。一般一价阳离子浓度 < 150 mmol/L，镁离子浓度 < 3. 4 mmol/L，钙离子浓度 < 1. 7 mmol/L。

（7）配好的 3 L 输液袋上应注明配方组成、营养液总液量、输注途径、床号、姓名及配制时间和配置者姓名等。

四、肠外营养的应用

(一) 肠外营养的适应证

肠外营养适用于胃肠道功能障碍或衰竭的患者。凡患者存在营养不良，或估计 1 周以上无法正常饮食者，都有肠外营养治疗的指征。凡是需要营养支持，但又不能或不宜接受肠内营养支持的患者均适用肠外营养支持。在临床上，许多疾病如营养不良者的围术期、瘫痪、大面积烧伤、炎性肠道疾病、克罗恩病或溃疡性结肠炎的急性期、重症急性胰腺炎等的病程多长达 1 个月以上，过早恢复肠内营养可能使病情加重，可采用肠外营养来维持机体营养需要。

1. 消化系统疾病

胃肠需要充分休息或有消化吸收障碍时，可采用肠外营养支持。

（1）消化道瘘。高位小肠瘘患者进食后，食物会从瘘口排出，造成营养物质吸收障碍，大量消化液丢失导致脱水及电解质紊乱，同时肠瘘患者常伴有腹腔感染及脓肿形成，使机体进一步耗竭，短期内导致死亡。肠外营养支持不仅可以供给充足的营养，还可使消化道得到充分的休息，从而减少消化液的分泌与丧失，提高组织愈合能力。

（2）炎症性肠病。炎症性肠病包括溃疡性结肠炎与克罗恩病等。肠外营养可减轻腹部不适与腹泻等症状。对于肠道炎性疾病引起生长发育停滞的儿童，在给予充分的肠外营养支持后，能够恢复正常的生长发育。

（3）短肠综合征。患者在小肠大部切除手术后短期内很难经胃肠道吸收充足的营养物质，可致严重的营养不良。肠外营养可显著改善患者的营养状况。

（4）胃肠道梗阻。如贲门癌、幽门梗阻、高位肠梗阻、新生儿胃肠道闭锁等。

（5）胃肠功能障碍。严重营养不良伴胃肠功能障碍者。

2. 大面积烧伤

严重复合伤、破伤风、大范围的手术等患者处于强烈的应激状态，代谢旺盛，同时消化功能受到抑制，不能经胃肠道补充足够的营养素。与分解代谢有关的氮、钾、磷等从渗出液中大量流失。应激状况下，儿茶酚胺、胰高血糖素、生长激素与糖皮质激素等分泌增加，蛋白质及脂肪分解加快、糖异生增强，水钠潴留，及时给予患者肠外营养可减少继发感染、低蛋白血症、多脏器损害等并发症，还利于创伤愈合。

3. 严重感染与败血症

持续高热与食欲减退使能量需求与代谢率明显增加，而营养摄入则明显不足。临床上可见患者因负氮平衡和代谢亢进而日趋消瘦，并出现低蛋白血症，进而导致免疫功能降低，抗感染能力下降。此类患者应注意尽早进行肠外营养支持治疗。

4. 术前准备

对于营养不良、需进行大的胸腹部手术的患者，应给予肠外营养支持，建议术前营养支持 7~10 天。

5. 急性肾功能衰竭

蛋白分解增加并易合并感染，透析时营养物质在体外丢失，诸多因素均可使尿毒症患者迅速出现明显的营养障碍，导致已损伤的肾功能难以恢复。在严格控制体液总量、钠盐与钾盐含量等条件下给予肠外营养，有助于缩短病程，减少并发症的发生。

6. 妊娠剧吐与神经性厌食

妊娠时严重恶心、剧烈呕吐超过5~7天时，为保护孕妇及胎儿，应及时给予肠外营养支持。神经性厌食患者的消化道分泌受抑制所引起的营养不良难以纠正，应给予肠外营养支持。

7. 家庭肠外营养支持

家庭肠外营养支持指征虽然在原则上与住院患者基本相同，但仍有一些特殊的适应证。对于病情稳定、能起床活动和基本生活可以自理、出院继续治疗、但又不能通过胃肠道吸收或不能充分吸收营养物质以满足机体营养需要的患者，均适合做肠外营养，如短肠综合征、晚期肿瘤患者、炎性肠道疾病、放射性肠炎及吞咽功能丧失、其他原因所致的肠梗阻等患者。

8. 其他

神志不清、肺内吸入高度危险倾向、腹膜炎、肿瘤化疗或放疗引起的胃肠道反应等短期内不能由肠内获得营养的患者。

（二）肠外营养的禁忌证

目前肠外营养的禁忌证有：严重循环衰竭、呼吸功能衰竭，严重水、电解质平衡紊乱，肝、肾功能衰竭等。

下列情况应慎用肠外营养：①胃肠道功能正常或有肠内营养适应证者；②原发病须立即进行急诊手术者；③患者一般情况良好、预计需要肠外营养时间少于5天者；④预计发生肠外营养并发症的危险性较大；⑤脑死亡或临濒死期或不可逆性昏迷；⑥心血管功能紊乱或严重代谢紊乱尚未控制或处于纠正期间；⑦无明确治疗目的或已确定为不可治愈而盲目延长治疗者。

（三）肠外营养的并发症

对肠外营养并发症的认识和防治直接关系着其实施的安全性。根据其性质和发生的原因可归纳为四大类。大多数并发症是可以预防和治疗的。

1. 置管并发症

置管并发症均与中心静脉导管的置入技术及护理有关。常见并发症有气胸、血胸、血肿、损伤胸导管、动脉、神经以及空气栓塞等。此外，护理不当也可造成导管脱出、折断等并发症，借助X线检查可确定静脉导管放置部位，如果能严格按照操作规程操作和熟练掌握操作技术，那么这些并发症是可以预防的。患者出现静脉血栓，可用尿激酶或链激酶等做纤溶处理。在1 L肠外营养制剂中加3000 U肝素可减少血栓形成的机会。

2. 感染并发症

在导管置入、营养液配制、输入过程中极易发生感染。导管性败血症是肠外营养常见的严重并发症。营养液是良好的培养基，可使细菌迅速繁殖，导致脓毒血症。因此，每一个步骤都必须严格按照无菌操作技术规定进行。若在中心静脉营养治疗过程中，患者突然出现寒战高热，而无法用其他病因来解释时，则应考虑导管性败血症。此时应立即拔除旧导管，做导管头及血细菌培养（包括真菌培养），同时辅以周围静脉营养。必要时应根据药物敏感试验配合抗生素治疗。导管性败血症的预防措施包括：①置管过程的严格无菌技术；②在超净工作台内配制营养液；③采用全封闭式输液系统；④定期消毒穿刺点皮肤并更换敷料等。

3. 代谢并发症

这类并发症多与对病情动态监测不够、治疗方案选择不当或未及时纠正有关，可通过加强监测并及时调整治疗方案予以预防。

（1）液体量超负荷。液体输入量过多可致心肺功能不堪负荷而出现衰竭症状。对老年人、心肺功能与肾功能不全者，应特别注意控制液体输入量与输液速度。

（2）糖代谢紊乱。糖代谢紊乱常表现为低血糖反应、高血糖反应、高渗性非酮性昏迷。大多数营养不良患者治疗前已出现进食量少，胰岛素分泌量不足，胰高血糖素等升血糖激素分泌增多等问题。若葡萄糖输入过多、过快，外源性胰岛素补充不足，则会出现高血糖。此时，可调整营养液中糖与脂肪的比例，或在葡萄糖溶液中加入适量胰岛素。高血糖所致的高渗状态可使脑细胞脱水，出现高渗性非酮性昏迷。严重高血糖反应发生后应立即停用肠外营养，改用低渗盐水（0.45%）以 250 mL/h 的速度输入，以降低血浆渗透压。

长期肠外营养治疗的患者，如突然停止输液，或感染得到控制后组织对胰岛素的敏感度突然增加，导致反应性低血糖症。低血糖反应是由于持续输入高渗葡萄糖，刺激胰岛细胞增加胰岛素分泌，使血中保持较高的胰岛素水平。若突然停用含糖溶液，有可能导致血糖急性下降，发生低血糖反应，甚至低血糖性昏迷，严重者危及生命。因此，肠外营养时切忌突然换用无糖溶液。为安全起见，可在高糖液体输完后，以等渗糖溶液维持数小时过渡，再改用无糖溶液，以免诱发低血糖。

高血糖反应是指在开始应用肠外营养时，输入的葡萄糖总量过多或速度过快，导致单位时间内摄入的糖量过多，超出机体耐受的限度。特别是患者有糖尿病、隐性糖尿病或感染等情况，易导致高血糖的发生。因此，应控制糖的输入速度，开始阶段应控制在 0.5 g/(kg·h) 以内，并监测血糖和尿糖，以后逐步增加到 1~1.2 g/(kg·h)。对需要葡萄糖量较大、有隐性或明显糖尿病的患者适当补充外源性胰岛素，可减少高血糖反应的发生。

高渗性非酮性昏迷常因高血糖未及时得到发现并控制，导致多尿、脱水，以致昏迷。此症因患者糖代谢水平正常，血中无过量酮体存在，一旦发生，立即给予大量低渗盐水以纠正高渗环境，同时加用适量胰岛素以降低血糖即可。治疗既要积极及时，又要防止过量输入低渗盐水，以免造成脑水肿。

对于应用肠外营养支持的患者，应每日测定尿糖 2~4 次，每周测定血糖 2~3 次，以便及时发现血糖异常，及早处理。

（3）肝脏损害。长期肠外营养可致肝功能损害，一般表现为转氨酶和碱性磷酸酶（ALP）升高。肠外营养影响肝功能的因素较复杂，多数与营养液中的某些成分有关，如葡萄糖输入过量、应用高剂量脂肪、长期大量地应用氨基酸制剂等。营养液用量越大，肝功能异常的发生机会就越多，其中尤其是葡萄糖的用量。目前尚无有效的预防措施。处理方法主要是尽量去除或纠正诱因，积极进行护肝等治疗。近年来，富含支链氨基酸的氨基酸溶液和富含中链甘油三酯的脂肪乳剂的应用，不但使氨基酸对肝脏的损害得到控制，而且能促使肝功能恢复，改变了以往肝病患者不能输入含氮营养素的局面。

（4）酸碱平衡失调。高糖溶液的 pH 值为 3.5~5.5，大量输入时可影响血液 pH 值。氨基酸溶液中某些氨基酸（如精氨酸、组氨酸、赖氨酸及胱氨酸）的碱基代谢后可产生氢离子，导致高氯性酸中毒。特别是伴有腹泻的患者，更易产生代谢性酸中毒。少数伴有先天性代谢障碍的患者，在输入果糖、山梨醇后可出现乳酸性酸中毒。与成人相比，婴幼儿在快速输入大量糖溶液与水解蛋白时，因对高渗性溶液不耐受更容易出现代谢性酸中毒。一旦发生此并发症，应及时消除原因、对症治疗。除肾功能衰竭患者，在肠外营养中较少出现代谢性碱中毒。

（5）电解质紊乱。电解质紊乱在肠外营养时较易发生，最常见的是低钾、低镁及低磷。其中要特别注意的是磷的补充，长期接受肠外营养治疗的患者，由于大量磷、钾、镁从细胞外进入细胞内，导致低磷、低钾、低镁血症。尤其是有肠外瘘的患者，更应注意补充电解质。由于各种电解质的补充量没有固定的标准，因此唯一的办法是定期监测其血液浓度，因病因人及时调整补充。

（6）代谢性骨病。长期接受肠外营养治疗的患者可出现骨质软化症、骨质疏松症、纤维性骨炎、佝偻病等。

4. 肠道并发症

肠道并发症主要是肠道黏膜萎缩。肠外营养对肠道黏膜屏障功能的影响，目前正日益受到临床医生的重视。长时间接受肠外营养治疗的患者，特别是不能经口摄食者，容易产生胆囊结石及肠道黏膜萎缩。后者又容易导致肠道内细菌移位，发生内源性感染性并发症。有资料提示，补充谷氨酰胺可预防肠道黏膜的萎缩，保护肠道屏障功能。预防肠道并发症的唯一措施就是尽早恢复肠道营养，促使萎缩的黏膜增生，保持肠道正常功能。

（四）肠外营养的监测

对肠外营养支持治疗者进行全面的监测至关重要。应根据临床和实验室监测结果，评估、观察和判断患者每日营养需要量、各种管道器件及疗效有关的指标，以减少或避免营养支持相关并发症，提高营养支持的安全性和疗效。

1. 临床观察

（1）每天测体温、血压、脉搏、体重，记录 24 小时液体出入量。观察生命体征是否平稳，若生命体征不平稳，则以积极纠正为先；若体温异常升高，提示有感染可能，应积极查找病因、对因治疗。

（2）观察神志改变，有无水、钠潴留或脱水，有无黄疸、胃潴留，黄疸多见于长期肠外营养所致胆汁淤积性肝病；水肿和脱水反映体液平衡情况，有助于判断营养支持的补液量。

2. 导管监测

如导管出口处皮肤有无红肿感染，导管接头有无裂损，导管是否扭曲或脱出。胸部 X 线监测导管是否置入正确部位。每天严格消毒处理导管插入部位局部皮肤，发现导管引起感染，应将导管头剪下进行细菌、霉菌培养。

3. 实验室监测

（1）血生化测定。患者开始肠外营养的前 3 天，应每天测血糖、电解质（钠、钾、钙、镁、磷、氯）。等代谢状况稳定后每周只需测 2 次。如代谢状况不稳定应增加检测次数，高血糖患者每天测 3~4 次血糖或尿糖。

（2）肝肾功能。每周测 1~2 次血胆红素、转氨酶、尿素氮及肌酐。

（3）氮平衡。监测每日尿氮排出量，计算氮平衡。

（4）血气分析。开始时每天进行一次血气分析，代谢状况稳定后可在必要时监测。

（5）其他。随访血常规、血浆白蛋白、凝血酶原时间等。

4. 营养评价

营养评价包括上臂围、肱三头肌皮褶厚度、体重、肌酐—身高指数、血浆白蛋白浓度、血清运铁蛋白浓度、免疫功能试验等，每周测 1 次。

第三节 肠内营养和肠外营养的相互关系

临床营养支持包括肠内营养与肠外营养两种途径，营养的内容物均包括氨基酸、脂肪、糖类、平衡的多种维生素和多种微量元素等，均系中小分子营养素，与普通的食物有根本的区别。

选择营养的方式在很大程度上取决于患者胃肠道吸收功能是否丧失和对营养供给方式的耐受能力，一般是根据疾病的性质、患者的状态及医生对病情的判断来决定。如果患者心肺功能不稳定，胃肠道吸收功能大部分丧失或营养代谢失衡而急需补偿时，应选择肠外营养；如果患者胃肠道有功能或有部分功能，那么最好选用安全有效的肠内营养，因为肠内营养是符合生理需求的给养途径，这种途径可以避免中心静脉插管带来的风险，又可以帮助患者恢复肠道功能。其优点有：经济高效、符合生理需求、简便安全、市售肠道营养剂的品种较多。

肠内营养可以通过口服、经胃、经幽门后、经空肠等多种途径给予补充，但对胃肠道疾病患者来说，选择一个时间合适、安全可靠的途径给予肠内营养并不十分容易，而且有潜在的加剧原发病的风险。临床上一些症状如恶心、饱胀感、腹痛、腹泻和体征，如腹胀、肠鸣音减弱等使肠内营养的应用受到限制。在临床操作中有些患者对鼻—胃管置入不耐受，鼻—胃管置管不能到位或食道、胃手术后原有的解剖位置发生改变使鼻—胃管不能插入等，这就限制了肠内营养的应用。在操作过程中还要预防肠内营养并发症的发生，包括误吸、恶心、呕吐、腹泻及肠道供血障碍等。当患者心功能较差，不能耐受插管的刺激或血流动力学不稳定时，不主张给予肠内营养，以免诱发患者心功能衰竭；对于肠内营养效果不理想的患者，应及时改变供给的方式，避免因营养支持治疗延误患者的康复甚至加重病情。肠内、肠外营养最关键和最重要的原则是严格控制适应证，精确计算营养支持的量和持续供给的时间，选择合理的营养支持途径。

任何经口摄食不足、消化道疾病不合适或不能进行肠内营养供给患者，肠外营养的辅助治疗可以起到积极作用，在疾病的治疗过程中是一个重要的进步，这种疗法已经给有营养不良和胃肠道功能障碍等消化系统疾病的患者带来了巨大的益处。

在进行肠外营养过程中要注意肠外营养能使患者产生饱感综合征而使胃蠕动受到抑制，一般主张在营养治疗前先使患者处于轻度的饥饿状态数日，此时仅通过静脉输注保持水、电解质平衡的液体，以利于刺激胃肠活动，同时利用条件反射，借助菜肴的色、香、味、形刺激患者的食欲，通过管饲与经口摄食的适当配合，帮助患者从肠外营养过渡到肠内营养。从长期鼻胃管管饲过渡到经口摄食正常肠内营养，也应遵循这个原则。

长期进行肠外营养，可导致胃肠道功能减退甚至丧失。从肠外营养过渡到经肠营养必须遵循循序渐进的原则，让患者有一个适应的过程，如果骤然经肠营养，可能会导致肠道严重受损。这种过渡大致可分为 4 个阶段：①肠外营养与管饲结合；②单纯管饲；③管饲与经口摄食结合；④从医院基本膳食过渡到正常膳食，或因病情需要长期使用治疗饮食。这种由肠外营养逐渐过渡到经肠营养的缓慢过程使肠黏膜细胞能逐步适应而不发生损伤。当患者能够耐受肠内营养时，先低浓度、缓速输注要素肠内营养制剂或非要素肠内营养制剂，同时监测水、电解质平衡及营养素摄入量，然后逐渐增加肠内营养制剂的输注量，并以同样幅度降低肠外营养制剂输注量，直至肠内营养能完全满足机体代谢的需要，才可完全撤出肠外营养转为完全肠内营养。随着病情好转和胃肠道功能的恢复，患者可逐渐增加经口摄入营养物质，一般由流质开始，经半流质、软食过渡到普食。通常大多数患者过渡到半流食时已经可以拔出鼻饲管，完全经口摄入食物。

每个患者的适应能力及恢复的速度不同，上述几个阶段没有绝对的界限，何时该做什么应根据患者的具体情况来定。临床应用中肠外营养与肠内营养之间的过渡期一般为 3~5 天，进行肠内营养支持的同时可经口摄入流质，但由肠内营养完全过渡到普食或治疗饮食至少需要 1 周的时间，同时患者应避免暴饮暴食或食用油腻等不易消化的食物、刺激性食物等，以免发生意外。

【思考题】

1. 简述临床营养支持的意义及支持途径与方式，普通膳食的适用对象及配餐原则。
2. 简述管饲的配置原则及使用时的注意事项。
3. 简述肠内营养与肠外营养的关系。
4. 简述全营养的适应证。
5. 简述肠内营养与肠外营养的并发症。

第三篇　临床营养各论

第九章　代谢性疾病的营养治疗

学习目标

1. 掌握代谢性疾病的营养治疗原则和饮食配膳方法。

2. 掌握代谢性疾病的饮食治疗目的，理解糖尿病、血脂异常和脂蛋白异常血症、痛风、肥胖症、骨质疏松症的病因病理变化和代谢障碍。

新陈代谢是生物体内全部有序化学变化的总称，其中的化学变化一般都是在酶的催化作用下进行的。它包括物质代谢和能量代谢两个方面。物质代谢是指生物体与外界环境之间物质的交换和生物体内物质的转变过程。所有物质进入人体后，都要经过消化、吸收、分布、代谢、排泄的过程。在此过程中，任何环节发生问题，都会影响物质代谢，引起代谢异常和失调，甚至发生疾病，常见的有糖尿病、血脂异常和脂蛋白异常血症、肥胖症、痛风等。

第一节　糖尿病

糖尿病（diabetes mellitus）是一组病因和发病机制尚未完全阐明，由遗传及环境因素等多种因素共同作用，以慢性血葡萄糖（简称血糖）水平增高为特征的代谢性综合征，是由胰岛素分泌和（或）作用缺陷引起的。长期碳水化合物以及脂肪、蛋白质代谢紊乱可引起多系统损害，导致眼、肾、神经、心脏、血管等组织器官的慢性进行性病变、功能减退及衰竭；病情严重或应激时可发生急性严重代谢紊乱，如糖尿病酮症酸中毒（DKA）、高血糖高渗状态等。糖尿病使患者生活质量降低，寿命缩短，病死率增高，应积极防治。

一、概述

（一）病因和发病机制

糖尿病的病因和发病机制极为复杂，至今未完全阐明。不同类型糖尿病的病因不尽相同，即使同一类型糖尿病中也存在着异质性。总的来说，遗传因素及环境因素共同参与其发病过程。

1. 1 型糖尿病

绝大多数 1 型糖尿病是自身免疫性疾病，遗传因素和环境因素共同参与其发病过程。某些外界因素作用于有遗传易感性的个体，激活 T 淋巴细胞介导的一系列自身免疫反应，引起选择性胰岛 β 细胞破坏和功能衰竭，体内胰岛素分泌不足进行性加重，导致糖尿病。

（1）多基因遗传因素

1 型糖尿病多基因遗传系统至少包括 IDDM1/HLA、IDDM2/INS 5’ VNTR 以及 IDDM3～IDDM13 和 IDDM15 等。其中 IDDM1 和 IDDM2 分别构成 1 型糖尿病遗传因素的 42%和 10%，IDDM1 为 1 型糖尿病易感性的主效基因，其他为次效基因。1 型糖尿病存在遗传异质性，遗传背景不同的亚型，其病因及临床表现不尽相同。

（2）环境因素

1）病毒感染。据报道，与 1 型糖尿病有关的病毒包括风疹病毒、腮腺炎病毒、柯萨奇病毒、脑心肌炎病毒和巨细胞病毒等。病毒感染可直接损伤胰岛 β 细胞，迅速、大量破坏 β 细胞或使细胞发生细微变化、数量逐渐减少。病毒感染还可损伤胰岛 β 细胞而暴露其抗原成分、启动自身免疫反应，这是病毒感染导致胰岛 β 细胞损伤的主要机制。

2）化学毒性物质和饮食因素。链脲佐菌素和四氧嘧啶糖尿病动物模型以及灭鼠剂吡甲硝苯脲所造成的人类糖尿病属于非自身免疫性胰岛 β 细胞破坏（急性损伤）或自身免疫性胰岛 β 细胞破坏（小剂量、慢性损伤）。母乳喂养期短或缺乏母乳喂养的儿童 1 型糖尿病发病率增高，研究认为血清中存在的与牛乳制品有关的抗体可能参与 β 细胞破坏过程。

（3）自身免疫。许多证据提示 1 型糖尿病为自身免疫性疾病：①遗传易感性与 HLA 区域密切相关，而 HLA 区域与免疫调节以及自身免疫性疾病的发生有密切关系；②常伴发其他自身免疫性疾病，如桥本甲状腺炎、艾迪生病等；③早期病理改变为胰岛炎，表现为淋巴细胞浸润；④许多新诊断患者存在各种胰岛细胞抗体；⑤免疫抑制治疗可预防小剂量链脲佐菌素所致的动物糖尿病；⑥同卵双生子中有糖尿病的一方从无糖尿病一方接受胰腺移植后迅速发生胰岛炎和 β 细胞破坏。在遗传的基础上，病毒感染或其他环境因素启动了自身免疫过程，造成胰岛 β 细胞破坏和 1 型糖尿病的发生。

（4）自然史。1 型糖尿病的发生发展经历以下阶段：①个体具有遗传易感性，在其生命的早期阶段并无任何异常；②某些触发事件如病毒感染引起少量胰岛 β 细胞破坏并启动自身免疫过程；③出现免疫异常，可检测出各种胰岛细胞抗体；④胰岛 β 细胞数目开始减少，但仍能维持糖耐量正常；⑤胰岛 β 细胞持续损伤达到一定程度时（通常只残存 10%β 细胞），胰岛素分泌不足，糖耐量降低或出现临床糖尿病，需用胰岛素治疗；⑥最后胰岛 β 细胞几乎完全消失，患者需依赖胰岛素维持生命。

2.2 型糖尿病

2 型糖尿病也是复杂的遗传因素和环境因素共同作用的结果。目前对 2 型糖尿病病因的认识仍然不足，它可能是一种异质性情况。

（1）遗传因素与环境因素。2 型糖尿病是由多个基因及环境因素综合引起的复杂病，其遗传特点为：①参与发病的基因很多，分别影响糖代谢有关过程中的某个中间环节，而对血糖值无直接影响；②每个基因参与发病的程度不同，大多数为次效基因，可能有个别为主效基因；③每个基因只是赋予个体某种程度的易感性，并不足以致病，也不一定是致病所必需的；④多基因异常的总效应形成遗传易感性。

环境因素包括人口老龄化、现代生活方式、营养过剩、体力活动不足、子宫内环境，以及应激、化学毒物等。在遗传因素和上述环境因素共同作用下所引起的肥胖，特别是中心性肥胖，与胰岛素抵抗和 2 型糖尿病的发生有密切关系。有关肥胖的病因和发病机制详见第九章第四节。

（2）胰岛素抵抗和 β 细胞功能缺陷。在存在胰岛素抵抗的情况下，若 β 细胞能代偿性增加胰岛素分泌，则可维持血糖正常；当 β 细胞功能有缺陷、对胰岛素抵抗无法代偿时，就会发生 2 型糖尿病。胰岛素抵抗和胰岛素分泌缺陷是 2 型糖尿病发病机制的两个要素，不同患者其胰岛素抵抗和胰岛素分泌缺陷所具有的重要性不同，同一患者在疾病进展过程中两者的相对重要性也可能发生变化。

1）胰岛素抵抗。胰岛素作用的靶器官（主要是肝脏、肌肉和脂肪组织）对胰岛素作用的敏感性降低。胰岛素降低血糖的主要机制包括抑制肝脏葡萄糖生成（HGP）、刺激内脏组织（肝和胃肠道）对葡萄糖的摄取以及促进外周组织（骨骼肌、脂肪）对葡萄糖的利用。

2）β细胞功能缺陷。2型糖尿病的β细胞功能缺陷主要表现为：①胰岛素分泌量的缺陷，随着空腹血糖浓度增高，最初空腹及葡萄糖刺激后胰岛素分泌代偿性增多（但相对于血糖浓度而言，胰岛素分泌仍是不足的），但当空腹血糖浓度进一步增高时，胰岛素分泌反应逐渐降低；②胰岛素分泌模式异常，静脉葡萄糖耐量试验（IVGTT）中第一时相胰岛素分泌减弱或消失，口服葡萄糖耐量试验（OGTT）中早期胰岛素分泌延迟、减弱或消失，胰岛素脉冲式分泌削弱，胰岛素原和胰岛素的比例增加等。

(3）葡萄糖毒性和脂毒性。在糖尿病发生发展过程中所出现的高血糖和脂代谢紊乱可进一步降低胰岛素敏感性和损伤胰岛β细胞功能，分别称为“葡萄糖毒性（glucose oxicity）”和“脂毒性（lipotoxicity）”，是糖尿病发病机制中最重要的获得性因素。

(4）自然史。2型糖尿病早期存在胰岛素抵抗而胰岛β细胞可代偿性增加胰岛素分泌时，血糖可维持正常；当β细胞功能有缺陷、对胰岛素抵抗无法代偿时，才会进展为葡萄糖调节受损（IGR）和糖尿病。2型糖尿病的IGR和糖尿病早期不需胰岛素治疗的阶段较长，但随着病情进展，相当一部分患者需用胰岛素控制血糖或维持生命。

（二）临床分型和主要临床表现

1. 代谢紊乱症候群

患者血糖升高后，因渗透性利尿引起多尿，继而口渴多饮；外周组织对葡萄糖利用障碍，脂肪分解增多，蛋白质代谢负平衡，渐见乏力、消瘦，儿童生长发育受阻；为了补偿损失的糖、维持机体活动，患者常易饥、多食，故糖尿病的临床表现常被描述为“三多一少”，即多尿、多饮、多食和体重减轻。可有皮肤瘙痒，尤其外阴瘙痒。血糖升高较快可使眼房水、晶体渗透压改变而引起屈光改变致视力模糊。许多患者无任何症状，仅于健康检查或因各种疾病就诊化验时发现高血糖。

2. 临床分型和各型特点

(1）1型糖尿病。

1）自身免疫性1型糖尿病（1A型）。诊断时临床表现变化很大，可以是轻度非特异性症状、典型“三多一少”症状或昏迷，取决于病情发展阶段。多数青少年患者起病较急，症状较明显；如未及时诊断治疗，当胰岛素严重缺乏或病情进展较快时，可出现DKA，危及生命（详见下文“糖尿病酮症酸中毒”）。某些成年患者，起病缓慢，早期临床表现不明显，经历一段或长或短不需要胰岛素治疗的阶段，又称为“成人晚发自身免疫性糖尿病（latent autoimmune diabetes in adults，LADA）”。尽管起病急缓不一，但都很快会进展到糖尿病，需用胰岛素控制血糖或维持生命。糖尿病患者很少肥胖，但肥胖不排除本病可能性。血浆基础胰岛素低于正常水平，经葡萄糖刺激后胰岛素分泌曲线低平。胰岛β细胞自身抗体检查阳性。

2）特发性1型糖尿病（1B型）。1B型糖尿病通常急性起病，胰岛β细胞功能明显减退甚至衰竭，临床上表现为糖尿病酮症酸中毒，但病程中β细胞功能好转以至于一段时期无须继续胰岛素治疗。胰岛β细胞自身抗体检查阴性。不同人种的临床表现也不同。病因未明，其临床表现的差异反映病因和发病机制的异质性。诊断时需排除单基因突变糖尿病和其他类型糖尿病。

(2）2型糖尿病。一般认为，95%糖尿病患者为2型糖尿病，目前认为这一数据偏高，其中约5%可能属于“其他类型”。本病为一组异质性疾病，包含许多不同病因。2型糖尿病可发生在任何年龄，但多见于成人，常在40岁以后起病；大多数患者发病缓慢，症状相对较轻，半数以上患者无任何症状；不少患者因慢性并发症、伴发病或仅于健康检查时发现。很少自发性发生 DKA，但在感染等应激情况下也可发生 DKA。2 型糖尿病的 IGR 和糖尿病早期不需要胰岛素治疗的阶段一般较长，随着病情进展，相当一部分患者需用胰岛素控制血糖、防治并发症或维持生命。患者常有家族史。临床上肥胖症、血脂异常、脂肪肝、高血压、冠心病、糖耐量减低（IGT）或 2 型糖尿病等疾病常同时或先后发生，并伴有高胰岛素血症，目前认为这些均与胰岛素抵抗有关，称为代谢综合征。有的早期患者进食后胰岛素分泌高峰延迟，餐后 3~5 小时血浆胰岛素水平不适当地升高，引起反应性低血糖，这可成为这些患者的首发症状。

（3）某些特殊类型糖尿病。

1）青年人中的成年发病型糖尿病（MODY）。MODY 是一组高度异质性的单基因遗传病。主要临床特征：①有三代或以上家族发病史，且符合常染色体显性遗传规律；②发病年龄小于 25 岁；③无酮症倾向，至少 5 年内不需用胰岛素治疗。

2）线粒体基因突变糖尿病。最早发现的是线粒体 tRNA 亮氨酸基因 3243 位点发生 A→G 点突变，引起胰岛 β 细胞氧化磷酸化障碍，抑制胰岛素分泌。临床特点为：①母系遗传；②发病早，β 细胞功能逐渐减退，自身抗体呈阴性；③多消瘦（一般 BMI<20 kg/m^2）；④常伴神经性耳聋或其他神经肌肉表现。

（4）妊娠期糖尿病（GDM）。妊娠过程中初次发现的任何程度的糖耐量异常，均可认为是 GDM。GDM 不包括妊娠前已知的糖尿病患者，后者称为“糖尿病合并妊娠”。但二者均需有效处理，以降低围生期疾病的患病率和病死率。GDM 妇女分娩后血糖可恢复正常，但有若干年后发生 2 型糖尿病的高度危险性。此外，GDM 患者中可能存在各种类型糖尿病，因此，应在产后 6 周复查，确认其归属及分型，并长期追踪观察。

3. 并发症

糖尿病并发症主要分为大血管病变，微血管病变，各种急性并发症以及由于机体免疫力下降导致的感染等。其中大血管病变包括：糖尿病合并脑血管病变、糖尿病合并心血管病变。微血管病变包括：糖尿病合并眼部病变、糖尿病合并肾脏病变、糖尿病心肌损害、神经系统病变（中枢神经病变，周围神经病变、自主神经病变），大多数糖尿病患者死于心、脑血管动脉粥样硬化或糖尿病肾病。急性并发症包括：糖尿病酮症酸中毒、糖尿病高渗性昏迷、低血糖性昏迷。感染性并发症包括：皮肤感染、呼吸系统感染、泌尿系统感染；糖尿病还可引起糖尿病足、视网膜黄斑病（水肿）、白内障、青光眼、屈光改变、虹膜睫状体病变等其他眼部并发症，甚至昏迷和死亡。

4. 诊断标准

WHO 糖尿病专家委员会于 1999 年提出的糖尿病诊断标准为：糖尿病症状（指多尿、烦渴多饮和难以解释的体重减轻）加任意时间血浆葡萄糖≥11.1 mmol/L（200 mg/dL），或空腹血浆葡萄糖（fasting plasma glucose，FPG）≥7.0 mmol/L（126 mg/dL），或口服葡萄糖耐量试验中 2 小时血浆葡萄糖（oral glucose tolerance test 2 h plasma glucose，OGTT 2 h PG）≥11.1 mmol/L（200 mg/dL）。需重复一次确认，诊断才能成立。

二、糖尿病的发生发展与营养

胰岛素不足或缺乏，或组织对胰岛素的生物反应性降低，可导致碳水化合物、脂肪、蛋白质、水与电解质等多种物质代谢紊乱。长期的代谢紊乱可导致糖尿病并发症，出现酮症酸中毒，甚至昏迷和死亡。

（一）能量代谢

能量摄入过低，易引发脂类代谢紊乱，脂肪动员产生过多的酮体，出现酮血症；能量摄入过高，易使体重增加，血糖难以控制，加重病情。

（二）碳水化合物代谢

碳水化合物是主要能源物质和构成机体组织的重要成分。中枢神经系统几乎只能依靠碳水化合物（葡萄糖）供能。糖代谢紊乱造成血糖升高、尿糖排出增多，引起多尿、多饮和多食。当糖尿病患者摄入碳水化合物量过高时，因调节血糖的机制失控，极易出现高血糖；但当碳水化合物摄入不足时，机体需动员脂肪和蛋白质分解供能，易引起酮血症。

（三）脂类代谢

糖尿病患者由于磷酸戊糖途径减弱，导致还原型辅酶Ⅱ生成减少，脂肪合成减少。由于肝糖原合成和贮存减少，脂肪自脂肪组织转入肝脏沉积，导致脂肪肝。由于糖代谢异常，大量葡萄糖从尿中丢失，引起能量供应不足，机体动员体脂分解产生大量酮体，而胰岛素不足导致酮体氧化利用减慢，过多的酮体积聚而产生酮血症和酮尿。乙酰乙酸和β-羟丁酸经肾脏流失，大量碱基亦随之流失，造成代谢性酸中毒。同时大量的酮尿、糖尿加重多尿和脱水，严重者表现为酮症酸中毒、高渗性昏迷。乙酰辅酶A的增多促进肝脏胆固醇合成，形成高胆固醇血症，且常伴有高甘油三酯血症，游离脂肪酸、低密度脂蛋白、极低密度脂蛋白增高，形成高脂血症和高脂蛋白血症，成为引起糖尿病血管并发症的重要因素。

（四）蛋白质代谢

糖尿病患者由于体内碳水化合物代谢异常，能量供应不足，导致蛋白质分解供能；由于胰岛素不足，肝脏和肌肉中蛋白质合成速度减慢，分解代谢亢进，易发生负氮平衡；糖异生作用增强，使血糖进一步升高；生酮氨基酸（如亮氨酸、异亮氨酸、缬氨酸）脱氨生酮，使血酮升高。由于蛋白质代谢呈负氮平衡，儿童生长发育受阻，患者体形消瘦，抵抗力减弱，易感染，伤口愈合不良。严重者血中含氮代谢废物增多，尿中尿素氮和有机酸浓度增高，打破水和酸碱平衡，加重脱水和酸中毒。

（五）维生素代谢

维生素是调节机体生理功能和物质代谢的重要酶类的辅酶，B族维生素（维生素B_1、B_2、PP）参与糖类代谢。糖尿病患者糖异生作用旺盛，B族维生素消耗增多，如果B族维生素供给不足，那么糖酵解、有氧氧化和磷酸戊糖途径会进一步减弱，从而加重糖代谢紊乱。维生素E、维生素C、β-胡萝卜素和微量元素硒能帮助消除积聚的自由基，防止生物膜的脂质过氧化；维生素C不仅是谷胱甘肽过氧化物酶的辅酶，还有清除过氧化脂质的作用。因此，充足的维生素对调节机体的物质代谢有重要作用。

（六）矿物质代谢

多尿引发锌、镁、钠、钾等丢失加剧，糖尿病患者可出现低血锌和低血镁。缺锌会引起胰岛素分泌减少，组织对胰岛素作用的抵抗性增强；锌过多也会减少胰岛素分泌，导致葡萄糖耐量降低，并可加速老年糖尿病患者的下肢溃疡。低镁血症会引起2型糖尿病患者对胰岛素不敏感，并与并发视网膜病变和缺血性心脏病有关。三价铬是葡萄糖耐量因子的组成成分，是胰岛素的辅助因素，有增强葡萄糖利用和促进葡萄糖转变为脂肪的作用。锰缺乏可加重糖尿病患者的葡萄糖不耐受。

三、营养治疗

营养治疗是各种治疗方法的基础，科学合理的饮食调养和饮食习惯，能迅速控制糖尿病的发展。尤其是轻型患者，经饮食控制和调整，通常不需要服药或少量服药，血糖、尿糖即可恢复正常，症状消失。

中、重型患者，经饮食控制和调整后，可减少用药，维持疾病稳定，减轻或预防并发症。总之，糖尿病的营养治疗既有利于疾病恢复，又能维持正常生理及活动需要。

（一）膳食原则

1. 能量

合理控制总能量是糖尿病营养治疗的首要原则。能量的供给应根据病情、血糖、尿糖、年龄、性别、身高、体重、劳动强度、活动量大小及有无并发症进行相应调整。总能量的确定以维持或略低于理想体重为宜。

2. 糖类

高糖类饮食可改善糖耐量，也不增加胰岛素供给，还可提高胰岛素敏感性，但糖类含量太高会增加胰岛素负担，太低则容易引起脂肪过度分解，导致酮症酸中毒，通常糖类占总能量的55%~65%，通常供给250~350 g/d。糖尿病饮食的糖类最好全部来自大麦、荞麦、黑米、小米、玉米渣、绿豆等，尽量不用单糖或双糖来补充，应严格限制蜂蜜、蔗糖、麦芽糖、果糖等纯糖制品。

3. 脂肪

心脑血管疾病及高脂血症是糖尿病的常见并发症，因此糖尿病患者的饮食要适当降低脂肪供给量。脂肪应占总能量的20%~30%，或按0.7~1.0 g/(kg·d) 供给。限制动物脂肪和饱和脂肪酸摄入，增加不饱和脂肪酸摄入，P/S比值最好能达到1.5~2.5；减少胆固醇摄入，低于300 mg/d，合并高胆固醇血症时，胆固醇摄入应控制在200 mg/d以内。

4. 蛋白质

糖尿病患者的糖异生作用增强，蛋白质消耗增加，常呈负氮平衡，要适当地增加蛋白质的量。成人按1.0~1.5 g/(kg·d) 供给，孕妇、乳母营养不良及存在感染时，若肾功能良好，则可按1.5~2.0 g/(kg·d) 供给，应尽量选择优质蛋白质，如乳类、蛋、瘦肉、鱼、虾、豆制品等。

5. 维生素

维生素是调节生理功能不可缺少的营养素。B族维生素对糖代谢有重要作用。维生素B_1、维生素B_{12}与糖尿病并发神经系统疾病有关；维生素B_6不足可诱发葡萄糖耐量下降，胰岛素和胰高血糖素分泌受损；维生素A不足与糖尿病并发视网膜病变相关。

6. 矿物质和微量元素

应适量限制钠盐摄入，以防止和减轻高血压病、冠心病、高血脂及肾功能不全等并发症。适量补充钾、镁、钙、铬、锌等元素。

7. 膳食纤维

食物膳食纤维有降低血糖和改善糖耐量的作用，摄入膳食纤维高，糖尿病的发病率较低。此外，膳食纤维有降低血脂、血压、胆固醇和防止便秘等作用。

8. 乙醇

酒精的代谢不需要胰岛素，因此少量饮酒是允许的，但酒精对肝脏、心血管等刺激较大，长期饮酒可增加或提前并发症的发生。

9. 合理安排三餐

糖尿病患者饮食餐次的分配比例很重要，合理的饮食安排有利于血糖稳定，尽可能少量多餐，定时定量，防止一次进食量过多，加重胰岛素负担；或一次进食量过少，发生低血糖或酮症酸中毒。

（二）食物的选择

1. 宜用食物

尽量选择升糖指数低的食物，如粗加工的谷类大麦、荞麦、玉米等；豆类及其制品，如绿豆、大豆、豆腐、扁豆、四季豆等；乳类及其制品，如低脂牛奶、无糖牛奶等；膳食纤维含量高的芹菜、青菜、菠菜等绿色蔬菜；水果类可选用含糖量低的西红柿、黄瓜、柚子等。

2. 限用食物

限用单糖食物、甜饮料、糕点，应严格限制蜂蜜、蔗糖、麦芽糖、果糖等纯糖制品；限制动物油脂和胆固醇高的食物的摄入，如猪蹄、蟹黄、鱼子等；忌油炸食品、腌制品。

（三）参考食谱

早餐：小米粥（小米 50 g），水煮蛋 1 个，凉拌海带 100 g。

加餐：西红柿 100 g，牛奶 250 mL，苏打饼干 30 g。

午餐：荞麦饭 75 g（荞麦 25 g、粳米 50 g），豆腐鲫鱼汤（豆腐 100 g、鲫鱼 150 g），炒芹菜 100 g，凉拌莴苣（莴苣 100 g）。

加餐：无糖高纤维饼干 35 g，黄瓜 100 g。

晚餐：红豆米饭 75 g（红豆 25 g、粳米 50 g），冬瓜排骨汤（冬瓜 100 g、排骨 50 g），炒菠菜 100 g，青椒炒豆芽（青椒 50 g、豆芽 100 g）。

加餐：牛奶 250 mL，燕麦片 30 g。

全日：植物油 25 g，盐 4 g，能量 2201. 6 kcal，蛋白质 97 g（18%），脂肪 69. 7 g（27%），碳水化合物 318. 5 g（55%），膳食纤维 21. 7 g，胆固醇 300 mg，P/S 比值 1. 05，氮：热能 = 1：141. 85。动物蛋白 46. 36 g（48%），豆类蛋白 11. 25 g（12%），维生素 C 141. 9 mg。

第二节　血脂异常和脂蛋白异常血症

血脂异常指血浆中脂质的量和质的异常，由于脂质不溶或微溶于水，在血浆中必须与蛋白质结合以脂蛋白的形式存在，因此，血脂异常实际上表现为脂蛋白异常血症。血脂异常少数为全身性疾病所致（继发性），多数是遗传缺陷与环境因素相互作用的结果（原发性）。血脂异常可作为代谢综合征的组分之一，与多种疾病如肥胖症、2 型糖尿病、高血压、冠心病、脑卒中等密切相关。长期血脂异常可导致动脉粥样硬化、增加心脑血管病的发病率和死亡率。随着生活水平提高和生活方式改变，我国血脂异常的患病率已明显升高。据《中国成人血脂异常防治指南（2016 年修订版）》报道，我国成人血脂异常患病率为 40. 4%，估计患者数 5. 6 亿。防治血脂异常对延长寿命、提高生活质量具有重要意义。

一、血脂、脂蛋白和载脂蛋白的定义

血脂是血浆中的中性脂肪（甘油三酯和胆固醇）和类脂（磷脂、糖脂、固醇、类固醇）的总称。

血浆脂蛋白是由载脂蛋白和甘油三酯、胆固醇、磷脂等组成的球形大分子复合物。应用超速离心方法，可将血浆脂蛋白分为 5 大类：乳糜微粒（CM）、极低密度脂蛋白（VLDL）、中间密度脂蛋白（IDL）、

低密度脂蛋白（LDL）和高密度脂蛋白（HDL）。这5大类脂蛋白的密度依次增加，颗粒则依次变小。各类脂蛋白的组成及其比例不同，因而其理化性质、代谢途径和生理功能也各有差异。

载脂蛋白（Apo）是脂蛋白中的蛋白质，因其与脂质结合在血浆中转运脂类的功能而命名。已发现有二十多种Apo。常用的分类法是Aiaupovic提出的ABC分类法，按载脂蛋白的组成分为Apo A、B、C、D、E。由于氨基酸组成的差异，每一型又可分若干亚型。例如，Apo A可分AⅠ、AⅡ、AⅣ；Apo B可分B_{48}、B_{100}；Apo C可分CⅠ、CⅡ、CⅢ；Apo E有EⅠ、EⅢ等。载脂蛋白除了与脂质结合形成水溶性物质，成为转运脂类的载体以外，还可参与酶活动的调节以及参与脂蛋白与细胞膜受体的识别和结合反应。

二、血脂、脂蛋白及其代谢

1. 血脂及其代谢

（1）胆固醇。食物中的胆固醇（外源性）主要为游离胆固醇，在小肠腔内与磷脂、胆酸结合成微粒，在肠黏膜吸收后与长链脂肪酸结合形成胆固醇酯。大部分胆固醇酯形成CM，少量组成VLDL，经淋巴系统进入体循环。内源性胆固醇在肝和小肠黏膜内由乙酸合成而来，碳水化合物、氨基酸、脂肪酸代谢产生的乙酰辅酶A是合成胆固醇的基质，合成过程受3羟基-3甲基戊二酰辅酶A（HMG-CoA）还原酶催化。循环中胆固醇的去路包括构成细胞膜，生成类固醇激素、维生素D、胆酸盐，储存于组织等。未被吸收的胆固醇在小肠下段转化为类固醇随粪便排出。排入肠腔的胆固醇和胆酸盐可再吸收经肠肝循环回收再利用。

（2）甘油三酯。外源性甘油三酯来自食物，经消化、吸收后成为乳糜微粒的主要成分。内源性甘油三酯主要由小肠（利用吸收的脂肪酸）和肝（利用乙酸和脂肪酸）合成，构成脂蛋白（主要是VLDL）后进入血浆。血浆中的甘油三酯是机体恒定的能量来源，它在脂蛋白脂肪酶（LPL）作用下分解为游离脂肪酸（FFA）供肌细胞氧化或储存于脂肪组织。脂肪组织中的脂肪又可被脂肪酶水解为游离脂肪酸（FFA）和甘油，进入循环后供其他组织利用。

2. 脂蛋白及其代谢

人体脂蛋白有两条代谢途径：外源性代谢途径指饮食摄入的胆固醇和甘油三酯在小肠中合成CM及其代谢过程；内源性代谢途径是指由肝脏合成的VLDL转变为IDL和LDL，以及LDL被肝脏或其他器官代谢的过程。此外，还有一个胆固醇逆转运途径，即HDL的代谢。

（1）乳糜微粒。CM的主要功能是把外源性甘油三酯运送到体内肝外组织。由于CM颗粒大，不能进入动脉壁内，一般不致引起动脉粥样硬化，但易诱发急性胰腺炎；CM残粒可被巨噬细胞表面受体识别而摄取，这可能与动脉粥样硬化有关。

（2）极低密度脂蛋白。VLDL的主要功能是把内源性甘油三酯运送到体内肝外组织，此外，它还向外周组织间接或直接提供胆固醇。目前多认为VLDL水平升高是导致冠心病的危险因素。

（3）低密度脂蛋白。LDL的主要功能是将胆固醇转运到肝外组织，是导致动脉粥样硬化的重要脂蛋白。经过氧化或其他化学修饰后的LDL具有更强的致动脉粥样硬化作用。LDL为异质性颗粒，其中LDL_3为小而致密的LDL（sLDL）。由于小颗粒LDL容易进入动脉壁内，且更容易被氧化修饰，因此具有更强的致动脉粥样硬化作用。

（4）高密度脂蛋白。HDL的生理功能是将外周组织包括动脉壁在内的胆固醇转运到肝脏进行代谢，这一过程被称为胆固醇的逆转运，可能是HDL抗动脉粥样硬化作用的主要机制。

三、临床分类

临床上也可简单地将血脂异常分为高胆固醇血症、高甘油三酯血症、混合型高脂血症和低高密度脂蛋白胆固醇血症。根据《中国成人血脂异常防治指南（2016 年修订版）》，甘油三酯（TG）的合适范围为<1.70 mmol/L（150 mg/dL），1.70～2.3 mmol/L（150～199 mg/dL）为边缘升高，≥2.3 mmol/L（204 mg/dL）为升高。TG 的检验参考范围见表 9-1。

表 9-1　TG 的检验参考范围　　mmol/L

总类	适合范围	边缘升高	升高
血清 TC	<5.2	5.2～6.2	≥6.2
血清 TG	<1.70	1.70～2.3	≥2.3
血清 LDL-C	<3.4	3.4～4.1	≥4.1

注：血清 TC 为血清总胆固醇。

四、膳食营养因素对血脂代谢的影响

（一）膳食脂肪和脂肪酸

1. 饱和脂肪酸

饱和脂肪酸可以显著升高血浆总胆固醇和 LDL 水平，我国营养学会推荐饱和脂肪酸小于总能量的 10%。

2. 单不饱和脂肪酸

单不饱和脂肪酸有降低血浆总胆固醇和 LDL 的作用，同时可升高血清中高密度脂肪酸的量。膳食中单不饱和脂肪酸主要是油酸，橄榄油中含量最高，花生油、玉米油、芝麻油中也含有丰富的油酸。美国在膳食推荐中建议，单不饱和脂肪酸应增加到总能量的 13%～15%。

3. 多不饱和脂肪酸

多不饱和脂肪酸包括 n-6 的亚油酸和 n-3 的亚麻酸以及长链 EPA 和 DHA，研究表明，用亚麻酸和亚油酸代替饱和脂肪酸，可使血浆总胆固醇、LDL 水平显著下降。

4. 反式脂肪酸

反式脂肪酸是在氢化油脂的过程中产生的，如人造黄油。近期研究表明，增加反式脂肪酸的摄入量，可使 LDL 升高、HDL 降低，总胆固醇与高密度脂蛋白的比值增高，低密度脂蛋白与高密度脂蛋白的比值增加，以及脂蛋白的升高，明显增加心血管疾病的危险性。

（二）膳食碳水化合物

大量进食糖类，可使糖代谢加强，细胞内 ATP 增加，使脂肪合成速度增加。过多地摄入碳水化合物，特别是能量密度高、缺乏纤维素的双糖或单糖类，可使 VLDL、TG、TC、LDL 水平升高。高碳水化合物还可降低血清中的 HDL，我国膳食中碳水化合物的含量较高，人群中高甘油三酯血症较常见。

1. 微量元素

镁对心血管系统有保护作用，可降低胆固醇、降低冠状动脉张力、增加冠状动脉血流量；动物试验表明，缺钙会引起血中 TC、TG 升高，补钙后，血脂恢复正常；缺锌也会引起血脂代谢异常，铬是糖代谢和脂质代谢的必需元素，缺铬会引起血清 TC 增高，并降低 HDL。

2. 维生素

目前发现对血脂代谢有影响的维生素主要是维生素 C 和维生素 E。维生素 C 促进胆固醇降解，转变为胆汁酸，从而降低血清 TC 水平。此外，维生素 C 可增加脂蛋白脂酶活性，加速血清中 VLDL、TG 降解以及防止脂质过氧化反应；维生素 E 是脂溶性抗氧化剂，可抑制细胞膜脂类的过氧化反应，增加 LDL 的抗氧化能力，减少氧化性 LDL 产生。

3. 饮酒

许多研究表明，酒精可升高血清中的 HDL 水平，这可能与酒精可促进 HDL 在肝脏中合成和代谢脂蛋白酶、脂肪酶的活性有关，但是同时也会引起 TG 升高。所以不建议通过饮酒的方式来提高血清中 HDL 的量。

五、营养治疗

调整饮食和改善生活方式是各种高脂血症治疗的基础，进行药物治疗的同时也要进行饮食疗法。膳食治疗不仅具有降低血浆中的胆固醇、提高降脂药物的疗效，还有改善糖耐量、恢复胰岛素功能、减轻体重等多方面的作用。

（一）膳食原则

1. 碳水化合物

食物多样化、以谷类为主、粗细搭配、粗粮中可适量增加玉米、燕麦等成分，少食单糖、蔗糖和甜食。

2. 蛋白质

常吃奶类、豆类及其制品以及摄入优质的蛋白质，如鱼、禽、蛋、瘦肉等。奶及豆制品中含有丰富的钙，且利用率较高，此外豆制品含有丰富的蛋白质、不饱和脂肪酸、钙及 B 族维生素。

3. 脂肪

适当限制脂肪的摄入量，减少饱和脂肪酸的摄入，如肥肉、带皮的肉、动物脂肪等，增加不饱和脂肪酸的摄入，如橄榄油、葵花油、菜籽油等。低脂饮食时，多不饱和脂肪酸为 15～20 g/d、P/S 比值应>2，轻度胆固醇升高者，胆固醇摄入量<300 mg/d，中度及重度胆固醇升高的患者，胆固醇摄入量<200 mg/d。

4. 维生素

多吃蔬菜、水果和薯类，注意增加深色或绿色蔬菜的比例，大蒜、洋葱有降低血清 TC、提高 HDL 的作用，香菇、木耳中含有多糖，也有降低血清 TC 及防止动脉粥样硬化的作用。

5. 膳食纤维

食物纤维可减缓消化速度和以最快速度排泄胆固醇，有助于调节免疫系统功能，促进体内有毒重金属排出；可让血液中的血糖和胆固醇控制在最理想的水平；还可以帮助糖尿病患者改善胰岛素水平和降低甘油三酯水平。

6. 饮食方式

饮食宜清淡少盐、多喝茶。绿茶在调节血脂，防止动脉粥样硬化方面的效果优于红茶。制备膳食时尽量选用蒸、煮、拌、氽等用油量少的烹饪方式，减少油炸、油煎等。

(二) 食物选择

1. 宜用食物

宜用粮谷类，如燕麦、荞麦、小米、红豆、绿豆、玉米、黑米等；降脂食物，如山楂、大蒜、蘑菇、木耳、灵芝等；高钙食物，如低脂牛奶、脱脂牛奶等，豆类及其制品、小虾等；高维生素高膳食纤维的食物，如绿色蔬菜、鲜枣、猕猴桃、苹果、柑橘等；富含维生素 E 的食物，如核桃仁、芝麻、花生、瓜子等。

2. 忌用（少用）食物

忌用（少用）含动物脂肪高的食物，如肥肉、带皮的鸡肉、鸭肉、鹅肉、猪肉等；高胆固醇食物，如猪皮、猪蹄、鱼子、动物内脏、蟹黄、全脂奶油、香肠等；高能量及高碳水化合物食物，如冰激凌、巧克力、蔗糖、甜点、蜂蜜等。油炸、油煎食品也不宜摄入。

(三) 参考食谱

早餐：荞麦粥（荞麦 30 g、米 30 g）、低脂牛奶 250 mL、凉拌海带 100 g。

加餐：黑米莲子羹（黑米 20 g、莲子 30 g）、猕猴桃 60 g。

午餐：红豆米饭（红豆 25 g、粳米 75 g）、甜椒洋葱（甜椒 50 g、洋葱 100 g）、黄豆芽蘑菇汤（黄豆芽 100 g、蘑菇 50 g）、党参熘鱼片（党参 20 g、鱼片 100 g）。

加餐：山楂银耳羹（山楂 40 g、银耳 15 g）、苹果 150 g。

晚餐：扁豆粳米饭（扁豆 50 g、粳米 50 g）、清炖土鸡（鸡肉 75 g）、海米拌芹菜（海米 25 g、芹菜 100 g）、荷叶冬瓜汤（荷叶 25 g、冬瓜 100 g）。

全日：能量 1865.8 kcal，蛋白质 89.9 g（19%），脂肪 37.9 g（18%），碳水化合物 321.4 g（63%），膳食纤维 29.6 g，胆固醇 241.7 mg，维生素 C 115.2 mg，P/S 比值为 1。动物蛋白 37.77 g（42%），豆类蛋白 17.7 g（20%），氮：热能=1：129.71。

第三节　痛　风

痛风是一种由嘌呤代谢紊乱，尿酸产生过多或因尿酸排泄不良而致血中尿酸升高，尿酸盐结晶沉积在关节滑膜、滑囊、软骨及其他组织中引起的反复发作性炎性疾病。其临床特征为：高尿酸血症及尿酸盐结晶沉积所致的特征性急性关节炎、痛风石、间质性肾炎，严重者可见关节畸形及功能障碍，常伴尿酸性尿路结石。多见于体形肥胖的中老年男性，四十多岁男性和绝经期后妇女多发。雌激素对尿酸的形成有抑制作用，在更年期后痛风发作频率增加。随着经济发展和生活方式改变，其患病率逐渐上升，多发于人体各部位。

一、概述

(一) 病因和发病机制

痛风发病主要由体内尿酸生成过多和/或尿酸排泄减少引起，常与家族遗传和饮食习惯，以及某些疾病（继发性）有关。10%~25%的患者有阳性家族史，部分患者有长期大量饮酒，进食高嘌呤、高蛋白饮食的历史。根据尿酸代谢的病因，痛风可分为原发性和继发性。

1. 原发性痛风

多数原发性痛风及高尿酸血症患者可能为多基因遗传，但确切的分子缺陷部位尚不清楚，部分患者可能与以下缺陷有关。

（1）尿酸生成过多。主要为嘌呤核苷酸代谢酶的异常和/或缺陷，引起嘌呤合成增加而导致尿酸水平升高。

（2）尿酸排泄减少。多数原发性痛风及高尿酸血症的发生可能与肾脏的尿酸排泄能力降低有关。肾小球对尿酸的滤出减少，肾小管分泌和/或重吸收增多，但确切分子缺陷尚不清楚。

2. 继发性痛风

（1）核酸大量分解。核酸大量分解引起尿酸产生过多，如骨髓增生、恶性淋巴瘤、多发性骨髓瘤、白血病、恶性肿瘤放疗或化疗。

（2）尿酸排泄障碍。由肾脏疾病导致尿酸排泄障碍。由于各种疾病引起的慢性肾功能不全（如糖尿病肾病、高血压、多囊肾、慢性肾小球炎、铅中毒性肾病等），影响肾小管尿酸排泄的疾病（如甲状旁腺功能亢进、甲状腺功能减退症、糖尿病酮症酸中毒或乳酸中毒），影响肾小管尿酸排泄的药物（如噻嗪类利尿剂、呋喃苯胺酸、阿司匹林、烟酸、乙胺丁醇、吡嗪酰胺、左旋多巴、氨苯蝶啶、维生素 B_1、维生素 B_{12}、青霉素等）。

（3）诱发因素。酗酒、过度疲劳、走路过多引起关节疲劳、关节受伤、寒冷、摄入大量高嘌呤食物均可诱发痛风。

（二）主要临床表现及临床分型

痛风多见于体型肥胖的中老年男性，女性很少发病，如有发病多在绝经期后。痛风发病前常有漫长的无症状高尿酸血症史，但只有在发生关节炎和（或）痛风石时才称为痛风。痛风的主要临床表现及临床分型如下。

1. 无症状期

血液检查仅有高尿酸血症，无其他症状；男性和女性血尿酸分别为>420 μmol/L 和>357 μmol/L。

2. 急性期

疼痛通常是痛风最常见的首发症状，典型特点是突然发病，发作时间通常是午夜。该阶段的痛风症状表现为脚踝关节或脚趾、手臂、手指关节处疼痛、肿胀、发红，伴有剧烈疼痛，是尿酸盐沉淀引起的剧烈疼痛。如急性发作治疗不当，关节炎可迁延不愈或转移到其他关节。

3. 间歇期

所谓的间歇期是指痛风两次发病的间隔期，一般为几个月至一年。如果没有采用降尿酸的方法，那么痛风发作频率会变高，痛感加重，病程延长。

4. 慢性期

慢性期的主要症状表现是存在痛风石，慢性关节炎、尿酸结石和痛风性肾炎及并发症。此时痛风频繁发作，身体部位开始出现痛风石。随着时间延长，痛风石逐步变大，久而久之造成关节僵硬、强直、畸形及活动受限，甚至关节活动功能完全丧失。痛风石表面溃烂，形成瘘管，有乳白色的尿酸钠结晶流出。

二、营养治疗

痛风急性期要尽快缓解其发作症状，尽快控制住急性痛风症性关节炎，要积极控制外源性嘌呤的摄入，减少尿酸的来源，用一切治疗手段促进尿酸从体内排出。对于继发性的痛风症，要查清病因，积极对症对因治疗。饮食控制和药物治疗完全可以控制急性期的发作，阻止病情加重和发展，逐步改善患者体内嘌呤代谢，降低血中尿酸的浓度，减少其沉积，防止并发症。

（一）膳食原则

1. 嘌呤

正常嘌呤摄取量为600~1000 mg/d，患者应长期控制嘌呤的摄入量，急性期嘌呤的摄入量应控制在150 mg/d。选用嘌呤含量低的食物，以牛奶及其制品、蛋类、蔬菜、水果、细粮为主；禁用嘌呤含量高的食物，如动物内脏、凤尾鱼、小鱼干、牡蛎、黄豆、浓肉汤及菌藻类。

2. 能量

避免超重或肥胖，肥胖是高脂血症、高血压、高尿酸血症及痛风的共同发病因素之一。痛风患者糖耐量减退者占7%~74%，高三酰甘油血症达75%~84%，故痛风患者应限制能量，一般每天每千克体重给予能量20~30 kcal，体重最好能低于理想体重的10%~15%。痛风患者切忌减重过快，应循序渐进，减重过快会促进脂肪分解，易诱发痛风急性发作。

3. 蛋白质

在总能量限制的前提下，蛋白质占总能量的10%~15%，或每千克理想体重给予蛋白质0.8~1.0 g，以植物蛋白为主，动物蛋白可选用牛奶、鸡蛋等，尽量不用肉汤、禽类、鱼类等，如一定要，可将少量瘦肉、禽肉等经煮沸后弃汤食用。

4. 脂肪

脂肪占总能量小于30%，其中单不饱和脂肪酸、多不饱和脂肪酸、饱和脂肪酸的比例为1∶1∶1，全日脂肪的量控制在50 g左右。

5. 维生素和矿物质

供应充足的B族维生素和维生素C，多吃蔬菜、水果等碱性食物，蔬菜宜1000 g/d，水果4~5个，碱性食物可以升高尿液pH值，有利于尿酸盐溶解，促进尿酸排出。痛风患者易患高血压和高脂血症等，应限制钠盐，通常为2~5 g/d。

6. 水

保证充足的水分摄入，有利于尿酸排出，预防尿酸肾结石，延缓肾脏进行性损伤。每日水供应在2000 mL以上，最好能达到3000 mL。

7. 避免饮酒

乙醇代谢使血乳酸浓度升高，乳酸可抑制肾小管分泌尿酸，减少尿酸排出量。空腹酗酒是痛风急性发作的诱因。啤酒本身含有大量嘌呤，可使血尿酸浓度增高，故痛风患者应禁酒。

8. 饮食习惯

暴饮暴食，或一餐中进食大量肉类是痛风性关节炎急性发作的诱因。此外，痛风患者也不应随意漏餐，造成饥饿，每日至少应有规律地进食三餐，少用刺激性的调味品。

（二）食物选择

1. 第一类

嘌呤含量较少，每 100 g 含量少于 50 mg。

谷薯类：大米、小米、大麦、小麦、荞麦、面粉、挂面、面条、馒头、马铃薯、芋头等。

蔬菜类：白菜、卷心菜、荠菜、芹菜、青菜叶、韭菜、黄瓜、南瓜、苦瓜、西葫芦、莴苣、胡萝卜、咸菜、空心菜等。

水果类：橙、苹果、桃子、西瓜、哈密瓜、香蕉等。

奶及奶制品类：牛奶、奶粉、酸奶、奶酪、炼乳等。

其他：鸡蛋、鸭蛋、猪血、海藻、红枣、木耳、枸杞、花生、瓜子、杏仁、猪皮、海参、蜂蜜等。

2. 第二类

嘌呤含量较高，每 100 g 含量 50~150 mg。

谷类及蔬菜：米糠、麦麸、麦胚、粗粮、绿豆、红豆、花豆、豌豆、菜豆、青豆、黑豆、菠菜等。

肉类：猪肉、牛肉、羊肉、兔肉、鸡、鸭、鹅、鸽子、鳝鱼、鳗鱼、鲤鱼、草鱼、鳕鱼、鱼丸、虾、乌贼、螃蟹等。

3. 第三类

嘌呤含量高，每 100 g 含量 150~1000 mg。

猪肝、牛肝、牛肾、猪小肠、脑、白带鱼、沙丁鱼、凤尾鱼、鲢鱼、鲭鱼、小鱼干、牡蛎、蛤蜊、浓肉汁、火锅汤等。

（三）参考食谱

早餐：米粥（粳米 50 g），凉拌芹菜（芹菜 150 g），苹果 100 g。

加餐：牛奶 250 mL，猕猴桃 100 g，小面包 25 g。

午餐：米饭（粳米 75 g），青菜肉片汤（青菜 100 g、肉片 50 g），炒菠菜（菠菜 150 g），凉拌莴苣（莴苣 100 g）。

加餐：燕麦片 25 g，牛奶 250 mL，橙子 200 g。

晚餐：荞麦米饭（荞麦 25 g、粳米 50 g），醋熘白菜（白菜 100 g），西红柿炒鸡蛋（西红柿 100 g、鸡蛋 50 g），南瓜汤（南瓜 100 g），植物油 25 g，盐 5 g。

全日：能量 1791.1 kcal，蛋白质 64.1 g（14%），脂肪 54.9 g（28%），碳水化合物 278.2 g（58%），膳食纤维 17.7 g，胆固醇 312.9 mg，维生素 C 250 mg，P/S 比值为 1.36，动物蛋白 31.5 g（49%），嘌呤 38.5 mg，氮：热能=1：174.64。

第四节　肥胖症

随着社会发展，物质生活条件不断改善，肥胖症的发病率越来越高。据 WHO 估计，肥胖症是人类目前面临的最容易被忽视，但发病率却在急剧上升的一种疾病。肥胖症又名肥胖病，当前肥胖已经成为全世界的公共卫生问题，国际肥胖特别工作组指出，肥胖将成为新世纪威胁人类健康和生活满意度的最大杀手。

一、概述

肥胖症是能量摄取超过能量消耗，导致体内脂肪积聚过多达到危害健康程度的一种由多因素引起的慢性代谢性疾病。这种潜在疾病的表现为不良的正能量平衡和体重增长。

（一）常用于评价肥胖症的指标及判定标准

1. 体质指数（BMI）

体质指数是体重与身高的平方的比值（kg/m^2）。

中国成年人体质指数：体重过轻，BMI<18；健康体重，18≤BMI<24；超重，24≤BMI<28；肥胖，BMI≥28。

2. 腰围（WC）

WC 是反映脂肪总量和脂肪分布的综合指标。WHO 推荐的测量方法是：被测者站立，双脚分开 25~30 cm，体重均匀分配。测量位置在水平位髂前上嵴和第 12 肋下缘连线的中点。将测量尺紧贴软组织，但不能压迫，测量值精确到 0.1 cm。根据腰围检测肥胖症，很少发生错误。测量办法：将带尺经脐上 0.5~1 cm 处水平绕一周，肥胖者选腰部最粗处用带尺水平绕一周测腰围。

男性腰围≥90 cm 者为肥胖，女性腰围≥80 cm 者为肥胖。

标准腰围计算方法：男性，身高（cm）÷2-11（cm）；女性，身高（cm）÷2-14（cm）；±5%为正常范围。

3. 腰臀比（WHR）

WHR 是腰围和臀围的比值，是判定中心性肥胖的重要指标。腰围是取被测者髂前上嵴和第 12 肋下缘连线中点，水平位绕腹一周，皮尺应紧贴软组织，但不压迫，测量值精确到 0.1 cm。臀围为皮尺经臀部隆起最高的部位测得的身体水平周径。男性 WHR>0.9，女性 WHR>0.8，可诊断为中心性肥胖。

4. 标准体重

3 个常用的计算公式：①标准体重（cm）= 身高（cm）-100；②标准体重（cm）= 身高（cm）-105；③标准体重（cm）= [身高（cm）-105]×0.9。

标准体重±10%为正常体重，标准体重±10%~±20%为体重过重或过轻，标准体重±20%以上为肥胖或体重不足。超重计算公式：超重度（%）= [实际体重（kg）-理想体重（kg）]/理想体重（kg）×100%。

（二）肥胖症的分类

1. 单纯性肥胖

无明显的内分泌代谢病病因可寻者，称单纯性肥胖症。根据发病年龄及脂肪组织病理，肥胖症可分为两型。

（1）体质型肥胖症（幼年起病型肥胖症）。其特点为：有肥胖家族史、自幼肥胖，一般出生后半岁左右开始，由于营养过度导致肥胖并持续至成年。脂肪呈全身性分布，脂肪细胞肥大且增生（增生即细胞数目增多），限制饮食和加强运动疗效差，胰岛素疗效不明显。

（2）获得性肥胖症（成年起病型肥胖症）。其特点为：起病于 20~25 岁，因营养过度和遗传因素而肥胖，以四肢肥胖为主，脂肪细胞单纯肥大但无明显增生，饮食控制及加强运动效果较好，对胰岛素敏感，经治疗可恢复正常。

2. 继发性肥胖

继发于神经—内分泌—代谢紊乱基础上的肥胖症。患者在原发病的基础上表现为肥胖，此时的肥胖症是原发病的伴发症，按照起病病因有下列7种。

(1) 下丘脑病。下丘脑病是由多种原因引起的下丘脑综合征，炎症后遗症、创伤、肿瘤和肉芽肿等均可引起肥胖症。

(2) 垂体病。见于轻度脑垂体功能减退症、垂体瘤（尤其是嫌色细胞瘤）、空蝶鞍综合征。

(3) 胰岛病。由于胰岛素分泌过多导致脂肪合成过度：① 2型糖尿病早期；② 胰岛β细胞瘤（胰岛素瘤）；③ 功能性自发性低血糖症。

(4) 甲状腺功能减退症。原发性甲减者及下丘脑—垂体性甲减者均较胖，可能是由于代谢率低下、脂肪动员相对较少等机制，且伴有黏液性水肿。

(5) 肾上腺皮质功能亢进症。主要为皮质醇增多症，表现为向心性肥胖。

(6) 性腺功能减退症。①女性绝经期及少数多囊卵巢综合征；②男性无睾或类无睾症。

(7) 其他。水钠潴留性肥胖症及痛风性肥胖等。

二、与肥胖症相关的营养因素和代谢

（一）与肥胖症相关的营养因素

1. 妊娠期营养因素

妊娠期营养对胎儿的影响主要集中在两方面：一是对出生体重的影响，二是肥胖母亲与子女肥胖的关系。母亲在孕期突然变得肥胖，其子女日后发生肥胖的机会可能增加，这可能由于孕期胎盘转移大量的脂肪、代谢率降低、子宫内运动减少的缘故。有研究认为，如果母亲为肥胖患者且新生儿皮下脂肪厚度超过正常水平，那么儿童日后发生肥胖的概率很高。

2. 人工喂养及辅食添加

目前认为，人工喂养会失去母乳喂养所特有的奶量自动控制机制。人工喂养的母亲会按照自己的意志和营养知识水平去喂养儿童，同时，人工喂养的母亲较母乳喂养的母亲还可能过早地添加固体食物。有研究表明，人工喂养并过早添加固体食物的儿童，其皮下脂肪厚度要明显高于母乳喂养或单纯的人工喂养的儿童。

3. 偏食、多食、饮食结构不良

伴随着经济的发展，我国居民的膳食结构发生了变化，特别是城市居民膳食西化趋势明显，膳食结构不良、能量过高且不节制，使得肥胖的患病率增加。

4. 能量密度较高的食物

能量密度较高的食物是指平均每克食物可供能的热卡数。食物的能量密度与食物中各种产能营养素的关系密切，脂肪是重要的产能营养素之一，脂肪含量高的食物往往具有较高的能量密度。

5. 进食注意力及进食速度

食用甜食频率过高、非饥饿状态下进食、以进食缓解心情压抑或情绪紧张、边看电视边进食及睡前进食、进食速度过快等，这些饮食行为均可大大加速肥胖的发生发展。

（二）肥胖症的营养代谢

1. 能量

肥胖患者的基础代谢率与非肥胖患者无差异，少数可略有降低，但无论坐、立或步行时，肥胖者消耗的能量均较少，相对储存的能量增多；肥胖者的食物生热效应为正常人的一半，而且体内存在较高的能量利用机制，即便处在同一环境进食相同的食物，肥胖个体的体重增加也明显高于正常个体。

2. 碳水化合物

部分中重度肥胖患者会出现空腹血浆胰岛素水平升高及餐后高胰岛素血症，这可能是过量摄取碳水化合物的代偿反应。当病情发展不能有效代偿时，患者会逐渐出现糖耐量异常、高胰岛素血症和高血糖，并进一步恶化导致糖尿病的发生。肥胖程度越高，其胰高血糖水平越高。

3. 脂肪

肥胖患者的脂肪组织过多，临床化验血清甘油三酯及胆固醇一般都高于正常水平。患者的脂肪合成过多、血脂含量升高、对脂类的代谢能力减弱等，HDL 降低、LDL 升高，并且血浆的游离脂肪酸浓度过高、胆汁代谢异常，易发生胆石症、高血压、动脉粥样硬化和冠心病等。

4. 蛋白质

肥胖患者的蛋白质代谢基本正常。研究结果表明，血浆总蛋白、白蛋白、球蛋白通常在正常范围内；某些氨基酸可能增加，如精氨酸、亮氨酸、异亮氨酸、酪氨酸等；嘌呤代谢异常，血浆尿酸增加，对成人痛风、高血压、冠心病的发病率会有影响。

5. 水盐代谢

肥胖患者机体组织中脂肪所占比重较大。正常成人男性一般脂肪总量占体重的 15%，女性占 22%，肥胖者往往达到 25%~35%。由于脂肪组织含水量远远少于其他组织，因此，肥胖者全身含水量低于正常体重者。正常体重者全身含水量约为 50%，而肥胖患者含水量为 30%以下。

三、营养治疗

合理的配餐，既可以达到控制肥胖的目的，又能使主要营养素保持合适的比例，从而使人体需要与膳食供应之间建立起平衡的关系，以免因供应不足造成营养不良，或因供应过量加重肥胖。

（一）膳食原则

1. 总能量

能量摄入超过能量消耗是肥胖形成的根本原因。因此，对肥胖症的营养措施首先是控制总能量的摄入，即饮食供给的能量必须低于机体实际消耗的能量。对轻度肥胖的成年患者，一般在正常供给量的基础上按每天少供给能量 125~250 kcal 的标准来确定其一日三餐的饮食能量供给，这样每月可稳步减肥 0.5~1.0 kg；而对中度以上的成年患者，必须严格限制能量的摄入，每天以减少 550~1100 kcal 能量供给为宜，这样可以每周减少体重 0.5~1.0 kg。

2. 蛋白质

中度以上肥胖的成年患者采用低能量饮食，其食物蛋白质供应量应当控制在占饮食总能量的 20%~25%，即每餐摄入蛋白质 50~75 g 为宜。在严格限制饮食能量供给的情况下，蛋白质营养过度会导致肾功能损害，故低能量饮食蛋白质的供给不宜过高，而应选择高生物价的蛋白，如牛奶、鱼、鸡、瘦猪肉等。

3. 脂肪

肥胖患者饮食的脂肪供应量应控制在占饮食总量的20%~30%，每日摄入脂肪的量以50~60 g为宜。由于脂肪具有很高的能量，易导致能量摄入过多，因此必须严格限制饮食脂肪的供给量，尤其需限制饱和脂肪酸的摄入。可选单不饱和脂肪酸和多不饱和脂肪酸丰富的食用油，如橄榄油、茶油、玉米油、花生油等植物油；少用含饱和脂肪酸的动物油，如猪油、牛油等。摄入过多的脂肪酸容易导致脂肪肝、高脂血症、冠心病等并发症。

4. 碳水化合物

碳水化合物供应量一般控制在占总能量的45%~50%为宜，应选择谷类食物，并严格限制糖、巧克力、含糖饮料及零食，谷物和豆类中则应多选择粗杂粮，如荞麦、燕麦、红豆、绿豆等。糖类在人体内可转变为脂肪储存，因此必须严格限制糖类的摄入。

5. 维生素和矿物质

节食减肥时，由于严格限制饮食，因此保证充足的维生素、矿物质和微量元素的供应非常重要。新鲜蔬菜和水果中含有丰富的水溶性维生素，如维生素B_1、B_2、B_6、B_{12}、C及烟酸、叶酸等。此外应适当限制盐的摄入量，过咸的食物易增加食欲，不利于减肥，故每天的食盐摄入量为3~6 g。

6. 膳食纤维

膳食纤维是食物中无法被人体消化分解的成分，虽然它并不具有任何营养价值，但是它在肠道中发挥了许多作用。以是否溶解于水可将其分为两个基本类型：水溶性纤维与非水溶性纤维。常见的食物如大麦、豆类、胡萝卜、柑橘、亚麻、燕麦和燕麦糠等都含有丰富的水溶性纤维。水溶性纤维可减缓消化速度和快速排泄胆固醇，有助于调节免疫系统功能，促进体内有毒重金属排出。非水溶性纤维不仅可以让血液中的血糖和胆固醇控制在最理想的水平，还可以帮助糖尿病患者改善胰岛素水平和甘油三酸。食物中的小麦糠、玉米糠、芹菜、果皮和根茎蔬菜中含大量的非水溶性纤维。此外，食物中的膳食纤维可以增加饱腹感以及减少进食的量。

7. 营养三餐的分配

进食餐次因人而异，通常为三餐。分配一日三餐的比例应体现两条：一是将动物蛋白和脂肪含量多的食品尽量安排在早餐和午餐吃，晚餐以清淡饮食为主，含糖量低且利于消化；二是三餐量的比例是午餐>早餐>晚餐。

（二）食物的选择

1. 宜用食物

宜用蔬菜类，如萝卜、土豆、绿豆芽、竹笋、冬瓜、黄瓜、西红柿、青菜、卷心菜、芹菜、茭白、四季豆等；豆制品类，如豆腐、豆浆、豆奶等；水果类，如西瓜、苹果、梨、橘子、草莓、桃子、枇杷、橙子、菠萝等；其他，如木耳、海带等。

2. 限用食物

限用谷类及其制品，如大米、玉米粉、馒头、面包、面条等；豆类及其制品，如毛豆、黄豆、千张等；水果类，如香蕉、柿子等；高糖类食物，如各种糖水、麦乳精、甜饮料、各种冷饮等；高脂肪类食物，如油炸食品（炸土豆条、油条等）；坚果类食物，如花生、核桃、松子、瓜子、芝麻、腰果等。

（三）参考食谱

早餐：绿豆粥（绿豆 20 g、粳米 30 g），水煮蛋 60 g，凉拌海带（海带 100 g）。

加餐：苹果 100 g，脱脂牛奶 125 mL，苏打饼干 25 g。

午餐：荞麦饭（荞麦 25 g、粳米 50 g），豆腐鱼汤（豆腐 100 g、鱼 80 g），凉拌芹菜（芹菜 200 g）。

加餐：猕猴桃 100 g，燕麦片 25 g，脱脂牛奶 125 mL。

晚餐：红豆米饭（红豆 25 g、粳米 50 g），青椒炒香干（青椒 100 g、香干 25 g），炒菠菜（菠菜 200 g），植物油 25 g，盐 5 g。

全日：能量 1672.7 kcal，蛋白质 72.7 g（17%），脂肪 46 g（25%），碳水化合物 265.6 g（58%），膳食纤维 23.4 g，胆固醇 222.6 mg，维生素 C 222.1 mg，P/S 比值为 0.89。动物蛋白 20.03 g（28%），豆类蛋白 25.62 g（35%），氮：热能=1：143.81。

第五节　骨质疏松症

骨质疏松症（OP）是一种多因素所致的慢性疾病。在骨折发生之前，患者通常无特殊临床表现。该病女性多于男性，常见于绝经后妇女和老年人。随着我国老年人口增加，骨质疏松症发病率处于上升趋势，骨质疏松症在我国乃至全球都是一个值得关注的健康问题。

一、概述

骨质疏松症是一种以骨组织微结构受损，骨量减少（骨矿成分和骨基质等比例不断减少），骨脆性增加和骨折危险度升高的一种全身代谢性骨病。

骨质疏松症一般分两大类，即原发性骨质疏松症和继发性骨质疏松症。

原发性骨质疏松症又可分为Ⅰ型和Ⅱ型。Ⅰ型为绝经后骨质疏松症，雌激素水平下降，大多为高转换型，即骨吸收与骨形成均很活跃，以骨吸收为主，主要发生于妇女绝经后 15~20 年内。骨量丢失多集中在松质骨，骨质部位在椎体和桡骨远端。Ⅱ型为老年性骨质疏松症，大多为低转换型，即骨吸收与骨形成均不活跃，但仍以骨吸收为主，常见于 70 岁以上的男性和 60 岁以上的女性。骨松质和骨皮质均有骨量丢失，骨质部位在椎体、髋部及长管状骨干端。继发性骨质疏松症是因某些疾病或药物引起骨代谢改变，骨质严重丢失而引起的骨质疏松。例如甲状旁腺功能亢进、慢性肾病、糖尿病、类固醇激素、抗癫痫药、抗凝药等均能影响钙的吸收，造成骨矿含量减少。

二、营养与骨质疏松症

（一）钙

钙摄入量低可使血钙有所下降，继发性甲状旁腺激素分泌增加，血 PTH 增加，骨吸收增强，骨钙被动员进入血液，保持血钙正常。若长期摄钙严重不足，则骨钙不断流失，导致骨量减少，引起骨质疏松。饮食中增加钙的摄入可以减少骨钙丢失。

（二）维生素 D

维生素 D 对骨矿物质代谢有双向作用。一方面，维生素 D 可促进骨形成，对骨形成的间接作用是促进肠钙吸收，提高血钙浓度，为钙在骨骼中沉积、骨骼矿化提供原料。另一方面，破骨细胞的前体细胞上有1，25-（$OH)_2D_3$受体，1，25-（$OH)_2D_3$可促进前体破骨细胞分化，增加破骨细胞数量，促进骨吸收增加。

（三）磷

体内钙、磷代谢十分复杂，两者之间互相制约，并维持一定的数量关系。骨的钙/磷比几乎是恒定的，正常人100 mL血清中钙、磷浓度以毫克数表示时，其乘积在35~40之间，有利于骨盐沉积。膳食中磷的摄入应适量，过高、过低都不利于骨代谢和骨质疏松症的预防。

（四）维生素K

骨钙素是一种低分子蛋白质，其分子中3个谷氨酸残基在维生素K依赖性羧化酶的作用下，羧化为γ-羧基谷氨酸。γ-羧基谷氨酸与骨的无机成分羟基磷灰石中的钙离子结合。当维生素K缺乏时，一部分谷氨酸残基未能形成γ-羧基谷氨酸，因而与羟基磷灰石结合低下，影响骨骼的正常矿化。

（五）蛋白质

从全世界范围看，即使是在肉类及奶类蛋白质摄入量高的西方国家，骨折率也较高。这是由于高蛋白质摄入导致尿钙排出量增加，蛋白质摄入量每提高40 g，尿钙排出量增加40 mg；而蛋白质长期缺乏可造成血浆蛋白降低，骨基质蛋白质合成不足，新骨形成落后，同时有钙缺乏，即加快出现骨质疏松。

（六）膳食纤维

摄入大量粗纤维可影响钙的吸收，增加粪钙排出，若平均每日进食17 g膳食纤维，则有152 mg钙与之相结合。

三、营养治疗

运动、营养和阳光三者并举是预防骨质疏松的有效手段。个体如果从童年起，重视营养、防偏求全、平衡适量，钙质尽量充足，膳食成分增减适度，尽量避免和矫正诱发骨质疏松的不利因素，那么可以获得理想的骨峰值，延缓并降低骨量的丢失率。

（一）膳食原则

1. 能量

能量的供给应根据患者的病情、年龄、性别、身高、体重、劳动强度、活动量大小及生理需求确定。总能量确定以维持或略低于理想体重为宜。既要防止摄入过多，导致肥胖，又要避免盲目节食、减肥，导致营养不良。

2. 蛋白质

蛋白质是构成骨基质的主要原料。长期缺乏蛋白质，造成血浆蛋白质降低，骨基质合成不足，新骨生成落后，伴缺钙，加快骨质疏松。适量的蛋白质可增加钙质的吸收和储存，有利于骨骼生长和延缓骨质疏松的发生。应选择优质蛋白质，如乳、蛋、瘦肉、鱼、虾、豆制品等，保证优质蛋白质占总能量的1/3~1/2。

3. 加强钙的营养，科学补钙

目前我国营养学会推荐的成年人钙的参考摄入量为800 mg/d，中老年人为1000 mg/d，妇女妊娠中后期及哺乳期骨骼更新速度加快，钙的摄入量为1200 mg/d。补钙的首选食物为奶类及奶制品，如牛奶、酸奶等，其他含钙丰富的食物有虾皮、芝麻酱、黑芝麻、海带、黑木耳、大豆及其制品、绿叶菜、蛋黄、海米等，也可以采用钙剂或钙强化食品来补钙。

4. 矿物质和微量元素

若钙、磷离子的乘积小于35，则骨矿化受阻，磷盐摄入过多可引起骨盐丢失；镁、锌、铜是一些酶系统的激活剂，并参与骨盐形成，因此应适量补充动物内脏、水产品、干豆、坚果类食物。

5. 维生素

骨的生长代谢受多种维生素的影响，其中与维生素D、K、C、A、E的关系最为密切。

6. 膳食调配

尽量消除和避免干扰钙吸收的膳食因素。食物应新鲜、清淡、少油腻，避免太咸或过多的植物纤维；适当吃些粗粮，加工细做可减少一些粗纤维；少吃或限量食用钠含量高的食物，如酱油、食盐、咸鱼、咸肉、火腿、香肠、加碱馒头等。

7. 烹饪加工

采用科学的烹饪方法，大米洗净后先用温水浸泡；面粉、玉米粉、豆粉等经发酵烘烤，均可增加谷类中植酸活性，分解植物酸，释放钙与磷，提高其利用率；含草酸多的蔬菜可用沸水焯一下，滤去部分草酸；炸小酥鱼、盐焗虾、蟹可连骨带壳吃，增加钙的摄入量。

（二）食物选择

1. 宜用食物

宜用含钙量高的食物有：大豆及其制品，如黄豆、豆腐、香干；奶及奶制品，如鲜奶、高钙奶、奶酪、酸奶，排骨、脆骨、虾皮、海带、发菜、木耳、桶柑、核桃仁等；多选用含维生素D丰富的食物，如鸡蛋、鱼肉、鸡肉、瘦肉、沙丁鱼、青鱼等；多吃新鲜蔬菜，如苋菜、雪里蕻、香菜、小白菜等。还要多吃新鲜水果。

2. 限用食物

忌辛辣、过咸、过甜等刺激性食品，含植酸较多的蔬菜，如芹菜、菠菜等。忌用高磷酸盐添加剂、动物内脏等，动物内脏中磷含量比钙高20~50倍。

（三）参考食谱

早餐：米粥（粳米50 g），高钙牛奶（250 mL），鸡蛋1个。

加餐：芝麻核桃粉（黑芝麻、核桃仁研磨粉末25 g），猕猴桃60 g，苏打饼干25 g。

午餐：米饭（粳米100 g），甜椒炒肉丝（甜椒100 g、肉丝50 g），虾皮豆腐汤（虾皮50 g、嫩豆腐100 g）。

加餐：红糖芝麻糊（红糖25 g，黑芝麻25 g），鲜牛奶250 mL。

晚餐：米饭（粳米100 g），黄豆猪骨汤（鲜猪骨250 g、黄豆50 g），萝卜丝凉拌海带（萝卜丝50 g、海带100 g），醋熘白菜（白菜100 g），植物油25 g，盐5 g。

全日：能量2280.1 kcal，蛋白质100.5 g（18%），脂肪70.4 g（28%），碳水化合物328.6 g

（54%），膳食纤维 12.7 g，氮：热能 = 1：143.81，钙 1669 mg，P/S 比值 1.05。动物蛋白 46.85 g（47%），豆类蛋白 24.65 g（25%）。

【思考题】

1. 2 型糖尿病患者 66 岁，身高 160 cm，体重 70 kg，从事轻体力劳动，空腹血糖 6.1 mmol/L，餐后 2 小时血糖 7.5 mmol/L，血脂正常。

（1）该患者的标准体重应为多少？

（2）患者的体型属于哪种肥胖，肥胖度是多少？

（3）按标准，患者的供应能量是多少？

（4）患者糖尿病饮食的膳食原则是什么？

2. 简述血脂异常和脂蛋白异常血症的分类及膳食治疗原则。

3. 简述痛风的临床表现及膳食治疗原则。

4. 简述肥胖症的膳食治疗原则。

5. 简述与骨质疏松症的发生发展相关的营养元素。

第十章　胃肠道疾病的营养治疗

学习目标

1. 掌握急、慢性胃炎的营养治疗原则和饮食配膳方法。
2. 掌握消化性溃疡的膳食营养治疗原则。
3. 掌握常见的炎症性肠炎的临床特点及炎症性肠炎的临床治疗原则。

第一节　胃　炎

胃炎是胃黏膜炎症的统称，可分为急性和慢性两类。急性胃炎常见的有单纯性和糜烂性两种。慢性胃炎通常又可分为浅表性胃炎、萎缩性胃炎和肥厚性胃炎。许多因素，如饮食不当、病毒和细菌感染、药物、刺激等均可能引发胃炎。

一、急性胃炎

（一）病因病理

常见的病因有化学性刺激，如大量饮酒和过量服用水杨酸药物，常见的有非甾体抗炎药，如阿司匹林、吲哚美辛等，某些抗肿瘤药物、口服氯化钾或铁剂等；细菌感染和毒素，如葡萄球菌性食物中毒；应激严重创伤、大手术、大面积烧伤、颅内病变、败血症及其他严重脏器病变或多器官功能衰竭等均可引起胃黏膜糜烂、出血，严重者发生急性溃疡并大量出血。胃黏膜呈局限性或弥漫性充血、水肿，表层上皮细胞坏死脱落可产生浅表性糜烂，黏膜下血管损害可引起出血或血浆外渗，深的糜烂可累及胃体，通常不超过黏膜肌层。

1. 物理因素

过冷、过热的食物和饮料，浓茶、咖啡、烈酒、刺激性调味品、过于粗糙的食物、药物（特别是非甾体类消炎药如阿司匹林、吲哚美辛等），均可刺激胃黏膜，破坏黏膜屏障。

2. 化学因素

阿司匹林等药物还能干扰胃黏膜上皮细胞合成硫糖蛋白，使胃内黏液减少，脂蛋白膜的保护作用减弱，引起胃腔内氢离子逆扩散，导致黏膜固有层肥大细胞释放组胺，血管道透性增加，以致胃黏膜充血、水肿、糜烂和出血等病理过程，前列腺素合成受抑制，胃黏膜的修复亦受到影响。

3. 生物因素

生物因素包含细菌及其毒素。常见致病菌为沙门菌、嗜盐菌、致病性大肠杆菌等，常见毒素为金黄色葡萄球菌或肉毒杆菌毒素，尤其是前者较为常见。进食被细菌或毒素污染的食物数小时后即可发生胃炎或同时合并肠炎，此即急性胃肠炎。近年因病毒感染而引起胃炎者不在少数。

4. 精神、神经因素

精神、神经功能失调，各种急重症的危急状态，以及机体的变态（过敏）反应均可引起胃黏膜的急性炎症损害。

5. 外源性刺激

胃内异物或胃石、胃区放射治疗均可作为外源性刺激，导致胃炎。情绪波动、应激状态及体内各种因素引起的变态反应可作为内源性刺激而致病。

6. 应激状态

急性糜烂出血性胃炎可由重大的精神创伤、脑出血意外、严重的脏器功能衰竭、大手术、大面积烧伤、创伤、败血症和休克等引起。其机制与应激状态下体内儿茶酚胺类物质分泌增加，造成胃黏膜相对缺血，黏膜分泌减少有关。严重者可致应激性溃疡。

（二）临床分类

（1）急性刺激性胃炎（acute irritated gastritis）又称单纯性胃炎，多因暴饮暴食，食用过热或刺激性食品以及烈性酒所致。胃镜可见黏膜潮红、充血、水肿，有黏液附着，或可见糜烂。

（2）急性出血性胃炎（acute hemorrhagic gastritis）多由服药不当或过度饮酒所致。此外，创伤及手术等引起的应激反应也可诱发急性出血性胃炎。病变可见胃黏膜急性出血合并轻度糜烂，或可见多发性应激性浅表溃疡形成。

（3）腐蚀性胃炎（corrosive gastritis）多由吞服腐蚀性化学剂引起。胃黏膜坏死、溶解，病变多较严重，可累及深层组织甚至穿孔。

（4）急性感染性胃炎（acute infective gastritis ）少见，可由金黄色葡萄球菌、链球菌或大肠杆菌等化脓菌经血道（败血症或脓毒血症）或胃创伤直接感染所致，可引起急性蜂窝织炎性胃炎（acute phlegmonous gastritis）。

（三）临床症状

胃炎的症状轻重不一，患者常有食欲减退、恶心、呕吐、上腹部疼痛或肠绞痛，也可有腹泻、畏寒、头痛和肌痉挛等。细菌性单纯胃炎潜伏期较短，如葡萄球菌感染多在进食后1~6小时、沙门菌群感染多在进食后4~24小时。胃炎同时伴有肠炎腹泻，称急性胃肠炎，通常1~2天后即可好转，严重者常见发热、失水、酸中毒、休克等中毒症状。

1. 腹痛

腹部正中偏左或脐周压痛，呈阵发性加重或持续性钝痛，伴腹部饱胀、不适。少数患者出现剧痛。

2. 恶心与呕吐

呕吐物为未消化的食物，吐后症状得到缓解，有的患者反复呕吐直至呕吐出黄色胆汁或胃酸。

3. 腹泻

伴发肠炎者出现腹泻，可为稀便和水样便，随胃部症状好转而停止。

4. 脱水

由于反复呕吐和腹泻，导致失水过多，患者出现皮肤弹性差、眼球下陷、口渴、尿少等症状，严重者血压下降，四肢发凉。

5. 呕血与便血

少数患者呕吐物中带血丝或呈咖啡色，大便发黑或大便潜血试验呈阳性，说明胃黏膜有出血情况。

（四）营养治疗

1. 治疗原则

（1）去除病因，卧床休息。停止一切对胃有刺激的饮食和药物。酌情短期禁食24~48小时，然后给予易消化的、清淡的、少渣的流质饮食，利于胃的休息和损伤愈合。

（2）鼓励饮水。由于呕吐、腹泻导致失水过多，患者尽可能地多饮水，补充丢失的水分。以糖盐水为好（白开水加少量糖和盐而成）。不要饮含糖多的饮料，以免产酸过多加重疼痛。呕吐频繁者可在一次呕吐完毕后少量多次饮水（每次50 mL左右），防止呕出。

（3）止痛。可应用颠茄片、阿托品等药止痛。还可局部热敷腹部止痛（有胃出血者禁用）。

（4）抗感染。伴腹泻、发热者可适当应用黄连素、氟哌酸等抗菌药物。病情较轻者一般不用，以免加重对胃的刺激。

（5）补液。患者呕吐腹泻严重，脱水明显，应及时送医院进行静脉输液治疗，一般1~2天内可以恢复。

（6）预防措施。节制饮酒，勿暴饮暴食，慎用或不用易损伤胃黏膜的药物。急性单纯性胃炎要及时治疗，愈后防止复发，以免转为慢性胃炎，迁延不愈。

2. 分期饮食

（1）胃炎初期。胃急性充血、水肿、发炎和渗出的阶段，胃消化吸收功能都比较弱，所以，在起病后8~12小时内，患者可吃流质食物，如大米粥、藕粉、鸡蛋面糊、细挂面、烩薄面片等。如腹泻严重或出汗较多，还应适当给患者多喝一些汤水，如米汁、菜汤、果汁、淡盐开水等，以补充水、维生素和电解质。

（2）胃炎好转期。胃炎好转期间，患者可吃些容易消化及营养丰富的流质或半流质食物，如大米粥、细面条、蒸蛋羹、咸饼干等。宜采用少食多餐的方法，每日进食4~5次。需要注意的是，此时不宜喝牛奶和吃大量的糖，因为这些食物进入肠道后容易发酵，产生大量气体，引起腹胀腹痛，增加患者的痛苦。另外，牛奶中含有较多的脂肪，脂肪有润滑肠道、增强肠蠕动的作用，可加重胃肠道负担，对病情不利。

（3）胃炎恢复期。由于病理生理的改变，此时胃对食物非常敏感，因此，要特别注意节制饮食，饮食上宜吃些清淡、软烂、温热的食物，避免过早地进食肥肉、油炸、生冷坚硬的食品以及富含膳食纤维的食物，如芹菜、韭菜、蒜薹等。恢复期后2~3天，患者即可按正常饮食进餐。

3. 饮食原则

（1）去除致病因素。对症治疗、卧床休息；大量呕吐及腹痛剧烈者应暂时禁食。

（2）大量饮水。患者因呕吐腹泻、失水量较多，宜用糖盐水补充水分和钠，并有利于毒素排泄；若有失水、酸中毒症状应静脉注射葡萄糖盐水及碳酸氢钠溶液。

（3）流质饮食。急性胃炎发作时，患者最好用清流质，选用不含任何渣滓及不产气的液体食物，如肉汤、菜汤、米汤、薄面汤、很薄的藕粉。禁用牛奶、豆浆及过甜的食物，禁用富含纤维的蔬菜、水果。食物以碱性为主，待症状得到缓解后，逐渐增加牛奶、蒸鸡蛋羹等。如果伴有肠炎、腹泻、腹胀，应尽量少用产气及含脂肪较多的食物，如牛奶、豆浆、蔗糖等，每日6~7次，每2~3小时一次，每日200~300 mL，每日总热量供给在800~1000 kcal，蛋白质40 g左右。

（4）病情好转后可给予患者少渣半流质，继而用软饭。患者伴有肠炎腹泻应减少食物中的脂肪含量，少用或不用易产气食品，食用半流质时，少量多餐，2~3 小时一次，每日 5 次，每次 300 mL 左右，每日总热量 1500~2000 kcal，蛋白质 60 g 左右。饮食要求以软烂为主，如软饭、面条、菜肉均应切碎煮烂，易于咀嚼消化，每日 3 次，每日摄入总热量 2200~2600 kcal，蛋白质 70 g 左右。

（五）急性胃炎流质参考食谱

早餐：牛奶冲藕粉（牛奶 250 mL、藕粉 15 g）。（伴腹泻者不用牛奶，单用藕粉）
加餐：苹果汁 200 mL。
午餐：蒸鸡蛋（水 200 mL、鸡蛋 50 g）。
加餐：甜豆浆 250 mL（白糖 25 g）。
晚餐：蔬菜汁甩鸡蛋（蔬菜汁 300 mL、鸡蛋 50 g）。
加餐：米汤（大米 25 g、白糖 25 g、水 400 mL）。

（六）急性胃炎食疗方

1. 常用食疗方

（1）桂花心粥。粳米 50 g，桂花心 2 g，茯苓 2 g。粳米淘净。将桂花心、茯苓放入锅内，加清水适量，用武火烧沸后，转用文火煮 20 分钟，滤渣，留汁。将粳米、汤汁放入锅内，加适量清水，用武火烧沸后，转用文火煮，至米烂成粥即可。每日 1 次，早晚餐服用。

（2）鲜藕粥。鲜藕适量，粳米 100 g，红糖少许。将鲜藕洗净，切成薄片，粳米淘净。将粳米、藕片、红糖放入锅内，加清水适量，用武火烧沸后，转用文火煮至米烂成粥。每日 2 次，早晚餐食用。

（3）橙子蜂蜜饮。橙子 1 个，蜂蜜 50 g。将橙子用水浸泡去酸味，然后带皮切成 4 瓣。橙子、蜂蜜放入锅内，加清水适量，用武火烧沸后，转用文火煮 20~25 分钟，捞出橙子，留汁即成。代茶饮。

（4）枸杞藕粉汤。枸杞 25 g，藕粉 50 g。先将藕粉加适量水小火煮沸后即再加入枸杞，煮沸后即可食用。每日 2 次，每次 100~150 g。

（5）橘皮粥。鲜橘皮 25 g，粳米 50 g。将鲜橘皮洗净切成块，与粳米共同熬煮，待粳米煮熟后食用。每日 1 次，早餐食用。

（6）蜂蜜桃汁饮。蜂蜜 20 g，鲜桃 1 个。先将鲜桃去皮、去核后压成汁，再加入蜂蜜和适量温开水即成。每日 1~2 次，每次 100 mL。

2. 中医疗法

急性胃炎多属胃脘痛、胃痞、呕吐等中医病证范畴。根据本病的病因、临床症状及舌脉表现，临床上中医多按食滞胃脘型、暑湿犯胃型、寒邪犯胃型、胃热炽盛型、肝郁气滞型对急性胃炎进行辨证施治。

（1）食滞胃脘型

1）主症：胃脘胀满，疼痛拒按，或呕吐酸腐及不消化食物，吐后痛感减轻，食后加重，嗳气反酸，大便不爽，舌质淡红，苔厚腻，脉滑实。

2）治则：消食导滞，降逆和胃。

3）方药：神曲、山楂、莱菔子、陈皮、茯苓、连翘、半夏。

（2）暑湿犯胃型

1）主症：胃脘痞满，胀闷不舒，按之腹软而痛，纳差，口干而腻，头身沉重，肢软乏力，小便黄热，大便滞而不爽，或兼见发热恶寒，舌质红，舌苔黄而腻，脉濡细或濡数。

2）治则：解暑和胃，化湿止痛。

3）方药：藿香、半夏、大腹皮、紫苏、半夏、白芷、陈皮、茯苓、白术、厚朴、生姜、大枣。

(3) 寒邪犯胃型

1）主症：胃痛卒发，痛无休止，得温则减，遇寒加重，多有受凉或饮食生冷病史，或伴见呕吐清水，畏寒怕冷，手足不温，喜食热饮，口淡不渴，舌苔薄白或白腻，脉沉迟。

2）治则：温中散寒，和胃止痛。

3）方药：高良姜、香附、桂枝、炒白芍、炙甘草、姜半夏、荜茇、生姜。

(4) 胃热炽盛型

1）主症：胃脘疼痛，胀满，痛处灼热感，口干而苦，恶心呕吐，吐出物为胃内容物，有酸臭味或苦味，饮食喜冷恶热，大便干结，尿黄，舌质红，苔黄厚或黄腻，脉弦滑。

2）治则：清热止痛，降逆通便。

3）方药：大黄、黄连、黄芩。

(5) 肝郁气滞型

1）主症：胃脘胀满，攻撑作痛，痛及两胁，情志不畅时更甚，或呕吐吞酸，嗳气频作，饮食减少，舌质淡红，苔薄白，脉弦。

2）治则：疏肝理气，和胃止痛。

3）方药：醋柴胡、炒白芍、炒枳壳、生甘草、姜半夏、鲜生姜、元胡、炒川楝子。

二、慢性胃炎

（一）定义

慢性胃炎是由各种病因引起的胃黏膜慢性炎症，分为浅表性、萎缩性与肥厚性3种。浅表性胃炎可与萎缩性胃炎同时存在，部分萎缩性胃炎可由浅表性胃炎迁延而成。浅表性胃炎可完全治愈，但也可以转变为萎缩性胃炎。

（二）病因病理

急性胃炎后遗症，全身感染后的持久性的消化不良，长期服用和食用对胃有刺激性的药物和食物，如水杨酸盐类药物、烈性酒、浓茶、咖啡、胡椒、辣椒，吸烟过度，过多食用粗糙食物等。鼻腔、口腔部慢性感染灶的细菌或毒素进入胃内，长期刺激可引起慢性胃炎。可能因中枢神经功能失调，影响胃功能；内分泌功能障碍，如甲状腺功能亢进或甲状腺功能减退、垂体功能减退等，可诱发慢性胃炎；心力衰竭或门脉高压可使胃长期处于瘀血状态，胃壁组织持续低氧、存在营养障碍等，在胃酸缺乏时，细菌易繁殖生长，蛋白质和B族维生素缺乏，导致消化系统黏膜变性。浅表性胃炎病变主要为胃黏膜充血水肿、或伴有渗出物及糜烂、出血等。萎缩性胃炎黏膜皱襞平滑、黏膜层变薄、细胞浸润可涉及黏膜下层，腺体大部分消失，严重者胃黏膜形态与小肠相似。

（三）主要临床表现

慢性胃炎发生于各年龄段，十分常见，占接受胃镜检查患者的80%~90%，男性多于女性，随年龄增长，发病率逐渐增高。本病病程迁延，反复发作。由幽门螺杆菌引起的慢性胃炎，多数患者无症状；有症状者表现为上腹痛或不适、上腹胀、早饱、嗳气、恶心等消化不良症状，一般于进食后症状较明显。浅表性胃炎症状较轻，萎缩性胃炎可有贫血、消瘦、腹泻、舌炎、舌乳头萎缩等。自身免疫性胃炎患者还伴有贫血表现。有胃糜烂者可有少量，甚至大量消化道出血，长期少量出血可引起缺铁性贫血，恶性贫血者可常有衰弱、疲软、神情淡漠与隐性黄疸等，一般消化道症状较少。有无上述症状及其严重程度与慢性胃炎的内镜所见和组织病理学改变并无肯定的相关性。

（四）营养治疗

1. 膳食原则

慢性胃炎营养治疗的目的是限制对胃黏膜有强烈刺激的食物，利用饮食减少或增加胃酸的分泌，调整胃的各项功能，有利于慢性胃炎患者逐渐康复或痊愈。

（1）去除致病因素。戒烟戒酒，少喝或不喝浓茶、咖啡等；少吃辛辣及粗糙的食物，不暴饮暴食，减少对胃肠道有刺激性的药物。

（2）少量多餐。饮食要定时定量，避免暴饮暴食，养成细嚼慢咽的习惯。

（3）营养丰富。宜供给含蛋白质及维生素丰富的食物，饮食中所供热能和各种营养素应充足、均衡，能维持或促进机体健康，防止贫血或营养不良。胃酸很少或无胃酸分泌的萎缩性胃炎患者常伴有缺铁性贫血，对出现贫血或营养不良的患者，在饮食中应增加富含蛋白质或血红素铁的食物，如瘦肉、鱼、鸡、肝等内脏及红枣，并注意补充维生素 C 和 B 族维生素，包括维生素 B_{12} 和叶酸。适量增加新鲜蔬菜和水果，如西红柿、茄子、红枣、绿叶菜，以提供维生素 C，帮助铁的吸收。

（4）注意食物的酸碱平衡。当胃酸分泌较多的时候，患者可喝牛奶、豆浆，吃馒头或面包以中和胃酸；当胃酸分泌减少时，患者可用浓缩的肉汤、鸡汤、带酸味的水果和果汁，以刺激胃酸分泌、帮助消化；避免引起腹部胀气。当患者有萎缩性胃炎时，宜饮酸奶，因酸奶中的磷脂类物质会紧紧地吸附在胃壁上，对胃黏膜起保护作用，使受伤的胃黏膜得到修复。酸奶中特有的成分——乳糖，分解代谢所产生的乳酸和葡萄糖醛酸能增加胃内的酸度，抑制有害菌分解蛋白质时产生的毒素，同时使胃免遭毒素侵害，有利于胃炎的治疗和康复。

2. 饮食宜忌

饮食以清淡、少油腻、少刺激性、易消化为主。

（1）宜用食物。主食可选用细软易消化的食物，如细面条、面包、馒头、花卷、发糕、包子、馄饨、水饺、精大米饭等；肉制品可选肉纤维短、肉质细嫩的鱼、禽、肉类，如鱼、虾、鸡肉、嫩牛肉、瘦猪肉等；新鲜的不含粗纤维的蔬菜水果，如西红柿、冬瓜、茄子、菠菜叶、土豆、胡萝卜等蔬菜，水果要成熟的，如香蕉、苹果、梨等，要嚼碎与唾液充分混合以助消化。

（2）限用食物。限用油腻食物如肥肉、奶油、油炸油煎食物，因它们可延缓胃的排空时间，增加饱腹感；刺激性食物如烈酒、洋葱、咖喱、胡椒粉、浓咖啡、酸辣白菜等；粗糙和粗纤维多的食物如家常烙饼、山东煎饼、荞麦、燕麦等杂粮；同时避免吃过硬、过冷、过酸、过咸、过分粗糙以及不发酵的面食，如糯米饭、玉米饼、年糕等食物，以减轻胃肠负担。胃酸分泌过多者，禁用浓肉汤。

3. 参考食谱

早餐：大米粥（大米 25 g），小花卷（面粉 25 g），煮鸡蛋（鸡蛋 50 g），豆腐 50 g

加餐：牛奶 250 mL，苏打饼干 25 g。

午餐：软饭（大米 75 g），黄瓜熘鱼片（黄瓜 100 g、鱼片 100 g），炒豆芽（豆芽 100 g），芹菜炒香干（芹菜 100 g 开水焯一下、香干 50 g）。

加餐：香蕉 200 g。

晚餐：山药粥（鲜山药 30 g、小米 20 g），肉末土豆丝（肉末 50 g、土豆 50 g），炒莴苣（莴苣 100 g）。

加餐：豆浆 250 mL，面包 25 g（面粉 25 g）。

4. 慢性胃炎食疗方

（1）桂花心粥。粳米 50 g，桂花心 2 g，茯苓 2 g。每日 1 次，早、晚餐服用。

（2）橘皮粥。鲜橘皮 25 g，粳米 50 g。每日 1 次，早餐食用。

（3）蜂蜜桃汁饮。蜂蜜 20 g，鲜桃 1 个。先将鲜桃去皮，去核后压成汁，再加入蜂蜜和适量温开水即成。每日 1~2 次，每次 100 mL。

（4）沙参蛋汤。北沙参 30 g，红皮鸡蛋 2 个，冰糖适量。将沙参切小块，鸡蛋洗净，加水适量，共煮，水沸 10 分钟后取蛋去壳，放汤中加冰糖继续熬煮，5 分钟后即成。取汤温热，食蛋。每日 1 次，连用 1 个月。滋阴润燥，生津凉血，是萎缩性慢性胃炎患者的常用食疗佳品。

（5）花生乌贼骨面。乌贼骨、生花生仁、炒花生仁各 150 g。将以上 3 种配料碾成细粉，搅匀装入容器中备用。每日服 3 次，每次 1~2 匙。当日见效，以 7~10 天为一个疗程。消炎止痛，养胃补脾。主治胃炎、胃溃疡。

（6）姜蒜醋。生姜 100 g，大蒜 100 g，米醋 500 g。将生姜洗净，与大蒜一同切片，浸泡在米醋中，密封贮存 1 个月即可饮用。饭后服用，每次 10 mL，或在菜肴中酌量加用。健胃散寒，适用于慢性萎缩性胃炎、胃痛等症。

（7）党参大枣。党参 15 g，大枣 10 枚，陈皮 3 g。将以上 3 味中药煎汤代茶饮。每天 2 次，7 天为 1 个疗程。养胃、消炎，主治慢性胃炎。

第二节 消化性溃疡

一、概述

消化性溃疡是指胃肠与胃液接触部位的慢性炎症，因溃疡的形成和发展与胃液中胃酸和胃蛋白酶的消化作用有关，故由此得名。它发生在与胃酸接触的部位，主要在胃和十二指肠，故又称胃溃疡或十二指肠溃疡。消化性溃疡发病率高，可见于任何年龄，以 20~50 岁为多，男性多于女性，二者之比为（2~4）：1，随着年龄增长，老年患者比例有所增加。营养治疗消化性溃疡，是综合治疗不可缺少的重要措施之一。

（一）病因及病理

1. 幽门螺杆菌感染

幽门螺杆菌感染是引起消化性溃疡的主要原因。

2. 胃酸和胃蛋白酶

胃酸和胃蛋白酶是胃液的主要成分，是对胃和十二指肠黏膜有侵袭作用的主要因素，而胃酸又在其中起主要作用。当胃酸 pH 值上升到 4 以上时，胃蛋白酶就失去了活性。因此，胃酸是溃疡发生的决定因素。

3. 药物因素

某些非甾体类抗炎药（NSAIDS）、抗癌药等对胃十二指肠黏膜具有损伤作用，其中以 NSAIDS 最为明显。NSAIDS 除直接作用于胃十二指肠黏膜导致其损伤外，还通过抑制前列腺素合成，削弱其对胃十二指肠黏膜的保护作用。

4. 胃排空延缓和胆汁反流

胃排空延缓使胃窦部张力增大，食糜停留过久刺激 G 细胞分泌促胃液素，进而兴奋壁细胞分泌胃酸；胆汁反流可直接损伤胃黏膜。

5. 精神、遗传因素

长期精神紧张、焦虑或情绪容易波动的人易患消化性溃疡。O 型血患者十二指肠溃疡的发病率较其他血型患者高 1.4 倍。

6. 其他因素

吸烟者发病率比不吸烟者高，这可能与吸烟增加胃酸和胃蛋白酶分泌，降低幽门括约肌张力有关。高盐饮食因高浓度盐损伤胃黏膜而增加胃溃疡发生的危险性。

（二）主要临床表现

消化性溃疡的主要症状为慢性上腹部疼痛，疼痛多具有规律性、周期性、季节性和长期性的特点，此外，还有嗳气、反酸、恶心、呕吐等症状。典型的无并发症的胃、十二指肠溃疡，其疼痛性质具有以下特点。

1. 慢性

多缓慢起病，病史可长达数年或数十年，并反复发作。

2. 部位与性质

胃溃疡疼痛部位在剑突下或腹部中线偏左，十二指肠溃疡则在剑突下偏右，范围较局限。疼痛常为灼痛、隐痛、胀痛、饥饿感或剧痛等，服用碱性药物可缓解疼痛。

3. 节律性

疼痛发生和消失与进食有一定关系。胃溃疡常在饭后半小时内发作，经 1~2 小时胃排空后开始有所缓解，规律为进食→疼痛→舒适。舒适只在胃内容物排空后出现，故患者不愿多吃，希望疼痛少发或轻发。十二指肠溃疡空腹疼痛，多为饭后 3~4 小时发生，不少患者夜间痛醒，在进食或服碱性药物后，疼痛能迅速得到缓解。其规律为进食→缓解→疼痛，这是由于进食可稀释、中和胃酸使疼痛缓解，因此患者常喜欢增加餐次。

4. 周期性

胃溃疡发作多与季节有关，气温、季节剧变易引起复发，秋末冬初是发病最多的季节。

二、相关的营养因素

（一）蛋白质

蛋白质可中和胃酸，适量蛋白质可促进溃疡面修复，但蛋白质在胃内消化又可促进胃酸分泌，因此大量进食可引起不适或加重病情。

（二）脂肪

适量脂肪对胃肠黏膜没有刺激，但脂肪过高可促进胆囊收缩素的分泌，从而抑制胃肠蠕动，引起胃酸分泌，增加腹胀。多不饱和脂肪酸具有抑制胃酸分泌的效果。

（三）碳水化合物

碳水化合物既不刺激胃酸分泌，也不抑制胃酸分泌。但蔗糖会引起胃酸分泌增加，因此不宜选用。

（四）维生素与矿物质

维生素 A、B、C 可帮助修复受损的胃黏膜和促进溃疡愈合。维生素 E 摄入量为 400 U/d。锌摄入量为 50 mg/d，能增加黏蛋白的产生，保护胃黏膜及止痛。适量补充磷、铁、钙等矿物质，消化性胃溃疡患者服用镁、铝等抗酸药，会影响磷的吸收，此外有消化溃疡出血的患者应注意铁的补充。

（五）饮食习惯

饮食不宜过冷、过热、粗糙，浓茶、咖啡、腌制品均可损伤胃黏膜。

三、营养治疗

消化性溃疡营养治疗的目的是减少和缓解胃酸分泌，提供的食物可以中和胃酸，并尽量减少机械性和化学性刺激，从而缓解和减轻疼痛。合理营养有利于改善患者营养状况，纠正贫血，促进溃疡愈合，避免并发症发生。长期注意营养治疗，可减少复发诱因。营养治疗的总特点是饮食清淡，易消化和吸收，并以减少和缓解胃酸分泌的流质或半流质饮食为宜。

（一）膳食原则

选择营养价值高，细软易消化的食物，如牛奶、鸡蛋、豆浆、鱼、瘦肉等。经加工烹调使其变得细软易消化、减少胃肠刺激。同时补充足够能量、蛋白质和维生素。营养比例：半流质期为糖类 55%，蛋白质 15%，脂肪 30%；流质期为糖类 60%，蛋白质 20%，脂肪 20%。

1. 足量蛋白质

供应足够的蛋白质以维持机体需要，每天按 1 g/kg 供给，若患者贫血，则至少按 1.5 g/kg 供给，以优质蛋白质为主，如瘦肉、鸡、鸭、鱼、虾、鸡蛋、牛奶等。

2. 适量脂肪

不需要严格控制，适量即可，每天脂肪供给量约 60 g。过高的脂肪摄入会促进胆囊收缩素分泌，从而抑制胃肠蠕动。以植物油为主，也可适量选用易消化吸收的乳溶性脂肪，如奶油、黄油、奶酪等，不宜摄入油炸、油煎食品。

3. 多用碳水化合物

碳水化合物既不刺激胃酸分泌，也不抑制胃酸分泌，每天供给量为 300~500 g，可选择易消化的食物如面条、馄饨、米粥，蔗糖食用过多会引起胃酸分泌。

4. 充足维生素

选择富含 B 族维生素、维生素 A、维生素 C 的食品，以利于帮助修复受损伤的组织和促进溃疡面愈合，如新鲜的水果蔬菜、动物内脏等。

5. 膳食纤维

食用高纤维食物能促进黏蛋白分泌，保护十二指肠黏膜。

6. 烹调方法

所吃的食物必须切碎煮烂，可选择蒸、煮、红烧、焖、氽、烩等方式，不选用油煎、油炸、醋熘、爆炒、干炸、烟熏等方式。

（二）溃疡病饮食分期治疗

1. 溃疡病一期营养治疗

溃疡病一期营养治疗适用于溃疡急性发病或出血刚停止后，进食流质饮食，每天6~7餐。每天2次牛奶，若不习惯饮用牛奶或腹部胀气者，可用豆浆代替，或加米汤稀释。其他可给予豆浆、米汤、稀藕粉、豆腐脑等。通常在牛奶及豆浆里加5%蔗糖以防胃酸分泌增加，注意咸甜相间隔，并选择无刺激性及易消化流质食物。

2. 溃疡病二期营养治疗

无消化系统出血，疼痛较轻，自觉症状缓解，食欲尚可者可用溃疡病二期营养治疗。宜进厚流质细软易消化的少渣半流质，如鸡蛋粥、肉泥碎烂面条等，每天6~7餐，每餐主食50 g，加餐可用牛奶、蛋花汤等。此期以极细软易消化的食物为主，并注意适当增加营养，以免发生营养不良，影响溃疡面的愈合，禁食碎菜及含渣较多的食物。

3. 溃疡病三期营养治疗

溃疡病三期营养治疗适用于病情稳定，自觉症状明显减轻或基本消失者。饮食仍以细软易消化半流质为主。每天6餐，每餐主食不超过100 g，可食粥、面条、面片、小馄饨、清蒸鱼、软烧鱼等。避免过饱、防止腹胀，禁食含纤维多的蔬菜，饮食避免过咸。

4. 溃疡病四期营养治疗

溃疡病四期营养治疗适用于病情稳定，溃疡基本愈合并逐渐康复的患者。选用软而易消化食物为主，主食量不限，除3餐主食外，另增加2餐点心，此时仍不宜进食油煎、油炸及含膳食纤维多的食物。

（三）并发症的营养治疗

1. 大出血

大出血表现为呕血及黑便，除呕血者外，通常可不禁食。可给予冷米汤、冷牛奶等凉的流质食物，以中和胃酸，抑制胃饥饿性收缩，对止血有利。

2. 幽门梗阻

当食物通过幽门部受阻时，可出现恶心、呕吐、疼痛等症状，在幽门梗阻初期，经胃肠减压治疗后上述症状有所改善，或不完全梗阻可进清流质，凡有渣及牛奶等易产气的流质均不可食，待梗阻得到缓解后可逐渐调整进食的质和量。幽门完全梗阻者应禁食。

3. 急性穿孔

急性穿孔是溃疡病的严重并发症，此时均应禁食。

（四）食物选择

1. 宜用食物

可选择营养价值高、质软的食物：牛奶、鸡蛋、瘦肉、鱼、鸡肉、嫩豆腐、面条、粥、软米饭及易消化的少渣蔬菜（南瓜、冬瓜、茄子、胡萝卜、西葫芦等）。

2. 慎用或禁用食物

机械性刺激：增加对黏膜损伤，破坏黏膜屏障，如粗粮、芹菜、韭菜等；化学性刺激：会增加胃酸的分泌，不利于溃疡愈合，如咖啡、浓茶、烈酒、浓肉汤等。

禁用生硬水果、油炸食物、肥肉、火腿、香肠、腊肉等及刺激性调料，如辣椒、胡椒粉、芥末、大蒜等，禁烟酒。

3. 饮食习惯

消化性溃疡患者饮食应定时定量，少量多餐，每天 5～7 餐，每餐量不宜多，少量多餐可中和胃酸，减少胃酸对溃疡面的刺激。

（五）参考食谱

1. 流质参考食谱

第 1 次：富强粉 15 g，鸡蛋 50 g，豆油 5 g，盐 1 g。

第 2 次：嫩豆腐 300 g，豆油 6 g，盐 1 g。

第 3 次：米粉 15 g，鸡蛋 50 g，盐 1 g。

第 4 次：牛奶 250 g，白糖 15 g。

第 5 次：米粉 15 g，青菜汁 200 g，盐 1 g。

第 6 次：鸡蛋汤 50 g。

第 7 次：牛奶 250 g，白糖 15 g。

全日：总能量 1028. 1 kcal，氮：能量＝1：128. 57，P/S 比值 0. 75，糖类 101. 3 g（39. 4%），蛋白质 49. 9 g（18. 1%），脂肪 46. 9 g（41. 1%），动物蛋白质 32. 9 g（65. 9%），食物纤维 2. 5 g。

2. 少渣半流质参考食谱

第 1 次：粳米 75 g，馒头 70 g，鸡蛋 50 g。

第 2 次：豆腐脑 260 g，豆油 6 g，咸饼干 12 g。

第 3 次：粳米 50 g，馒头 70 g，青菜 60 g，青鱼 95 g，豆油 10 g，盐 1 g。

第 4 次：牛奶 250 g，白糖 20 g。

第 5 次：挂面 110 g，瘦猪肉 75 g，白菜 100 g，盐 2 g。

第 6 次：牛奶 250 g，白糖 15 g，蛋糕 75 g。

全日：总能量 2047. 5 kcal，氮：能量＝1：133. 95，P/S 比值 0. 89，糖类 294. 4 g（57. 5%），蛋白质 95. 5 g（18. 6%），脂肪 54. 1 g（23. 8%），动物蛋白质 55. 1 g（57. 7%），食物纤维 4. 2 g。

3. 软食参考食谱

第 1 次：粳米 50 g，馒头 70 g，鸡蛋 50 g，豆油 5 g，盐 1 g。

第 2 次：牛奶 250 g，咸饼干 15 g。

第 3 次：粳米 50 g，青菜 100 g，鲫鱼 100 g，猪肝 50 g，胡萝卜 50 g，豆油 10 g，盐 1 g。

第 4 次：豆浆 300 g，白糖 20 g，蛋糕 75 g。

第 5 次：粳米 100 g，瘦猪肉 60 g，豆腐 120 g，鸡蛋 50 g，豆油 10 g，盐 2 g。

全日：总能量 2079. 7 kcal，氮：能量＝1：135. 48，P/S 比值 1. 42，糖类 298. 3 g（58. 3%），蛋白质 95. 5 g（17. 4%），脂肪 55. 8 g（24. 1%），动物蛋白质 54. 5 g（56. 8%），豆类蛋白质 11. 4 g（11. 9%），食物纤维 7. 56 g。

（六）消化性溃疡食疗方

1. 佛手扁薏粥

佛手 10 g，白扁豆、薏苡仁、山药各 30 g，猪肚汤及食盐适量。每日 1 剂。功效：可泻热和胃，适用于胃脘灼热疼痛、口干口苦、心烦易怒、便秘等。

2. 桃仁猪肚粥

桃仁（去皮尖）、生地各 10 g，熟猪肚片、大米各 50 g，调料适量。将猪肚片切细煮粥，每日 1 剂。功效：可益气活血，化瘀止痛。

3. 鸡蛋三七炖

鸡蛋 1 个，蜂蜜 30 mL，三七粉 3 g，将鸡蛋打入碗中搅拌，加入三七粉拌匀，隔水炖熟再加蜂蜜调匀服食。功效：可疏肝理气，和胃健脾，适用于上腹疼痛、呕吐，恶心、嗳气等。

4. 莲子粥

莲子 30 g，大米 100 g。按常规方法煮粥，每天食用，连续服 1 个月。适用于脾胃虚弱型溃疡病。

5. 山药粥

山药 100 g，粳米 100 g，一起加水煮成稀粥，每天 1 剂，分 3 次饮服。适用于脾胃虚弱型胃及十二指肠溃疡。

6. 银耳红枣粥

银耳 20 g，红枣 10 枚，糯米 150 g。按常规方法煮粥。适用于脾胃虚弱型溃疡病患者。

第三节　炎症性肠病

一、概述

炎症性肠病是指迄今病因尚未明确的肠道亚急性与慢性（少数为急性）的炎症性疾病，主要包括溃疡性结肠炎与克罗恩病。这两种疾病都是以反复发生的肠道溃疡为特征，患者常表现为腹泻、黏液血便及腹痛，并且症状很相似，诊断与鉴别诊断往往比较困难。两者不同的是，克罗恩病可能影响消化道的各个部分（如食管、胃、小肠、结肠），而溃疡性结肠炎的影响常局限于大肠。

（一）病因及病理

目前尚不清楚溃疡性结肠炎发病的确切原因。内因和外因共同作用才导致溃疡性结肠炎的发生，3 个可能因素分别是：基因因素、机体不适当的免疫反应、环境中的某些因素。这是一种单基因或多基因的疾病。环境中的某些触发因子可能会引起一系列的反应，最后导致该病发生。某些诱因的刺激会激活人体的免疫系统，免疫系统对外界侵入物质进行打击，这就是炎症的开始。不幸的是，免疫系统不会自动关闭，结果使炎症继续，或者是机体的免疫系统将自己的肠黏膜当成敌人进行反复攻击，继而破坏结肠黏膜并引起溃疡性结肠炎的相关症状。

克罗恩病最常见的病变部位在回盲部，呈多发、节段性溃疡；溃疡性结肠炎则主要累及直肠和乙状结肠，呈连续性病变，也可累及整个结肠。根据病变部位的不同相应命名为：溃疡性直肠炎，只累及直肠；直肠乙状结肠炎，累及直肠和乙状结肠；远端结肠炎，累及左半结肠；全结肠炎，累及整个结肠。这两种肠道疾病在病理上以肠道黏膜（溃疡性结肠炎）或肠总壁全层（克罗恩病）破坏与增殖性炎症改变兼见为特点；临床上则以腹痛与腹泻为主要症状。

（二）主要临床表现

溃疡性结肠炎和克罗恩病都可以发生于任何年龄阶段，多见于20~40岁，亦可见于儿童或老年。发达国家的溃疡性结肠炎发病率高于不发达国家，城市高于农村，多见于青年人，女性略多于男性。研究发现，溃疡性结肠炎易发生于某些特定家族，大约20%溃疡性结肠炎患者的一级亲戚（即堂/表兄弟/姐妹或更亲近）也患有溃疡性结肠炎或者克罗恩病。因此，遗传因素起了一定作用。克罗恩病起病隐袭，早期常无症状，或症状轻微，容易被忽略。从有症状到确诊，一般需要1~3年。病程常为慢性、反复发作性。

临床症状包括发热、恶心、呕吐、腹痛、腹泻、排便困难、脓血便、里急后重等消化道症状，严重时可出现消化道梗阻、穿孔、腹腔脓肿、肠瘘、出血。腹泻和腹痛可能会导致患者纳差和体重下降，进行性消瘦和营养不良可使儿童和青少年患者出现生长发育迟缓；皮肤、眼部、口腔、骨骼关节、肺部、肝脏、胆道等肠外表现也较多见。克罗恩病最常见的症状是阵发性痉挛性腹痛，随着病程进展可表现为持续性钝痛，主要病变部位在回盲部，回肠病变常出现右下腹痛。大便性状改变及排便次数增加也是该病常见症状之一，约85%的患者可出现腹泻，40%~50%的患者可有血便，出血部位主要为回肠和结肠；大多数的溃疡性结肠炎患者可能会有排便紧迫感和腹部绞痛，而这种疼痛可能以左边腹部为主，因为结肠下段位于左边。有溃疡性结肠炎8~10年病史的患者得结肠癌的风险较高。

二、相关的营养因素

（一）蛋白质—能量营养不良

美国芝加哥大学的一组调查根据体重下降及脂肪与肌肉贮备不足等指标的测定证明，30%~60%的克罗恩病或溃疡住院患者均存在明显的蛋白质—能量营养不良。成人患者主要表现为体重下降，而儿童患者则表现为生长阻滞或迟缓。此外，在约2/3的炎症性肠病患者中可能发生负氮平衡；约76%的患者存在蛋白质丢失性肠病。

（二）糖类

炎症性肠病的患者可能与肠低乳糖酶症有关。乳糖酶的缺乏易引起腹泻和腹痛症状，去除饮食中的牛奶，有部分患者的腹泻症状可得到明显改善。

（三）脂类

最近的一些研究发现，单不饱和脂肪酸与多不饱和脂肪酸摄入过高均可能对溃疡性结肠炎有促进作用。短链脂肪酸、鱼油、γ-亚油酸等可能对炎症性肠炎有防治作用。

（四）维生素

患者的血清维生素A、维生素E与维生素D等水平明显低于正常人，其原因可能与脂肪泻有关。回肠切除的克罗恩病患者，可发生维生素B_{12}吸收不良或缺乏。维生素A缺乏易导致患者暗适应能力受损；广谱抗生素可损害肠道细菌内源性合成维生素K，而可能导致维生素K的缺乏；维生素D缺乏可能导致骨质软化症。

(五)矿物质及微量元素

炎症性肠炎患者普遍缺乏镁、钙、锌、铁等矿物质和微量元素。镁的缺乏一般系由脂肪泻(此时大便中镁-脂肪酸皂盐排出增多),以及远端小肠(镁吸收的主要部位)病变或切除所致;钙缺乏是造成骨质疏松的主要原因,钙摄入量减少往往是乳糖不耐受或厌食所致。此外,脂肪泻、肠黏膜吸收面积减少、维生素D缺乏,以及皮质类固醇的使用等均是造成钙吸收不良的重要原因;由于大便中慢性失血及吸收不良的因素,炎症性肠炎患者常常有铁缺乏,血清铁、血清运铁蛋白饱和度以及血清铁水平均有下降;锌的缺乏可引起肠源性肢端性皮炎,儿童患者生长阻滞。

(六)营养不良的发病机制

1. 营养素的摄入减少

许多患者存在厌食症状,或因进餐后腹痛、腹泻等胃肠道症状而减少进食;患者自己或按医嘱过于强调采用限制性膳食,如乳糖不耐受患者,避免摄入富含乳糖的牛奶及奶制品可利于改善腹痛与腹泻症状,但有可能发生钙、维生素D以及其他营养素的缺乏;部分患者可能患有肠道狭窄及梗阻症状的克罗恩病,限制膳食摄入,避免进食蔬菜、水果及全谷类食品可导致维生素与矿物质缺乏。

2. 营养吸收减少

炎症性肠炎患者,尤其是克罗恩病患者,常有并发小肠吸收不良症状,广泛小肠黏膜病变,或因病变而行小肠切除术后,导致小肠黏膜消化与吸收营养素的面积减少;肠管缩窄与瘘管时,可引起肠内容物停滞,使小肠细菌过度生长的危险性增高;细菌可使胆盐脱结合,引起近端小肠中胆盐提前吸收,导致远端小肠内胆盐缺乏。此外,脱结合胆盐与细菌代谢的其他毒性产物可引起肠黏膜损伤与绒毛缩短,细菌还可与肠黏膜竞争摄取与利用营养素。

3. 营养素的需求量增加

当炎症性肠病患者伴有脓肿等感染并发症时,需要增加能量,若其摄入量未增加,则易导致能量缺乏性营养不良。

三、营养治疗

炎症性肠炎患者除了到医院治疗外,饮食调理也很重要。日常饮食除采用软而易消化、富有营养的食物,忌食有刺激性的食物外,还可选食一些有抗菌、消炎、清热解毒功效的食物或药物。腹泻期要注意补充营养,适当减少饮食中的纤维素成分,以易消化富含叶酸、铁、钙、镁、锌等微量元素的流质饮食为宜,避免食用牛奶及乳制品。严重者最初几天宜禁食,可用静脉高营养治疗,使肠道得到休息。

(一)膳食治疗

1. 低乳糖或剔除乳糖

炎症性肠炎患者往往发生乳糖不耐受,应避免摄食牛奶及奶制品。因此,作为重要的蛋白质、钙与维生素D来源的奶类食品受到限制的同时,应注意适当补充这些营养素。

2. 脂类

炎症性肠炎患者应采取低脂肪膳食，脂肪供给量为 50 ~ 70 g/d，回肠病变或是进行回肠切除手术者，往往发生脂肪泻。此时，吸收不良的脂肪酸，以及肠道细菌产生的羟基脂肪酸衍生物，均可刺激结肠液体与电解质的分泌而加重腹泻症状。

3. 蛋白质

适量补充优质蛋白质，炎症性肠炎大部分患者可发生负氮平衡，应给予瘦肉、鱼、虾、鸡肉、鸭肉、鹅肉等优质蛋白，以及适量的豆制品。

4. 膳食纤维

肠段狭窄或出现肠梗阻症状的患者，应给予低纤维膳食，以利于减轻肠道症状。因为膳食纤维中的不溶性纤维，例如麸质，具有缩短胃肠道传递时间而增加排便频率的作用。

5. 维生素

炎症性肠炎患者可出现维生素缺乏，大多数患者为亚临床缺乏表现。因脂肪泻导致大量脂溶性维生素吸收障碍，应适量补充脂溶性维生素 A、D、K、E 等，减轻临床缺乏症状。回肠病变患者易发生维生素 B_{12} 缺乏，可采取大量口服或鼻部喷雾法维持患者血清维生素 B_{12} 的浓度。部分患者会出现叶酸缺乏，应给予适量补充。

6. 矿物质及微量元素

炎症性肠炎患者因脂肪泻而发生镁、钙、锌、铁等矿物质及微量元素缺乏。镁主要存在于绿叶蔬菜、粗粮、坚果等食物中，尤其是叶绿素中。饮食中应适量增加新鲜的水果和蔬菜。饮食中的铁主要存在于动物内脏和动物血中，并且吸收率较高。锌元素主要存在于海产品、动物内脏中，如瘦肉、猪肝、鱼类、蛋黄等，其他食物里含锌量很少，其中以牡蛎含锌量为最高。适量的钙剂、虾皮或大豆制品等可补充钙的缺乏。

（二）营养支持治疗

在早期，通过对一些准备进行择期手术治疗的炎症性肠炎患者进行营养支持治疗的临床研究证明，营养支持疗法可使一部分传统内科治疗无效患者的病变得到缓解，而免于进一步手术治疗。

1. 肠内营养治疗

即经口摄食或管饲途径补充营养素的支持性治疗方法，膳食中剔除牛奶、奶制品或其他含乳糖的食物，对乳糖不耐受的患者症状可得到缓解；对于有脂肪泻的患者，可减少脂肪摄入量，当脂肪摄入量低于 60 g/d 时，症状可得到改善；对于有腹痛或腹泻的患者，减少纤维摄入可使症状得到缓解。

2. 肠外营养治疗

炎症性肠炎病在进展与加重期，单纯的补液与电解质治疗，已远不能满足机体的营养需要，必须给予一定方式的强化性营养治疗。谷氨酰胺是快速增殖性细胞的关键性能量底物，有益于肠道炎症与黏膜损伤的结构和功能改善，也可降低门静脉内肠毒素水平，减少肠道内细菌易位等；短链脂肪酸主要包括乙酸、丙酸、丁酸，是由细菌发酵未被消化的膳食碳水化合物所产生，可有效地被结肠细胞吸收，其在氧化的过程中为结肠提供能量。益生菌及益生元疗法可改变肠道菌群、影响肠黏膜细胞因子信号传递，从而达到抑制炎症反应的目的。

（三）食物选择

1. 宜用食物

主食可选用大米、细软的面食、面包、馄饨等少渣食物；优质蛋白质可选用瘦肉、鱼、虾、鸡肉、鸭肉、鹅肉、牛肉、鸡蛋等以及大豆制品；新鲜的水果蔬菜，如苹果、猕猴桃、红枣、土豆等；少渣饮食，如果汁、藕粉、米汤、菜汁、西红柿汁、蜂蜜、豆浆、莴苣、海带等。

2. 限用食物

忌用化学性和机械性刺激食物，少用调味品，如辣椒、酒精等；禁食乳糖含量高的牛奶及奶制品，禁食脂肪含量高的食物，如油炸、油煎、肉汤、肥肉、猪油；禁食芝麻、花生、核桃等坚果；禁食过冷的食物，如冰镇饮料、冰激凌、雪糕等。

（四）参考食谱

炎症性肠炎低脂少渣半流质参考食谱：

第 1 次：粳米 50 g，馒头（标准粉 50 g），鸡蛋（50 g）。

第 2 次：藕粉 30 g，白糖 10 g。

第 3 次：挂面 100 g，莴苣炒瘦猪肉（莴苣 100 g、瘦猪肉 50 g），西红柿 100 g。

第 4 次：蜂蜜 25 g，白糖 5 g。

第 5 次：粳米 75 g，鱼片豆腐汤（鱼片 100 g、豆腐 100 g），土豆泥（土豆 25 g）。

第 6 次：麦乳精 25 g，白糖 5 g。

（五）炎症性肠炎食疗方

1. 山药扁豆粥

山药、白扁豆各 15 g，粳米 30 g，加水煮粥，加入白糖调味食用。若以金樱子 15 g 水煎，加粳米、山药各 30 g 煮粥，收敛止泻效果更佳。

2. 猪肚山药粥

猪肚 1 具切片，粳米 30 g，山药 30 g，加水煮，粥熟加少许食盐调味服食。

3. 马齿苋饭

马齿苋 100 g，大米 250 g。马齿苋洗净切细，加入大米调和，加水按常规方法煮饭。可早晚服食，连服 15 日以上。本方对溃疡性结肠炎急性发作时有效。

4. 百合粥

芡实、百合各 60 g，放入大米一起煮成粥，主治脾虚泄泻。

5. 紫苋菜粥

紫苋菜 100 g，白米 50 g，先用水煮苋菜，取汁去滓，用汁将米煮成粥，可作早餐服食。

6. 银花红糖茶

银花 30 g，红糖适量，泡水饮用。

7. 石榴皮红糖茶

石榴皮 1~2 个，红糖适量，泡水饮用。

【思考题】

1. 简述急、慢性胃炎营养治疗的异同。
2. 简述消化性溃疡的膳食营养治疗原则。
3. 简述常见的炎症性肠炎类型及临床特点。
4. 简述炎症性肠炎的临床治疗原则。

第十一章　肝胆疾病的营养治疗

学习目标

1. 掌握慢性肝炎、脂肪肝、肝硬化、肝性脑病、胆囊炎和胆结石、胰腺炎的营养治疗原则和饮食配膳方法。

2. 理解慢性肝炎的饮食治疗目的，脂肪肝、胆囊炎和胆结石、胰腺炎的饮食因素，肝硬化、肝性脑病的病因病理变化和代谢障碍。

第一节　慢性肝炎

一、概述

慢性肝炎是由不同原因引起的临床和病理综合征，而不是一个单独存在的疾病。它的临床表现轻重不一，实验室检查可表现为轻度肝功能损害以及各项生化指标显著异常，肝脏的组织学检查可有不同程度的肝细胞坏死和炎症反应，病程持续6个月以上者为慢性肝炎。

（一）病因

慢性肝炎常见病因有病毒感染、药物和毒物、自身免疫、饮酒及代谢障碍等。其中病毒性肝炎最常见。

大量饮酒所致的酒精性肝病与下列因素有关：①饮酒量与时间，平均每日摄入酒精80 g达10年以上者常发展成慢性酒精性肝病；②性别，同样的酒精摄入量，女性比男性更易患酒精性肝病；③易感因素，中国人和日本人体内乙醛脱氢酶（ALDH）的同工酶，其活性较白种人低，导致饮酒后血液中乙醛的浓度迅速升高，从而产生各种酒后反应；④其他，乙型或丙型肝炎病毒感染可使慢性酒精性肝炎发生的危险性增加，并可加重酒精性肝损害。

（二）主要临床表现

慢性肝炎由于病因与病情轻重不同，其临床表现差异较大。轻者可无明显症状或仅有轻微不适，重者可出现一系列肝功能衰竭的表现。常见的症状有乏力、右上腹隐痛、腹胀、食欲减退等，体格检查可有不同程度的肝肿大、脾大、黄疸、肝掌、蜘蛛痣等。

二、营养代谢特点

肝脏是消化系统最重要的脏器之一，是各种营养素在体内代谢的枢纽，它具有合成、分解、排泄、解毒等多种功能。慢性肝炎患者由于长期嗜酒或食欲下降导致进食减少，蛋白质、维生素、能量摄入不足，从而引发营养不良。本病的代谢特点与病情有关，轻者没有明显的改变，重者发生显著代谢异常。

（一）蛋白质代谢

肝脏是人体蛋白质合成与降解的重要场所，是体内蛋白质合成率最高的器官。慢性肝炎患者由于其肝细胞功能下降或数量减少，同时膳食中蛋白质摄入量不足，导致肝脏合成蛋白质功能障碍，由蛋白质构成的凝血因子减少，在临床上可出现低蛋白性水肿、腹水、出血等。

（二）脂肪代谢

肝脏是胆固醇、甘油三酯和磷脂的代谢场所。慢性肝炎患者，由于肝内胆汁分泌减少导致小肠对脂肪的消化吸收困难。当糖类代谢障碍或膳食摄入不足时，机体主要靠脂肪氧化供能，一旦动用脂肪的量超过了肝脏的处理能力，就会导致酮体产生，出现酮尿。

（三）碳水化合物代谢

肝脏在糖代谢中的主要作用是维持血糖恒定。慢性肝炎患者的葡萄糖内稳定状态往往发生异常变化：①由于肝细胞受损，乳酸不能及时转化为葡萄糖或肝糖原，导致乳酸在体内堆积；②肝糖原的合成、释放与贮存都发生障碍，使血糖不稳定，进食后虽可出现一过性高血糖，但饥饿或进食少时，会很快发生低血糖。

（四）维生素代谢

慢性肝炎患者，由于肝脏储备能力下降，加之对脂肪的消化与吸收发生障碍，导致对脂溶性维生素A、D、E、K的吸收减少从而发生缺乏。

（五）矿物质代谢

因肝功能障碍、食欲下降和进食量不足，导致微量元素摄入或利用不足。

三、营养治疗

（一）营养治疗目的

通过合理的膳食调配，改善患者的营养状态，减轻肝脏代谢负担，支持肝细胞再生，加速肝脏修复。

（二）营养治疗原则

慢性肝炎种类较多且病情轻重不一，应根据病情和食欲调整膳食，如摄入不足，可给予静脉营养。在病情允许的情况下，应给予适量的能量、蛋白质、维生素、碳水化合物、脂肪与矿物质。饮食治疗的目的是减轻肝脏的负担和伤害，利于肝组织再生，防止肝脏发生永久性、弥漫性病变，以促进肝功能恢复。

1. 能量

高热能饮食不仅会增加肝脏负担，还可导致肥胖，甚至诱发脂肪肝、糖尿病，影响肝脏功能的恢复。而热能摄入不足，亦可增加蛋白质的损耗，不利于已损伤的肝细胞的修复与再生。因此，对肝炎患者的热能供给，需与其体重、病情及活动情况相适应，维持理想体重。一般认为，卧床患者每日每千克（理想）体重需热能84~105 kJ；从事轻度和中等活动者分别需要126~147 kJ/kg和147~168 kJ/kg。根据患者活动情况，每日可供给热量8400~10500 kJ，并须按照个人的具体情况做相应的调整。

2. 蛋白质

蛋白质是肝细胞再生所需的主要原料，适量的优质蛋白质膳食可提高酶活力、改善机体免疫功能，增加肝糖原贮存，改善肝细胞脂肪变性，有利于受损肝细胞修复和肝功能恢复。另外，由于饮食中蛋白质增加引起产氨增多，导致血氨增高，故应以供给产氨低的蛋白质食物为宜，如奶类、蛋类、大豆及其制品。每日蛋白质摄入量应当占总能量的15%左右，约80 g。如有其他合并证，蛋白质供给量需进行相应的调整。

3. 脂肪

适量的脂肪可以增加食物的美味，促进脂溶性维生素吸收。肝炎患者需要脂肪，特别是必需脂肪酸，它能促进脂肪代谢，对预防脂肪肝有利。另外，新生组织的生长、受损肝组织的修复都需要必需脂肪酸。因此，应选择富含必需脂肪酸的花生油、豆油等植物油。但对肝炎患者要根据其病情调整脂肪的供给，如患者急性期厌油，饮食脂肪过多延长胃排空时间，会影响食欲；同时适当限制脂肪的摄入有助于纠正患者的脂肪消化不良、高脂血症和脂肪肝等脂代谢紊乱。供给标准宜占全日总能量的20%~25%，每日以40~50 g为宜。

4. 碳水化合物

碳水化合物的合理摄取可以增加肝糖原储备，增强肝脏的解毒能力，并有利于蛋白质在体内的充分利用。其来源应以复合碳水化合物为主，以减轻胰岛素拮抗、改善糖代谢，对晚期的肝性脑病也有利，但不要因为过分强调高糖饮食而给患者加服过多的葡萄糖、果糖和蔗糖等，这样不但无益反而有害。因吃糖过多会加重胃肠胀气，影响食欲及其他营养素的摄取，同时容易加速脂肪在体内聚积，加重病情，不利于肝脏恢复。所以，碳水化合物的摄入量以占总能量的60%~70%为宜。

5. 矿物质

根据患者的食欲、消化状况和化验指标确定矿物质摄入标准，以避免缺乏或过量。

6. 维生素

维生素具有保护肝细胞免受毒素损害的作用，宜注意补充，多选用富含脂溶性维生素以及B族维生素和维生素C的食物。

7. 膳食纤维

适当补充膳食纤维对于调节血糖、血脂具有良好的作用。

8. 烹调方式

提高食物的色、香、味，促进患者食欲，同时保证易于消化吸收。

（三）营养治疗实施方案

慢性肝炎的病因与病情不同，其营养治疗方案也不同。由于患者的消化能力减弱，因此食物加工应体现细软、易消化的特点，少用油煎、油炸的烹调方法。食物种类的选择与食谱的设计宜体现个性化，并采用少量多餐的进餐方式，肝炎患者每日可进餐4~5次，切忌暴饮暴食。

1. 宜用食物

（1）各种米面类，如馒头、花卷、米饭、挂面等。

（2）优质蛋白食品类，包括奶类及其制品、瘦的畜禽肉类、鱼虾类、豆类及其制品，其中全脂奶每天不宜超过250 mL。

（3）蔬菜水果类，包括各种新鲜蔬菜与水果。

（4）菌藻类，如香菇、蘑菇、平菇、木耳、银耳等菌类，以及螺旋藻、裙带菜等藻类。

（5）植物油。

（6）糖果类，宜适量，以不超过总能量的10%为宜。

2. 限用食物

（1）忌用各种不易消化的主食，如油条、粽子、油酥点心等。

（2）忌用富含脂肪与胆固醇的食品，包括动物油脂、人造奶油、畜禽的肥肉、蟹黄、蛋黄，以及炸薯条、溜肉段等油煎、油炸、滑溜的高脂肪食品。

（3）忌用辣椒、胡椒、芥末、咖喱粉等辛辣刺激性食品和调味品。

（4）忌用坚硬不易消化的肉类，包括火腿、香肠、腌肉、腊肠等。

（5）肝豆状核变性或慢性胆汁淤积患者宜少用巧克力、贝壳类海产品与动物肝脏。

（四）参考食谱

早餐：麻酱卷（面粉 30 g、麻酱 5 g），红豆粥（红豆 10 g，大米 50 g），拌菠菜（菠菜 100 g、豆干 20 g，冬笋 10 g）。

加餐：牛奶 160 g，蛋糕 25 g。

午餐：馄饨（面粉 100 g、瘦肉末 25 g、葱 50 g、瓜片 50 g），炝甘蓝胡萝卜腐竹（甘蓝 100 g、胡萝卜 25 g、鲜腐竹 10 g）。

加餐：苏打饼干（50 g），煮苹果 100 g，甜豆浆 200 g。

晚餐：鸳鸯卷（面粉 100 g），清蒸鲫鱼（鲫鱼 100 g），凉拌金针菇（金针菇 100 g），炒青菜（青菜 100 g）。

加餐：花卷（面粉 35 g），香蕉 100 g，牛奶 160 g。

全日烹调用植物油 20 g、食盐 4 g。

全日：总能量 2015. 5 kcal，氮：热能=1：152. 14，P/S 比值 1. 2，碳水化合物 330. 3 g（63%），蛋白质 82. 8 g（16%），脂肪 47. 5 g（21%），食物纤维 16. 1 g，维生素 C 136. 4 mg，维生素 A 1093. 5 μg，动物蛋白 27. 13 g（33%），豆类蛋白 13. 24 g（16%），胆固醇 105. 5 mg。

第二节　脂肪肝

一、概述

肝脏虽然有合成、运转和利用脂类的功能，但不是大量贮存脂肪的场所。正常人肝脏的脂类总量为肝湿重的4%~5%，当肝内脂肪的分解与合成失去平衡，或运转发生障碍时，脂肪（主要是甘油三酯和脂肪酸）就会在肝实质细胞内过量积聚，称为脂肪肝（fatty liver）。

（一）促进脂肪肝形成的饮食因素

1. 高脂肪膳食

长期过多摄入脂肪引起高脂血症，大量脂肪进入肝脏，超出肝脏对脂肪的处理能力，从而形成脂肪肝。

2. 高糖类膳食

长期过多摄入糖类食物。糖类在代谢过程中形成的α-磷酸甘油和乙酰辅酶A增多，促使肝内甘油三酯的合成增多，形成脂肪肝。

3. 蛋白质—能量营养不良

甘油三酯主要与载脂蛋白结合，以脂蛋白的形式输送至血液。肝细胞合成载脂蛋白需要ATP和多核糖体。蛋白质—能量营养不良可影响脂蛋白合成，使肝脂质不能正常运出而引起脂肪肝；食物中胆碱或合成载脂蛋白所需的氨基酸（如苏氨酸、亮氨酸、异亮氨酸、精氨酸等）缺乏，也可使VLDL合成减少而引起脂肪肝；摄入碳水化合物太少或代谢障碍，皮质激素分泌增加和交感神经活动增强，机体内脂肪动员增多，大量进入肝脏，从而形成脂肪肝。

（二）主要临床表现

不同病因引起的脂肪肝，其临床表现因原发病而异。轻者可无自觉症状。部分患者有食欲不振、乏力、腹胀、上腹或剑突下有疼痛感，肝可触及，质软或韧，边缘圆钝，表面有充实感，一般无压痛或只有轻度压痛。病程长的患者可有肝掌、蜘蛛痣和脾肿大。重症患者可有血浆蛋白过低，电解质紊乱，出现浮肿及腹水。如进一步发展恶化，可发生肝细胞坏死与纤维样变和肝硬化。少数病例可有黄疸、胆红素增多和门静脉高压。不少患者伴有不同程度的维生素缺乏症状。

二、营养治疗原则

（一）总能量

过高能量会使脂肪合成增多，加速脂肪肝病变，适当控制能量摄入有利于肝功能恢复。对正常体重者，从事轻体力劳动，能量摄入可按0.13 MJ（30 kcal）/kg；体重超重者可按每日能量摄入0.08~0.1 MJ（20~25 kcal）/kg。

（二）蛋白质

蛋白质中许多氨基酸（如蛋氨酸、胱氨酸、色氨酸、苏氨酸和赖氨酸等）都有抗脂肪肝的作用。高蛋白质膳食可提供胆碱、蛋氨酸等抗脂肪因素，使肝内脂肪结合成脂蛋白，有利于将其运出肝脏，防止肝内脂肪浸润。蛋白质有较高的食物特殊动力作用，可刺激新陈代谢，适当提高蛋白质的质量，可帮助减轻体重，有利于肝细胞的修复与再生，并可纠正低白蛋白血症。每日蛋白质供给量可达1.5~1.8 g/kg。

（三）碳水化合物

高碳水化合物是造成肥胖和脂肪肝的重要因素，控制碳水化合物的摄入比降低脂肪摄入更有利于减轻体重和治疗脂肪肝。因此，应给予患者低碳水化合物，特别是禁止食用单糖、双糖含量高的食物。

（四）脂肪

脂肪有抑制肝内合成脂肪酸的作用，脂肪中的必需脂肪酸参与磷脂的合成，帮助运出肝内的脂肪，对预防脂肪肝有利。但过多摄入脂肪，能量难以控制，对减轻体重和控制病情不利。因此，应给予适量脂肪，每日饮食中的脂肪总量不宜大于40 g，并控制含胆固醇高的食物。可选择不含胆固醇的植物油，所含的谷固醇或豆固醇和必需脂肪酸有较好的趋脂作用，可阻止或清除肝细胞的脂肪变性，对治疗脂肪肝有益。

（五）维生素

供给富含多种维生素，如含B族维生素和维生素C、A、D、K、E的食物，有保护肝细胞和防止毒素损害肝细胞的作用。

（六）膳食调配

饮食不宜过分精细，主食注意粗细杂粮的搭配，多用蔬菜、水果和菌藻类，保证摄入足够量的膳食纤维，有利于代谢废物的排泄、调节血脂和血糖水平。忌暴饮暴食和饮酒。

三、营养治疗实施方案

（一）宜用食物

（1）优质蛋白质，如豆腐、腐竹等豆制品和瘦肉、牛肉、鸡蛋、羊肉、鱼、虾、脱脂奶等的供应。

（2）新鲜绿叶蔬菜，以满足机体对维生素的需要。

（3）适当选用蛋氨酸含量高的食物，如小米、小麦面、芝麻、油菜、菠菜、花椰菜、甜菜头、海米、干贝、淡菜等。

（4）植物油。

（二）限用食物

（1）煎炸等油类含量高的食品。

（2）动物内脏等胆固醇含量高的食品，食用油中限制动物性油脂。

（3）控制糖、各种甜食及高热能食物，如含糖量高的蔬菜（土豆、芋头、山药）、水果、甜点等。

（4）忌辛辣和刺激性食物，如洋葱、蒜、姜、辣椒、胡椒、咖喱和酒类等。

（5）少用肉汤、鸡汤、鱼汤等含氮浸出物高的食物。

（6）限制食盐，每天以6 g为宜。

（三）参考食谱

早餐：大米粥（大米25 g），薄皮菜馅小蒸包（面粉50 g、扁豆50 g、虾皮2 g），煮鸡蛋2个（鸡蛋70 g）。

加餐：梨（100 g）。

午餐：软饭（大米100 g），清蒸鱼（带骨鱼100 g），素烩（香菇5 g、面筋70 g、木耳2 g、莴笋100 g），虾皮小白菜汤（虾皮5 g、小白菜100 g）。

加餐：西瓜（100 g）。

晚餐：小米粥（小米25 g），薄饼（面粉100 g），炒合菜（瘦肉30 g、菠菜100 g、绿豆芽100 g），香干50 g，拌芹菜100 g。

全日用烹调油8 g。

全日：热能5700 kJ，蛋白质90 g，脂肪35 g，碳水化合物240 g。

第三节　肝硬化

一、概述

肝硬化（liver cirrhosis）是一种临床常见的慢性肝脏疾病，由一种或多种病因引起的慢性、进行性肝脏损害，是各种慢性肝脏疾病的晚期表现。本病的流行病学特点为男性多于女性，35~50 岁多见。

（一）病因

引起肝硬化的病因很多，各地区差异较大。①病毒性肝炎：主要为乙型、丙型和丁型肝炎病毒感染，尤其是乙型、丙型或丁型肝炎病毒重叠感染可加速肝硬化的发生。②慢性酒精中毒：长期大量饮酒，酒精及其代谢产物引起肝脏损害，引发酒精性肝炎、酒精性脂肪肝，继而发展为肝硬化。③营养障碍：营养过剩与营养不良均可导致非酒精性脂肪性肝炎（NASH），据统计约 70%不明原因的肝硬化可能由 NASH 引起。④其他：胆汁淤积、肝静脉回流受阻、遗传代谢性疾病、某些药物或毒物、自身免疫等因素亦可导致肝硬化。在该病的众多病因中，我国以病毒性肝炎为主，欧美国家以慢性酒精中毒多见。

（二）主要临床表现

肝硬化起病隐匿，病程进展缓慢，早期症状轻、个体差异大且无特异性，晚期临床表现明显，患者的生活质量明显下降。临床上根据肝功能受损的程度将其分为代偿期与失代偿期肝硬化。

（1）代偿期肝硬化。患者常见乏力、食欲下降，轻度腹胀、恶心、呕吐等。

（2）失代偿期肝硬化。以肝功能减退、门脉高压、腹水为主要表现，并常伴有多种并发症。①全身症状：消瘦、乏力，少数患者可见不规则热。②消化道症状：食欲减退与腹胀为临床常见症状，还可见恶心、呕吐，由于对蛋白质和脂肪耐受性差，患者在进食高蛋白与油腻食品时易出现腹泻。③贫血与出血：因进食差，患者多伴有不同程度的贫血，由于肝功能减退导致肝脏合成凝血因子减少，及脾功能亢进导致血小板减少，常见齿龈出血、鼻出血、皮肤紫癜以及月经过多等。④与内分泌紊乱有关的症状：男性可有性功能减退、乳房发育；女性可发生闭经、不孕。⑤门脉高压症状：表现为呕血与黑便，亦可伴有贫血及明显腹胀。肝硬化患者往往出现慢性肝病面容，面色黝黑、无光泽，晚期可见明显消瘦、肌肉萎缩、腹水等，皮肤可见黄疸、肝掌、蜘蛛痣。此外，部分患者可出现下肢浮肿及肝性胸水。

（3）肝硬化的并发症主要有上消化道出血（多为食道、胃底静脉曲张破裂出血）、感染、肝肾综合征、肝性脑病等，可导致严重后果。

二、营养代谢特点

肝脏与机体的物质代谢、胆汁生成、凝血因子合成以及免疫机能维持密切相关。肝硬化患者由于肝脏功能受损，导致机体出现一系列代谢紊乱，严重者会涉及全身各个系统，甚至危及生命。

（一）蛋白质

肝硬化时，机体蛋白质代谢最重要的改变是肝脏合成蛋白质的功能下降，造成血清中白蛋白降低而球蛋白增高，出现低蛋白血症。患者常表现为低蛋白血症、血浆胶体渗透压下降，这也是患者出现水肿与腹水的主要原因之一，同时也直接影响肝细胞的修复与再生。由于肝内凝血因子合成减少而消耗增加，原发性纤维蛋白溶解及血小板质和量的改变等使凝血机制发生障碍。肝硬化同样会导致氨基酸代谢紊乱，其中芳香族氨基酸浓度增高，这些氨基酸进入脑组织，可扰乱正常神经递质的合成和神经细胞的正常功能。

（二）碳水化合物

肝硬化患者往往会出现低血糖，肝糖原的储备能力下降，糖耐量增加，由于内源性胰岛素被灭活，其他激素也发生代谢性紊乱。重度低血糖会带来严重的后果。

（三）脂类

肝硬化时，肝内合成胆固醇的量减少，肝脏对脂肪的利用降低、脂肪动用与分解加强，患者可表现为血浆甘油及游离脂肪酸增加。由于卵磷脂胆固醇转酰酶和脂蛋白酯酶活性明显下降，导致脂蛋白代谢异常，胆固醇酯及低密度脂蛋白胆固醇显著下降，且与肝功能受损程度有关。

（四）胆汁酸合成与排泄障碍

肝硬化患者可有胆汁酸合成及排泌障碍。肝细胞内胆固醇 7α-羟化酶和 12α-羟化酶活性降低，胆酸合成减少，排入肠内的胆汁酸减少，影响脂类和脂溶性维生素的消化和吸收。肝脏排泄胆酸功能障碍，使血中的胆汁酸不能正常清除，导致胆汁酸在血中的浓度增高。

（五）电解质紊乱

1. 钠

肝硬化腹水患者由于长期钠摄入不足、长期利尿或大量放腹水导致钠丢失，加之抗利尿激素增多致水潴留大于钠潴留，出现稀释性低钠、低氯血症；而有效血容量不足可激活交感神经系统、肾素—血管紧张素—醛固酮系统等，导致肾小球滤过率下降及钠水重吸收增加，发生水钠潴留。

2. 钾

钾的摄入不足、呕吐腹泻、继发性醛固酮增多以及长期应用利尿剂等，均可促使或加重低钾血症。低钾血症发生后常导致代谢性碱中毒，因而加重病情或诱发肝性脑病。

3. 铁

由于蛋白质摄入不足、合成减少以及饮酒等因素的影响，血清铁蛋白降低，铁的运输与代谢受到影响，导致血清铁下降。

4. 锌

肝硬化患者由于锌的摄入不足与吸收减少可导致锌缺乏，而缺锌可引起食欲减退、味觉异常，促进肝纤维化并诱发肝性脑病。

5. 硒

由于硒摄入减少、吸收障碍与丢失过多，患者常出现血清硒降低。而缺硒可导致谷胱甘肽过氧化物酶活性下降，使机体易受过氧化物和自由基的侵害，进而加速肝细胞的损伤、坏死，使肝功能下降。

三、营养治疗原则

（一）营养治疗目的

通过合理的营养干预，减轻机体代谢负担，降低自由基等有害物质对肝细胞的损害，增强机体抵抗力，改善患者的营养状态，促进肝功能恢复。

（二）营养治疗原则

病情的轻重不同，所处的病程阶段不同，其病理生理改变和临床表现亦不同。在营养治疗过程中应根据患者肝功能受损的程度制订合理的营养供给标准，以减轻机体的代谢负担，利于病情恢复。

1. 肝功能损害较轻、无并发症者

应给予肝功能损害较轻、无并发症者“三高三适量”的膳食，即高能量、高蛋白、高维生素，适量的脂肪、碳水化合物与矿物质。

（1）充足的能量。具体用量根据患者的自然情况、病情及营养状态而定，可按126～147 kJ（30～35 kcal）/(kg·d）来计算。

（2）充足的蛋白质。可按1.2～1.5 g/(kg·d）供给蛋白质，依患者的营养状态以及机体对膳食蛋白质的耐受性而定。为避免或纠正低蛋白血症、腹水，促进受损肝细胞的修复与再生，每日蛋白质供给量不应低于60～70 g，其中优质蛋白质宜占总蛋白的40%以上。

（3）适宜的脂肪。肝硬化患者的肝功能减退，胆汁合成减少，对脂肪的消化与吸收能力减退。若脂肪摄入过多，超过肝脏的代谢能力，则会沉积于肝内，使肝功能进一步下降。因此，脂肪的摄入不宜过多，以0.7～0.8 g/(kg·d）为宜，其来源以富含长链甘油三酯（LCT）的植物油为主。为了快速提供机体所需能量，同时又不刺激胰液和胆盐的分泌，避免脂肪肝的发生，可用少量中链甘油三酯代替LCT，但不宜过多，以免酮体产生增加，加重肝脏负担。

（4）适宜的碳水化合物。碳水化合物每日推荐摄入量为350～500 g。足够的碳水化合物能增加肝糖原储备，防止毒素对肝细胞的损害，起到保肝解毒的功效。同时，碳水化合物能纠正因肝功能受损可能发生的低血糖反应，并且具有节约蛋白质的作用。

（5）适宜的矿物质。肝硬化时，往往伴有不同程度的电解质代谢紊乱，应根据患者的具体情况，注意钾、锌、铁、镁等矿物质的补充。

（6）充足的维生素。维生素直接参与肝脏的生化代谢过程，具有保护肝细胞、增强机体抵抗力及促进肝细胞再生的作用。肝硬化患者常有维生素缺乏，其中以维生素B_1、维生素B_6、维生素B_{12}、叶酸、维生素A、维生素D、维生素K等较为明显，在实施营养治疗过程中应多选用富含多种维生素的食物。

（7）钠盐与水。当患者有水肿或腹水时，要适当限制钠盐和水的摄入，根据水肿的程度分别采用低盐或无盐膳食。

（8）少量多餐，注意食物种类与烹调方法的选择。除正常的一日三餐外，可增加2～3次加餐。应选择易消化、少刺激、产气少、无公害的食品，并采用氽、烩、炖等易于消化的烹调方法。

2. 肝功能严重受损者

（1）充足的能量。摄入足够的能量有助于改善患者的营养状态，达到节约蛋白质的目的，并减少体内氨的产生。

（2）适当限制蛋白质的摄入。肝功能衰竭时，肝脏不能及时清除体内蛋白质分解产生的氨，导致血

氨升高，引发肝性脑病。为减轻患者的中毒症状，应限制蛋白质的摄入，每日蛋白质的摄入量应控制在50~55 g。同时应注意蛋白质的来源，避免食用含芳香族氨基酸丰富的食物（如带皮的鸡肉、猪肉、牛肉、羊肉等），增加支链氨基酸的摄入（如牛奶、黄豆、红枣等）。

（3）限制脂肪的摄入。脂肪每日适宜摄入量为40~50 g，胆汁淤积性肝硬化患者应采用低脂、低胆固醇膳食。

（4）充足的碳水化合物。肝功能严重受损者，机体能量的主要来源为碳水化合物，宜占总能量的70%左右。如患者食欲差，主食摄取不足，可适当补充一些甜食，必要时选用一些肝病专用型肠内营养剂。

（5）充足的维生素。患者如膳食摄入不足，可通过复合维生素制剂予以补充。

3. 肝硬化伴腹水者

肝硬化腹水是肝功能失代偿期最突出的临床表现，主要由门静脉高压、血浆胶体渗透压下降和有效血容量不足引起。严重病例，即使在临床大量使用利尿剂的情况下，也不能抵消摄入高钠饮食所致的水钠潴留。严格限制钠和水的摄入是治疗肝硬化腹水的重要措施。同时宜限制液体摄入量，供给标准应少于1000 mL/d。若出现明显的稀释性低钠血症，则液体摄入量应控制在500 mL /d以内。即便腹水消退，仍需控制钠、水摄入量，以减轻机体代谢负担。

4. 肝硬化伴食管—胃底静脉曲张者

门脉高压导致食管—胃底静脉曲张，是肝硬化合并上消化道出血的重要原因。为此，膳食宜细软、易消化、少刺激，避免一切生、硬和粗糙的食物，在烹调方法上尽量采用蒸、煮、氽、烩、炖等，避免食用生的蔬菜、水果和产气食品。为满足机体对矿物质和维生素的需求，可将蔬菜和水果做成菜汁和果汁，必要时可补充复合维生素矿物质制剂。

四、营养治疗实施方案

肝硬化营养治疗方案的设计应根据患者的病情、消化状况和既往的膳食习惯而定，食谱设计宜体现个性化、阶段化。肝功能代偿期需全面加强营养，尤其应注意能量、优质蛋白质和维生素的补给；失代偿期宜密切关注病情，尤其是肝功能的变化和血氨情况，以便随时调整膳食种类与数量。

（一）宜用食物

（1）富含优质蛋白质且易消化的食物：奶类及其制品、蛋类、豆腐类、鱼虾类、嫩的畜禽瘦肉类等。

（2）多食用包子、馒头、花卷、发糕、面包等发酵类面食，以满足机体对B族维生素的需求。

（3）冬瓜、角瓜、菜瓜、丝瓜等瓜类，以及嫩的生菜、白菜、茄子、花椰菜、西红柿等高维生素、低纤维的食物。

（4）葡萄糖、蔗糖、蜂蜜等易于消化的单、双糖类可少量选用。

（5）富含不饱和脂肪酸的植物油，必要时可采用部分中链脂肪酸。

（6）发生低钾血症时应多选用含钾丰富的食品，如香蕉、橘子、猕猴桃、香菇等。

（二）限用食物

（1）忌用各种酒类和含酒精的饮料。

（2）忌用辣椒、胡椒、芥末、咖喱粉等辛辣刺激性食品和调味品。

（3）忌用肥肉，以及油煎、油炸、滑熘的高脂肪食品。

(4) 少用韭菜、芹菜、豆芽、藕、燕麦以及各种粗加工粮食等含粗纤维多的食品，有食管—胃底静脉曲张者禁用。

(5) 少用干豆类、薯类、萝卜、碳酸饮料等产气多的食物，肝功能失代偿期、腹胀明显者忌用。

(三) 参考食谱

早餐：糖三角（面粉 30 g、白糖 5 g），绿豆粥（绿豆 10 g、大米 50 g），卤鸡蛋 50 g，炝拌香椿腐竹（香椿 75 g、鲜腐竹 10 g）。

加餐：甜豆浆 200 g，橙子 100 g，咸面包 50 g。

午餐：水饺（面粉 125 g、鸡脯肉 50 g、鲜香菇 100 g、芹菜 100 g），海米紫菜汤（海米 5 g、紫菜 10 g）。

加餐：鲜桃 100 g，冲藕粉（藕粉 50 g、糖 10 g）。

晚餐：椒盐花卷（面粉 100 g），青菜豆腐汤（青菜 100 g、豆腐 100 g），葱烧海参（海参 75 g、葱 75 g），拌黄瓜金针菇（黄瓜 50 g、金针菇 75 g）。

加餐：脱脂奶 200 g，苹果 100 g，苏打饼干 50 g。

全日烹调用植物油 20 g，食盐 4 g。

全日：总能量 2589.6 kcal，氮：热能=1：141.10，P/S 比值 0.75。

碳水化合物 444.2 g（66%），蛋白质 114.7 g（18%），脂肪 46.9 g（16%），胆固醇 366.9 mg，食物纤维 17.2 g，维生素 C 131.9 mg，维生素 A 574.2 μg。

动物蛋白 35.91 g（31%），豆类蛋白 23.62 g（21%）。

第四节　肝性脑病

一、概述

肝性脑病（hepatic encephalopathy，HE）是由严重肝病引起的，以意识障碍、行为失常和昏迷为主要临床表现的中枢神经系统功能失调综合征，过去称为肝性昏迷。

(一) 病因及诱因

肝性脑病的病因是急、慢性肝病或各种原因的导致门—体循环，以下简称门—体分流。多种原因可以造成急、慢性肝病，如肝炎病毒感染、对肝有毒性的药物应用及酗酒等。

多数情况下，肝性脑病的发生会有一些诱因，大概可归纳为 4 个方面。

1. 氨等含氮物质及其他毒物增加的诱因

如进食过量的蛋白质、输血、消化道大出血致肠道内大量积血；厌食、腹泻或限制液体量、应用大量利尿剂或大量放腹水可致血容量不足而发生肾前性氮质血症；口服铵盐、尿素、蛋氨酸等使含氮物吸收增加；便秘使氨及肠道的其他毒性物质与肠黏膜的接触时间延长，吸收增加；感染（如自发性腹膜炎等）可增加组织分解代谢，产氨增多；低血糖可使脑内脱氨作用降低；各种原因造成低血压、低氧血症，某些抗痨药物、感染和缺氧等加重肝功能损害等，可致机体对肠道里的氨及其他毒性物质代谢能力降低，血中氨浓度升高。

2. 低钾碱中毒

低钾碱中毒常由大量利尿或放腹水引起。碱中毒时，体液中 H^+减低，NH_4^+ 容易变成 NH_3，增加了氨通过血脑屏障的弥散能力，导致氨中毒。

3. 加重门—体分流及肝损伤的因素

加重门—体分流及肝损伤的因素，如自发性门—体分流、手术进行分流或进行经颈静脉肝内门体分流等，使来自肠道的氨及其他毒性物质绕过肝脏直接进入体循环，导致血氨浓度升高。

4. 镇静剂

镇静、催眠药可直接与脑内 GABA-苯二氮䓬受体结合，对大脑产生抑制作用。

（二）主要临床表现

肝性脑病的临床表现和病情进展与原发病的种类、肝功能受损的程度以及诱发因素密切相关。主要表现为性格改变、智力下降、行为失常、意识障碍等中枢神经系统的功能紊乱，以及扑翼样震颤、反射亢进和病理反射等神经肌肉活动异常，其中扑翼样震颤为肝性脑病最具特征的表现。根据意识障碍的程度、神经系统体征和脑电图的改变，可将 HE 分为四期：①Ⅰ期（前驱期），临床表现不明显，可见焦虑、欣快、淡漠、健忘等；②Ⅱ期（昏迷前期），嗜睡、行为异常、言语不清、定向力障碍、肌张力增强、病理征阳性，有扑翼样震颤；③Ⅲ期（昏睡期），昏睡，但可叫醒，肌张力增强，病理征阳性，有扑翼样震颤；④Ⅳ期（昏迷期），昏迷，不能叫醒，由于患者不能合作，因此无法引出扑翼样震颤。

二、营养代谢特点

肝性脑病患者体内出现严重的代谢紊乱，表现为血中氨、硫醇、芳香族氨基酸（苯丙氨酸、酪氨酸、色氨酸）、酚、吲哚、丙酮酸、乳酸、α-酮戊二酸、γ-羟基丁酸、游离脂肪酸等增加；而血中核苷酸、支链氨基酸（缬氨酸、亮氨酸、异亮氨酸），葡萄糖以及钾、钠、镁和钙离子等降低；脑脊液中 α-酮戊二酸、谷氨酰胺及丁酸等含量增加。由于肝性脑病患者的血氨和脑内氨的含量都上升，可干扰脑的能量代谢，因此认为氨中毒是 HE 的一个重要病因。虽然肾脏和肌肉均可产氨，但消化道是氨产生的主要部位。

肠道氨的来源：①谷氨酰胺在肠道上皮细胞代谢后产生（谷氨酰胺→NH_3+谷氨酸）；②肠道细菌对含氮物质的分解（尿素→NH_3+CO_2），氨在肠道内的吸收主要以 NH_3 的形式弥散入肠黏膜，而此过程受肠道内 pH 值的影响。当肠腔内的 pH 值>6 时，NH_3 大量弥散入血，当 pH 值<6 时，NH_3 从血液转至肠腔，随粪便排出。健康人的肝脏可将门静脉输入的 NH_3 转变为尿素和谷氨酰胺，只有少量 NH_3 进入体循环。肝性脑病患者的肝脏对氨的代谢能力明显减退，血氨生成与吸收增多，尤其当有门—体分流存在时，肠道的氨不经肝脏代谢而直接进入体循环，导致血氨升高。

氨对大脑功能的影响是多方面的：①干扰脑细胞三羧酸循环，使大脑细胞能量供应不足；②增加了脑细胞对酪氨酸、苯丙氨酸和色氨酸等中性氨基酸的摄取，而这些物质对脑功能具有抑制作用；③当脑内氨浓度增加时，脑星形胶质细胞合成谷氨酰胺增加，谷氨酰胺是一种很强的细胞内渗透剂，可导致星形胶质细胞与神经元细胞肿胀，引发脑水肿；④氨还可直接干扰神经的电活动。

神经冲动的传导是通过神经递质完成的。食物中的酪氨酸、苯丙氨酸等芳香族氨基酸在肠道脱羧酶的作用下转变为苯乙胺和酪胺，正常情况下，这两种物质通过肝脏代谢。当肝功能异常时，肝脏对酪胺和苯乙胺的清除发生障碍，此二物质随血流进入脑内并在 β-羟化酶的作用下生成苯乙醇胺和 β-羟酪胺，后两者的化学结构虽然与正常的兴奋性神经递质去甲肾上腺素相似，但不能传递神经冲动，因此被称为假性神经递质。当其在脑内的浓度增加到一定程度并取代神经突触中的正常神经递质时，即造成神经传导发生障碍。

正常情况下，色氨酸与白蛋白结合不易通过血脑屏障；肝功能低下时，白蛋白合成下降，血中游离色氨酸增加，后者可通过血脑屏障，在脑内代谢成5-羟色胺及5-羟吲哚乙酸，二者均为抑制性神经递质，可导致肝性脑病的发生。

三、营养治疗原则

（一）营养治疗目的

通过合理的饮食调剂，减少肠道内氮源性毒物的产生，减轻中毒症状，纠正电解质紊乱和酸碱平衡失调。

（二）营养治疗原则

1. 能量

适宜的能量摄取可提高蛋白质的利用率，降低体蛋白分解，减少内源性氨的生成，改善患者的营养状况。推荐能量摄取标准为105~126 kJ（25~30）kcal/(kg·d)，具体用量可依患者的病情予以调整。

2. 蛋白质

Ⅰ、Ⅱ期HE宜限制在20 g/d以内；Ⅲ、Ⅳ期HE患者在发病初期的数日内需禁食蛋白质，但时间不宜过久，以免出现负氮平衡。待其意识恢复后，蛋白质摄取量可从20 g/d开始逐渐增量，每隔2~3天调量一次，最大量不超过1 g/(kg·d)。蛋白质的来源应以植物蛋白为主，因其富含支链氨基酸，并且植物食品所含的膳食纤维经肠道细菌分解，其降解产物有利于氨的排出。

3. 脂肪

肝功能衰竭患者对脂肪的耐受能力下降，如果脂肪摄入过多，超过肝脏的代谢能力，则会沉积于肝脏，影响肝糖原的合成，使肝功能进一步受损。故脂肪的摄取量不宜过多，以0.5~0.7 g/(kg·d)为宜，最多不超过1 g/(kg·d)。

4. 碳水化合物

由于限制了蛋白质和脂肪的摄入，碳水化合物成为患者膳食能量的主要来源，供给量宜占总能量的75%。乳果糖是一种合成的双糖，口服后在小肠内不会被分解，但可被结肠内的细菌分解为乳酸和乙酸，从而降低肠道的pH值。肠道酸化使肠道细菌产氨减少，并可减少氨的吸收，促进血液中的氨渗入肠道并排出体外。HE患者可适量选用乳果糖，用法为每次10~20 g，每日3次，口服。

5. 矿物质

肝衰竭患者进食量少、低蛋白饮食、利尿过度及大量排放腹水等原因，易发生电解质紊乱和酸碱平衡失调，表现为脑内铜、锌含量降低，血清钙、铁、钾等降低。而低钾性碱中毒是诱发或加重肝性脑病的常见原因之一。

6. 维生素

维生素摄入不足和自身消耗增加是肝衰竭患者维生素缺乏的主要原因，应注意补给，尤其是与肝功能相关的维生素A、E、K、C和B族维生素。由于进食量少、消化与吸收差等原因，因此单纯靠膳食无法满足机体需要，可通过维生素制剂予以补充。补充的剂量视病情与营养状况而定，可达正常生理需要量的几倍或几十倍。

7. 钠盐与水

钠盐与水的摄入量依水肿和腹水的有无与程度而定。根据水钠潴留情况决定钠盐和液体的供给量。

8. 膳食纤维

晚期肝性脑病患者可能存在消化紊乱或食道静脉曲张，应适当减少膳食纤维的摄入。对于前驱期患者可给予适量的可溶性膳食纤维，以促进肠蠕动，加速排便，减少肠道内有毒代谢产物的吸收。

9. 膳食方式

根据病情，每日可安排进餐4~6次。

四、营养治疗实施方案

肝性脑病的治疗应根据患者所处病程的不同阶段采取相应的营养治疗方案。前驱期选用易消化的低蛋白、低脂肪、低盐、高碳水化合物的流质或半流质饮食。嗜睡或昏迷期需采用鼻饲肠内营养者，必要时辅以胃肠外营养。

（一）宜用食物

（1）能经口进食者可给予：①米汤、藕粉、米粉、果汁、果酱以及细粮和少纤维的水果等能提供碳水化合物的食物；②富含支链氨基酸的大豆制品是肝性脑病患者蛋白质来源的首选。

（2）昏迷、不能经口进食者，可给予鼻饲饮食或辅助静脉营养。一开始可暂时停止蛋白质摄入，以碳水化合物作为能量来源，持续时间不宜超过3天。鼻饲方式可采用间歇滴注、连续泵控滴注或分次推注的方式。饮食内容为自制匀浆或肝病专用型肠内营养制剂。

（二）限用食物

（1）猪肉、牛肉、羊肉的蛋白质中含丰富的芳香族氨基酸，宜禁用。

（2）鸡肉、鸭肉和鱼中的支链氨基酸含量比畜肉类多，宜少量食用。

（3）牛奶和蛋类产氨少，随着病情的好转可适量选用并逐渐加量。

（三）参考食谱

肝性脑病半流食参考食谱。

早餐：红枣干粥（大米75 g，大枣5枚），炒碎菜（油菜100 g、豆干15 g）。

加餐：蛋糕30 g，西瓜汁（西瓜200 g）。

午餐：鸡蛋面（细挂面100 g、鸡蛋25 g、黄瓜丝100 g、胡萝卜丝50 g），豆腐羹（豆腐100 g、面粉10 g）。

加餐：冲藕粉（藕粉50 g、糖20 g）。

晚餐：青菜米粥（大米、小米各35 g、碎青菜100 g），炒碎菜（金瓜100 g），葱花炒豆腐（豆腐50 g）。

加餐：冲藕粉（藕粉25 g、糖20 g）。

全日烹调用植物油20 g、盐4 g。

全日：总能量1795.1 kcal，氮：热能=1：271.66，P/S比值0.63，碳水化合物351.7 g（76%），蛋白质41.3 g（9%），豆类蛋白11.73 g（28%），脂肪30 g（15%），食物纤维11.5 g，维生素C 111.8 mg，维生素A 678 μg。

第五节　肝豆状核变性

一、概述

肝豆状核变性（又称 Wilson 病）是一种常染色体隐性遗传的铜代谢障碍所引起的疾病，主要病理改变为豆状核变性和肝硬化。多发生于儿童或青年人。

（一）病因及发病情况

肝豆状核变性是一种先天代谢缺陷病。其病理生理基础是铜代谢呈正平衡，全身组织内有铜的异常沉积。本病散见于世界各地不同的民族。从遗传学研究，估计本病发病率约为人口的十六万分之一。我国（包括台湾地区）的不完全统计有 220 例。大多数在少年或青年期发病，以 10~25 岁最多，男女发病率相等。幼儿发病多呈急性，在数月或数年内死亡，30 岁以后发病多属慢性。

（二）发病机理

铜是人体所必需的微量元素。正常人体含铜量为 100~150 mg，其中大部分分布或贮存于不同组织的蛋白质和血液中，以肝和脑中的含量最高。肝是铜代谢的中心。肠道吸收的铜绝大部分（90%~95%）在肝内与 α_2-球蛋白牢固结合形成铜蓝蛋白，仅少量与血中白蛋白疏松地结合为转运铜，进入各组织与红细胞结合，由肝细胞溶酶体排入胆汁，并经肾小球滤过和排出。正常情况下，摄入的铜与排出的铜维持动态平衡。

由于肝内肽酶缺陷或缺乏，导致铜蓝蛋白的合成减少，与白蛋白疏松结合的铜显著增加，弥散到组织，主要沉积于中枢神经系统、肝脏、肾脏、角膜等处（基底神经节内含铜量为正常量的 10 倍，肝脏、肾脏、胰腺等器官含铜量为正常量的 7~10 倍）。引起各脏器形态结构破坏与功能改变。与此同时，肝细胞溶酶体无法将铜分泌入胆汁，而经肾小球滤过大量排出。由每日低于 80 μg 的排泄量增加到 300~1200 μg。血清中铜蓝蛋白降低情况见表 11-1。

表 11-1　肝豆状核变性患者体内含铜量的改变

项目	正常人体内含铜量	肝豆状核变性患者体内含铜量
血浆铜总量（μmol/L）	18（13~23）	10.5（3.3~18）
血浆直接反应铜（μmol/L）	1.2（0~3.5）	4.6（2.1~7.0）
血浆间接反应铜（μmol/L）	5.8（3.9~7.5）	1.6（0~1.6）
尿铜（μg/24 h）	（15~30）	522（95~1300）
肝脏铜（μg/g 肝，湿重）	5（3~10）	79（53~100）

引起铜蓝蛋白合成减少的可能机理是铜蓝蛋白因分子量不同分为贮存型和转运型两部分。其中 20% 为贮存型铜蓝蛋白，80% 为转运型。正常情况下，贮存型铜蓝蛋白经肝内肽酶作用转变为转运型。肝豆状核变性患者，由于肽酶缺陷或缺乏，肝脏只能合成贮存型铜蓝蛋白，不能形成和转变为转运型铜蓝蛋白，以致血中铜蓝蛋白浓度降低。

（三）病理改变

1. 肝脏

最早的组织学变化是光镜下小叶周边区的肝细胞核内糖原变性。核内糖原呈块状或呈空泡状，有中等程度的脂肪浸润。脂肪滴由甘油三酯组成，以后脂肪滴数量增加，并融合增大。脂肪变性从形态学上与酒精脂肪变性相似，与脂肪变性并存或在脂肪变性前就已发生病变的细胞器是线粒体，线粒体体积增大、膜分离、嵴扩张，呈晶体状排列，有空泡，基质呈显著颗粒状。线粒体变化可能在发病机制上与脂肪变性有关。随着D-青霉胺的治疗，线粒体变化可以减轻甚至消失，说明线粒体的变化是由铜的毒性作用引起的。

肝脏由脂肪浸润到肝硬化这一过程的变化速度个体差异很大。某些患者可发生慢性活动性肝炎，可有单核细胞浸润，多数为淋巴细胞和浆细胞，可有碎屑样坏死，并且这种坏死可越过界板，可有肝实质塌陷，桥接样坏死和肝纤维化。肝脏病变可自然缓解，可进展为大结节性肝硬化或很快发展为暴发性肝炎，后者治疗效果很差。

在肝硬化形成过程中可能有肝实质的炎性细胞浸润或实质坏死，最终形成大结节性或大结节和小结节并存的肝硬化，纤维分隔可宽可窄，胆管增生，还可伴有 Wilson 病早期的一些病理变化，如核糖体变性、脂肪变性等。

2. 脑

整个神经系统均可受累，而以豆状核、视丘、尾核、脑岛和带状核受累较重，以豆状核内的壳核最为显著。肉眼可见大脑半球有不同程度的萎缩，豆状核缩小、软化和小空洞形成，组织学显示神经细胞变性坏死，星形胶质细胞肥大、增生和变性。

3. 肾脏

铜在近曲小管沉着，显示脂肪变性和水样变性。

4. 角膜

铜沉着在角膜后弹性膜（Descemet 膜）界层，周围形成棕绿色的色素沉着，称角膜色素环（K-F 环）。

（四）临床表现

1. 早期表现为一般消化道症状

患者早期出现消化不良、嗳气、食欲不振等，脾肿大、黄疸、肝功能异常，迁延不愈，以后肝脏逐渐缩小、质硬，表面有结节，发展为坏死性肝硬化。

2. 神经系统症状

常以细微的震颤、轻微的言语不清或动作缓慢为首发症状，以后逐渐加重并相继出现新的症状。典型者以锥体外系症状为主，表现为四肢肌张力强直性增高，运动缓慢，面具脸，语言低沉含糊，流涎，咀嚼和吞咽常有困难。不自主动作以震颤最多见，常在活动时明显。严重者除肢体外，头部及躯干均可波及，此外也可有扭转痉挛、舞蹈样动作和手足徐动症等。精神症状以情感不稳定和智能障碍较多见，严重者面无表情，口常张开、智力衰退。少数可有腱反射亢进和锥体束征，有的可出现癫痫样发作。

3. 肝脏症状

儿童患者常以肝病为首发症状，成人患者可追溯到“肝炎”病史。肝脏肿大，质较硬而有触痛，肝脏损害逐渐加重可出现肝硬化症状，脾脏肿大，脾功能亢进，腹水，食道静脉曲张破裂及肝性脑病等。

4. 角膜色素环

角膜边缘可见2~3 mm宽的棕黄或绿褐色色素环，用裂隙灯检查可见细微的色素颗粒沉积。角膜色素环为本病重要体征，一般于7岁之后可见。

5. 肾脏损害

因肾小管尤其是近端肾小管上皮细胞受损，患者可出现蛋白尿、糖尿、氨基酸尿、尿酸尿及肾性佝偻病等。

6. 溶血

溶血可与其他症状同时存在或单独发生，由于铜向血液内释放过多损伤红细胞导致溶血发生。

二、营养治疗原则

本病主要采用驱铜疗法阻止铜的吸收，促使铜的排出，包括服用青霉胺或注射二巯基丙醇（BAL）增加尿铜的排出。有人主张饭后服用硫化钾，使铜与硫结合阻止其吸收。补充钾盐也有助于纠正肾小管酸中毒。

（一）低铜饮食

避免食用含铜的食物。WHO建议，铜的日摄入量以0.05 mg/kg为宜。中国营养学会未制定铜的供给量标准，但认为青少年及成年人每日膳食中铜的安全和适宜摄入量为2.0~3.0 mg。低铜膳食中铜的含量尚无明确规定，一般认为不应超过每日260 mg，儿童患者不超过0.1 mg/kg。

（二）高蛋白饮食，严格限制铜的摄入

严格限制饮食中的铜盐比较困难，但应尽量避免含铜高的食物，如肝、血、猪肉、蛤贝类（蛤蜊、牡蛎、田螺）、鱼类、乌贼、鱿鱼、坚果类（如花生、核桃）、干豆类（豌豆、蚕豆、黄豆、黑豆、小豆、扁豆、绿豆）、芝麻、可可、巧克力、明胶、樱桃和一些含铜量高的蔬菜（蘑菇、荠菜、菠菜、油菜、芥菜、茴香、芋头、龙须菜等）。见表11-2。

表11-2　含铜量不同的食物

含铜量	食物
含铜量高的食物（>8 10^{-6}）	猪肉、肝、动物血、牡蛎、蛤蜊、田螺、干豆类（黄豆、青豆、黑豆、小豆、扁豆、绿豆）、芝麻、坚果、可可、巧克力、明胶、樱桃、蔬菜类（芋头、蘑菇、油菜、菠菜、茴香、荠菜、茄子、龙须菜、芥菜、萝卜缨、葱等）
含铜量中等的食物（2~8 10^{-6}）	谷粮类（糙米、小麦、面粉、荞麦、小米、黄米、玉米面、高粱、高粱面）、豇豆、薯类（土豆、甜薯、山药）、蔬菜类（胡萝卜、紫皮萝卜、蔓菁、苤蓝、大白菜、小白菜、瓢儿菜、藕、南瓜、芹菜等）
含铜量低的食物（<2 10^{-6}）	白米、玉米、牛奶、黄油、干酪、蔗糖，以及其他蔬菜和水果

（三）供给充足的维生素

充足的维生素C可以防止肝功能衰竭和感染，每日宜摄入维生素C 500 mg；为了保护神经系统，缓解肌紧张不全和震颤，患者可多用含维生素B_1、维生素B_6丰富的食物。维生素B_6还可以避免因用促进铜盐排泄的药物（D-青霉胺）而引起的维生素B_6缺乏。

（四）补充富含钙和维生素D的食物

肝豆状核变性的儿童常因钙磷代谢障碍，发生骨质疏松及佝偻病。除用药物外，饮食中应供给富含钙及维生素D的食物。但许多含钙丰富的食品，其含铜量也高。所以，应供给奶类食品，奶易被人体吸收和利用。鱼肝油中含有大量维生素D，是维持身体钙和磷吸收的主要因素，可每日通过膳食供应或补充。

（五）其他

选用精细米、面作为主食；不用铜制器皿烹调食物。

第六节　胆结石和胆囊炎

一、概述

胆结石（cholelithiasis）亦称胆石病，是指胆囊或胆管内任何部位发生结石的疾病。胆结石按化学成分可分为胆固醇结石与胆红素结石两大类，胆固醇结石又可按胆固醇的多少分为纯胆固醇结石与混合性结石，胆红素结石可按组成及发病机理分为黑色素型结石与胆红素钙。引起胆石症的原因主要与饮食、机体代谢改变、胆汁淤积、细菌感染及过度溶血有关。胆囊炎（cholecystilis）分为急性胆囊炎与慢性胆囊炎，是由于胆囊管阻塞、细菌感染或化学性刺激（胆汁成分改变）而引起的胆囊炎性病变。胆结石和胆囊炎是胆道系统的常见病、多发病，二者互为因果，关系十分密切。

（一）促进胆结石和胆囊炎的饮食因素

（1）胆结石的形成与脂质类代谢紊乱和高胆固醇有关。摄入过多的高胆固醇饮食，增加了胆道中胆固醇的含量，易形成胆固醇结石。

（2）胆结石形成与饮食中缺乏纤维素有关。长期低纤维素膳食会增加胆酸，如去氧胆酸在胆汁中的含量。调查结果表明，常食蔬菜的人群很少患胆结石。

（3）营养素摄入不平衡。人群流行病学调查和临床观察资料表明，长期摄入高碳水化合物低蛋白饮食的人群，以胆红素结石为主；而长期摄入高脂肪高蛋白饮食的人群，以胆固醇结石多见。

（4）进食不洁的食物引起细菌和寄生虫感染。炎症脱落的上皮、细菌、蛔虫虫体及虫卵常构成胆结石的核心。

（二）主要临床表现

1. 胆囊炎的临床表现

急性胆囊炎的主要症状是右上腹部持续性疼痛，或阵发性加剧，腹肌紧张或强直，常有右肩放射痛，伴有恶心、呕吐，当发生化脓性胆囊炎或炎症波及胆总管时，可有寒战、高烧、黄疸。胆囊区触痛明显。

胆囊黏膜发生水肿、充血，继而波及胆囊壁可使胆囊膨胀。严重者，特别是老年患者易出现胆壁化脓、坏死、穿孔而发生休克，在炎症消失后可造成纤维化瘢痕灶。炎症可影响胆汁成分比例，促使胆结石形成。结石又可使胆道引流不畅，促使炎症发作，两者常并存，互为因果。由胆总管结石梗阻并发的急性胆囊炎，当结石排出、梗阻解除后，胆囊炎可逐渐消退。有些慢性胆囊炎患者可毫无症状，有些则感到右上腹隐痛、腹胀、嗳气和厌食，在进食高脂肪饮食后，消化不良明显，除上腹部有轻度触痛外，无其他阳性体征。

2. 胆石症的临床表现

胆石症可反复发作，有时可持续数十年，胆囊结石患者可无症状或有间断性右上腹闷重钝痛感。当结石阻塞胆囊管时即发生疼痛并向右肩放射，常伴有恶心、呕吐、发热，可诱发急性胆囊炎。胆囊肿大常可扪及并有触痛，通过X线检查可发现结石。

胆总管结石除有上述症状外，还因结石阻塞胆总管而发生黄疸、疼痛、寒战和发热，并发化脓性胆管炎或急性胰腺炎。肝细胞严重损害可影响凝血因子的制造，可有出血倾向，甚至发生纤维性变导致胆汁性肝硬化。胆道造影可见胆总管增粗或透亮区。

二、营养代谢特点

胆囊是贮存和浓缩胆汁的器官。肝脏每天分泌600~1000 mL的胆汁，胆囊将其浓缩至50%左右。饮食营养因素与本病的发生、发展与防治有密切的关系。

（一）蛋白质

适宜的蛋白质摄入对维持氮平衡、修复受损的胆道组织、恢复其正常生理功能具有重要作用。有资料表明，低蛋白饮食易形成胆红素结石，而高蛋白饮食易发生胆固醇结石。因此，应摄取适量的蛋白质，尤其是富含大豆磷脂、具有较好的消石作用的大豆制品。

（二）脂肪

高脂肪饮食刺激胆囊收缩素的分泌，使胆囊收缩，腹痛加剧，易形成胆固醇结石。然而，低脂肪膳食使胆汁中葡萄糖二酸-1，4-内酯减少，从而产生大量的不溶于水的非结合胆红素，促进胆红素结石的形成。

（三）碳水化合物

碳水化合物对胆囊的刺激作用较脂肪和蛋白质弱，适量摄取能增加糖原储备，具有节约蛋白质和保护肝脏功能的作用。但高碳水化合物，尤其是简单糖类摄取过多将引起超重或肥胖，致葡萄糖转化为胆固醇及脂肪酸的过程增强，易形成胆红素结石。有调查显示，近30年来日本通过改变膳食结构，减少能量和碳水化合物的摄取，肝内胆管结石的发病率明显降低，这也充分证明了饮食在本病发生中的重要作用。

（四）其他

近年来，人类流行病学调查和临床观察资料表明，绝大多数胆囊炎和胆石症患者存在肉类蛋白质和草酸摄取过量，而膳食纤维和水分摄取量明显不足的情况。由此可见，草酸和肉类蛋白是导致胆结石的重要潜伏因子，而膳食纤维可与胆汁酸结合，使胆汁中胆固醇的溶解度增加，减少胆石形成。

三、营养治疗原则

（一）营养治疗目的

通过合理限制膳食中脂肪和胆固醇的摄入，达到降低体内脂肪和胆固醇代谢，改善临床症状，保护肝脏功能，增强机体抵抗力的目的。

（二）营养治疗原则

1. 急性期

急性胆囊炎或慢性胆囊炎急性期患者呕吐频繁，疼痛严重者应禁食，以缓解疼痛，使胆囊得到充分休息。但宜多饮水及饮料，并可在饮料中适当添加钠盐和钾盐，以确保体内水与电解质平衡。待病情缓解，疼痛减轻后，根据病情逐渐给予肠内营养，可给予清流食或低脂流食。

2. 慢性期

慢性胆囊炎患者多伴有胆石症，宜经常采用低脂肪、低胆固醇饮食。

（1）适宜的热量。热量供应要能满足机体的正常生理需要，但也应防止热量供应过多，每日为7560~8400 kJ。根据个体差异应区别对待，肥胖者应限制热量的摄入，利于减轻体重；较瘦者可相应增加热量的摄入，以利于身体健康。

（2）适量的蛋白质。胆结石和胆囊炎的患者应摄取适量的蛋白质，适量的蛋白质摄入对维持氮平衡、修复受损的胆道组织、恢复其正常生理功能具有重要作用，可多食米、面、粗粮、豆及少油的豆制品、瘦肉及淡水鱼虾等食物。每日蛋白质供给量为80~100 g。

（3）适量的碳水化合物。适量的碳水化合物可以增加糖原贮备，具有节省蛋白质和维护肝脏功能等作用。故胆囊炎患者可食用含碳水化合物的食物，如大米、小麦、玉米、马铃薯等。每日供给量为300~350 g。

（4）减少脂肪摄入。高脂肪类的食物会促进胆囊收缩素的释放，使胆囊收缩，腹痛加重，容易形成胆固醇结石，故在胆囊炎急性发作时，应禁止食用高脂肪类食物，如肥肉、蛋黄、动物内脏等。不论是在胆结石的发作期还是在静止期，患者均应以少食富含胆固醇的食物为宜。每日供给脂肪35~45 g。

（5）增加膳食纤维。高膳食纤维的食物能增加胆盐排泄，抑制胆固醇吸收，降低血脂，减少胆结石的形成，故胆石症与胆囊炎患者可多食高膳食纤维类食物，如绿叶蔬菜、水果、粗粮、番茄及木耳等。膳食纤维既有利胆作用，又有刺激肠蠕动、防止便秘的作用，可使肠道内产生的有害物质排出，防止胆囊炎发作。

（6）补充适量维生素。胆石症与胆囊炎患者可选择富含多种维生素的食物，补充相应的维生素，应选择清淡易消化的饮食，如青菜、菠菜、胡萝卜、莴苣、豇豆、土豆及新鲜水果等。

（7）其他。胆石症与胆囊炎患者可多饮水，每日饮水量应在1.5 L以上，利于胆汁的稀释。少量多餐、定时定量，注意烹调方法的选择：少量进食可减少消化道负担，多餐能促进胆汁分泌，保持胆道通畅，防止胆汁淤积，有利于胆道疾患的恢复，根据病情每日可进餐5~7次。烹调时宜采用蒸、煮、汆、烩、炖等，禁用油煎、油炸、爆炒、滑熘等烹调方式。禁食刺激性食物、强烈调味品及产气食物。注意饮食卫生，防止肠道寄生虫与细菌感染。忌烟酒。

四、营养治疗实施方案

（一）肠外营养

急性胆囊炎或慢性胆囊炎急性发作时，为使胆囊得到充分休息，宜暂时禁食，所需营养由静脉途径予以补充。

（二）肠内营养

1. 食谱的制定

随着病情好转，可逐渐减少胃肠外营养并调配经口进食的种类与数量，顺序为：清流食→低脂肪、低胆固醇、高碳水化合物流食→低脂半流食→低脂软饭。

2. 宜用食物

急性期过后可先予清流食，如米汤、冲米粉、冲藕粉、杏仁茶、果汁等。病情好转后可逐渐调整饮食，可选用粮食类（尤其以粗粮为好）、大豆制品、新鲜的水果和蔬菜、鱼虾类、畜禽的瘦肉等。宜多选圆葱、大蒜、香菇、木耳、海洋植物等具有降脂作用的食物。

3. 限用食物

（1）禁用高脂肪食物，如肥肉、动物油、油煎和油炸食品。

（2）禁用高胆固醇食物，如动物脑、肝脏、肾脏、鱼子、蟹黄等。

（3）禁用过酸食品，如山楂、杨梅、酸枣等，以免诱发胆绞痛。

（4）限制烹调用油。

（5）少用刺激性食品和调味品，如辣椒、咖喱粉、胡椒、芥末和浓咖啡等。

（6）产气食物，如生葱、生蒜、生萝卜、炒黄豆、牛奶等。

4. 参考食谱

早餐：低脂牛奶 250 g（白糖 10 g），混合面发糕（面粉 50 g、豆面 15 g），炒碎菜（甘蓝 100 g、豆干 15 g）。

加餐：甜豆浆 250 g，苏打饼干 30 g。

午餐：肉丝面片（面粉 100 g、瘦肉丝 25 g、小白菜 125 g），西红柿蛋花汤（西红柿 75 g、鸡蛋白 20 g）。

加餐：冲藕粉（藕粉 25 g、糖 20 g）。

晚餐：米粥（大米、小米各 25 g），花卷（面粉 50 g），鸡丝炒佛手瓜（鸡肉 25 g、佛手瓜 125 g）。

加餐：煮苹果 150 g。

全日烹调用植物油 15 g。

全日：能量 7.80 MJ（1857 kcal），蛋白质 68 g（15%），脂肪 29 g（14%），碳水化合物 331 g（71%）。

【思考题】

1. 简述慢性肝炎患者的营养治疗原则。

2. 简述肝硬化患者的营养治疗原则。

3. 简述胆囊疾病的营养治疗原则。

4. 案例分析

患者，男性，46 岁，从事销售工作。近半个月自觉乏力，右上腹隐痛，饮酒后恶心，呕吐 2 小时入院。

营养评估：

（1）体位测量：身高 169 cm，体重 65 kg，BMI 为 22.8。腰围 32 cm，三头肌皮褶厚度 21 mm，上臂肌围 24.5 cm。

（2）生化检验：肝功能检查（GGT）= 60 单位，ALP = 80 单位，谷草转氨酶（AST）= 60 单位。

（3）临床检查：皮肤黏膜无黄染，心肺听诊正常，腹部软，无压痛和反跳痛，肝于右肋缘下可触及。B 超显示肝回声增强，CT 显示肝密度减低。

（4）饮食评估：患者喜欢美食，口味偏重，偏好肉类、海产品、腌渍品及甜点。每天约可摄入能量 11.5 MJ（2600 kcal），蛋白质 90 g，青菜摄入量较少，社交饮酒 5 年，近半年有血糖偏高的情况。患者入院后，接受抗脂肪肝的药物治疗，进食高能量、高蛋白、适量维生素的普通膳食。

（5）膳食处方：脂肪 40 g，蛋白质 90 g，碳水化合物 300 g，能量 2200 kcal。

（6）参考食谱：

早餐：稀饭 50 g，花卷 50 g，鸡蛋 80 g。

中餐：米饭 200 g，牛肉 100 g，胡萝卜 50 g，土豆 100 g，豆浆 200 g。

晚餐：面条 200 g，猪肉 100 g，白菜 250 g。

问题

① 上述案例分析中的患者得的是哪种肝病？

② 你认为上述案例分析中的食谱是否合理？为什么？

第十二章　胰腺疾病的营养治疗

学习目标

1. 掌握急性和慢性胰腺炎的营养治疗原则和饮食配膳方法。
2. 理解急性和慢性胰腺炎的饮食因素、病因病理变化和代谢障碍。

第一节　急性胰腺炎

一、概述

急性胰腺炎（acute pancreatitis）是指由多种原因导致胰腺内胰酶被激活所引起的胰腺组织自身消化、水肿、出血甚至坏死的炎症反应，是临床常见的急腹症之一。按照胰腺受损程度，急性胰腺炎可分为轻症急性胰腺炎（急性水肿型）和重症急性胰腺炎（急性坏死型）两种。

（一）病因

急性胰腺炎的病因很多，常见的有胆石症、大量饮酒和暴饮暴食。

1. 胆石症与胆道疾病

急性胰腺炎可由胆石症、胆道感染、胆道蛔虫等引起，其中胆石症最为常见。

2. 大量饮酒与暴饮暴食

酒精中毒引起的急性胰腺炎在西方国家多见，其机制为：①酒精通过刺激胃酸分泌，使胰泌素与胆囊收缩素分泌增加，从而促使胰腺外分泌增加；②刺激 Oddi 括约肌痉挛和十二指肠乳头水肿，导致胰液排出受阻；③长期酗酒者胰液内蛋白含量增加，容易沉淀形成蛋白栓，导致胰液排出不畅。

3. 胰管阻塞

胰管结石或胰管狭窄、肿瘤等均可引起胰管阻塞。

4. 内分泌与代谢障碍

任何原因引起的高钙血症和高脂血症均可引起急性胰腺炎。此外，妊娠、糖尿病昏迷和尿毒症等也可偶发。

5. 感染

急性流行性腮腺炎、传染性单核细胞增多症等可引起急性胰腺炎。

（二）主要临床表现

急性胰腺炎起病急，常于饱餐、高脂肪餐或大量饮酒后发生。

1. 常见的症状

急性胰腺炎常见的症状包括突然出现的、持续性中上腹剧痛，并可牵涉左腰、左背、左肩部；若病情继续恶化，胰腺出血坏死，可产生腹胀、腹壁紧张、全腹压痛和反跳痛等腹膜刺激症状，甚至出现腹水、高热和休克等危重表现。

2. 常见的体征

轻症者腹部体征不明显，可有腹胀、肠鸣音减弱。重症者，可见上腹压痛，肌紧张，反跳痛，肠鸣音明显减弱或消失，腹胀，腹水等。此外，实验室检查可见血、尿淀粉酶增高。

二、营养代谢特点

（一）能量

急性胰腺炎初期机体处于应激状态，分解代谢大于合成代谢，机体代谢率可高于正常的20%～25%，能量代谢呈现负平衡状态。临床表现为体重减轻、抵抗力低下，甚至全身器官衰竭。

（二）蛋白质

急性重症胰腺炎患者表现为分解代谢亢进。蛋白质分解增加，特别是骨骼肌等肌肉组织出现明显的消耗现象，尿中尿素氮、肌酐等蛋白质分解产物明显增多，最终发展为明显的负氮平衡。当炎症、应激程度严重且持久时，机体受到的影响也愈严重，甚至出现多脏器衰竭，危及生命。分解代谢和肌肉蛋白水解，提高了血中芳香族氨基酸水平，降低了支链氨基酸水平，加速了尿素合成。而作为正常情况下体内含量最丰富的游离氨基酸，即谷氨酰胺，则明显下降，这意味着肝脏利用氨基酸的能力下降，蛋白质合成能力下降。

（三）脂肪

急性胰腺炎时，由于胰腺组织的破坏，能拮抗脂肪分解的胰岛素分泌量不足；而促使脂肪分解的肾上腺素、去甲肾上腺素等激素分泌增加，致使脂肪动员与分解增加，血清游离脂肪酸和酮体增加。患者体内脂肪储备减少，体重下降。

（四）碳水化合物

由于胰腺组织的炎症、坏死，胰腺的外分泌和内分泌功能均受到一定程度的影响。具有降血糖作用的胰岛素分泌相对不足，胰高血糖素、儿茶酚胺等促进肝糖原分解和葡萄糖异生的激素分泌增加，导致胰高血糖素/胰岛素的比值升高，糖利用障碍，糖异生增加，出现葡萄糖不耐受或胰岛素拮抗，患者多呈现高血糖症。

（五）矿物质

应激状态下，由于患者呕吐频繁、禁食，加之机体的内分泌紊乱，患者可能出现低钾、低钙、低镁、低锌等。慢性胰腺炎急性发作时，患者更易出现低锌与低镁。

（六）维生素

应激状态下，机体对部分维生素的消耗和需求增加，尤其是水溶性维生素，由于体内无储备或储备量很少，长期禁食可导致维生素缺乏而影响机体代谢。最常见的为维生素 B_1 和叶酸的缺乏。

三、营养治疗原则

（一）营养治疗目的

通过合理的营养支持，提供代谢所需的底物，减轻胰腺负担，缓解临床症状，纠正代谢紊乱和水、电解质平衡失调，帮助患者度过凶险多变的病程，促进受损胰腺组织修复。

（二）营养治疗原则

1. 轻症型

发病初期，为抑制胰液分泌，减轻胰腺负担，患者应禁食 2~3 天，以肠外营养为主，切忌过早进食。症状缓解后，先从清流食开始，逐渐增加进食量并过渡到正常饮食。

2. 重症型

重症患者应绝对禁食，采用胃肠外营养支持。此期机体处于高分解、高代谢、持续负氮平衡状态，能量的给予以满足机体需要为原则，可按 105~126 kJ（25~30 kcal）/(kg·d）供给，氮量按 0.2~25 g/(kg·d）给予。重症型患者一般需禁食 7~10 天，若出现严重并发症则需禁食 20~50 天。

3. 重症胰腺炎恢复期

当胰腺炎症趋于控制，胃肠道功能开始恢复时，应逐渐由肠外营养向肠内营养过渡，以避免由于长期禁食引起消化机能减退，维持和改善肠黏膜细胞结构与功能的完整性，防止肠道细菌移位。能量按 126 kJ（30 kcal）/(kg·d）供给，氮量按 0.25~0.3 g/(kg·d）给予。禁食后患者常出现钾、钠、钙、镁等电解质紊乱，应适时予以纠正。同时应注意少食多餐，每日以 5~6 餐为宜，切忌暴饮暴食。脂肪具有强烈刺激胰腺分泌的作用，无论患者处于发作期还是恢复期，都应禁用高脂肪膳食，避免病情反复。在烹调时尽量少用或不用油，烹饪宜采用蒸、煮、氽、烩、炖、卤等；禁用油煎、油炸、爆炒、滑熘等烹饪方法。全日脂肪摄入量为 20~30 g。

四、营养治疗实施方案

急性胰腺炎应联合应用肠外营养与肠内营养并适时调整。首先是通过肠外营养解决营养底物的供给问题。对于重症急性胰腺炎的肠内营养，早期应慎重实施，后期宜积极实施。但成功实施肠内营养有两个先决条件，即患者的肠道功能必须恢复，同时应有适量的消化液来完成消化功能。

（一）肠外营养

急性胰腺炎初期，由于机体处于高分解代谢状态、合成能力较差，而患者的营养状况往往较好。此时应按照代谢支持的原则进行，重点是纠正代谢紊乱，提供合适的能量及营养底物，能量的供给以维持基础代谢所需即可。若过分强调高蛋白、高热能，则会增加机体代谢负担，使机体代谢紊乱进一步恶化。

可采用市售成品肠外营养剂，也可自行配制。每日所需营养供给标准和具体内容如下。①能量与总氮量：能量 84~104 kJ（20~25 kcal）/kg，氮量按 0.2~0.25 g/kg，氮：热比值宜为（627~752）kJ（150~180 kcal）：1 g；内环境进一步稳定时逐渐增加能量和总氮量，二者的比例改为（418~627）kJ（100~150 kcal）：1 g，病程较长的重症胰腺炎患者需补充谷氨酰胺，用量一般应为 0.3 g/kg。②葡萄糖 100~180 g，同时加用胰岛素，二者的比例为（4~6）g：1 单位。③脂肪乳剂按 1~2 g/kg，最好以全营养混合液的方式输注，若单瓶输注，需注意速度，20%脂肪乳 250 mL，至少应滴注 4~5 小时。④水溶性与脂溶性维生素用量依病情而定。⑤根据电解质情况调整和补充各种矿物质。

（二）肠内营养

1. 制剂的选择

①在肠蠕动恢复初期，应选择对胰腺分泌刺激性最小的氨基酸型或短肽型制剂；②随着消化功能逐渐恢复，调整为低脂、半消化型或整蛋白型肠内营养制剂。

2. 给予途径

①开始阶段选用对胰腺分泌刺激最小的空肠途径；②随着消化吸收功能恢复，选用鼻胃管途径或胃造口途径；③口服。

3. 注意事项

应遵循制剂浓度从低到高、剂量从少到多、速度从慢到快、温度与体温接近的原则。

（三）食物选择

1. 宜用食物

随着病情好转可给予患者易于消化的低脂、高碳水化合物全流质饮食，如各种果汁、米汤、米粉、藕粉、糊精等。恢复正常进食后，宜给予富含优质蛋白质和低脂肪的鱼虾类、嫩的畜禽瘦肉类、蛋清、豆腐、豆浆、脱脂奶等；主食可选用素面条、素面片、烂米粥、软米饭等。

2. 限用食物

肥肉、动植物油脂、各种油炸食品、奶油、油酥点心等高脂肪食物；生冷的瓜果、凉拌菜、火腿、腊肉和过于粗糙的食物；辣椒、胡椒、芥末、咖喱粉等辛辣刺激性的食品或调味品；酒精及含酒精的饮料。

（四）参考食谱

第 1 次：浓米汤 200 mL（大米、小米各 15 g）。
第 2 次：冲藕粉 200 mL（藕粉 20 g、糖 20 g）。
第 3 次：鲜桃汁 150 mL（鲜桃 150 g、冰糖 15 g）。
第 4 次：冲米粉 200 mL（米粉 20 g、白糖 20 g）。
第 5 次：红枣米汤 200 mL（大米 25 g、红枣 5 枚）。
第 6 次：混合液 200 mL（鸡蛋白 20 g、米 20 g、白糖 20 g）。
第 7 次：银耳百合梨汁 150 mL（银耳 10 g、百合 10 g、梨 100 g、白糖 20 g）。
全日：总能量 996. 2 kcal，氮：热能=1：461. 2，P/S 比值 1. 2，碳水化合物 243 g（94%），蛋白质 13. 5 g（5%），动物蛋白 2. 32 g（17%），脂肪 1. 2 g（1%），食物纤维 10 g，维生素 C 15. 2 mg。

第二节　慢性胰腺炎

一、概述

慢性胰腺炎（chronic pancreatitis）是由于各种原因，其中以胆道疾病和长期饮酒为主要病因引起的胰腺慢性进行性炎症反应，是胰腺分泌的多种消化酶对胰腺及其周围组织“自身消化”的过程。

（一）病因

1. 慢性酒精中毒

在西方国家，70%~80%的慢性酒精中毒与长期嗜酒有关，其中酒精摄入量及时间与其发病率密切相关。近年来，我国由酒精因素引起的慢性胰腺炎也呈上升趋势，并成为主要因素之一。酒精刺激胃泌素分泌，引起胃酸分泌增加，致使肠道的胰泌素和胆囊收缩素分泌增加，引起胰液和胰酶分泌亢进；酒精可引起胰酶分泌多于胰液分泌，高浓度的胰酶能破坏胰管上皮细胞，引起胰液的蛋白质和钙浓度升高，两者结合形成蛋白质性栓子，引起胰管阻塞，导致腺泡组织增生和纤维化；酒精对胰腺细胞有直接毒性作用。

2. 胆道系统疾病

在我国，胆道疾病的长期存在仍为本病的主要危险因素，二者并发的比例为33.9%。在各种胆道疾病中以胆囊结石最为多见，其次为胆管结石、胆囊炎、胆管狭窄和胆道蛔虫。

3. 其他因素

糖尿病、高钙血症、高脂血症、遗传与自身免疫等因素均可导致慢性胰腺炎。

（二）主要临床表现

慢性胰腺炎可发生于任何年龄，以30~50岁多见，男性多于女性。临床表现为无症状期与症状轻重不等的发作期交替出现。典型病例可出现五联征：腹痛、胰腺钙化、胰腺假性囊肿、脂肪泻及糖尿病，但同时具备上述五联征者并不多见。

1. 腹痛

腹痛为本病最突出的症状，90%以上的患者有程度不等的腹痛。初期为间歇性，逐渐转为持续性疼痛，可为隐痛、钝痛、钻痛甚至剧痛，多位于中上腹，亦可放射至后背和两侧脊肋部。

2. 胰腺功能不全的表现

慢性胰腺炎后期，胰腺外分泌功能障碍引起食欲减退、嗳气、恶心、厌油腻、腹泻，甚至脂肪泻等吸收不良综合征的表现。此外，还常伴有脂溶性维生素A、D、E、K缺乏症，表现为夜盲症、皮肤粗糙与出血倾向等。约有半数患者可因胰腺内分泌功能不全发生糖尿病。

3. 常见体征

轻度腹部压痛，当胆总管受压时可出现黄疸，少数患者可见胸水、腹水和上消化道出血等。

二、营养代谢特点

（一）能量

慢性胰腺炎时，由于经口进食可刺激胰腺分泌，引起腹痛造成进食受限或消化吸收不良，加之患者常处于高分解状态，能量的摄入与消耗呈现负平衡状态。本病的高分解代谢状态与体重下降、瘦体组织群的丢失呈明显正相关。

（二）蛋白质

患者由于长期缺乏蛋白酶，导致蛋白质消化与吸收不良，表现为消瘦、浮肿等蛋白质—能量营养不良。

（三）脂肪

慢性胰腺炎最显著的变化是对脂肪的消化不良和吸收障碍，临床表现为脂肪泻。

（四）碳水化合物

慢性胰腺炎后期，胰岛细胞严重受损，患者常因胰岛素分泌不足而并发糖尿病或糖耐量异常。

（五）矿物质与维生素

胰腺功能不全时，脂肪吸收不良可造成脂溶性维生素缺乏，还可能存在矿物质缺乏。

三、营养治疗原则

（一）营养治疗目的

通过合理的营养支持，降低对胰腺的刺激，缓解疼痛，防止或纠正并发症，改善预后，提高生命质量。

（二）营养治疗原则

慢性胰腺炎的营养治疗方案在病程的不同阶段应区别对待。急性发作期，患者出现腹痛、厌食明显，当饮食调理难以解决问题时，应考虑胃肠外营养或肠内营养；缓解期，患者腹痛等症状基本消失后，可给予高碳水化合物、无脂或低脂、高维生素、少渣饮食；待病情逐渐稳定后，可增加饮食量并调整种类。

1. 充足的能量

推荐的热能摄取量为126~146 kJ/(kg·d)。

2. 适宜的蛋白质

蛋白质不宜过多，蛋白质供给量为1.0~1.5 g/(kg·d)。应选用脂肪含量低的优质蛋白质，以减轻胰腺负担。

3. 限制脂肪的摄入

每日脂肪摄入量应控制在20~30 g，病情好转后可逐渐增至40~50 g。由于慢性胰腺炎多伴有胆道疾病或胰腺动脉硬化，因此应限制胆固醇的摄入，避免食用高胆固醇食品，胆固醇摄入量应<300 mg/d。如果患者存在明显的消化、吸收不良，需采用胰酶替代治疗，使患者能最大限度地耐受经口进食。

4. 充足的碳水化合物

碳水化合物供给量应在 300 g/d 以上，以满足机体对能量的需求。对于存在糖尿病或葡萄糖耐量明显异常者，应按糖尿病营养治疗原则控制总能量和碳水化合物的摄入，并注意减少简单糖类的摄入。由于膳食纤维可吸收胰酶，延缓营养物质的吸收，因此慢性胰腺炎患者应采用低纤维膳食。

5. 供给充足的维生素和适宜的矿物质

宜多选用维生素 A、维生素 C 和 B 族维生素含量丰富的食物，尤其需注意维生素 C 的补给，每日应补给 300 mg 以上，必要时口服维生素 C 片剂。

6. 饮食习惯

选食得当、烹调适宜、进餐规律：①食物应清淡、细软、易消化、少刺激；②少量多餐、避免暴饮暴食和大量摄取高脂肪膳食，以减轻胰腺负担，避免病情复发；③忌酒和含酒精的饮料；④在烹调时宜选择蒸、煮、氽、烩、炖，不用油煎、油炸、滑熘等脂肪含量多的烹调方法。

四、营养治疗实施方案

（一）宜用食物

（1）米汤、米粉、藕粉、糊精、各种新鲜的菜汁与果汁、红豆汤与绿豆汤、素面条、素面片等低脂肪、高碳水化合物或高维生素、低渣饮食。

（2）豆浆、豆腐、蛋清、鱼、虾、嫩的畜禽瘦肉等低脂肪、高蛋白食物。

（3）植物油。

（二）限用食物

（1）肥肉、动物油脂、各种油炸食品、奶油、油酥点心等高脂肪食物。

（2）生冷的瓜果、凉拌菜、火腿、腊肉和韭菜、芹菜等生、冷、坚硬和过于粗糙的食物。

（3）辣椒、胡椒、芥末、咖喱粉等辛辣刺激性的食品或调味品。

（4）酒精及含酒精的饮料。

（三）参考食谱

早餐：米粥（大米、小米各 35 g），鸡肉炒碎菜（鸡肉 35 g、油菜 125g、胡萝卜 25 g）。

加餐：冲藕粉（藕粉 35 g、糖 10 g）。

午餐：素挂面（细挂面 100 g、嫩黄瓜 100 g），清蒸鱼（草鱼 150 g）。

加餐：绿豆汤 200 g（绿豆 25 g、粳米 20 g）。

晚餐：馄饨（富强粉 100 g、猪里脊 50 g、小白菜 100 g），熘豆腐 75 g。

加餐：红豆汤（红小豆 25 g、粳米 20 g）。

全日烹调用植物油 25 g、盐 5 g。

全日：总能量 1759 kcal，氮：热能=1：138.28，P/S 比值 0.76，碳水化合物 277.6 g（63%），蛋白质 79.5 g（16%），脂肪 42 g（21%），胆固醇 154 mg，食物纤维 11.9 g，维生素 C 108.5 mg，维生素 A 630.6 μg。动物蛋白 33.55 g（42%），豆类蛋白 16.53 g（21%）。

【思考题】

1. 简述急性胰腺炎的营养治疗原则。
2. 简述慢性胰腺炎的营养代谢特点。

第十三章　心脑血管疾病的营养治疗

学习目标

1. 掌握心脑血管疾病的营养治疗原则和饮食配膳方法。

2. 试述原发性高血压、冠心病、脑血管病的危险因素、饮食治疗目的、饮食因素、病因病理变化和代谢障碍。

第一节　原发性高血压

高血压是一种以动脉血压持续升高为主要表现的慢性疾病，常引起心、脑、肾等重要器官的病变并产生相应的后果。1999 年世界卫生组织和国际高血压学会共同颁布的高血压指南中将高血压定义为：未服用抗高血压药的情况下，收缩压≥140 mmHg 和（或）舒张压≥90 mmHg。目前，我国对高血压的分类采用 2023 年修订的《中国高血压防治指南》的标准见表 13-1。诊断高血压时，必须多次测量血压，至少有连续两次舒张压的平均值在 90 mmHg 或以上才能确诊为高血压。仅一次血压升高者尚不能确诊，但需随访观察。

表 13-1　血压水平的定义和分类

类　别	收缩压（mmHg）	舒张压（mmHg）
正常血压	<130 和	<85
正常高值	130~139 和（或）	85~89
高血压	≥140 和（或）	≥90
1 级（轻度）	140~159 和（或）	90~99
2 级（中度）	≥160 和（或）	≥100
单纯收缩期高血压	≥140 和	<90

注：当收缩压与舒张压分成为同级别时，以较高的级别为准。单纯收缩期高血压按照收缩压水平分级。

来源：中国老年医学学会高血压分会，北京高血压防治协会，国家老年疾病临床医学研究中心．中国高血压管理指南（2023）［M］. 北京：人民卫生出版社，2023.

一、概述

（一）主要临床表现

原发性高血压起病缓慢，早期高血压患者可表现为头晕、耳鸣、心悸、眼花、注意力不集中、记忆力减退、手脚麻木、疲乏无力、易烦躁等症状。后期高血压患者的血压常持续在较高水平，并伴有脑、心、肾等器官受损的表现，早期可无症状，但后期易导致功能障碍，甚至发生器官衰竭。如高血压引起脑损害后，可引起短暂性脑血管痉挛，使头痛、头晕加重，也可引起一过性失明，半侧肢体活动失灵等症状，严重者可发生脑出血。对心脏的损害则先呈现心脏扩大，后发生左心衰竭，可出现胸闷、气急、咳嗽等症状。当肾脏受损害后，可见夜间尿量多或小便次数增加，严重时发生肾功能衰竭，可有尿少、无尿、食欲不振、恶心等症状。

（二）流行病学

我国人群高血压患病率高，约占全球高血压总人数的1/5，每10个成年人中就有3个人患高血压；据估计目前全国约有高血压患者3.5亿，每年新增高血压患者1000多万；但高血压知晓率、治疗率和控制率较低。通常，高血压患病率随年龄增长而升高；女性在更年期前患病率略低于男性，但在更年期后迅速升高，甚至高于男性；高纬度寒冷地区患病率高于低纬度温暖地区，高海拔地区患病率高于低海拔地区；高血压患病与饮食习惯有关，盐和饱和脂肪摄入量越高，平均血压水平和患病率也越高。我国人群高血压流行特点：从南方到北方，高血压患病率呈递增趋势，可能与北方年平均气温较低以及北方人群盐摄入量较高有关；不同民族之间高血压患病率也有一些差异，生活在北方或高原地区的藏族、蒙古族和朝鲜族等患病率较高，而生活在南方或非高原地区的壮族、苗族和彝族等患病率则较低，这种差异可能与地理环境、生活方式等有关；高血压患病率城市高于农村，经济发达地区高于不发达地区。在我国高血压人群中，绝大多数是轻、中度高血压（占90%），轻度高血压占60%以上。然而，我国人群正常血压（<120/80 mmHg）所占比例不到1/2。血压正常高值水平人群占总成年人群的比例不断增长，尤其是中青年，是我国高血压患病率持续升高和患者数剧增的主要来源。

二、高血压的营养因素

原发性高血压的发病机制至今尚未明确，一般认为是多种因素影响了血压：膳食因素、肾素—血管紧张素—醛固酮系统、中枢神经系统和自主神经等。其中，影响血压的主要膳食因素有下列几项。

（一）高钠、低钾膳食

人群中，钠盐（氯化钠）摄入量与血压水平和高血压患病率呈正相关，而钾盐摄入量与血压水平呈负相关。膳食钠/钾比值与血压的相关性甚至更强。我国14组人群研究表明，平均每天膳食钠盐摄入量增加2.0 g，收缩压和舒张压分别增高2.0 mmHg和1.2 mmHg。在钾摄入量高的社区，其平均血压和高血压的流行都比钾摄入量低的社区低得多。高钠、低钾膳食是我国大多数高血压患者发病最主要的危险因素。我国大部分地区，人均每天盐摄入量12~15 g以上。在盐与血压的国际协作研究（INTERMAP）中，反映膳食钠/钾量的24小时尿钠/钾比值，我国人群在6：1以上，而西方人群仅为（2~3）：1。

（二）超重和肥胖

身体脂肪含量与血压水平呈正相关。BMI值与血压水平呈正相关，BMI每增加3 kg/m^2，4年内发生高血压的风险，男性增加50%，女性增加57%。我国24万成人随访资料的汇总分析显示，BMI≥24 kg/m^{2}者发生高血压的风险是BMI<24 kg/m^{2}者的2.5倍。身体脂肪的分布与高血压发生也有关。腹部脂肪聚集越多，血压水平就越高。腰围≥90 cm男性或腰围≥85 cm女性，发生高血压的风险是腰围正常者的4倍以上。

肥胖之所以与高血压相关，可能与以下因素有关：①血容量过多；②心输出量增加而周围抗力没有相应降低；③交感神经系统兴奋性增强；④胰岛素抵抗。

随着我国社会经济发展和生活水平提高，人群中超重和肥胖的比例与人数均明显增加。在城市中年人群中，超重者的比例已达到25%~30%。超重和肥胖将成为我国高血压患病率增长的又一重要危险因素。

（三）饮酒

人群高血压患病率随饮酒量增加而升高，虽然少量饮酒后短时间内血压会有所下降，但长期少量饮酒可使血压轻度升高，过量饮酒则使血压明显升高。如果每天平均饮酒>3 个标准杯（1 个标准杯相当于 12 g 酒精，约合 360 g 啤酒，或 100 g 葡萄酒，或 30 g 白酒），收缩压与舒张压分别平均升高 3. 5 mmHg 与 2. 1 mmHg，且血压上升幅度随着饮酒量增加而增大。我国饮酒的人数众多，部分男性高血压患者有长期饮酒嗜好和饮烈度酒的习惯，应重视长期过量饮酒对血压和高血压发生的影响。饮酒还会降低降压治疗的疗效，而过量饮酒可诱发急性脑出血或心肌梗死。

酒精与血压相关的确切机制尚不清楚，其可能性包括：①刺激了交感神经系统；②抑制了血管松弛物质；③钙和镁的耗竭；④血管平滑肌细胞内钙增加。

（四）其他

一些对钙的观察研究发现，钙的降压作用不明显；但对自 1989 年以来已发表的几个钙干预试验的结果分析发现，补充约 1000 mg 的钙后，所有结果均显示血压有轻度下降（以收缩压为主）。但并不提倡用超过 RNI 的钙摄入量来防治高血压。目前的观察实验发现，高镁膳食与降低血压相关。但大多数干预实验未能见到补充镁后的降低血压作用。动物和人的资料都显示，n-3 和 n-6 的多不饱和脂肪酸有调节血压的作用，且呈现剂量—效应关系。但是基于对鱼油反应的不确定性和需要大剂量才能引起血压的微小变化，权威的结论是鱼油不可能对健康人防治高血压有益。有研究证明膳食纤维与血压呈负相关，尤其是可溶性膳食纤维可能由于影响了胃肠道功能而间接地影响胰岛素代谢，从而起到降低血压的作用。

三、高血压的营养治疗原则

高血压的治疗包括药物治疗和非药物治疗。非药物治疗对降低血压和心血管危险的作用已得到广泛认可，所有患者都应采用。非药物治疗包括饮食治疗、不吸烟、体育运动、保持心理平衡等，这些健康的生活方式在任何时候对任何高血压患者（包括正常高值血压）都是有效的治疗方法，可降低血压、控制其他危险因素和临床情况。其中饮食治疗原则包括以下几方面。

（一）减少钠盐摄入，增加钾盐的摄入

钠盐可显著升高血压以及高血压的发病风险，而钾盐可对抗钠盐升高血压的作用。我国各地居民的钠盐摄入量均显著高于目前世界卫生组织推荐的每日应少于 6. 0 g，而钾盐摄入则严重不足。因此，所有高血压患者均应采取各种措施，尽可能减少钠盐的摄入量，并增加食物中钾盐的摄入量。主要措施包括：尽可能减少烹调用盐，建议使用可定量的盐勺；减少味精、酱油等含钠盐的调味品用量；少食或不食含钠盐量较高的各类加工食品，如咸菜、火腿、香肠以及各类炒货；增加蔬菜和水果的摄入量；肾功能良好者，使用含钾的烹调用盐。

（二）控制体重

超重和肥胖是导致血压升高的重要原因之一，而以腹部脂肪堆积为典型特征的中心性肥胖还会进一步增加高血压等心血管与代谢性疾病的风险，适当降低体重，减少体内脂肪含量，可显著降低血压。

衡量超重和肥胖最简便和常用的生理测量指标是体质指数［计算公式为：体重（kg）÷（身高（m）^{2}］和腰围。前者通常反映全身肥胖程度，后者主要反映中心型肥胖的程度。成年人正常体质指数为 18. 5~23. 9 kg/m^2；BMI 在 24~27. 9 kg/m^2 之间为超重，提示需要控制体重；BMI≥28 kg/m^{2}为肥胖，应减重。成年人正常腰围为 90 cm/85 cm（男/女），如腰围大于该数值，为中心性肥胖，同样提示需控制体重。

最有效的减重措施是控制能量摄入和增加体力活动。在饮食方面要遵循平衡膳食的原则，控制高热量食物（高脂肪食物、含糖饮料及酒类等）的摄入，适当控制主食（碳水化合物）用量。在运动方面，规律的、中等强度的有氧运动是控制体重的有效方法。减重的速度因人而异，通常以每周减重 0.5~1.0 kg 为宜。对于非药物措施减重效果不理想的重度肥胖患者，应在医生指导下，使用减肥药物控制体重。

近年，儿童超重现象甚为普遍，儿童期肥胖者到成人时仍肥胖的比例较高，患心脑血管疾病的危险性相应增加，故控制体重应从早期开始。

（三）限制饮酒

长期大量饮酒可导致血压升高，限制饮酒量可显著降低高血压的发病风险。我国男性长期大量饮酒者较多，在畲族等几个少数民族，女性也有饮酒的习惯。每日酒精摄入量，男性不应超过 25 g，女性不应超过 15 g。不提倡高血压患者饮酒。

（四）减少膳食脂肪，补充适量优质蛋白质

低脂的动物性蛋白质能有效改善一些危险因素。大豆蛋白具有显著降低血浆胆固醇水平的作用。此外，动物性和大豆蛋白质食品还含有许多生物活性成分，可以提供除降低胆固醇以外的保护作用。因此，作为低饱和脂肪膳食的一部分，动物性和/或大豆蛋白质的摄入量应占总能量的 15%或以上。

（五）注意补充钾和钙

蔬菜和水果是钾的最好来源。每 100 g 食物中钾含量高于 800 mg 以上的有麸皮、赤豆、杏干、蚕豆、扁豆、冬菇、竹笋、紫菜等。为预防慢性非传染性疾病，中国营养学会建议正常成人钾的摄入量为 3600 mg/d。

（六）多吃奶类和蔬菜水果

奶和奶制品是钙的主要来源，其含钙量丰富，吸收率也高。发酵的酸奶更有利于钙的吸收。100 mL 的牛奶约含 100 mg 的钙。奶中钙、钾、镁三种元素都有降低血压和卒中危险性的作用。此外，奶是低钠食品，对降低血压有好处。奶制品还能降低血小板凝集和胰岛素抵抗作用。素食者比肉食者有较低的血压，其降压的作用可能是由于水果、蔬菜富含膳食纤维、低脂肪的综合作用。大剂量维生素 C 可使胆固醇氧化为胆酸排出体外，从而改善心脏功能和促进血液循环。

四、营养治疗实施方案

（一）宜用食物

多吃有降压、降脂作用的食物。有降压作用的食物有芹菜、胡萝卜、西红柿、荸荠、黄瓜、木耳、海带、香蕉等。降脂食物有山楂、香菇、大蒜、洋葱、海鱼、绿豆等。此外，草菇、香菇、平菇、蘑菇、黑木耳、银耳等蕈类食物营养丰富，味道鲜美，对防治高血压病、脑出血、脑血栓均有较好效果。多吃富含钙的食物，如乳类及其制品、豆类及其制品、鱼、虾等。多吃富含维生素的新鲜蔬菜、水果，如橘子、大枣、西红柿、芹菜叶、油菜、小白菜、莴笋叶等食物。多吃鱼类，鱼类蛋白质含丰富的蛋氨酸和牛磺

酸，能提高尿钠排出量，抑制钠盐对血压的影响。同时，鱼类（鲑鱼、金枪鱼、鲱鱼、比目鱼）的脂肪多为不饱和脂肪酸（即 DHA 和 EPA），有降低血胆固醇作用，能预防血栓形成。高血压患者宜少量多餐，每天 4~5 餐为宜，避免过饱。

（二）限用食物

所有过咸食物及腌制品、贝类、虾米、皮蛋、含钠高的绿叶蔬菜等，烟、酒、浓茶、咖啡以及辛辣的刺激性食品均在禁忌之列。限制能量过高的食物，尤其是动物油脂或油炸食物，牛肉、羊肉、猪肉、内脏、肥肉和牛油/奶油、猪油，以及用这些油做的食品含饱和脂肪酸多，会提高内源性胆固醇合成，使动脉硬化，不利于血压控制。

（三）食物与药物相互作用

治疗高血压时，常用单胺氧化酶抑制剂如优降宁等治疗，用药期间患者不宜食用含酪胺高的食物，如扁豆、蘑菇、腌肉、腌鱼、干酪、酸牛奶、香蕉、葡萄干、啤酒、红葡萄酒等。酪胺可促使去甲肾上腺素大量释放，使血压急剧升高而发生高血压危象。另外，降压治疗时，患者不宜服用天然甘草或含甘草的药物，如甘链片，因为甘草酸可引起低钾血症和钠潴留。用利尿药时易引起电解质紊乱，应注意调整食物中钠、钾、镁的含量。茶叶易和药物结合沉淀，降低药物效果，故服降压药时忌用茶水送服。

（四）参考食谱

早餐：小米粥（小米 30 g），面包（面粉 25 g），低脂牛奶 250 mL。

午餐：清蒸鱼（鲫鱼 125 g），木耳炒青菜（木耳 5 g，青菜 100 g），米饭（大米 100 g），水果（苹果 200 g）。

晚餐：肉末豆腐（瘦猪肉末 50 g，北豆腐 100 g），拌黄瓜（黄瓜 100 g），拌西红柿（西红柿 100 g，白糖 10 g），米饭（大米 100 g），水果（鸭梨 100 g）。

全日：烹调用油 25 mL，盐 4 g。

第二节 冠状动脉粥样硬化性心脏病

冠状动脉粥样硬化性心脏病指冠状动脉粥样硬化使血管腔狭窄或阻塞，或（和）因冠状动脉功能性改变（痉挛）导致心肌缺血缺氧或坏死而引起的心脏病，统称冠状动脉性心脏病，简称冠心病，亦称缺血性心脏病。常见脂质代谢不正常，血液中的脂质沉着在原本光滑的动脉内膜上，一些类似粥样的脂类物质堆积而成白色斑块，进而造成动脉腔狭窄，使血流受阻，导致心脏缺血。

一、概述

（一）临床表现和分型

临床分为隐匿型、心绞痛型、心肌梗死型、心力衰竭型（缺血性心肌病）、猝死型五个类型。其中最常见的是心绞痛型，最严重的是心肌梗死型和猝死型。

1. 隐匿型

患者无症状，静息时或负荷后有心肌缺血的心电图改变，病理检查无改变。

2. 心绞痛型

患者有发作性胸骨后疼痛，为一时性心肌供血不足，病理检查无改变。

3. 心肌梗死型

持久的胸骨后剧烈疼痛、发热、白细胞计数和血清心肌酶增高以及心电图进行性改变，可发生心律失常、休克或心力衰竭，属冠心病的严重类型。梗死发生前一周左右常有前驱症状，如静息和轻微体力活动时发作的心绞痛，伴有明显的不适和疲惫。梗死时，表现为持续性剧烈压迫感、闷塞感，甚至刀割样疼痛，位于胸骨后，常波及整个前胸，以左侧为重。

4. 心力衰竭型

心脏增大、心力衰竭和心律失常，为长期心肌缺血导致心肌纤维化引起。

5. 猝死型

原发性心脏骤停而猝然死亡，多为缺血心肌局部发生电生理紊乱引起严重心律失常所致。

（二）流行病学

冠心病是一种严重危害人类健康的心血管疾病，在工业化国家冠心病死亡人数占全部死亡人数的1/3左右，在一些发展中国家冠心病的危险因素已升高，发病率和死亡率逐渐增加。全球疾病负担研究资料表明，每年死亡的4000多万例（发达国家1200万，发展中国家2800万）中有1000多万例死于心血管疾病，其中发达国家和发展中国家各占1/2。我国冠心病发病率与死亡率一直处于较低水平，但近10年来冠心病死亡率呈持续上升趋势，冠心病危险因素在增加，如经济增长、生活方式变化、高血压、血脂水平升高、吸烟、膳食变迁、人群中超重和肥胖比例增加、精神压力等，是导致我国冠心病发病率增加的因素。冠心病有明显的年龄分布差异，发病率皆随年龄的增加而升高。寒冷季节的刺激会诱发冠心病。

二、冠心病的营养因素

冠心病的主要病因是冠状动脉粥样硬化，但动脉粥样硬化的原因尚不完全清楚，可能是多种因素综合作用的结果。随着各种研究资料的积累，一般认为本病发生的危险因素有：年龄和性别（45岁以上的男性，55岁以上或者绝经后的女性），家族史（父亲/兄弟在55岁以前，母亲/姐妹在65岁前死于心脏病），血脂异常（低密度脂蛋白胆固醇过高，高密度脂蛋白胆固醇过低），高血压、糖尿病、吸烟、超重、肥胖、痛风、缺乏运动等，其中许多因素都可以通过膳食和生活方式调控，膳食营养因素无论是对冠心病的发病还是防治都具有重要作用。

（一）脂类

降低膳食中饱和脂肪酸、胆固醇和反式脂肪酸含量，增加单不饱和脂肪酸（MUFA）和多不饱和脂肪酸（PUFA）摄入量，控制总脂肪和总能量，有利于降低冠心病的危险性。研究发现，用PUFA替代部分SFA对降低冠心病危险性的作用最好，其次为MUFA和碳水化合物。用反式脂肪酸替代SFA会使冠心病危险性明显增加。世界各地的流行病学研究表明，膳食中海洋鱼类的摄入量与心血管疾病的发病率和死亡率呈负相关。鱼对心血管的保护作用主要是由n-3 PUFA（EPA，DHA）介导的。

（二）碳水化合物

进食大量碳水化合物，特别是能量密度高、缺乏纤维素的双糖或单糖类，可使糖代谢增强，细胞内ATP增加，脂肪合成增加。低血糖指数（GI）的膳食可以增加2型糖尿病患者对胰岛素的敏感性，降低血浆胆固醇和低密度脂蛋白胆固醇（LDL-C）。膳食纤维有调节血脂的作用，可降低血清胆固醇、LDL-C 水平，摄入量与心血管疾病的危险性呈负相关。可溶性膳食纤维比不溶性膳食纤维的作用更强，前者主要存在于大麦、燕麦、豆类、水果中。碳水化合物中的低聚糖对人体健康具有多方面的作用，包括促进益生菌生长、调节血脂和脂蛋白、促进微量元素吸收利用等。

（三）蛋白质

优质蛋白与冠心病关系密切。当用低脂肪的动物蛋白替代碳水化合物时，会出现血浆胆固醇、甘油三酯、LDL-C、VLDL 降低，HDL-C 升高。大豆蛋白具有舒缓血管、改善血管内皮功能的作用。大豆含有许多生物活性物质（如异黄酮类），具有降低血清胆固醇、抗动脉粥样硬化和改善血管功能的作用。大豆还可作为植物雌激素与体内的雌激素受体结合，具有与雌激素相似的保护心血管的作用。

（四）抗氧化成分

体内和体外试验表明，维生素 E、维生素 C、β-胡萝卜素有抗氧化和清除自由基的作用，可预防心脑血管疾病。硒也是一种重要的抗氧化物质，它是谷胱甘肽过氧化物酶（GPX）的重要组成成分。GPX 能使细胞膜中的脂类免受过氧化氢和其他过氧化物的作用，从而保护细胞膜和细胞。硒对降低心血管疾病发病率、保护心血管和心肌健康的作用是肯定的。

（五）B 族维生素与同型半胱氨酸

血浆同型半胱氨酸（homocysteine，Hcy）水平增高是冠心病的独立危险因素。同型半胱氨酸代谢过程中需要维生素 B_6、维生素 B_{12} 和叶酸作为重要辅助因子。当上述三者缺乏时，同型半胱氨酸不能进一步代谢，导致血浆同型半胱氨酸水平增高。

（六）其他因素

适度饮酒对心脏具有保护作用，可降低冠心病和缺血性脑卒中的危险，但是长期大量饮酒（饮酒量 >60 g/d）可增加总死亡率和各种类型脑卒中的危险性。蔬菜水果被证实对预防冠心病、脑卒中有显著的作用。坚果中的脂肪酸通过对膳食中总脂肪酸组成的调整而有降低血清胆固醇的作用。此外，坚果还含有丰富的膳食纤维。但是坚果的脂肪含量较高，在推荐食用量时要考虑它所提供的能量，以保持能量平衡。茶和咖啡是人类膳食中抗氧化物质的主要来源，其类黄酮、多酚类、绿原酸等物质的含量比蔬菜、水果高出数倍。动物实验和流行病学调查表明，饮茶有降低胆固醇在动脉壁沉积、抑制血小板凝集、促进纤溶、清除自由基等作用。但咖啡豆中含有的萜烯脂（又称咖啡醇，cafestol）具有强烈的升高血清胆固醇作用，因此应适量饮用。奶及奶制品是膳食脂肪的重要来源，可以增加饱和脂肪酸和胆固醇。同时，奶及奶制品也是钾、镁、钙等矿物质的良好来源。根据目前已有的研究证据，推荐摄入低脂的奶制品以保护心血管。

三、冠心病的营养治疗原则

应减少饮食能量以控制体重，减少脂肪总量及饱和脂肪酸和胆固醇的摄入量，增加多不饱和脂肪酸，限制单糖和双糖摄入量，供给适量的矿物质及维生素。

（一）适量能量，维持理想体重

切忌暴饮暴食，避免过饱，应少量多餐，每天 4~5 餐。许多冠心病患者合并有肥胖或超重，故应通过限制能量摄入，或增加消耗使体重控制在理想范围。通常为2000~3000 kcal，合并有高脂血症者应限制在2000 kcal左右。在日常生活中，建议所有成人每天累计体力活动30分钟以上，尤其要减少静坐型活动时间，如看电视、上网、玩电脑游戏等。

（二）控制脂类数量和质量

患者应保持素淡的饮食，避免高脂肪食物，因为进食高脂肪的食物后很容易诱发心绞痛。膳食中总脂肪的摄入量一般不超过总能量的30%。控制膳食中总脂肪含量及饱和脂肪酸的比例，摄入充足的单不饱和脂肪酸。少用氢化油脂以减少反式脂肪酸摄入量，反式脂肪酸少于总能量的1%。不吃肥肉，选用低脂或脱脂奶及其制品。食物胆固醇控制在300 mg/d以下，但未合并高脂血症患者不应限制过严。烹调菜肴时，应尽量不用猪油、黄油等含有饱和脂肪酸的动物油，最好用香油、花生油、豆油、菜籽油等含有不饱和脂肪酸的植物油。应尽量减少肥肉、动物内脏及蛋类的摄入，增加不饱和脂肪酸含量较多的海鱼、豆类的摄入，可适当吃一些瘦肉、鸡肉，少食用煎炸食品，以拌、煮、氽、烩等烹饪方式代之。

（三）适量碳水化合物

碳水化合物占总能量的55%~65%，限制单糖。多选用复合碳水化合物，多吃粗粮、粗细搭配，少食单糖、蔗糖和甜食，对防治高脂血症、糖尿病等均有益。限制单糖、双糖含量高的食品，如甜点、各种糖果、冰淇淋、巧克力、蜂蜜等。

（四）适量蛋白质

蛋白质应占总能量的10%~15%，优质蛋白占1/3以上。尽量多用黄豆及其制品，如豆腐、豆干、百页等，其他如绿豆、赤豆也可食用；因豆类含植物固醇较多，有利于胆酸排出，胆固醇合成随之降低。多吃鱼类，鱼类大部分含胆固醇较低，如青鱼、草鱼、鲤鱼、鲳鱼、带鱼等每100 g鱼肉中胆固醇含量少于100 mg。牛奶含抑制胆固醇合成因子，250 mL牛奶仅含脂肪9 g、胆固醇30 mg，故冠心病患者不必禁食牛奶。鸡蛋对冠心病的影响，主要是蛋黄中的胆固醇，一只鸡蛋约含250 mg胆固醇。

（五）充足矿物质和维生素

蔬菜水果中含大量维生素、矿物质、膳食纤维等，每日摄入400~500 g新鲜蔬菜、水果有助于降低冠心病、高血压、脑卒中的危险。绿叶蔬菜、水果、豆类等食品含丰富的B族维生素，可降低血清同型半胱氨酸的水平，有利于降低冠心病的发病率和死亡率。蔬菜、水果和薯类富含膳食纤维，使这些食物在胃肠道中所占体积增加，但能量密度相对降低，因而总能量减少。纤维素还能使胃排空时间延长，小肠蠕动增加，使食物在小肠中停留时间缩短，从而使能量吸收减少。有些水溶性膳食纤维能与胆固醇结合，使胆固醇的排出量增加。纤维素还能使血脂及血清胆固醇水平降低。钾的主要来源是新鲜蔬菜、水果，故冠心病患者应多吃新鲜蔬菜、水果，以提高膳食中钾及纤维素的含量。钾的摄入量应与钠相等，即钠与钾比例为1∶1。多吃蔬菜水果或食用高钾低钠的盐可提高钾的摄入量。应限制钠盐，合并高血压或有家族性高血压史的患者尤应注意。根据我国的具体情况，钠盐每天的摄入量应控制在5 g以下。

（六）限制饮酒

通常认为少量饮酒（指每日摄入酒精20~30 g，或白酒不超过50 g），尤其是适量饮用葡萄酒有预防冠心病的作用，但不提倡将饮酒作为冠心病的预防措施。

四、营养治疗实施方案

（一）宜用食物

豆类及其制品、蔬菜、水果、酸牛奶、脱脂牛奶、鸡蛋清、鱼、去皮鸡肉、小牛肉、野禽及瘦猪肉、鲜蘑菇、香菇、大豆、豆浆、豆制品、赤豆、绿豆、豌豆、毛豆、菜豆、鲳鱼、黄鱼、大蒜、大葱、韭菜、海带、芹菜、茄子、黑木耳、核桃仁、芝麻等均有降脂作用。

（二）限用食物

含动物脂肪高的食物，如肥猪肉、肥羊肉、肥鹅、肥鸭；高胆固醇食物如猪皮、猪爪、带皮蹄膀、肝、肾、肺、脑、鱼子、蟹黄、全脂奶油、腊肠；含高能量碳水化合物食物，如冰淇淋、巧克力、蔗糖、油酥甜点心、蜂蜜、各种水果糖等，均是体积小产热高的食物；刺激性食物如辣椒、芥末、胡椒、咖喱、大量酒、浓咖啡等。

（三）参考食谱

早餐：脱脂牛奶 200 mL，馒头（富强粉 50 g），小米粥（小米 30 g）。

午餐：米饭（大米 100 g），清蒸鲫鱼（鲫鱼 100 g），芹菜炒肉丝（瘦猪肉 50 g、芹菜 100 g），梨 150 g。

晚餐：馒头或米饭（面粉或大米 125 g），虾仁豆腐（虾仁 50 g、豆腐 100 g），西红柿炒鸡蛋（西红柿 150 g、鸡蛋 40 g），香蕉 100 g。

全日烹调用玉米油 20 mL，盐 4 g。

第三节　脑血管疾病

脑血管疾病是由各种病因引起的脑部血管疾病的总称（主要是动脉疾病）。急性脑血管疾病又称卒中，是脑部或颈部血管病变等引起的脑局灶血液供应障碍，引起颅内血液循环障碍而造成脑组织损害的一组疾病。各个年龄组均可发病，但以中老年多见，尤其是高血压患者。临床特点为起病急、致残率和死亡率较高。积极开展脑卒中社区人群防治，努力减少人群发病率和死亡率，提高治愈率，减少致残率将是今后一段时期的主要任务。

一、概述

（一）流行病学

脑卒中是一种严重危害健康、威胁生命、影响劳动力的常见病和多发病。根据 WHO 对包括中国在内的 11 个国家的 35~64 岁急性脑卒中患者（13597 例）的流行病学调查结果，脑卒中的平均发病率为男性（101~285）/10 万人口，女性（47~198）/10 万人口，总趋势是东方高于西方、东欧高于西欧。我国 6 座城市和 21 省农村调查的脑卒中年发病率分别为 219/10 万人口及 185/10 万人口。在世界 33 个国家中，脑卒中平均死亡率约为 100/10 万人口。WHO 的中国脑血管病流行病学调查显示，中国男性死亡率 65/10 万人口，女性 61/10 万人口。脑卒中死亡率与性别、年龄的关系和发病率特点一样，男性略高于女性，且随年龄增加而上升。脑卒中是造成长期残疾的首要原因，大约 3/4 的存活者存在不同程度的劳动能力丧失。

（二）脑血管疾病的病因

动脉硬化、血管炎、先天性血管病、外伤、药物、血液病及各种栓子和血流动力学改变都可引起急性或慢性的脑血管疾病。根据解剖结构和发病机制，可将脑血管疾病的病因归为以下几类。

1. 血管壁病变

以高血压性动脉硬化和动脉粥样硬化所致的血管损害最常见，其他还有结核、梅毒、结缔组织疾病和钩端螺旋体、恶性肿瘤等病因所致的血管病损和先天性血管病（如动脉瘤、血管畸形和先天性狭窄），以及各种原因（药物、毒物、外伤、颅脑手术、插入导管、穿刺等）所致的血管损伤等。

2. 心脏病和血流动力学改变

大量研究资料证实，高血压是急性脑血管病最重要的危险因素。低血压或血压的急骤波动，以及心功能障碍、传导阻滞、风湿性或非风湿性心瓣膜病、心肌病及心律失常，特别是心房纤颤也是重要的危险因素。

3. 血液成分和血液流变学改变

各种原因所致的高黏血症，如脱水、红细胞增多症、高纤维蛋白原血症等，另外还有凝血机制异常，特别是应用抗凝剂、避孕药物，以及弥散性血管内凝血和各种血液性疾病等。

4. 其他病因

包括空气、脂肪、肿瘤细胞和寄生虫等栓子，脑血管受压、外伤、痉挛等。

（三）分类

脑血管疾病分为急性和慢性两种。

1. 急性脑血管疾病

急性脑血管疾病可分为缺血性和出血性两大类。缺血性脑卒中占脑卒中患者总数的 60%~70%，包括脑血栓、脑栓塞和短暂性脑缺血发作。出血性脑卒中占脑卒中患者总数的 30%~40%，包括脑出血、蛛网膜下隙出血等。

2. 慢性脑血管疾病

如脑动脉硬化症等。起病常在 50 岁以后，病程较长。

（四）主要临床表现

脑血管疾病起病急，症状可在几秒钟、几分钟、几小时或几天内达高峰，血管病变一般不会只限于脑的动、静脉，须注意整个心血管系统的情况。此外，脑血管疾病还具有变化快、病情重、危险大等特点。临床症状取决于病变性质（出血/缺血）、部位、损害程度、代偿情况等。

1. 全脑症状

患者表现为头痛、头晕、呕吐、嗜睡、意识障碍，严重时可昏迷。

2. 局部症状

①颈内动脉系统：偏瘫、偏盲、偏身感觉障碍，当优势半球受到损害时，患者可产生运动性或感觉性失语、失用、失读等。②椎底动脉系统：眩晕、复视、眼震、声音嘶哑、吞咽困难、感觉异常、共济

失调、猝倒发作等。

二、营养代谢特点

（一）碳水化合物

碳水化合物与动脉硬化及高脂血症有密切的关系。高碳水化合物易引起高脂血症从而诱发动脉硬化。其中，果糖对血甘油三酯的影响比蔗糖大，表明果糖在体内更易合成脂肪。如果碳水化合物占能量的比例从45%增加到80%~90%，同样会引起甘油三酯增高。

中枢神经系统缺乏脂解酶，必须依靠碳水化合物氧化供能。葡萄糖作为中枢神经系统的能量来源，每天要被消耗120~130 g，葡萄糖在脑的代谢途径为糖酵解作用。脑耗氧量占全身氧耗量的20%，故中枢神经系统每天需要750~1000 mL的含氧血液流经脑组织。因此，当脑血液循环发生障碍或血糖降低时，脑组织可发生严重功能障碍，临床可表现为乏力、出汗、意识障碍、昏迷等。对于脑血管疾病患者，每日应供给充足的单糖及双糖类食物，如水果、蜂蜜、蔗糖、牛奶等。这些食物能迅速转化为葡萄糖，以维持脑循环和脑组织供能。

（二）脂肪与胆固醇

膳食中的脂类与动脉粥样硬化有密切的关系。研究表明，血浆胆固醇水平与脑出血呈负相关，脑卒中死亡率随平均总胆固醇水平升高而下降，部分降胆固醇的治疗会增加脑出血的危险。研究血浆胆固醇水平与出血性脑卒中的关系还必须排除一些干扰因素，如饮酒、膳食中蛋白质和脂肪的含量，以及是否服用抗凝药物等。缺血性脑卒中与动脉粥样硬化有关，血浆胆固醇水平升高可能是其危险因素。但是胆固醇与脑梗死的关系尚未完全阐明，可能总胆固醇水平很高的人才会有脑卒中的危险。血浆甘油三酯与脑卒中的关系尚未完全阐明。有研究报道，血浆甘油三酯水平与非出血性脑卒中呈明显的对数线性关系；但是更多的研究认为，甘油三酯与脑卒中无关。近年来关于载脂蛋白（a）与脑卒中关系的研究报道较多，发现它不仅与脑梗死有关，还与脑出血发生率呈正相关，可能与其富含胆固醇以及与血浆纤溶酶原具有同源性有关。应严格控制脂肪和胆固醇的供给，胆固醇摄入量应限制在150 mg/d以下。

（三）蛋白质

膳食蛋白质与脑卒中的关系研究较少。血液中游离的色氨酸进入大脑影响5-羟色胺的合成。大量的蛋氨酸与赖氨酸可使脑中异亮氨酸、亮氨酸及精氨酸耗竭。因此，氨基酸的供给量和必需氨基酸的比例应合理。

（四）饮酒

少量饮酒并不会对脑卒中构成危险，甚至有不少研究认为少量饮酒是脑卒中的保护因素，但过量饮酒或长期饮酒可增加出血性脑卒中的危险早已得到公认。对于脑梗死，各国的研究结论差距较大，尚缺乏一致性。

（五）茶

茶叶富含茶碱、鞣酸、氮、粗蛋白、粗纤维及灰分等。茶碱能使头脑保持清醒，刺激脉搏轻度增快，血压略微升高，对心脏、肌肉的刺激增强。茶碱对脊髓反射中枢有一定的兴奋作用，能使肌肉收缩有力。同时，茶碱及其化合物也有利尿作用，能使尿比重略低于正常水平，减少尿内盐及尿素含量。脑血管疾病患者适宜常饮淡茶。过量饮浓茶，大量鞣酸可与胃中未消化的食物蛋白质结合，生成不溶性的鞣酸盐，从而影响蛋白质的消化吸收；过量的茶碱会影响肾脏功能。

（六）咖啡

研究发现，健康人饮速溶咖啡 12 g 后做葡萄糖耐量试验可出现游离脂肪酸增加的现象，且饮咖啡者血液中葡萄糖和丙酮酸含量较不饮者高，恢复也慢，故冠心病及脑动脉硬化患者不宜饮咖啡。

三、营养预防及治疗原则

脑血管疾病的预防及其研究日益引起重视。预防及控制高血压对预防脑血管疾病具有积极的作用。此外，合理饮食可以有效地预防高血脂，戒烟，控制糖尿病及心脏病，保持经常性的适当的体育锻炼和体力劳动等，都对防控动脉粥样硬化的进展有一定的积极意义。

（一）控制能量摄入

能量供给量不应超过需要量，体重超重者应根据具体情况确定能量供给量及控制体重方案。

（二）限制脂肪及胆固醇摄入

脂肪摄入量控制在总能量 20%以下，以植物油为主，植物油与动物油脂比例不低于 2∶1；胆固醇摄入量限制在 300 mg/d 以下。若患者本身有高脂血症，动物油脂比例还应适当下调，胆固醇摄入量严格限制在 200 mg/d 以下。

（三）适当增加膳食纤维摄入

碳水化合物仍是主要能源物质，应占总能量的 60%~65%，适当减少蔗糖和果糖摄入，增加膳食纤维摄入量。

（四）适宜蛋白质摄入

蛋白质可占全天总能量的 15%~20%，适当减少动物蛋白质摄入，增加植物蛋白质摄入，二者比例为 1∶1。

（五）控制钠盐摄入量

冠心病患者尤其是伴有高血压者，食盐摄入量应控制在 3~5 g/d。

四、营养治疗实施方案

（一）宜用食物

（1）富含优质蛋白的食物，如乳类及其制品、豆类及其制品。

（2）新鲜蔬菜，如西红柿、胡萝卜、生菜、油菜、青菜、空心菜、莴笋叶、芹菜等。

（3）新鲜水果，如猕猴桃、火龙果、芒果、苹果、梨子等。

（4）昏迷、有进食障碍的患者需用管饲供给能量及主要营养素。管饲用肠道营养制剂的浓度不宜过高，能量密度以 1 kcal/mL 为宜，宜用等渗液。忌用高能、高蛋白制剂，以免发生应激性消化道溃疡或出血。临床常用肠道营养制剂为安素、立适康等，其供能营养素均为水解蛋白、游离脂肪酸（含中链脂肪酸）与糊精，且不含乳糖。

（二）限用食物

动物油、动物内脏、肥肉、鱼子、食用糖、糖果、腌渍食物、熏酱食物、油炸食物、烟、酒、茶叶（浓茶）、咖啡、辛辣调味品等。

（三）参考食谱

早餐：牛奶 200 mL，馒头 50 g，低胆固醇蛋 50 g。

加餐：酸奶 125 mL。

午餐：大米饭 140 g，红烧带鱼 100 g，炒生菜 100 g，凉拌西红柿（西红柿 50 g），冬瓜汤（冬瓜 100 g）。

加餐：猕猴桃 100 g。

晚餐：大米饭 110 g，土豆肉丝汤（土豆 100 g，瘦猪肉 50 g），冷切肉（牛肉 50 g），炒苦瓜 100 g。

加餐：梨 100 g。

全日烹调用油（豆油）25 mL。

全日：能量 7.9 MJ（1879 kcal），蛋白质 76.6 g（16%），脂肪 46.1 g（22%），碳水化合物 288.6 g（61%）。

【思考题】

1. 简述高血压患者的营养原则。
2. 试述冠心病的危险因素和膳食防治原则。
3. 简述原发性高血压发病机制中与膳食营养有关的因素。
4. 简述脑卒中的膳食治疗原则。

第十四章　肾脏疾病的营养治疗

学习目标

1. 熟悉急、慢性肾小球肾炎，肾病综合征，急、慢性肾功能衰竭的营养代谢特点。
2. 掌握肾脏疾病的饮食调理方法、营养素的搭配方案、营养治疗原则、营养食谱配制。

第一节　急性肾小球肾炎

急性肾小球肾炎简称急性肾炎，是由免疫反应引起的急性弥漫性肾小球炎症，由免疫反应产生的抗原抗体复合物沉积在肾小球造成肾小球损伤所致。急性肾炎，是以急性肾炎综合征为主要临床表现的一组疾病，临床特点为少尿、血尿、蛋白尿、水肿和高血压等，并可伴有一过性氮质血症，多见于链球菌感染后。急性肾小球肾炎起病较急，病程进展快，症状重。本病可发生于任何年龄，多发生于儿童，男性多于女性。常有1~3周潜伏期。早发现、早诊断、早治疗，预后较好，4~6周内可逐渐恢复，仅有少数可能转为慢性肾小球肾炎。

一、概述

（一）病因和发病机制

急性肾小球肾炎多由β-溶血性链球菌感染所致，常见于上呼吸道感染，多见于扁桃体炎、猩红热、皮肤感染等链球菌感染后。胞浆或分泌蛋白的某些成分为主要致病抗原，导致免疫反应后可通过循环免疫复合物而致病。肾小球内的免疫复合物导致补体激活、中性粒细胞及单核细胞浸润，导致肾脏病变。病理类型为毛细血管内增生性肾炎。

（二）主要临床表现

肉眼可见血尿常为起病第一症状，为肾小球源性血尿，可伴有轻、中度蛋白尿，少数患者可呈肾病综合征范围的大量蛋白尿。尿沉渣除红细胞外，早期尚可见白细胞和上皮细胞稍增多，并可有颗粒管型和红细胞管型乃至白细胞管型。80%以上患者出现水肿，典型表现为晨起眼睑水肿或伴有下肢轻度压凹性水肿，少数严重者可波及全身。多数患者有一过性轻、中度高血压，利尿后血压可逐渐恢复正常。少数可出现严重高血压，甚至高血压脑病。肾功能异常起病早期可因肾小球滤过率下降、水钠潴留而尿量减少，少数患者可出现少尿。肾小球功能可一过性受损，表现为轻度氮质血症。多于1~2周后尿量渐增，肾小球功能于利尿后数日逐渐恢复正常。仅有极少数患者可表现为急性肾衰竭。

二、营养代谢特点

炎症反应使肾小球毛细血管内皮细胞肿胀增生，造成肾小球滤过膜的通透性降低和有效滤过面积减小，使肾小球滤过率急剧下降，而肾小管的重吸收功能相对正常，引起水钠潴留，血容量增加。原尿生成减少而肾小管的重吸收正常使钾排出减少，可引起高钾血症。炎症反应可使肾小球基底膜结构异常，产生肾小球源性血尿，可伴有轻、中度蛋白尿，少数患者可呈肾病综合征范围的大量蛋白尿，长期血尿、蛋白尿造成患者营养不良，出现贫血和低蛋白血症。低蛋白血症使血浆胶体渗透压下降，血浆成分大量外渗到组织间隙导致水肿。肾小球滤过率下降时，主要经肾脏排泄的尿素、肌酐等代谢产物在体内潴留，使血浆浓度上升出现氮质血症。

三、营养治疗与饮食指导

（一）能量

主要根据患者的病情而定，能量按 25~30 kcal/(kg·d) 供给，全日以 1500~2000 kcal 为宜。热量的供应主要依靠糖类，可给予蜂蜜、白糖、甜点等。不需要严格限制脂肪，但脂肪含量不宜过多，为防止血中胆固醇增高，可选用富含多不饱和脂肪酸的植物油。

（二）蛋白质

起病初期，为减少蛋白质的代谢产物在体内潴留，减轻肾脏负荷，膳食中应限制蛋白质，蛋白质供给量为 20~40 g/d 或 0.5~0.8g/(kg·d)。血尿素氮、肌酐水平升高的患者，蛋白质供给应控制在 0.5 g/(kg·d)；当患者血尿素氮、肌酐水平接近正常，尿量>1000 mL 时，可逐渐增加饮食中蛋白质的量，一般不超过 0.8 g/(kg·d)。待病情稳定 2 个月以后，蛋白质可恢复正常摄入量。食物应以牛奶、鸡蛋、瘦肉等动物性优质蛋白为主，忌用豆类及其制品。全日蛋白质总量应平均分配到各餐中供给。

（三）无机盐

根据尿量和水肿的情况，采用合理的限钠饮食。当患者出现水肿、高血压时，应采用低盐、无盐或低钠饮食。低盐饮食是用盐量 2~3 g/d 或酱油 10~15 mL/d，禁用钠盐丰富的食物，如咸菜、咸蛋、咸肉、卤制品等；无盐饮食，烹调时不用食盐、酱油、味精等，可使用糖、醋、芝麻油、西红柿汁等调味以增进患者食欲；低钠饮食是除全日不加食盐和酱油外，还要避免食用含钠高的食物，如含盐饼干、馒头和糕点等。当患者出现少尿或无尿症状时，钾盐的供给量也应严格控制，根据血钾水平调整钾的供给量，避免食用含钾高的食物，如蛋类、海参、藕粉、花菜等。

（四）水

患者的水分摄入量根据每日排尿量而定。患者无水肿时，不需严格控制液体总入量；有水肿时，应限制液体总入量，每日液体的总入量以前一日排出量（尿量、粪便、呕吐等）加 500~800 mL 的液体为宜，总入量包括食物水量和静脉输液量。当患者出现严重浮肿或少尿时，每日入水量应限制在 100 mL 以内，若出现无尿，则应按急性肾功能衰竭处理。

（五）维生素

供应充足的 B 族维生素、维生素 A、维生素 C 以及微量元素铁等营养素，有利于肾功能恢复及预防贫血。

四、营养治疗实施方案

（一）宜用食物

低蛋白饮食时，在蛋白质限量范围内，应选用优质蛋白质食物，如鸡蛋、牛奶、瘦肉和鱼等，以增加必需氨基酸的摄入量。急性肾炎时，尿液偏酸，若供给碱性食物，可使尿液近中性，有利于治疗。但少尿期应限制含钾量高的蔬菜和水果。成碱性食物是指在体内代谢后生成偏碱性物质的食物，主要是蔬菜、水果和乳类。成酸性食物是指在体内代谢后生成偏酸性物质的食物，如粮食、蛋类和富含蛋白质的肉类食物。恢复期可以选用有滋补作用的食物，如山药、红枣、桂圆、莲子、银耳等。

（二）限用食物

限制刺激性食物。茴香、胡椒等食品的代谢产物含有嘌呤，需经肾脏排出，从而增加肾脏负担，因此不宜多吃。动物肝肾、豆类、沙丁鱼、小虾等代谢产物中含有较多的嘌呤和尿酸，也不宜多吃。少尿或无尿期应避免选用含钾量高的食物，如鲜蘑菇、香菇、红枣、贝类和一些含钾量高的蔬菜、水果。

（三）参考食谱

早餐：米粥（大米 50 g），甜馒头（面粉 50 g、白糖 15 g），肉松 15 g。

加餐：水果（梨 100 g）。

午餐：米饭（大米 100 g），肉末西葫芦（西葫芦 200 g、肉末 20 g、油 10 mL）。

加餐：酸奶 50 g（果粒酸奶）。

晚餐：龙须面（面 100 g），炒西红柿（西红柿 200 g、白糖 20 g、油 10 mL），凉拌黄瓜（黄瓜 200 g），烹调用油 20 mL。

全日：能量 1653. 2 kcal，蛋白质 32. 7 g，脂肪 30 g，碳水化合物 317. 6 g。

第二节　慢性肾小球肾炎

慢性肾小球肾炎是由各种原因引起的以肾小球病变为主的肾小球疾病。主要临床表现为蛋白尿、血尿、高血压、水肿。少数从急性肾小球肾炎转变而来，多数患者病因不明。患者起病方式各有不同，病情迁延，病变进展缓慢，伴有不同程度的肾功能减退，最终发展为慢性肾衰竭。

一、概述

（一）病因和发病机制

肾小球疾病的病因和发病机制很复杂，有许多因素参与，如感染、自身免疫、药物、遗传、环境等，其中免疫损伤是多数肾小球疾病发生过程中的共同环节，几乎所有的肾小球疾病发生的过程都有免疫机制参与。

肾脏对免疫介导的损伤高度敏感，机体对病原微生物、种植于肾小球的外源性抗原或自身正常的组织成分产生过度的或不恰当的免疫应答，均会导致肾组织免疫损伤。由于免疫复合物在肾小球基底膜、内皮下、系膜区、上皮侧的沉积，激活补体导致免疫损伤，或者是一些种植在肾组织的抗原在原位与抗体形成免疫复合物而引起免疫损伤。

肾组织的免疫应答效应，一方面会导致 T 细胞、单核细胞等炎症细胞在肾组织间浸润，这些细胞自身分泌的很多细胞因子能介导肾组织损伤；另一方面，这些炎症细胞及其分泌的细胞因子也可刺激和激活肾脏固有细胞，使其表达各种趋化因子、细胞因子、生长因子、黏附分子和细胞外基质成分，直接或间接加重肾组织的损伤。

（二）主要临床表现

大多数肾小球疾病起病隐匿，病程冗长，病情多缓慢进展。由于不同病理类型，临床表现不一致，多数病例以水肿为首发症状，轻重不一。轻者仅面部及下肢微肿，重者可出现肾病综合征，有的病例则以高血压为首发症状发展为慢性肾小球肾炎，也可表现为无症状蛋白尿及血尿，或仅出现多尿及夜尿，或在整个病程无明显体力减退直至出现严重贫血或以尿毒症为首发症状。

二、营养代谢特点

肾小球滤过功能随病情发展损害逐步加重，血中肌酐和尿素也逐渐升高，内生肌酐清除率降低，引起机体水、电解质出现紊乱。

长期蛋白尿引起血浆白蛋白丢失过多，可导致低蛋白血症。白蛋白丢失使血浆胶体渗透压下降，血液渗出到组织间隙引起水肿。肾缺血时，肾素、醛固酮分泌增多，肾小管对水、钠重吸收增多，引起水肿和高血压的发生。肾小球滤过率下降的同时伴有肾小管浓缩与稀释功能减退，出现低钠血症、低钾血症或高钾血症。肾缺血、氮质潴留均可使促红细胞生成素生成减少，容易引起肾性贫血。长期食欲减退，胃肠道消化、吸收功能不良，使患者处于营养不良状态。

三、营养治疗与饮食指导

选用优质蛋白，增加机体必需氨基酸的量；采取低钠饮食，便于利尿消肿；适量补充铁和锌，纠正贫血，并根据病情变化及时调整。

（一）蛋白质

据肾功能损害程度不同确定膳食蛋白质摄入量。一般不超过 1 g/(kg·d) 为宜。肾功能损害轻者，不需要严格限制蛋白质摄入量，避免造成营养不良。当病情恶化或急性发作时，蛋白质供给量为 0.5~0.8 g/(kg·d)。病情较重，出现氮质血症时，蛋白质供给量应小于 0.5 g/(kg·d)，有利于保护肾小球残存的功能。食物可选用鸡蛋、牛奶、瘦肉等动物性蛋白质，有资料表明在动物实验中植物性蛋白质更能减少肾脏的损伤。

（二）钠

钠摄入量视病情而定。有严重水肿和高血压者，尿量少于 500 mL/d，应严格限制钠的摄入，甚至无盐饮食；轻度水肿和高血压者，给予低盐饮食，全日用盐 2~3 g/d。对因低盐和无盐饮食造成食欲不振的患者，可考虑用无钠盐和无盐酱油饮食。

（三）能量

能量供给主要来源为碳水化合物和脂肪，供给量应视每位患者活动强度而定，能满足其活动需要即可。通常可按 40~50 kcal/(kg·d) 供给，每日总能量以 2000~2500 kcal 为宜。

（四）矿物质和维生素

患者应多食用新鲜蔬菜和水果，如胡萝卜、冬瓜、鲜藕、萝卜、西红柿、金针菜、西瓜、蜜桃、梨和橘子等维生素含量高的食物。患者有贫血时，应多供给B族维生素、叶酸和富含铁的食物，如动物肝脏、瘦肉等。

（五）水

当患者出现浮肿和高血压时，要严格限制入水量，每日不超过1000 mL。在排尿量正常的情况下，不限制入水量，采用日常饮食即可。

四、营养治疗实施方案

（一）宜用食物

在病情允许的蛋白质供给量范围内，各种食物均可食用，并以优质蛋白占蛋白质总量的50%以上为宜。

（二）限用食物

食盐用量根据病情而定。患者高血钾时，忌用含钾量高的蔬菜和水果。忌用酒精类饮料和刺激性食物。

（三）参考食谱

早餐：米粥（粳米50 g），花卷（面粉35 g、豆油5 mL），鸡蛋30 g。
加餐：牛奶250 mL，猕猴桃100 g。
午餐：米饭（大米100 g），青椒肉丝（瘦猪肉60 g、青椒150 g、豆油10 mL、盐1 g），炒苋菜（100 g）。
加餐：猕猴桃100 g，油饼25 g。
晚餐：米饭（大米100 g），炖甲鱼（甲鱼150 g、生菜150 g、豆油10 mL、盐1 g）、西葫芦炒茶干（西葫芦100 g、茶干15 g）。
加餐：牛奶250 mL，窝窝头（面粉25 g）。
全日：能量2114.1 kcal，蛋白质91.2 g（17%），脂肪62.8 g（27%），碳水化合物308.6 g（56%）。

第三节　肾病综合征

肾病综合征是由各种原因引起肾小球毛细血管滤过膜损伤的一组临床综合征，主要表现为大量蛋白尿、低蛋白血症、水肿和高脂血症。

在正常生理情况下，肾小球滤过膜具有分子屏障及电荷屏障作用，当这些屏障作用受损时，致使原尿中蛋白含量增多，当其增多明显超过近曲小管回吸收量时，就会形成大量蛋白尿。蛋白质的大量丢失，血中蛋白减少，引起低蛋白血症。低蛋白血症使血浆胶体渗透压降低，水从血管内大量外渗到组织间隙中，引起严重水肿。肾病综合征患者的肝脏合成脂蛋白增加和脂蛋白分解减弱，目前认为后者可能是引起高脂血症更为重要的原因。

一、营养代谢特点

（一）蛋白质

大量白蛋白从尿中丢失，促进白蛋白肝脏代偿性合成增加，同时由于近端肾小管摄取滤过蛋白增多，也使肾小管分解蛋白增加。当肝脏白蛋白合成增加不足以克服丢失和分解时，就会出现低蛋白血症。此外，患者因胃肠道黏膜水肿导致食欲减退、蛋白质摄入不足、吸收不良或丢失，也是加重低蛋白血症的原因。

（二）矿物质、水及维生素

低蛋白血症引起血浆胶体渗透压降低，水分潴留于组织间隙，血容量减少，刺激容量感受器及压力感受器，肾素活性增高，分泌抗利尿激素增多，增加肾小管对钠的重吸收，引起水钠潴留而出现水肿。肾病综合征患者可出现低钾或高钾血症。低蛋白血症导致与钙结合的蛋白质减少，影响钙、磷的吸收和利用，出现低钙血症、骨质疏松等。铁、维生素等容易缺乏。

（三）脂肪

由于低蛋白血症既能使肝脏合成蛋白质的能力增强，同时也刺激肝脏生成的胆固醇和脂蛋白增加，此时，脂质清除障碍，脂肪组织内贮存的脂肪酸未经酯化就转运入肝脏，诱发高脂血症的发生。低脂饮食并不能明显降低血脂水平。

二、营养治疗与饮食指导

（一）蛋白质

患者常表现为负氮平衡。高蛋白饮食可以改善负氮平衡，供给量应根据尿蛋白丢失量而定。若肾功能正常，则可按1.2~1.5 g/(kg·d) 计算，并尽量选用优质蛋白质，如鱼类、牛奶、鸡、鸭及瘦猪肉等。优质蛋白的供应占总蛋白的50%以上。患者出现肾功能不全时，应严格限制蛋白质的摄入量，但24小时蛋白质摄入量不应低于50 g。对于肾病综合征儿童患者，为满足其生长发育需要，蛋白质供给量在2 g/(kg·d) 的基础上应再增加50%。

（二）能量

为使蛋白质得到充分利用，必须供给足够的能量。患者卧床休息时，能量供给以40~50 kcal/(kg·d) 为宜，总量为2000~2500 kcal。

（三）钠、水

限钠饮食是纠正水、钠潴留的有效治疗措施。根据患者水肿和高血压的不同程度，可给予低盐、无盐或低钠饮食。在使用大剂量激素治疗时，应严格限制食盐的摄入量。水摄入量一般为前一日尿量加500~800 mL。

（四）脂肪

每日膳食脂肪供给量为50~70 g，占总能量的20%以下。尽量选用富含多不饱和脂肪酸的植物油。对于高脂血症者应限制脂类的摄入量，采用低脂、低胆固醇饮食，胆固醇的摄入量应低于 300 mg/d。

（五）矿物质、维生素及膳食纤维

长期大量蛋白尿，容易引起机体缺乏钙而导致骨质疏松。膳食中应注意供给含钙量高的食物，如高钙牛奶、虾皮等。同时还应增加维生素 A、D、B_2、C 及铁的补充。多食用绿叶蔬菜和胡萝卜等食物，增加纤维的摄入量，有助于降低血氨。

三、营养治疗实施方案

（一）宜食食物

各种蔬菜类、谷类、蛋类、禽类、肉类、水果类及植物油等均可食用。

（二）忌（少）食食物

若病情需要限制钾、钠摄入量时，应采用限盐饮食，忌用咸菜、含盐挂面、腌菜等及含钾量高的蔬菜、水果。忌食刺激性食物。

（三）参考食谱

早餐：燕麦片 50 g，烧饼 50 g，煮鸡蛋 50 g，小葱拌豆腐（豆腐 150 g、豆油 5 mL）。

加餐：牛奶（牛奶 250 mL，白糖 20 g），花卷 35 g。

午餐：米饭（大米 150 g），牛肉炖土豆（土豆 100 g、瘦牛肉 50 g、酱油 5 mL），炒卷心菜（卷心菜 150 g、豆油 10 mL）。

加餐：牛奶（牛奶 250 mL），哈密瓜 200 g。

晚餐：米饭（大米 150 g），冬瓜炖鸡（鸡肉 50 g、冬瓜 200 g、豆油 10 mL、盐 1 g）。

全日：能量 2453.3 kcal，蛋白质 87.8 g（14%），脂肪 58.6 g（21%），碳水化合物 401.4 g（65%），维生素 C 122.8 mg。

第四节　急性肾衰竭

急性肾衰竭是指各种病因在短期内引起两肾泌尿功能急剧障碍，导致代谢废物在体内迅速积聚，而引起机体内环境出现严重紊乱。临床主要表现为水中毒、氮质血症、高钾血症和代谢性酸中毒等。根据有无少尿可分为少尿型急性肾衰竭和非少尿型急性肾衰竭。急性肾衰竭大多为少尿型，其发展过程一般可分为少尿期、多尿期和恢复期 3 个阶段。

少尿期是急性肾衰竭的早期阶段，也是病情最危重的阶段，不仅尿量明显减少，而且还伴有严重的内环境紊乱。此期一般持续 1~2 周，持续时间越长，预后越差。少尿期是急性肾功能衰竭的危险阶段，尿量迅速减少，甚至无尿，氮代谢产物排出减少，使血肌酐和尿素氮增高，出现水中毒、高钾血症和代谢性酸中毒等。高钾血症是急性肾衰竭死亡的最主要原因。当 24 小时尿量超过 400 mL 时，即进入多尿期。进入多尿期是病情好转、肾功能开始恢复的征象。在多尿早期，肾小球滤过率仍低于正常水平，需注意监测氮质血症、高钾血症和酸中毒的变化并及时纠正。持续多尿可发生低钾血症、脱水、低钠血症等。恢复期尿量开始恢复正常，血肌酐和尿素氮逐渐恢复正常，肾功能完全恢复需要数月甚至更长时间。

一、概述

（一）病因和发病机制

1. 肾前性因素

肾前性因素指能引起肾血液灌流量急剧减少而导致急性肾衰竭的各种因素。常见于失血、失液、创伤、感染等引起的各型休克早期和急性心力衰竭等。

由于有效循环血量不足，肾血液灌流量急剧减少，通过交感—肾上腺髓质系统兴奋及肾素—血管紧张素系统激活等引起持续的肾血管收缩，导致肾小球滤过率明显降低而发生急性肾衰竭。此时，肾脏尚无器质性病变，一旦肾血流恢复，肾功能也迅速恢复，故由肾前性因素引起的肾衰竭属于功能性肾衰竭。

2. 肾性因素

肾性因素指能引起肾实质病变而导致急性肾衰竭的各种因素。临床上以严重而持久的肾缺血和肾毒物引起的急性肾小管坏死最为常见，也见于由急性肾小球肾炎、恶性高血压、急性肾盂肾炎等引起的弥漫性肾实质性疾病。由肾性因素引起的肾衰竭属于器质性肾衰竭。

各种肾实质病变引起急性肾衰竭，可能与肾血液灌注减少、肾小管阻塞、原尿回漏等多种因素有关。由于有效循环血量减少、肾毒物等的作用，致使交感—肾上腺髓质系统兴奋、肾素—血管紧张素系统激活、激肽与前列腺素生成减少；同时，肾缺血缺氧使肾毛细血管内皮细胞肿胀，甚至肾内弥散性血管内凝血（DIC）形成等，均可使肾血流灌注减少和肾内血液分布异常，导致肾小球有效滤过压和滤过率降低。

肾缺血和肾毒物引起肾小管坏死时，坏死脱落的上皮细胞碎片及各种管型均可引起肾小管阻塞，妨碍小管液通过；同时又可使肾小管管腔内压升高，影响肾小球滤过而引起少尿。肾小管上皮细胞的坏死脱落使肾小管管壁的完整性被破坏，导致小管液从管壁破裂处回漏至周围肾间质。这一方面直接造成尿量减少，另一方面又引起肾间质水肿，使间质内压力增高，压迫肾小管及周围毛细血管，进一步加重肾小管阻塞和肾缺血，使肾小球滤过率进一步下降。

3. 肾后性因素

肾后性因素指从肾盏到尿道口任何部位的急性梗阻。多见于双侧输尿管结石、前列腺增生、前列腺癌、盆腔肿瘤压迫等。由于尿路梗阻直接阻止尿液排出而导致少尿、无尿；同时阻塞处近端尿路内压上升，引起肾盂积水、肾间质压力升高、肾小球囊内压升高，使肾小球有效滤过压降低，导致肾小球滤过率降低，而致急性肾衰竭。

（二）主要临床表现

根据患者尿量是否减少，可分为少尿型和非少尿型。少尿型是指该病患者表现为尿少或者无尿，而非少尿型是指血尿素氮、血肌酐迅速升高，肌酐清除率迅速降低，而不伴有少尿。通常，少尿型临床症状分为三期。

1. 少尿期

少尿期一般持续 1~2 周，长者可达 4~6 周，持续时间越长，肾损害越重，持续少尿大于 5 天，或无尿大于 10 天者，预后不良。少尿期的系统综合症状有：恶心、呕吐、食欲不振等代谢性酸中毒表现；全身水肿、高血压、肺水肿、脑水肿和心力衰竭等水钠潴留表现；高钾、低钠、低钙、高镁、高磷和低氯血症等电解质紊乱表现；呼吸道感染、尿路感染。

2. 多尿期

少尿期后尿量逐渐增加，当每日尿量超过500 mL时，即进入多尿期。在多尿期初始，尿量虽增多，但肾脏清除率仍低，体内代谢产物的蓄积仍存在。4~5天后，血尿素氮、肌酐等随尿量增多而逐渐下降，尿毒症症状也随之好转。

3. 恢复期

尿量逐渐恢复正常，3~12个月肾功能逐渐复原，大部分患者的肾功能可恢复到正常水平，只有少数患者转为慢性肾功能衰竭。

二、营养代谢特点

（一）能量与蛋白质

导致急性肾功能衰竭的各种因素使机体处于应激状态，患者血中儿茶酚胺、胰高血糖素水平升高，蛋白水解酶活性增加，体内热能和蛋白质等营养素分解代谢加强，合成代谢减弱，常处于热能和氮的负平衡。热能消耗增多，碳水化合物、脂肪、蛋白质分解加速，使患者出现消瘦、肌肉萎缩、低蛋白血症等营养不良的表现。急性肾功能衰竭患者每天蛋白质丢失可达150~200 g，甚至更多，体内蛋白质分解的加剧和肾功能的损害，加速了氮代谢产物在体内潴留，如尿素氮、肌酐等物质的血浆水平升高。

（二）水、电解质和酸碱平衡

少尿期尿量减少，体内聚积水增多。体内物质代谢加速和酸性代谢产物的堆积，导致血液pH值下降，出现代谢性酸中毒。少尿的同时，钾排出减少，高钾血症是主要的电解质紊乱表现。同时组织破坏和蛋白质分解能释放出钾离子、酸中毒时细胞内钾的外移以及高钾饮食、服用含钾或保钾的药物等，也都能导致高钾血症的发生。高钾血症使心肌自律性、传导性和收缩性降低，兴奋性先增高后降低，出现各种心律失常（如心动过缓、传导阻滞），严重时出现心室颤动甚至心脏停搏，这是高钾血症对机体最主要的危害。因此，要及时纠正高钾血症。镁和钾都是细胞内主要的阳离子，二者浓度常同时上升。进入多尿期后，随着尿量的增加，排出的钾也增加，有可能出现低钾血症。低钾血症时，神经肌肉兴奋性降低，严重者因为呼吸肌麻痹发生呼吸衰竭而死亡。少尿期血磷轻度升高，若同时伴有明显酸中毒，高磷血症较突出，酸中毒纠正后，血磷可有一定程度下降。低钙血症多继发于高磷血症。少尿期低钠血症可由饮水过多、液体中含钠较少以及Na^{+}-K^{+}-ATP酶活性降低而引起，此时细胞外钠离子进入细胞内造成血钠降低，但体内总体钠不少，为稀释性低钠血症。

三、营养治疗与饮食指导

（一）少尿期

1. 能量

少尿期患者处于高分解代谢状态，为防止脂肪动员过度和蛋白质快速分解，应提供足够的能量。总热量的供应要根据患者的性别、年龄、体重、原发症和并发症等因素而定。若患者卧床休息，分解代谢不剧烈，则每日能量摄入应维持在1000~1500 kcal，以易于消化的碳水化合物为主，可供给麦淀粉、蔗糖、葡萄糖、蜂蜜、藕粉以及高糖食品，如冰淇淋等。若分解代谢剧烈，每日能量摄入应维持在2000~3000 kcal。对于无法口服的患者，应由静脉通道输注葡萄糖以提供能量。能量摄入不宜过高，摄入过多碳水化合物可导致产生过多二氧化碳，若肺功能同时受损，则容易使二氧化碳在体内潴留，可引起高碳酸血症。

2. 蛋白质

少尿期由于尿量明显减少，体内代谢废物不能及时排出，患者血浆尿素氮、肌酐水平快速升高，必须限制蛋白质摄入量，每日蛋白质摄入量控制在0.3~0.5 g/kg，食物宜选择富含必需氨基酸的牛奶、鸡蛋等。发病初期可不给予或仅给予含少量优质蛋白质的低蛋白饮食。低蛋白饮食不仅可以减少体内肾毒性氮代谢产物的产生和堆积，从而减轻中毒症状，还可防止肾小球毛细血管因血流增加而引起血管内压升高，可以减缓或阻止肾脏功能减退。急性肾功能衰竭的患者，通过静脉途径给予大量的蛋白质，不但不能阻止体内蛋白质的分解，反而增加肾毒性氮代谢产物更多地在体内堆积，导致加重病情。对于规律进行血液透析的患者，不必严格限制蛋白质，每日可给予蛋白质1.0~1.2 g/kg，优质蛋白质应占总量的50%以上。

3. 矿物质

少尿期应用低钠甚至无钠饮食。少尿期患者常伴有高钾血症，应严格限制摄入含钾量高的食物，如柑橘、香蕉、黄瓜、胡萝卜、油菜、菠菜、土豆、木耳、海带、紫菜、果汁、小米等，尽量选用含钾量较低的食物，如南瓜、苹果、鸭梨、西瓜、葡萄、冬瓜、茄子、西红柿、大白菜、稻米等。还可采用加水浸泡、冷冻或弃汤汁等方法，以减少食物中钾的含量。患者出现低钠血症、低钙血症时，应及时予以相应补充。

4. 水

少尿期要正确记录患者每天的出入水量，严格限制各种水分摄入［每天补充水量=基础需水量（显性失水-内生水）+显性失水量］。临床上一般每日液体总入量为前一天排出液量加上500 mL。注意排出液量中包括尿量、呕吐物量、创面渗液量以及大便含水量等。当患者伴有高热、感染时，可适当增加基础需要量；若患者有严重心衰、肺水肿或高血压，则水分要适当减少。

（二）多尿期

进入多尿期后，血尿素氮逐渐下降，患者的食欲明显好转，供给患者的能量必须充足，可按35~55 kcal/(kg·d）计算。热氮比应维持在（300~450）kcal：1 g。蛋白质可按0.5~0.8 g/(kg·d）供给，其中优质蛋白质应占50%以上，以满足组织修复的需要，同时支链氨基酸应占必需氨基酸的40%~50%，以利于肌肉蛋白合成。体内钾的排出量可随排尿量增加而增多，患者容易出现低钾血症，应及时根据血钾检验结果进行补充，饮食中多选用钾含量高的蔬菜、水果等食物。患者存在水肿、高血压时，应给予限钠饮食。若出现低钠血症，则应及时予以补钠。入液量取决于前一日尿量，总入量应少于尿量，一般为尿量的2/3左右比较合适。同时应注意补充维生素，特别是补充水溶性维生素，尽量通过食物补充，必要时可使用维生素制剂。

（三）恢复期

能量应供给充足，每日在3000 kcal左右。增加蛋白质供应，可逐渐增加至1.0 g/(kg·d）或更多，优质蛋白质应占35%~50%，并根据肾功能恢复情况随时进行调整。病情稳定一段时间后，可恢复正常饮食。尿量恢复正常后，入液量可达1500~2000 mL/d。

四、营养治疗实施方案

（一）宜用食物

可选用核桃、山药、藕粉、蜂蜜、白糖、粉丝、粉皮、凉粉、干红枣、桂圆、干莲子等，根据病情限量选用蛋类、乳类。少尿期可将葡萄糖、蔗糖以及少量香料或鲜柠檬制成冰块或溶入定量的水中服用。多尿期可用各种饮料，如果汁、茶、蔬菜汁等，亦可选用水果和蔬菜。

（二）限用食物

限用青蒜、大葱、韭菜、辣椒、酒、咖啡、咸肉、动物内脏等刺激性和油脂类食品。

（三）参考食谱

早餐：牛奶 250 mL，玉米面蒸饼（玉米面 50 g）。

加餐：水果（橘子 100 g）。

午餐：米粥（大米 25 g），玉米面蒸饼（玉米面 100 g），西红柿炒鸡蛋（西红柿 200 g、鸡蛋 55 g），冬瓜粉丝汤（冬瓜 200 g，干粉丝 20 g）。

加餐：水果（葡萄 100 g）。

晚餐：煮水饺（面粉 100 g、西葫芦 200 g、瘦猪肉 25 g），豆油 50 mL，酱油 4 mL。

全日：能量 1978 kcal，蛋白质 27.0 g（5.5%），脂肪 65.2 g（29.7%），碳水化合物 320.7 g（64.8%）维生素 C 105.9 mg，钠 423.3 mg，钾 1306.8 mg。

第五节　慢性肾衰竭

慢性肾功能衰竭是指由各种慢性肾脏疾病导致肾单位进行性破坏，以致残存有功能的肾单位不能充分排出代谢废物和维持内环境恒定，导致体内出现代谢废物的潴留，水、电解质和酸碱平衡紊乱，以及肾内分泌功能障碍，并伴有一系列临床表现的临床综合征。

根据肾功能损害程度不同，慢性肾功能衰竭通常分为代偿期和失代偿期：代偿期，肾小球滤过率 50~80 mL/min，血肌酐 133~177 μmol/L，此期肾实质破坏尚不严重，肾脏尚能维持内环境稳定，无临床症状；失代偿期又可分为三个阶段：肾功能不全期，肾小球滤过率 20~50 mL/min，血肌酐 186~442 μmol/L，临床出现轻度消化道症状和贫血等；肾功能衰竭期，肾小球滤过率 10~20 mL/min，血肌酐 451~707 μmol/L，临床出现水、电解质紊乱和酸碱平衡失调以及明显的多系统受累症状；尿毒症期：肾小球滤过率小于 10 mL/min，血肌酐大于 707 μmol/L，临床出现明显的贫血、恶心、呕吐等尿毒症症状和多系统受累症状以及严重的水、电解质代谢紊乱与酸碱平衡失调。

一、概述

（一）病因与发病机制

1. 病因

凡能造成肾实质进行性破坏的疾患，均可引起慢性肾衰竭。

（1）肾脏病变。如慢性肾小球肾炎、慢性肾盂肾炎、肾结核、全身性红斑狼疮等，其中以慢性肾小球肾炎最常见，占 50%~60%。

（2）肾血管病变。如高血压性肾小动脉硬化、糖尿病性肾小动脉硬化等。

（3）尿路慢性梗阻。如尿路结石、肿瘤、前列腺肥大等。

上述疾病在早期都有各自的临床特征，但到了晚期，其临床表现则大致相同，这说明它们有共同的发病机制。因此，慢性肾衰竭是各种慢性肾疾病的共同结局。

2. 发病机制

慢性肾衰竭的发病机制十分复杂，目前尚不十分清楚。一般认为可能与健存肾单位日益减少、矫枉失衡、肾小球过度滤过及肾小管—肾间质损害等因素有关。

（二）主要临床表现

慢性肾衰竭的临床表现有三个方面：一是水电解质调节紊乱造成的，如低钠血症所致昏迷，水钠潴留所致水肿，经治疗可减轻或消失。二是内分泌功能障碍引起，如贫血、高血压、肾性骨病和转移性钙化等，这些慢性肾衰竭表现可用血液净化疗法，其疗效常不显著或部分改善。三是由于尿毒素在血液中堆积，引起胃肠、心血管、中枢神经等系统损害，透析可缓解这些系统障碍的临床症状。

二、营养代谢特点

（一）蛋白质

慢性肾功能衰竭患者肾单位进行性破坏，肾小球滤过率降低，有功能的肾小球数目减少，导致患者体内氮代谢产物潴留，如尿素、肌酐、胍类等。患者常有蛋白质和能量摄入不足，如果同时有感染、出血以及体内激素与酶异常的影响，蛋白质分解增加而合成减少，机体长期处于负氮平衡状态，患者肌肉组织减少，血浆白蛋白、前白蛋白、转铁蛋白等水平下降。患者血中氨基酸比例失调，必需氨基酸水平下降，可低于正常人的25%~30%，非必需氨基酸升高，可高于正常人的15%，支链氨基酸与芳香族氨基酸比值下降。由于体内组氨酸前体生成减少及苯丙氨酸羟化酶活性降低，对于正常人属于非必需氨基酸的组氨酸和酪氨酸在慢性肾功能衰竭患者体内合成减少，因而成为慢性肾功能衰竭患者的必需氨基酸，必须由外界提供。

（二）糖和脂肪

尿毒症患者由于小分子毒物对脂蛋白酶的抑制作用及高胰岛素血症，而促进肝脏对三酰甘油的合成增加，分解降低，故易发生高脂血症。有70%~75%的尿毒症患者有葡萄糖耐量降低表现，其糖耐量曲线与糖尿病患者的相似，血中胰高血糖素浓度增加，并与氮质血症密切相关。脂肪代谢异常主要表现为血甘油三酯水平升高，LDL和VLDL明显增多。主要是由于脂质合成代谢亢进和分解代谢受抑制两方面原因，其中分解代谢受抑制为最主要原因。

（三）水、电解质

随着肾单位进行性破坏，肾脏维持机体水、电解质平衡的能力降低，导致大量钾离子无法排出，也导致机体缺钠时无法回收尿中的钠，对于水、钾、钙、镁、磷、酸及其他化合物，肾也无法正常排出。其中，水钠潴留可引起机体水肿、高血压、心力衰竭，甚至出现脑水肿、肺水肿等；钾离子不能被肾小管排出时可致高钾血症；当肾小管合成氨与排出氢的能力显著下降时，常可并发代谢性酸中毒；从尿中排出磷的量减少，而以磷酸钙的形式从肠道排出增加，导致钙从肠道排出增加，使血钙降低；后期肾单位受损严重，肾小管产生的1-α羟化酶减少，体内合成1，25-$(OH)_2$-D_3减少，钙吸收减少，导致低钙血症。

（四）酸碱平衡

由于酸性代谢产物无法正常排出而潴留在体内，肾小管重吸收碳酸氢根、合成氨的能力以及排泄氢离子的能力均下降，引起机体内酸碱失衡。

三、营养治疗与饮食指导

营养治疗是慢性肾功能衰竭综合治疗的重要组成部分，尤其是对非透析治疗的患者非常重要。营养治疗应在疾病早期进行，在患者尚无明显分解代谢、尿毒症症状时开始，以充分发挥疗效。

（一）蛋白质

限制蛋白质的摄入对慢性肾功能衰竭患者是有利的，不仅可减少氮代谢产物在体内的堆积，还能保护残存肾单位，从而延缓病情进展。蛋白质供给量应根据症状和肾功能损害程度而定，一般按0.26~0.6 g/(kg·d)，出现严重肾功能衰竭时蛋白质供给量可限制在0.5 g/kg以下。对于维持性透析患者应增加蛋白质的补充，血透患者每日蛋白质供给量为1.0~1.2 g/kg，腹透患者为1.2~1.5 g/(kg·d)。蛋白质应选用富含必需氨基酸的优质蛋白质食物，如鸡蛋、牛奶、瘦肉等。优质蛋白质以占总蛋白质量的50%~70%为宜，目前有专家认为可摄入少量豆制品。近年来，临床常用麦淀粉（含蛋白质0.6%）作为主食或部分代替主食以减少非必需氨基酸的摄入。儿童患者每日蛋白质限量最好不低于1.0~2.0 g/kg，以保证其生长发育的需要，并保证每日优质蛋白质供应量占50%以上。

（二）能量

充足的能量可使优质蛋白质在体内得到充分利用，同时也可防止因能量供给不足使体内蛋白质分解。一般可按30~35 kcal/(kg·d)供给，每日总能量在2000~3000 kcal。碳水化合物与脂肪的比例为3∶1。能量的85%~90%应源于淀粉，少量源于米、面和脂肪。

（三）脂肪

限制膳食中脂肪的摄入量能控制患者的血脂水平，可防止动脉硬化发生，预防肾小球硬化。脂肪供能占总能量的30%左右，脂肪中多不饱和脂肪酸、单不饱和脂肪酸与饱和脂肪酸之比应为1∶1∶1，其中饱和脂肪酸不应超过1/3。烹调时应宜多用植物油，膳食中也可适当增加鱼类食物。

（四）无机盐

慢性肾衰竭患者大多存在电解质紊乱与微量元素不足的问题，在营养治疗过程中应适当补充。如果患者低钙、高磷，那么膳食中应增加含钙高的食物如高钙牛奶、海带和虾皮等，减少含磷高的食物如动物内脏、牛肉和杏仁等，必要时可加服降磷药物和制剂；当患者有高钾血症时应限制含钾量高的食物，如香蕉、瓜子、蘑菇等；钠盐的供给量应根据患者的病情与血钠水平而定，若患者有明显水肿、高血压、心衰等，则应限制钠的摄入，通常控制在500~2000 mg/d。一般患者钠摄入量为2~3 g/d。尿毒症患者如出现铁、锌不足，饮食中要适当增加含铁量高的食物如黑鱼、黑木耳、芝麻，以及含锌的食物如牡蛎、鱼类、牛奶等。

（五）维生素

由于患者对维生素D活化功能减退，应补充维生素D以促进钙的吸收和利用。患者常有缺铁性贫血，可供给适量富含维生素C的食物以促进铁的吸收。对于透析患者，水溶性维生素常常有损失，也需适当补充。

四、营养治疗实施方案

（一）宜用食物

可选用凉粉、粉皮、粉丝、麦淀粉、藕粉、蜂蜜、白糖等，土豆、白薯、山药、芋头、藕、荸荠、南瓜、菱角粉、荸荠粉、团粉等也可选用。根据疾病分期，在蛋白质限量范围内选用富含优质蛋白的食物，如鸡蛋、牛奶、瘦肉等。视患者血钾情况，适当选择蔬菜和水果。

（二）限用食物

含非必需氨基酸高的食品，如干豆类、豆制品、硬果类及谷类等都应该限制。患者高血钾时应慎用含钾量高的蔬菜和水果。忌食用辣椒、胡椒、动物脏器等刺激性和油脂类食品。膳食少用盐和酱油。

（三）参考食谱

早餐：牛奶 100 mL，发糕（大米面 50 g、白糖 15 g）。
加餐：水果（李子 100 g）。
午餐：米饭 50 g，油菜炒木耳（油菜 200 g、木耳 20 g），果粒酸奶 50 g。
加餐：水果（苹果 100 g）。
晚餐：玉米羹（玉米粉 100 g、鸡蛋 40 g），炒茭白（茭白 200 g）。
全日用油 50 mL，酱油 5 mL。
全日：能量 1523 kcal，蛋白质 19.7 g，钾 1082.8 mg，钠 686.3 mg。

第六节　糖尿病肾病

糖尿病肾病是临床常见和多发的糖尿病并发症，是糖尿病最严重的并发症之一，也是主要的微血管并发症。此类肾病主要指糖尿病性肾小球硬化症，一种以血管损害为主的肾小球病变。糖尿病早期肾体积增大，肾小球滤过率增加，呈高滤过状态，以后逐渐出现间隙蛋白尿或微量白蛋白尿，随着病程的延长出现持续蛋白尿、水肿、高血压、肾小球滤过率降低，进而发展为肾功能不全、尿毒症，是糖尿病主要的死亡原因之一，也可累及肾动脉、肾小动脉硬化。本病发病机理以代谢学说为主，该学说认为胰岛素缺乏和糖代谢障碍是导致肾小球损伤的主要原因；遗传学说则认为糖尿病性肾小球病变是由某种遗传缺陷引起的，后者目前得到的支持较少。

一、概述

（一）病因及发病机制

糖尿病肾病多见于病程 10 年以上的糖尿病患者，蛋白尿是糖尿病肾病最早的表现，发病机制十分复杂，尚未完全阐明。研究资料显示，糖尿病肾病的发病机制是多因素的，主要可能与肾血流动力学异常、高血糖症和遗传因素有关。在糖尿病肾病发展中，肾血流动力学异常起关键作用，甚至可能是始动因素。高血糖时，肾小球内呈高灌注高滤过状态，跨毛细血管壁压力增高，使系膜细胞扩张，上皮细胞足突融合和产生致密小滴，肾小球上皮细胞从基底膜上脱落。血糖控制不佳可加速糖尿病肾病发生发展，良好的血糖控制可明显延缓其发展。肾小球基膜Ⅳ型胶原信使糖核酸增高，使基膜增厚，最终形成系膜的弥漫性、结节性病变，发生肾小球硬化。在压力增高的情况下，蛋白滤过增加，亦可沉积于系膜区和肾小球基底膜，促进基质增生，形成恶性循环，并可造成结节性和弥漫性肾小球硬化。多数糖尿病患者最终不会发生肾脏病变，一些长期血糖控制良好的患者同样可出现糖尿病肾病。糖尿病肾病的发生还表现出家庭聚集现象，在一些有高血压家族史的糖尿病患者中，糖尿病肾病的发生率也明显高于无高血压家庭史的患者。此外，在不同种族间糖尿病肾病的发生率也存在着差异。这些均表明糖尿病肾病的发生与遗传因素有关。

（二）主要临床表现

糖尿病性肾小球病变多见于1型糖尿病病程较长的患者，但在少数病程较短的青年型糖尿病患者中亦常有发现。病程可分为肾小球滤过率增加、蛋白尿、肾病综合征及肾功能衰竭4个阶段。

糖尿病早期由于血糖升高及内分泌紊乱（如生长激素及胰高血糖素分泌增多）而使肾小球滤过率增加，并可持续数年。以后由于代谢紊乱，肾小球及肾小动脉逐渐出现病变，肾小球滤过率亦缓慢下降。蛋白尿是临床上糖尿病性肾小球硬化的最常见的表现，由早期的间歇性逐渐变为持续性；晚期可有大量蛋白尿（>3 g/d），并伴有低蛋白血症、水肿及高脂蛋白血症。这类糖尿病引起的肾病综合征预后较差，其最常见的病理变化为弥漫性肾小球硬化，特征性结节性肾小球硬化较少见，出现蛋白尿后继续发展至肾功能衰竭者为35%~72%，明显高于非糖尿病者。

二、营养治疗与饮食指导

糖尿病患者须严格执行饮食控制，以减轻胰岛β细胞的负担。有关糖尿病饮食的具体原则与方法可参阅相关章节，但对并发肾病的糖尿病患者，能量供给量应满足机体的需要，必要时可由静脉补充。饮食控制还需考虑患者尿蛋白的丢失和肾功能状况。

（一）蛋白质

早期患者若有间歇性或持续性蛋白尿产生低蛋白血症，而无明显氮质血症时，其蛋白质供给量应控制在0.8~1.0 g/(kg·d)，计算时再加上尿中所排出的蛋白质的量；晚期出现尿素氮潴留时，蛋白质供给量降为0.5 g/(kg·d)，须考虑此时患者肾功能大多已有减退，故蛋白质供给量不宜过高。宜采用含优质蛋白质的动物性食品，如乳类、蛋类、瘦肉等，少用植物性食品，如谷类、豆类。可用麦淀粉、藕粉等淀粉类低（无）蛋白质食物代替部分米、面等主食。

（二）无机盐

患者并发水肿或高血压时，应采用少盐、无盐或少钠饮食，以防水肿的发展和血压的增高。食盐应控制在2 g/d左右或更低些，根据病情补钾。可参见慢性肾功能衰竭患者的膳食。

（三）脂肪

肾病患者多数伴有高血压及高脂血症时，应适当减少脂肪供给量并多采用不饱和脂肪酸，胆固醇摄入量应限制在300 mg以下。

（四）碳水化合物

根据空腹血糖情况参考食量大小，可适当增加碳水化合物，但来自碳水化合物的热量不应大于总热量的70%。

（五）维生素

当患者出现贫血症状时，应在饮食调配中多供给富含铁质及维生素C的食物，贫血严重时必须辅以药物甚至输血。

（六）其他

当糖尿病性肾病患者出现肾功能不全时，若进行肾移植或透析疗法，其饮食治疗原则可参考急慢性肾功能衰竭、透析疗法等有关内容。

三、参考食谱

早餐：小米粥70 g，豆腐30 g。
午餐：大米饭110 g，白菜200 g，苹果100 g，牛肉70 g。
晚餐：龙须面100 g，青菜200 g，西瓜200 g，牛肉70 g。
全日用植物油25 g，盐3 g。
全日：能量1564.3 kcal，蛋白质60 g（16%），脂肪41 g（22%），碳水化合物255 g（62%），膳食纤维21.7 g，胆固醇120 mg，氮：热能=1：162.94。动物蛋白28 g（47%），豆类蛋白6 g（10%）。

【思考题】

1. 简述肾病综合征患者可采取的营养治疗方法。
2. 简述急、慢性肾功能衰竭患者可采取哪些营养治疗方法。
3. 简述糖尿病肾病患者的营养代谢特点，调配饮食方法。
4. 简述急、慢性肾小球肾炎患者可采取的营养治疗方法。

第十五章　呼吸系统疾病的营养治疗

学习目标

1. 熟悉支气管哮喘、呼吸衰竭的饮食治疗目的、饮食因素，以及病因、临床表现和营养代谢特点。
2. 掌握支气管哮喘、呼吸衰竭的营养治疗原则和饮食配膳方法。

第一节　支气管哮喘

一、概述

支气管哮喘，简称哮喘，是一种常见的变态反应性疾病。该病是由多种细胞（如嗜酸性粒细胞、肥大细胞、T淋巴细胞、中性粒细胞、气道上皮细胞等）及细胞组分参与的气道慢性炎症性疾病。这种慢性炎症与气道高反应性相关，通常出现广泛多变的可逆性气流受限，引起反复发作性喘息、呼吸困难、胸闷和咳嗽，常在夜间和（或）清晨发作、加重，多数患者可自行缓解或经治疗缓解。

（一）病因及发病机制

哮喘的病因还不十分清楚，遗传及环境是发病的主要因素。根据变应原的来源可分为外源性哮喘、内源性哮喘和混合性哮喘三种类型。外源性哮喘与季节气候变化有关，患者发病年龄较小，多有家族与个人过敏史。患者大多为过敏体质，可因接触（吸入、摄入或皮肤接触）过敏原而诱发哮喘，常见变应原有尘螨、花粉、蟑螂、动物皮屑和分泌物等；鱼、虾、牛奶、蛋类等高蛋白食物；刺激性气体或化妆品等，发病前多有鼻痒、咽痒，缓解期无症状。内源性哮喘与季节气候变化无相关性，反复发作的上呼吸道或肺部感染为其诱因，发病年龄较大，多在成年。发病时多因病原微生物感染引起支气管炎、咳嗽、咳痰，进而发展为哮喘。混合性哮喘兼有前两型哮喘的特点，病情发展缓慢，反复发作，最终发展成为终年哮喘而无明显的季节性缓解。

本病属超敏反应中的Ⅰ型超敏反应。患者首次接触变应原后，在B细胞介导下浆细胞产生免疫球蛋白E（IgE），IgE与肥大细胞和嗜碱性粒细胞的表面结合，使机体处于致敏状态。当患者再次接触相同变应原时，变应原使致敏肥大细胞与嗜碱性粒细胞活化而释放出生物活性介质（如组胺、激肽酶原、LTs、PAF、PGD_2等），平滑肌收缩，腺体分泌增加，毛细血管扩张、通透性增加。

（二）主要临床表现

支气管哮喘为发作性伴有哮鸣音的呼气性呼吸困难或发作性胸闷和咳嗽。严重者采取被迫坐位或呈端坐呼吸，干咳或咳大量白色泡沫痰，甚至出现发绀等，有时咳嗽可为唯一的症状（咳嗽变异型哮喘）。哮喘症状可在数分钟内发作，经数小时至数天，用支气管舒张药或自行缓解。某些患者在缓解数小时后可再次发作。在夜间及凌晨发作和加重是哮喘的特征之一。有些青少年，其哮喘症状表现为运动时出现胸闷、咳嗽和呼吸困难（运动性哮喘）。本病多数可经治疗缓解或自行缓解，长期反复发作可能发展为阻塞性肺气肿及肺心病等。

（三）诊断标准

（1）反复发作喘息、气急、胸闷或咳嗽，多与接触变应原、冷空气、物理性或化学性刺激、病毒性上呼吸道感染、运动等有关。

（2）发作时在双肺可闻及散在或弥漫性，以呼气相为主的哮鸣音，呼气相延长。

（3）上述症状可经治疗缓解或自行缓解。

（4）其他疾病所引起的喘息、气急、胸闷和咳嗽。

（5）临床表现不典型者（如无明显喘息或体征）下列三项中至少有一项阳性：①支气管激发试验或运动试验阳性；②支气管舒张试验阳性；③昼夜 PEF 变异率≥20%。

符合（1）~（4）条或（4）、（5）条者，可以诊断为支气管哮喘。

二、营养代谢特点

（一）营养不良

当哮喘发作时，平滑肌痉挛常常导致患者进食困难；胃肠道瘀血使患者食欲降低、腹胀、腹泻，影响营养吸收。长期反复发作可使患者发生营养不良。哮喘为呼气性呼吸困难，二氧化碳排出受阻常引起二氧化碳潴留、组织低氧、胃肠道瘀血和低氧血症，哮喘患者长期服用皮质激素、抗生素或茶碱类药物等均可刺激胃肠道黏膜而出现消化道功能紊乱，营养素的吸收、氧化和利用发生障碍，也是促使营养不良发生的原因。

（二）消耗增加

由于二氧化碳潴留、低氧血症的影响，哮喘患者情绪变化较大如焦虑、恐惧、烦躁等，机体处于高度应激状态，从外科疾病营养与治疗中可知，应激时机体能量消耗和尿氮排出量增加，机体处于负氮平衡状态。哮喘发作时平滑肌痉挛，气道阻力增加，腺体分泌物增加刺激呼吸道黏膜，加重咳嗽；呼吸道慢性炎症也会引起患者消耗较正常人更多的能量，使患者日趋消瘦。

三、营养治疗与饮食指导

对于食物过敏引起哮喘的患者，应及时查出过敏的食物并调整饮食结构。对于哮喘不太严重患者，发作期可给予流质或半流质膳食，膳食中能量及各种营养素的量可比正常人稍低，缓解期可给予普食，膳食中能量及各种营养素的量应同正常人。重症哮喘患者大多伴有营养不良，应给予足够的能量和各种营养素。

（一）能量

能量供给量可根据患者病情而定，一般为 30~35 kcal/kg 或按“BEE×应激系数”计算，发作期的应激系数应根据病情轻、中、重分别选择 1.3、1.5 和 2.0，缓解期常以 1.2 计算。

（二）蛋白质

哮喘没有发作时，适当增加蛋白质的摄入量可改善患者营养状况，增强机体免疫功能。发作期患者要限制蛋白质的摄入量，因蛋白质过量会增加氧的消耗，增加瞬间通气量，增强呼吸中枢对高碳酸血症的反应，可加重临床症状，反而不利于患者恢复。哮喘患者发作期的蛋白质摄入量以占总能量的14%~18%为宜，优质蛋白质应占2/3以上。

（三）脂肪

高脂肪饮食可以减少二氧化碳的生成，降低二氧化碳分压（$PaCO_2$）与每分钟通气量，避免摄食后患者发生呼吸困难。足量的脂肪还可减少高碳水化合物负荷、降低对蛋白质的消耗，同时促进脂溶性维生素吸收，有利于患者恢复。哮喘患者每日脂肪的供给量应占总能量的32%~36%，以植物油为主。

（四）碳水化合物

适量的碳水化合物可调节低氧性肺血管收缩反应。但高碳水化合物饮食会加重患者的呼吸系统负荷。快速摄入大量的碳水化合物可引起高血糖症、机体代谢负荷增加，继而引起胰岛素分泌增多，导致因低磷血症发生（或加重）而出现（或加重）呼吸肌无力。因此，哮喘患者每日碳水化合物的供能比例不宜超过50%，而且应避免过快、过多地摄入纯碳水化合物类食物。

（五）矿物质

高钠饮食可增加气道反应性，并被认为是气道高反应性的危险因素。流行病学证据提示，盐摄入过多与支气管哮喘有关。故哮喘患者每日食盐摄入量不应超过5 g。另外，镁可直接作用于支气管平滑肌，引起气道扩张。同时，注意补充各种微量元素尤其是具有抗氧化作用的微量元素。

（六）维生素

维生素能够有效清除机体产生的氧自由基，减少过多的氧自由基对组织细胞的损伤，减少支气管平滑肌痉挛，从而预防支气管哮喘的发作。因此，补充足够的维生素很重要，尤其注意补充维生素A、维生素C、维生素E及胡萝卜素等。

（七）水

处于哮喘持续状态的患者，大量出汗会丢失很多水分。因此需要根据病情来确定补充水分的量，一般每日饮水应达2000 mL，病情严重者甚至需要补充更多水分。

四、营养治疗实施方案

避免患者摄入变应原，制定适合患者的膳食。

（一）宜用食物

牛奶、豆浆、果汁、菜汁、粥、面片、饼干、肉泥、肝泥、鱼丸等。

（二）限用食物

鱼、虾、蟹等能引起变态反应的食物，辣椒、花椒、胡椒、咖啡、浓茶、酒等刺激性食物，萝卜、韭菜、豆类、薯类等产气食物，过甜、过咸、油腻、生冷的食物及饮料。

（三）参考食谱

早餐：豆浆200 mL，烙饼（面粉50 g），西红柿（100 g）。

加餐：花生 15 g，苏打饼干 25 g，苹果 100 g。

午餐：米饭（粳米 100 g），韭菜炒鸡蛋（韭菜 100 g、鸡蛋 50 g），青菜肉片汤（青菜 100 g、肥瘦猪肉 50 g）。

加餐：猕猴桃（100 g），杏仁酪（甜杏仁 25 g、脱脂牛奶 250 mL）。

晚餐：米饭（大米 100 g），菠菜鲫鱼汤（菠菜 100 g、鲫鱼 150 g），茭白炒香干（茭白 100 g、香干 30 g）。

全日植物油 25 g、盐 5 g。

全日：能量 1935.7 kcal，蛋白质 75.1 g（17%），脂肪 72.1 g（34%），碳水化合物 260.4 g（49%），膳食纤维 14 g，胆固醇 395 g，维生素 C 205.6 g，P/S 比值 0.63，氮：热能 = 1：161.09。动物蛋白 37.22 g（50%），豆类蛋白 8.34 g（11%）。

第二节　呼吸衰竭

一、概述

呼吸衰竭是指由各种原因引起的肺通气和（或）换气功能严重障碍，以致即使在静息状态下也不能维持足够的气体交换，导致低氧血症伴（或不伴）有高碳酸血症，进而引起一系列生理功能和代谢紊乱的临床综合征。

（一）病因及发病机制

1. 气道阻塞性病变

由气管—支气管炎症、痉挛、上呼吸道肿瘤、纤维化瘢痕等引起气道阻塞和肺通气不足，或伴有通气/血流比例失调，导致缺氧和二氧化碳潴留，发生呼吸衰竭。

2. 肺组织病变

各种累及肺泡和（或）肺间质的病变，如矽肺、肺气肿、弥散性肺纤维化、严重肺结核、肺水肿、急性呼吸窘迫综合征、肺炎等，均可导致肺泡数目减少，有效弥散面积减小、肺的顺应性降低、通气/血流比例失调，导致缺氧或合并二氧化碳潴留。

3. 肺血管疾病

肺毛细血管广泛栓塞、肺梗死、肺毛细血管炎等可引起通气/血流比例失调，或部分静脉血未经过氧合而直接流入肺静脉，导致呼吸衰竭。

4. 胸廓病变

胸廓外伤、畸形、手术创伤、气胸和胸腔积液等均可影响胸廓活动和肺扩张，造成通气减少及吸入气体分布不均，导致肺通气和换气功能障碍，引起急性呼吸衰竭。

5. 神经肌肉疾病

脑炎、脑外伤、电击、药物中毒、脊髓灰质炎、多发性神经炎、重症肌无力等均影响呼吸肌功能，造成呼吸肌无力、麻痹，导致呼吸动力下降而引起肺通气不足。

呼吸衰竭按病程缓急可分为急性和慢性。急性呼吸衰竭是由于某种原因在短期内导致呼吸功能迅速失代偿，出现严重缺氧和（或）呼吸性酸中毒。起病急骤，病情发展迅速，必须及时抢救才能挽救患者生命。慢性呼吸衰竭多见于慢性呼吸系统疾病，如慢性阻塞性肺部疾病（COPD）、重度肺结核等，其呼吸功能损害逐渐加重，早期虽有低氧血症或伴有高碳酸血症，机体通过适应性的代偿，生理功能障碍和代谢紊乱较轻，仍保持一定的生活活动能力。呼吸道感染等容易使此类患者呼吸负荷加重，出现失代偿性慢性呼吸衰竭。

（二）主要临床表现

缺氧或伴有二氧化碳潴留所致的多器官功能障碍为呼吸衰竭的主要临床表现。

1. 呼吸困难

呼吸困难是呼吸衰竭最早出现的症状。多数患者有明显的呼吸困难，可表现为频率、节律和幅度的改变。呼吸频率增快出现较早，病情加重时患者出现呼吸困难，辅助呼吸肌活动加强，如三凹征。

2. 发绀

发绀是缺氧的典型表现，当动脉血氧饱和度低于90%时，在表浅部位容易观察到，如口唇、指甲处。

3. 精神神经症状

急性低氧患者多出现精神错乱、狂躁、昏迷、抽搐等，慢性呼吸衰竭伴二氧化碳潴留时，随二氧化碳分压升高可表现为先兴奋后抑制现象。

4. 消化系统症状

患者出现消化系统症状，如食欲减退、上消化道出血等。

5. 循环系统症状

患者出现心律失常。

二、营养代谢特点

据有关调查，慢性呼吸衰竭患者易发生营养不良，以蛋白质营养不良和蛋白质—能量营养不良共存的混合型营养不良多见。常见原因有摄入不足、蛋白质、能量需要增加和能量效率降低。

（一）摄入不足

慢性呼吸衰竭患者由于长期低氧和二氧化碳潴留，导致胃肠道黏膜发生低氧并受二氧化碳刺激发生坏死而出现功能障碍；患者因食欲减退、机械通气、右心衰竭等因素造成摄食量减少；上消化道出血时禁食；抗生素、茶碱等药物刺激胃黏膜影响营养物质的吸收；有少数患者摄食时血氧饱和度下降，加重呼吸困难，害怕进食。

（二）蛋白质、能量需要增加

由于通气不畅，患者用于呼吸的能量消耗增加；感染、气管切开等均增加每日蛋白质及能量的需求；发热也会使患者处于高分解代谢状态，对能量和各种营养素的需求更高；蛋白尿、上消化道出血增加了蛋白质的丢失。

（三）能量效率降低

缺氧会抑制三羧酸循环、氧化磷酸化作用和有关酶的活性，降低能量的利用效率，生成过多的乳酸和无机磷而引起代谢性酸中毒。蛋白质—能量营养不良对呼吸衰竭患者产生的不利影响如下。

(1) 呼吸肌质量降低，耐力和收缩力减弱，影响呼吸运动而加重机体缺氧和二氧化碳潴留。

(2) 患者体重下降，免疫功能降低，容易并发肺部感染而加重病情。

(3) 容易发生多器官功能紊乱，使患者生存率降低。

三、营养治疗与饮食指导

(一) 能量

为维持或增加体重，应供给足够的能量，计算方法如下：

$$每日能量供给量=BEE\times C\times 1.1\times 活动系数$$

其中，C 为校正系数，男性为1.16，女性为1.19。1.1为考虑低体重患者恢复体重所增加的能量。活动系数分别为卧床状态1.2，轻度活动1.3，中度活动1.5，剧烈活动1.75。

(二) 蛋白质

蛋白质供能比例应在15%~20%或1.0~1.5 g/(kg·d)，而且优质蛋白质比例应在50%以上。肝肾功能低下者应从每日0.4 g/kg开始。

(三) 脂肪

由于脂肪的呼吸商最低，高脂肪膳食能相对减少二氧化碳产生的量，从而减轻肺的呼吸负荷，故脂肪的供能比例以40%~50%为宜。

(四) 碳水化合物

由于碳水化合物的呼吸商在三大营养物质中最高，因此碳水化合物在膳食中所占的比例不宜太高以免加重呼吸衰竭患者的低氧和二氧化碳潴留的症状。在急性期，碳水化合物的供给量一般可限制在总能量的40%以下，可随病情好转逐渐增加，不宜超过55%。

(五) 矿物质

磷、镁、钾对维持呼吸肌收缩很重要，低血磷可参与或加重急性呼吸衰竭。一些必需微量元素如铜、铁、硒等具有抗氧化作用，可抑制肺部炎症反应，应适当补充。

(六) 维生素

注意维生素尤其是具有抗氧化作用的维生素A、维生素C、维生素E及β-胡萝卜素的补充以应对机体高代谢状态。

(七) 水

当出现水潴留、心肺功能障碍时，应限制水的摄入量。

四、营养治疗实施方案

（一）宜用食物

宜用瘦肉、鱼、蛋、奶、豆制品等含优质蛋白质丰富的食物；脂肪采用植物油；可选用具有润肺止咳作用的食品，如银耳、胡萝卜、甘蔗、百合、梨等。

（二）限用食物

限用生洋葱、胡椒、辣椒、蒜、葱、韭菜、花椒、酒、生姜等刺激性强的食品及过甜、过咸食品。

（三）营养支持治疗的实施

1. 营养支持途径

在肠道能安全使用的情况下首选肠道途径。进食原则为少量多餐，必要时配合采用肠外营养支持，对于病情危重、胃肠功能较差，尤其是机械通气开始几天的患者，可采用全胃肠外营养疗法。

2. 营养治疗中应注意的问题

营养治疗的目的是为机体提供足够的能量，改善机体的营养状况，提高机体的免疫功能。过少的营养不能满足机体的活动需要，过多的营养则会对机体产生不利影响。如过量的糖类会加重通气负担；蛋白质摄入过量会增加通气负荷，不利于患者恢复；而过多的脂肪摄入不仅可造成肺通气/血流比值失调，导致动脉血氧饱和度和二氧化碳弥散能力的降低，严重者还可导致肝功能损害或肝脂肪变性。故在营养支持治疗时不仅要注意糖类和脂肪的比例，而且要注意适当的能量供给，对急性呼吸衰竭的患者要避免提供过多的总能量。

（四）参考食谱

早餐：豆浆 200 mL，花卷（面粉 50 g），热火腿 50 g，凉拌黄瓜 100 g。

加餐：羊奶 250 mL，曲奇饼干 25 g，梨 60 g。

午餐：米粉糊（米粉 100 g、瓢菜 100 g、肥瘦猪肉 50 g），凉拌腐竹 20 g。

加餐：鸡蛋羹（鸡蛋 50 g），苹果汁（苹果 100 g）。

晚餐：山药碎菜米粥（山药 100 g、碎青菜 100 g、粳米 50 g），鲫鱼豆腐汤（鲫鱼 80 g、豆腐 200 g）。

加餐：牛奶 250 mL，核桃 25 g。

全日油 25 g，盐 4 g。

全日：能量 2303 kcal，蛋白质 94.4 g（16%），脂肪 112.3 g（44%），碳水化合物 238.1 g（40%），膳食纤维 10.2 g，胆固醇 135.9 g，维生素 C 72.7 g，P/S 比值 1.05，氮：热能=1：152.48。动物蛋白 47.06 g（50%），豆类蛋白 20.74 g（22%）。

第三节 慢性阻塞性肺疾病

一、概述

慢性阻塞性肺疾病（COPD）是一种以不完全可逆的气流受限为特征的慢性肺部疾病。气流受限呈进行性发展、不完全可逆。确切的病因还不十分清楚，目前认为与肺部对有害气体或有害颗粒的异常炎症反应有关。主要特征为呼气时的气流受限。常因支气管平滑肌结构紊乱，气道黏膜炎性改变及水肿，黏膜纤体增生肥大和黏液栓塞，气道弹性回缩力减退，以及胸廓疾病引起的气流动力减弱。COPD 是呼吸系统疾病中的常见病和多发病，患病率和死亡率均高，并有逐年上升的趋势。好发于老年人，男女比例为 2∶1，可因长期慢性的呼吸困难、反复发生的肺部感染及营养不良严重影响患者的日常生活，甚至危及生命。COPD 的致残率高，肺功能进行性减退，严重影响患者的劳动力和生活质量，给患者及其家庭带来巨大的痛苦。COPD 还造成巨大的社会和经济负担。1990 年，在世界疾病经济负担中，COPD 排在第 12 位。我国卫生部已于 2010 年批准颁布了《慢性阻塞性肺疾病诊断标准》。

（一）病因及发病机制

COPD 发病是遗传与环境致病因素共同作用的结果。

1. 吸烟

吸烟是发生 COPD 最常见的危险因素。吸烟者呼吸道症状、肺功能受损程度以及患病后病死率均明显高于非吸烟者。被动吸烟亦可引起 COPD 的发生。烟草烟雾等慢性刺激物作用于肺部，使肺部出现异常炎症反应。COPD 可累及气道、肺实质和肺血管，表现为出现以中性粒细胞、巨噬细胞、淋巴细胞浸润为主的慢性炎症反应。这些细胞释放炎症介质与气道和肺实质的结构细胞相互作用，进而促使 T 淋巴细胞（尤其是 $CD8^+$）和中性粒细胞及嗜酸性粒细胞在肺组织聚集，释放白三烯 B_4（LTB_4）、白介素 8（IL-8）、肿瘤坏死因子α（TNF-α）等多种介质，破坏肺结构。氧化、抗氧化失衡和蛋白酶、抗蛋白酶失衡以及自主神经系统功能紊乱、胆碱能神经张力增高等进一步加重 COPD 肺部炎症和气流受限。遗传易患性在发病中起一定作用。

2. 吸入职业性粉尘和化学物质

吸入职业性粉尘、有机/无机粉尘、化学剂和其他有害烟雾的浓度过大或接触时间过长，可引起 COPD 的发生。

3. 室内、室外空气污染

在通风欠佳的居所中采用生物燃料烹饪和取暖所致的室内空气污染是 COPD 发生的危险因素之一。室外空气污染与 COPD 发病的关系尚不明确。

4. 感染

儿童期严重的呼吸道感染与成年后肺功能的下降及呼吸道症状有关。既往肺结核病史与 40 岁以上成人气流受限相关。

5. 社会经济因素

COPD 发病与社会经济状况相关。这可能与室内、室外空气污染，居住环境拥挤，营养不良等状况有关。

6. 遗传因素

某些遗传因素可增加COPD发病的危险性。已知的遗传因素为α_1-抗胰蛋白酶缺乏。欧美研究显示，重度α_1-抗胰蛋白酶缺乏与肺气肿的形成有关。我国人群中α_1-抗胰蛋白酶缺乏在肺气肿发病中的作用尚待明确。基因多态性在COPD的发病中有一定作用。

COPD的炎症反应主要累及肺部，但也可引起全身的不良反应。COPD可引起气道和肺实质慢性炎症所致黏液分泌增多、纤毛功能失调、气流受限、过度通气、气体交换异常、肺动脉高压和肺心病及全身不良反应。黏液分泌增多和纤毛功能失调导致慢性咳嗽及咳痰。小气道炎症、纤维化和管腔分泌物增加引起FEV1、FEV1/FVC降低。小气道阻塞后出现气体陷闭，可导致肺泡过度充气。过度充气使功能残气量增加和吸气容积下降，引起呼吸困难和运动能力受限。目前认为，过度充气在疾病早期即可出现，是劳力性呼吸困难的主要机制。随着疾病进展，气道阻塞、肺实质和肺血管床的破坏加重，肺通气和气体交换能力进一步下降，导致低氧血症及高碳酸血症。长期慢性低氧可引起肺血管广泛收缩和肺动脉高压。肺血管内膜增生，发生纤维化和闭塞造成肺循环重构。COPD后期出现肺动脉高压，进而发生慢性肺源性心脏病及右心功能不全。患者还可增加骨质疏松、抑郁、慢性贫血及心血管疾病等的患病风险。COPD全身不良效应具有重要的临床意义，会影响患者的生活质量和预后。

（二）主要临床表现

慢性咳嗽通常为COPD的首发症状。初为间断性咳嗽，早晨较重，以后早晚或整日均可有咳嗽，夜间咳嗽常不显著。少数患者无咳嗽症状，但肺功能显示明显气流受限。咳少量黏液性痰，清晨较多。合并感染时痰量增多，可有脓性痰。少数患者咳嗽不伴咳痰。气短或呼吸困难是COPD的典型表现。早期仅于活动后出现，后逐渐加重，严重时患者进行日常活动甚至休息时也感气短。部分患者，特别是重度患者可出现喘息症状。全身性症状可见体重下降、食欲减退、外周肌肉萎缩和功能障碍、精神抑郁和（或）焦虑等。体格检查时可发现患者黏膜及皮肤紫绀，严重时呈前倾坐位，球结膜水肿，颈静脉充盈或怒张。呼吸浅快，辅助呼吸肌参与呼吸运动，严重时可呈胸腹矛盾呼吸；桶状胸，胸廓前后径增大，肋间隙增宽，剑突下胸骨下角增宽；双侧语颤减弱；肺叩诊可呈过清音，肺肝界下移；两肺呼吸音低，呼气相延长，有时可闻干性啰音和（或）湿性啰音。可见剑突下心尖搏动；心脏浊音界缩小；心音遥远，剑突部心音较清晰响亮，出现肺动脉高压和肺心病时，主动脉瓣听诊大于肺动脉瓣听诊（P2>A2），三尖瓣区可闻收缩期杂音。肝界下移，右心功能不全时肝颈反流征阳性，出现腹水移动性浊音阳性。长期低氧病例可见杵状指/趾，高碳酸血症或右心衰竭病例可出现双下肢压凹性水肿。

二、营养代谢特点

（一）营养不良

患者常伴有心肺功能不全或进食活动受限，常有营养物质摄入的减少。营养物质消化、吸收和利用障碍，长期的低氧血症和（或）高碳酸血症，常导致电解质紊乱和消化功能紊乱，使营养物质的消化、吸收、氧化及利用均受影响。COPD患者的常用药物如皮质醇激素等将影响患者机体的代谢状态，茶碱类药物对胃肠道有刺激作用，长期使用抗生素易导致菌群失调，这些药物均能影响患者对营养素的利用和吸收。

（二）消耗增加

约有60%的COPD患者存在不同程度的蛋白质营养不良。COPD伴营养不良患者静息能量消耗（REE）较营养正常患者高出20%～30%。长期的气道阻塞及肺泡弹性回缩力的降低，使呼吸功和氧耗量增加，并且肺过度充气使膈肌收缩效率降低，COPD患者每日用于呼吸的耗能为1799～3012 kJ（430～720 kcal）。同时，由于感染、细菌毒素、炎性介质、低氧、焦虑等综合因素引起机体代谢及内分泌紊乱，使之处于严重的应激和高分解状态，能量消耗和尿氮排出量显著增加。多种炎症因子增加蛋白质的分解，而常用的控制感染和减轻症状的激素类药物对蛋白质的合成又有抑制作用，从而导致蛋白质—能量营养不良，使患者免疫功能低下，造成恶性循环。另外，COPD患者大量排痰也可能是氮丢失的一个途径。

（三）营养物质摄取、消化、吸收和利用障碍

COPD患者由于心肺功能不全和进食活动受限，限制了营养成分的摄取；茶碱及广谱抗生素等药物对胃黏膜的刺激也影响患者的食欲和胃肠功能，进而影响患者正常进食。另外，COPD患者长期缺氧，导致高碳酸血症和心功能不全，胃肠道瘀血使胃肠道正常菌群失调，影响食物的消化、吸收和利用，易引起多种营养素缺乏病。营养不良对COPD患者的影响如下。

1. 肺脏抗氧化防御功能下降

微量元素铜、铁、硒分别是体内抗氧化剂超氧歧化酶、过氧化氢酶和谷胱甘肽过氧化物酶的辅助因子，缺乏会使肺脏对氧化剂的损伤敏感性增加。维生素C、维生素E对自由基有高度抑制作用，缺乏也会削弱肺的抗氧化防御系统功能。

2. 呼吸肌耐力和收缩力下降

营养不良时，膈肌重量减轻，呼吸肌的收缩需不断消耗营养底物，因此呼吸肌肌力明显受营养状态的影响，而影响呼吸肌耐力的主要因素是呼吸肌能量的供需平衡，当呼吸肌的能量消耗超过能量供应时，其耐力随之下降。

3. 呼吸肌群的储备能力下降

减少维持正常通气的动力；降低呼吸中枢对低氧的反应。

4. 预后

一般预后较差，病死率高，平均寿命缩短。

三、营养治疗与饮食指导

对COPD患者的饮食治疗必须考虑食物中营养物质的组成对气体交换的影响。因此，总的饮食原则是在满足患者机体需要和组织修复需要的基础上，尽量减少食物消耗的氧气量，降低食物呼吸商，帮助纠正高碳酸血症。

（一）能量

（1）能量供给可按照公式计算：每日所需能量＝H-B预计值×C×1.1×活动系数。

（2）H-B预计值采用Harris-Benedict公式计算。

男性所需BEE：每日所需能量（kJ/d）＝66.47+5.0×身高（cm）+13.75×体重（kg）－6.76×年龄（岁）

女性所需BEE：每日所需能量（kJ/d）＝65.5+1.85×身高（cm）+9.56×体重（kg）－4.68×年龄（岁）

（3）*C* 为校正系数（男 1.16，女 1.19）。

（4）公式中的 1.1 为考虑低体重患者恢复体重所增加的能量。

（5）活动系数：卧床 1.2；轻度活动 1.3；中度活动 1.5；剧烈活动 1.75。

（二）蛋白质

COPD 患者蛋白质分解代谢亢进，为促进合成代谢应供给充足的蛋白质，尤其注意支链氨基酸的供给，因为支链氨基酸可改善呼吸肌的收缩力。但应避免过度摄入蛋白质，蛋白质摄入过多可增加呼吸驱动力并使患者产生呼吸困难。蛋白质每日摄入量应为 1.0~1.5 g/kg，占全日总能量的 15%~20%，当患者继发呼吸道感染，甚至呼吸衰竭等应激状态时，能量消耗增加，蛋白质的热能比可适当提高至 30%。也可根据 24 小时尿素氮排出量来评价其分解代谢状况及能量需要。高分解代谢状态患者的能量和蛋白质需求见表 15-1。

表 15-1　高分解代谢状态患者的能量和蛋白质需求

24 小时尿素氮排出量（g）	能量供给（BEE+%REE）	蛋白质需求（g/d）
<5	BEE+0	1.0×体重
5~10	BEE+（0~20%）REE	（1.0~1.2）×体重
10~15	BEE+（20%~50%）REE	（1.2~1.5）×体重
>15	BEE+（>50%）REE	1.5×体重

（来源：冯玉麟，徐永．慢性阻塞性肺疾病问题与解答［M］．北京：人民卫生出版社，2007.）

（三）脂肪

脂肪有较低的呼吸商，能减少二氧化碳的产生，对 COPD 患者有利，尤其是有高碳酸血症及通气受限的患者。因此，可以提高脂肪在供能中的比重。但是高脂肪膳食要注意调整脂肪酸的结构，防止高脂血症的发生或网状上皮系统的损害。饱和脂肪酸对保护上皮系统的完整性有益，且有助于隔离细菌，但饱和脂肪酸过多也会损伤肝脏功能，易导致动脉硬化。不饱和脂肪酸，尤其是必需脂肪酸，是合成前列腺素及花生四烯酸的前体物质，与支气管平滑肌的收缩功能有关，且与免疫功能有关。前列腺素还能刺激中性粒细胞的移动和吞噬功能。

给予含中链甘油三酯的脂肪乳剂后，可减低蛋白质的氧化率和更新率，增加蛋白质的合成，出现节氮效应。因而可在患者的高脂饮食中以 MCT 油替代部分长链脂肪酸，这样不仅有利于消化吸收，且有利于恢复正氮平衡。

对于进行肠外营养的患者，静脉输注脂肪乳剂将抑制正常的气体交换，并影响肺泡氧的交换和引起肺部结构的损伤，加重肺动脉高压。这是因为脂肪乳输注对网状上皮系统和红细胞膜的损伤将导致肺泡膜的继发性改变。因而只有在患者病情恶化时才使用肠外营养，一旦患者能进食，应尽早由肠外营养过渡到肠内营养。

（四）碳水化合物

碳水化合物在三大营养物质中呼吸商最高，在体内代谢产生较多二氧化碳，故碳水化合物不宜供给量过多，稳定期可占总能量的 50%~60%，而在应激状态下供给量应在 40%以下，因为碳水化合物可导致或加重体内二氧化碳潴留，使呼吸困难症状加重，从而加剧呼吸衰竭。

（五）矿物质

磷、镁、钾对维持呼吸肌收缩很重要，一些必需微量元素铜、铁、硒等具有抗氧化作用，可抑制肺部炎症反应，应注意补充。

（六）维生素

一些证据显示，COPD 患者体内抗氧化剂（如维生素 A、维生素 C、维生素 E 及 β-胡萝卜素）水平降低，造成氧自由基对机体的损伤或影响各种物质的能量代谢，进一步加重呼吸肌无力。故饮食中应供给富含此类营养素的食物，必要时可给予营养补充剂，以应对机体高代谢状态。

（七）水

严重感染出现脱水或者呼吸肌支持引起液体丢失过多时，体内缺水易致痰液黏稠而不易咳出，因此应保证机体水分的补充，以纠正脱水现象。不能经口摄入足够水分者，可通过管饲或静脉补足。每日至少饮水 2500~3000 mL，这样能够促使痰液稀释，利于咳出，改善咳嗽、咳痰症状。在急性期或伴有感染时常存在水潴留，应注意液体摄入量的控制，防止加重肺水肿。对有肺动脉高压、肺心病和心衰的患者应该严格控制液体摄入量，以防进一步加重心肺负担，出现心肌泵衰竭、胃肠瘀血等不良反应。

（八）膳食纤维

膳食纤维应适量，中国居民膳食纤维的 AI 值为 25~35 g/d。

四、营养治疗实施方案

（一）宜用食物

宜用牛奶、豆浆、果汁、菜汁、粥、面片、饼干、肉泥、肝泥、鱼丸等。

（二）限用食物

限用肥肉、油炸食品、酒、辣椒、芥末、洋葱、鱼、虾等。

（三）营养补充的途径

1. 缓解期和轻症患者

应首先推荐经口胃肠道营养；对经口摄食困难的患者可采用管饲营养。

2. 危重患者、重度营养不良和机械辅助通气者

可采用短期胃肠外营养，患者通过静脉滴注脂肪乳和氨基酸获得营养，但应注意的是输注脂肪乳时速度不应过快，否则会影响 COPD 患者的氧合作用并加重病情。根据病情调整营养支持的途径。

（四）补充营养时应注意的问题

1. 加重通气负担

进食或输入过多的碳水化合物可产生大量的二氧化碳，呼吸商增大，加重通气负担。

2. 胃肠功能障碍

经消化道补充过多的营养物质可引起腹胀、腹泻、恶心、呕吐。

3. 水、电解质代谢和酸碱平衡紊乱

在稳定期COPD患者经口补充营养时，一般不会发生水、电解质代谢和酸碱平衡紊乱。在肠外营养治疗特别是重症患者全胃肠外营养治疗时，可出现水潴留、低钠、低磷、代谢性酸中毒等，特别是过量的葡萄糖输入引起胰岛素分泌和释放增加，使葡萄糖和磷结合进入骨骼肌和肝脏，出现或加重低磷血症，导致呼吸肌无力和疲劳。

4. 肝脏功能障碍

葡萄糖摄入超过肝细胞的氧化量，可引起肝脏脂肪变性。

（五）出院指导

（1）饮食力求品种多样化，讲究科学烹调方法，使饭菜的色、香、味、形俱佳。

（2）饮食宜清淡易消化，避免油腻，不宜过饱、过咸；戒烟酒，慎食辛辣、刺激性食物，少用海鲜及油煎品，以免刺激气道，引起咳嗽，使气促加重。

（3）长期氧疗对COPD合并慢性呼吸衰竭患者的血流动力学、呼吸生理、运动耐力和精神状态产生有益影响，可改善患者生活质量，提高生存率。提倡在医生指导下施行长期家庭氧疗（LTOT）。

（4）患者因疲乏、呼吸困难及胃肠功能障碍等影响食欲及食物的消化吸收，应采用少食多餐的方法。

（5）教育与督导吸烟的COPD患者戒烟，并避免二手烟。戒烟已被明确证明可有效延缓肺功能的进行性下降。叮嘱患者尽量避免或防止粉尘、烟雾及有害气体吸入；帮助患者掌握COPD的基础知识，学会自我控制疾病的要点和方法；使患者知晓何时应前往医院就诊。

（6）康复治疗适用于中度以上COPD患者。其中呼吸生理治疗包括正确咳嗽、排痰方法和缩唇呼吸等；肌肉训练包括全身性运动及呼吸肌锻炼，如步行、骑自行车、腹式呼吸锻炼等。注意充分休息和适当户外活动，保持精神愉快，情绪乐观，这样也有利于改善食欲，增加营养素的消化吸收，提高机体营养及代谢水平，以增强体质和抵抗力。

（六）参考食谱

早餐：牛奶250 mL，面包（面粉50 g），鸡蛋50 g。
加餐：梨汁（梨200 g）。
午餐：米饭（大米100 g），韭菜炒肉丝（瘦猪肉100 g、韭菜150 g），炒胡萝卜（胡萝卜200 g）。
加餐：豆浆200 mL，饼干（标准粉50 g）。
晚餐：鸡蛋龙须面（龙须面100 g、鸡蛋50 g），西红柿熘鱼片（鱼片50 g、西红柿150 g）。
全日油30 g，盐6 g。
全日：能量8.6 MJ（2058 kcal），蛋白质94 g（17%），脂肪62 g（27%），碳水化合物281 g（55%）。

【思考题】

1. 简述对支气管哮喘患者应采取的营养治疗原则。
2. 简述对呼吸衰竭患者应采取的营养治疗原则。
3. 简述对COPD患者应采取的营养治疗原则。

第十六章　儿科疾病的营养治疗

学习目标

1. 掌握小儿腹泻、佝偻病、儿童糖尿病、儿童肥胖症、苯丙酮尿症的营养治疗原则和饮食配膳方法。

2. 理解小儿腹泻、佝偻病、儿童糖尿病、儿童肥胖症、苯丙酮尿症的饮食治疗目的、饮食因素，病因病理变化和代谢障碍。

第一节　小儿腹泻

小儿腹泻（infantile diarrhea）是一组由多病原、多因素引起的以大便次数增多和大便性状改变为特点的临床综合征。发病年龄多在2岁以下，1岁以内者约占50%，夏秋季发病率高。全世界每年死于腹泻的儿童高达500万~1800万。在我国，小儿腹泻是仅次于呼吸道感染的常见病、多发病。临床表现以呕吐、腹泻为主。

一、概述

（一）易感因素

（1）由于1~2岁的小儿生长发育特别迅速，所以，身体需要的营养及热能较多。然而，消化器官却未完全发育成熟，分泌的消化酶较少。小儿消化能力较弱，容易发生腹泻。

（2）由于神经系统对胃肠的调节功能差，所以，饮食稍有改变，如小儿对添加的离乳食品不适应、短时间添加的食品种类太多，或一次喂得太多、突然断奶；或是饮食不当，如小儿吃了不易消化的蛋白质食物；气温低、身体受凉加快肠蠕动，天太热、消化液分泌减少及秋天温差大、小肚子易受凉等，都可引起腹泻。

（3）小儿由于全身及胃肠道免疫力较低，因此，只要食物或食具稍有污染，便可引起腹泻；小儿因抵抗力较低而易发生呼吸道感染，在患感冒、肺炎、中耳炎时，也常可引起腹泻。

（二）病因

引起儿童腹泻的病因分为非感染性与感染性。

1. 非感染性因素

生理性腹泻，当母乳的营养成分超过小儿的生理需要量和消化功能的限度时，小儿便会发生腹泻；喂食不当可引起腹泻，多为人工喂养，由于喂养不定时、量过多或过少或食物成分不适宜，如过早喂食大量淀粉或脂肪类食物、突然改变食物品种或断奶；个别小儿对牛奶或某些食物成分过敏或不耐受（如乳糖酶缺乏），喂食后可发生腹泻；气候突然变化，腹部受凉使肠蠕动加快；天气过热使消化液分泌减少，小儿由于口渴吃奶过多，增加消化道负担，均易诱发腹泻。

2. 感染性原因

感染性原因分为肠道内感染和肠道外感染。

(1) 肠道内感染。可由病毒、细菌、真菌及寄生虫引起，以前两者多见，尤其是病毒感染。

1) 病毒感染。寒冷季节发生的婴幼儿腹泻中80%都是由病毒感染引起的。①人类轮状病毒：是婴幼儿秋冬季腹泻的最常见病原。②诺沃克病毒：多侵犯儿童及成人，与婴幼儿腹泻的关系不密切。

2) 细菌感染。主要为大肠杆菌和痢疾杆菌引起的感染。病原微生物随污染的饮食或水进入消化道，也可通过污染的日用品、手、玩具或带菌者传播。

(2) 肠道外感染。如中耳炎、上呼吸道感染、肺炎、泌尿系统感染、皮肤感染等或急性传染病时，由于发热及病原体的毒素作用，消化道功能紊乱，可伴有腹泻。有时，肠道外感染的病原体可同时感染肠道（主要是病毒）。

（三）诊断

根据发病季节、病史（包括喂养史和流行病学资料）、临床表现和大便性状，结合大便常规检查、细菌培养、补体结合试验、酶联免疫吸附试验及电镜检查等进行临床诊断。需判定有无脱水、酸中毒和电解质紊乱。

根据病史、体格检查和大便性状易于做出临床诊断。按照腹泻的病期和症状的轻重，进行分期、分型，并判断有无脱水及脱水的程度与性质、酸中毒和电解质紊乱情况，注意寻找病因，如喂养不当、肠道内外感染等。

1. 诊断依据

大便性状有改变，呈稀便、水样便、黏液便或脓血便。大便次数比平时增多。

2. 根据病程分型

急性腹泻的病程在2周以内；迁延性腹泻的病程在2周至2个月；慢性腹泻的病程在2个月以上。

3. 根据病情分型

(1) 轻型。无脱水、无中毒症状。

(2) 中型。轻至中度脱水或有轻度中毒症状。

(3) 重型。重度脱水或有明显中毒症状。

4. 病因学诊断

(1) 感染性腹泻。

1) 急性肠炎可根据大便性状、粪便镜检、流行季节及发病年龄估计最可能的病原，以作为用药的参考。

2) 有条件的单位应进行细菌、病毒及寄生虫等病原学检查。

(2) 非感染性腹泻。根据病史、症状及检查分析可诊断为食饵性腹泻、症状性腹泻、过敏性腹泻等。

5. 脱水的评估

可根据临床表现、血液电解质及二氧化碳结合力测定，判断脱水程度和性质、电解质紊乱及酸中毒的情况。

（四）特殊类型腹泻

1. 过敏性腹泻

食物过敏或食物不耐受是儿童尤其是婴幼儿常见的腹泻原因。具体的认识如下。

（1）既往认为海鲜等蛋白质食物容易产生过敏，目前认识到许多最普通的食物，如米、小麦、牛奶、大豆、鸡蛋、苹果、西瓜、胡萝卜等均是小儿，尤其是婴幼儿在添加辅食过程中腹泻的原因。

（2）过敏是一个过程、一段历程。从致敏到过敏，临床表现有皮疹、腹泻、咳喘、鼻炎等。

（3）对某种物质或药物过敏，不一定是长期的，更不一定是终生的。

（4）婴幼儿对一些食物发生过敏性腹泻，可以通过仔细地调整添加食物程序，包括不同食物的添加顺序、食物的量及制作达到脱敏或耐受的目的。

（5）婴幼儿食物过敏在消化系统可表现为腹泻，可以是不消化的黏液便，也可以是痢疾样血便、血丝便；也可表现为呕吐、腹胀、嗳气、腹痛、腹部不适、拒食，时间较长后易导致生长迟缓、贫血、精神不振，甚至呈衰竭状态。

（6）食物过敏的相关诊断有口腔变态反应综合征、食管炎（多伴嗜酸细胞增高）、胃炎、胃—小肠—结肠炎、小肠—结肠炎、直肠—结肠炎。可以表现为吞咽困难、胸前区烧灼感。

（7）临床可误诊为痢疾、细菌性肠炎，或不适当地解释为消化不良、微量元素缺乏、挑食、咽炎或咽部敏感所致的恶心呕吐。

2. 饮牛奶腹泻

（1）乳糖不耐受症的儿童。无论是母乳还是牛奶，其中所含的碳水化合物均为乳糖，其甜度仅约为蔗糖的1/6。有的小儿由于先天性代谢缺陷，肠道内乳糖酶活力不足，饮用乳制品后因无法把乳糖分解成葡萄糖及半乳糖，以致大量的乳糖进入大肠，大肠中的细菌便把乳糖分解成二氧化碳和氢气，因而出现腹胀、排气、腹绞痛，甚至腹泻等症状。

（2）过敏体质婴幼儿。这类婴幼儿对牛奶中的蛋白质过敏。由于牛奶中蛋白质含量达3.5%（人乳仅1.1%），这类婴幼儿本身又对异种蛋白质过敏，在饮用牛奶后容易引起腹泻、不消化，甚至荨麻疹（俗称“风疹块”）等过敏反应。这类婴幼儿并不多见，其发生率大约为0.1%。

（3）苯丙酮尿症（PKU）患儿。这是一种由于第十二对常染色体基因突变而造成的隐性遗传性疾病，由于患儿肝脏缺乏苯丙氨酸羟化酶，苯丙氨酸不能正常代谢生成酪氨酸而在血液中大量蓄积，并同时产生一些有害的异常产物（如苯乙酸、苯乳酸、苯丙酮酸）从而影响患儿正常的脑发育（6岁以前），产生神经系统损害，造成患儿痴呆。每100 mL牛奶中含有150 mg的苯丙氨酸（每100 mL的母乳只含50 mg苯丙氨酸），因此这类患儿不适合喝牛奶或普通奶粉。在以上三类婴幼儿中，这类情况是最为特殊的，但相对发病率也较低，我国约为1/16500。

二、本病与营养的关系

（一）急性腹泻

急性腹泻（acute diarrhea）的主要原因为肠道内、外感染。小儿消化系统发育不够成熟，当喂食过多、不定时喂养、过早或过多喂淀粉或脂肪类食物，以及突然改变食物性质时均可引起腹泻。病程不超过14天。

（二）慢性腹泻

慢性腹泻是指病程超过2个月的腹泻。多数是由感染性腹泻未得到彻底治疗所致，而长期滥用各种抗生素引起菌群失调或喂养不当等可加重小儿腹泻。人工喂养儿和营养不良儿患慢性腹泻者多。

（三）吸收不良、免疫性和过敏性腹泻

吸收不良性腹泻有乳糖酶缺乏、蔗糖酶缺乏、葡萄糖半乳糖吸收不良症等；免疫性、过敏性腹泻有牛奶蛋白过敏症、大豆蛋白过敏症、选择性 IgA 缺乏症等。这类疾病虽属少见，但可因诊断不明、治疗措施不及时，导致腹泻迁延不愈。

三、营养代谢变化及营养预防

（一）营养代谢变化

急性腹泻主要改变为水、电解质紊乱，出现不同程度的脱水和代谢性酸中毒、低钾血症、低钙血症、低镁血症等症状。慢性腹泻主要改变为低蛋白血症、贫血以及多种维生素缺乏，易出现各种并发症。

（二）营养预防

小儿腹泻的发病与饮食关系密切。人工喂养儿由于喂养不定时，量过多、过少或食物成分不适宜，个别婴儿对牛奶或某些食物过敏、不耐受均可引起小儿腹泻。因此，要宣传母乳喂养，指导合理喂养，如各种乳制品或代乳品的调配，添加辅食时应注意时间、原则、方法。人工喂养儿应选择好代乳品的种类。

1. 注意饮食卫生

加强卫生宣传与教育，对水源和食品卫生严格管理。食品应新鲜、清洁，凡变质的食物均不可用来喂养小儿，食具也必须注意消毒。

2. 提倡母乳喂养

母乳是 6 个月以内婴儿最适宜的食物，应大力提倡婴儿按需喂养。母乳中含有 IgA，可中和大肠杆菌肠毒素，有预防感染埃希氏大肠杆菌的作用。

3. 按时添加辅食

给小儿添加辅助食物时必须注意从少到多，逐渐增加，使小儿有个适应过程。从稀到稠，先喝米汤，渐渐过渡到稀饭、软饭；从细到粗，如加水果时，先喂果汁，而后吃果泥。5 个月时加鸡蛋黄、鱼泥、嫩豆腐；7 个月以后可添加富有营养、适合消化吸收的食物，如鱼、肉末、青菜等，逐渐为断奶做必要准备，但应避免在夏天断奶。在逐渐添加食物时，最好等小儿先习惯一种食物后再加另一种食物，不要同时添加几种新食物，如遇小儿生病，应暂时不加新的食物。小儿食欲不振时，不宜强制进食。

4. 增强体质

平时应加强户外活动，提高小儿对自然环境的适应能力，注意小儿体格锻炼，增强体质，提高机体抵抗力，避免感染各种疾病。

5. 避免不良刺激

小儿日常生活中应防止过度疲劳、惊吓或精神过度紧张。

6. 加强体弱婴幼儿护理

营养不良、佝偻病及病后体弱小儿应加强护理，注意饮食卫生，避免各种感染。小儿患轻型腹泻时，应及时治疗，以免拖延成为重型腹泻。

7. 避免交叉感染

对患有感染性腹泻的新生儿，托幼机构及医院应注意消毒隔离。腹泻患儿和带菌者要隔离治疗，其

粪便应做消毒处理。

8. 合理应用抗生素

避免长期滥用广谱抗生素，以免小儿肠道菌群失调，招致耐药菌繁殖引起肠炎。

四、营养治疗实施方案

1. 治疗原则

（1）急性腹泻的营养治疗原则。减轻小儿肠道负担，恢复消化功能，补充水、电解质。

（2）慢性腹泻的营养治疗原则。在进行对症治疗的基础上应针对腹泻原因治疗，切忌滥用抗生素。

（3）饮食疗法。轻症减少奶量，代以米汤、糖盐水等；重症应禁食 8~24 小时，并通过静脉补液。

2. 食物和营养素选择

（1）发病初期禁食 4~6 小时，如吐泻严重者可延长禁食时间至 12~24 小时，以后限制热能以减轻肠道负担。

（2）限制脂肪，限制双糖、单糖的发酵，供给适宜的蛋白质和蛋氨酸，供给大量的水溶性维生素。

（3）饮食调整要依呕吐、腹泻、中毒症状、食欲及营养状况而定。如临床表现轻，食欲较好的患儿恢复得快些。增加乳量或恢复乳量、添加辅食时应遵循逐渐增加次数和先加少量的原则，食品种类也需逐一改变，待小儿适应一种食品后再换另一种食品，一定要防止过分保守限制而产生饥饿性腹泻，也要杜绝饮食种类和量突然增加或改变过多加重胃肠负担的情况。

（4）禁食后的营养供给。

1）轻型腹泻。开始供给正常需要量的 1/3~1/2，以后逐渐增加，5~6 天后恢复正常需要量。

母乳喂养儿，先喂少许母乳，每次喂 5~7 分钟，间隔 5~6 小时，以后逐渐缩短间隔时间，延长哺乳时间至每次 15~20 分钟，15 天后可恢复正常哺乳。

人工喂养儿，先辅喂 5%的米汤少许，以后将牛奶煮沸，以 5%米汤冲淡（与牛奶的比例为 1：1 或 2：1），每天 3~4 次，病情好转后逐渐增加牛奶量，直至正常喂养为止。

2）重型腹泻。禁食后第一天供能 10~20 kcal/kg，以后每日增加 20~30 kcal/kg，直至正常需要量为止。

母乳喂养儿，先给予少量 5%的米汤或焦米汤来代替部分母乳量，以后减少米汤量增加母乳量，逐渐恢复至全部母乳。最初几天将母乳挤出喂养，可准确控制乳量，母乳先被吸出部分的含脂肪量低，哺喂小儿更好。如患儿平时已添加辅助食品应暂停，待消化道症状完全消失后再逐一增加。

人工喂养儿，先喂 5%米汤或焦米汤，以后用米汤与脱脂乳间隔喂养，逐渐减少米汤而增加脱脂乳，待消化道症状完全消失时再将部分脱脂乳改为全乳，直至正常需要量为止。大便仍不正常者，可选用酸牛奶或蛋白乳；对原来饮食不足或饮食失调者，不必突然改变其饮食习惯，消化功能恢复时应尽快使进食量能满足小儿生长发育所需。

不管患儿被确诊为哪一种腹泻，均应首先明确是否伴有水和电解质的紊乱，并根据水和电解质紊乱的程度和性质制定出不同的补充方案和补充途径。临床上可采取口服补液法和静脉补液法。

（5）液体疗法。

1）口服法：适用于轻度脱水或呕吐不重者。补液量按每公斤体重 100 mL/d 计算，分数次服用。

2）静脉补液法：适用于中度、重度脱水者。

3. 参考食谱

2 岁小儿，体重 13 kg，诊断为腹泻病伴轻度脱水，一日热能需要约 1950 kcal。

2 岁小儿腹泻流质参考食谱。

早餐：米粥（粳米 50 g），馒头（小麦面粉 50 g），煮鸡蛋 50 g。

加餐：豆腐脑 200 g，咸饼干 15 g。

午餐：米粥（粳米 75 g），馒头（小麦面粉 50 g），青菜瘦肉汤（青菜 60 g、瘦猪肉 75 g）。

加餐：甜牛奶（牛奶 250 mL、白糖 20 g）。

晚餐：面条（面粉 100 g），红烧鲫鱼（鲫鱼 100 g），炒土豆丝（土豆 50 g）。

加餐：甜牛奶（牛奶 250 mL、白糖 15 g），蛋糕 75 g。

全日植物油 16 g，食盐 5 g。

全日：总能量摄入约 2027.5 kcal，蛋白质 95.5 g（18.9%），动物蛋白质 55.1 g（57.7%），糖类 289.4 g（57.0%），脂肪 54.1 g（24.1%），食物纤维 4.2 g，氮：能量=1：133.95。

除了要特别注意饮食营养治疗外，还要注意给小儿用药，儿童腹泻用药的品种非常多，大致可以分为抗生素、黏膜保护剂、微生态调节剂和中药四大类。

第二节　佝偻病

维生素 D 缺乏性佝偻病（vitamin D deficiency），简称为佝偻病，是由于儿童体内维生素 D 不足，钙、磷代谢紊乱，产生的一种以骨骼病变为特征的全身慢性营养性疾病。佝偻病发病缓慢，不容易引起重视。佝偻病使小儿抵抗力降低，容易合并肺炎、腹泻等疾病，影响小儿生长发育，因此，必须积极防治。

一、概述

（一）病因

1. 日照不足

皮肤内的 7-脱氢胆固醇需经波长为 290~320 nm 的紫外线照射才能转化为维生素 D_3，因紫外线不能通过玻璃窗，故婴幼儿缺乏户外活动会导致内源性维生素 D 生成不足。另外，大城市中的高大建筑可阻挡日光照射，大气污染如烟雾、尘埃亦会吸收部分紫外线，冬季日照短、紫外线较弱，容易造成维生素 D 缺乏。

2. 食物中补充维生素 D 不足

天然食物中含维生素 D 较少，不能满足婴幼儿生长发育需要；乳类含维生素 D 量甚少，虽然母乳中钙磷比例适宜（2：1），有利于钙的吸收，但母乳喂养儿若缺少户外活动，或不及时补充鱼肝油、蛋黄、肝泥等富含维生素 D 的辅食，亦易患佝偻病。

3. 生长速度快，维生素 D 需要量增加

早产或双胎婴儿体内贮存的维生素 D 不足，且出生后生长速度快，需要维生素 D 多，易发生维生素 D 缺乏性佝偻病。生长迟缓的婴儿发生佝偻病者较少。

4. 疾病影响

多数胃肠道或肝胆疾病会影响维生素 D 的吸收，如婴儿肝炎综合征、先天性胆道狭窄或闭锁、脂肪泻、胰腺炎、慢性腹泻等；严重肝、肾损害亦可致维生素 D 羟化障碍、生成量不足而引起佝偻病。长期服用抗惊厥药物可使体内维生素 D 不足，如苯妥英钠、苯巴比妥等可提高肝细胞微粒体氧化酶系统的活性，使维生素 D 和 25-（OH）-D_3 加速分解为无活性的代谢产物；糖皮质激素有对抗维生素 D 对钙的转运作用。

5. 围生期维生素 D 不足

母亲妊娠期，特别是妊娠后期维生素 D 营养不足，如母亲严重营养不良、肝肾疾病、慢性腹泻，以及早产、双胎均可使婴儿体内维生素 D 储存不足。

（二）主要临床表现

1. 神经精神症状

佝偻病初期的主要临床表现可持续数周至数月，与低血磷引起的神经功能紊乱有关，表现为多汗、夜惊、好哭等。多汗与气候无关，由于汗液刺激，患儿经常摩擦枕部，形成枕秃或环形脱发。

2. 骨骼表现

骨骼的变化与年龄、生长速率及维生素 D 缺乏的程度等因素有关。

（1）头部

1）颅骨软化。为佝偻病的早期表现，多见于 3~6 个月的婴儿，轻者前囟边缘软化，闭合迟（出生后 18 个月尚未闭合）。重者颞枕部呈乒乓球样软化，以手指按压枕、顶骨中央，有弹性。但 3 个月以内的婴儿，顶、枕骨骨缝处轻微软化仍属正常。

2）头颅畸形。由于骨膜下骨样组织增生，致额、顶骨对称性隆起，形成“方颅”“鞍状头”或“十字头”。

3）前囟门闭合延迟。前囟门大，可迟至 2~3 岁才闭合。

4）牙齿发育不良。出牙晚，可延至 1 岁出牙，或 3 岁才出齐。严重者牙齿排列不齐，釉质发育不良。

（2）胸部

1）肋骨串珠。肋骨骺端肥大，即在肋骨与肋软骨交界区呈钝圆形隆起，外观似串珠（rachitic rosary），以第 7~10 肋最显著。向内隆起有时可 2~3 倍于向外隆起，可压迫肺而致局部肺不张，并易患肺炎。

2）胸廓畸形。1 岁以内的小儿肋骨软化，胸廓因受膈肌收缩而内陷，呈现沿胸骨下缘水平的凹沟，称为赫氏沟（Harrison groove）。2 岁以上患儿可见有鸡胸等胸廓畸形；剑突区内陷，形成漏斗胸。

（3）四肢及脊柱

1）腕、踝部膨大。长骨干骺端肥大，尤以腕部明显，桡骨、尺骨端呈钝圆形隆起，形似“手镯”与“足镯”（6 个月到 3 岁的重度佝偻患儿多见）。

2）上下肢畸形。上下肢均可因承重而弯曲变形，患儿能爬行时可发生上肢弯曲，较大的儿童能站立行走时则可发生下肢弯曲，出现“O”形腿（膝内翻）或“X”形腿（膝外翻）。检查时取立位，两腿靠拢，膝关节相距 3 cm 以下者为轻度“O”形腿，3~6 cm 者为中度，6 cm 以上者为重度。“X”形腿的检查标准与此相同，但检查时两膝靠拢，测两踝间的距离，脊柱受重力影响可发生侧向或前后向弯曲；骨盆前后径短，耻骨狭窄。严重的佝偻患儿容易发生骨折，最常见的是桡骨或腓骨骨折，也可发生于股骨、肋骨、锁骨。此外，佝偻病也是胫骨弯曲及扁平足发生的原因。

3. 其他表现

腕、踝部膨大佝偻患儿一般发育不良，神情呆滞，能直立行走的时间也较晚。兼有营养不良的儿童常有毛发稀疏、枕秃、面色苍白、贫血、肌肉及韧带无力、腹部膨大、肝脾肿大等现象。由于胸廓畸形，呼吸运动受限制，患儿容易继发肺部感染，也常见消化系统的功能障碍。

（三）诊断要点

（1）发病初期患儿出现夜啼、多汗、烦躁、食欲减退。因摇头擦枕而出现枕秃。

（2）活动期体征可见颅骨软化（乒乓头）、方颅、前囟迟闭、出牙延迟、肋骨串珠、肋外翻、肋隔沟、鸡胸、漏斗胸、手镯、镯绕、“O”形腿、“X”形腿、脊柱后突或侧弯等。

（3）血钙正常或稍低；血磷降低，常低于 1.29 mmol/L；钙磷乘积小于 30，血清碱性磷酸酶增高。腕部 X 线摄片显示尺桡骨下端增宽，状如杯口，钙化线不齐，呈毛刷状。

正确的诊断必须依据维生素 D 缺乏的病因、临床表现、血生化及骨骼 X 线检查。应注意本疾病早期神经兴奋性增高的症状无特异性，如多汗、烦躁等，仅依据临床表现的诊断准确率较低；骨骼的改变可靠；血清 25-（OH）-D_3 水平为最可靠的诊断标准，但很多单位不能检测。血生化与骨骼 X 线的检查为诊断的“金标准”。

二、本病与营养的关系

（一）母体—胎儿的转运

胎儿可通过胎盘从母体获得维生素 D，胎儿体内 25-（OH）-D_3 的贮存可满足出生后一段时间的生长所需。早期新生儿体内维生素 D 的量与母体的维生素 D 的营养状况及胎龄有关。

（二）食物中的维生素 D

天然食物含维生素 D 很少，母乳中维生素 D 含量少，谷物、蔬菜、水果不含维生素 D，肉和白鱼中的含量很少。如果配方奶粉和米粉摄入足够量，婴幼儿可从这些强化维生素 D 的食物中获得充足的维生素 D。

（三）皮肤的光合作用

光合作用是人类维生素 D 的主要来源。人类皮肤中的 7-脱氢胆固醇（7-DHC）是维生素 D 生物合成的前体，经日光中紫外线照射，变为胆骨化醇，即内源性维生素 D_3。皮肤产生维生素 D_3 的量与日照时间、波长、暴露皮肤的面积有关。

三、营养代谢变化

维生素 D 缺乏性佝偻病可以看成是机体为维持血钙水平而对骨骼造成的损害。长期严重缺乏维生素 D 可造成肠道吸收钙、磷减少和低钙血症，以致甲状旁腺功能代偿性亢进，PTH 分泌增加以动员骨钙释出使血清钙浓度维持在正常或接近正常的水平；但 PTH 同时也抑制肾小管重吸收磷，继发机体钙、磷代谢严重失调，特别是导致严重低血磷的结果。细胞外液钙、磷浓度不足破坏了软骨细胞正常增殖、分化和凋亡的程序；钙化管排列紊乱，使长骨钙化带消失、骺板失去正常形态，参差不齐；骨基质不能正常矿化，成骨细胞代偿增生，碱性磷酸酶分泌增加，骨样组织堆积于干骺端，骺端增厚，向外膨出形成“串珠”“手足镯”。骨膜下骨矿化不全，成骨异常，骨皮质被骨样组织替代，骨膜增厚，骨皮质变薄，骨质疏松，负重出现弯曲；颅骨骨化障碍导致颅骨软化，颅骨骨样组织堆积出现“方颅”。临床即出现一系列佝偻病症状和血生化改变。

四、营养预防与治疗

营养性维生素D缺乏性佝偻病是自限性疾病，一旦婴幼儿有足够的户外活动时间，就可以自愈。治疗的目的在于控制活动期，防止骨骼畸形。有研究证实，日光照射和生理剂量的维生素D（400 IU）可治疗佝偻病。因此，现认为确保儿童每日获得400 IU维生素D是治疗和预防佝偻病的关键。

（一）围生期

孕妇应多做户外活动，食用富含钙、磷、维生素D以及其他营养素的食物。妊娠后期适量补充维生素D（800 IU）有益于胎儿贮存充足维生素D，以满足出生后一段时间生长发育所需。

（二）婴幼儿期

预防的关键在日光浴与适量维生素D的补充。出生1个月后可让婴儿逐渐坚持户外活动，冬季也要注意保证每天1~2小时的户外活动时间。有研究显示，每天让母乳喂养的婴儿户外活动2小时，仅暴露面部和手部，可使婴儿血25-（OH）-D_3浓度维持在正常范围的低值（>11 ng/dL）。

早产儿、低出生体重儿、双胎儿出生后1周开始补充维生素D 800 IU/d，3个月后改预防量；足月儿出生后2周开始补充维生素D 400 IU/d，均补充至2岁。夏季阳光充足，可带婴儿在上午和傍晚进行户外活动，暂停或减量服用维生素D。一般可不加服钙剂，但乳类摄入不足和营养欠佳时可适当补充微量营养素和钙剂。

五、营养治疗实施方案

（一）含钙量高的食物

青花菜、球芽甘蓝、豆芽、莼菜、甘蓝芽、水芹、瑞士甜菜以及其他绿色蔬菜都富含容易吸收的钙质。唯一例外的是菠菜，虽然菠菜含有大量的钙质，但是不容易被吸收。核果及种子也对补钙有益。

（二）奶制品

奶制品含有丰富的钙质，是补钙的极好来源。尤其是婴幼儿，每天应保证300 mL鲜奶的食用量。酸奶和奶酪也是补钙的极佳食品。

（三）豆类

研究发现，多吃豆类及其制品能够强化骨骼。豆类富含钙质，豆腐等豆制品也含有丰富的钙质，并含有镁，而钙、镁是骨骼生长的重要元素。

（四）其他

如经常饮食骨头汤，因为骨头汤是很好的钙质来源，有利于儿童的营养吸收和平衡，预防佝偻病（熬汤时加适量醋，可以帮助溶解骨头中的钙，0.5 L汤中的钙量，相当于1 L牛奶中的钙量）。

（五）参考食谱

2岁佝偻病恢复期患儿，体重12 kg，每日的热量供给为1800 kcal。

早餐：米粥（粳米50 g），高钙牛奶200 mL，煮鸡蛋50 g，凉拌绿豆芽（绿豆芽100 g）。

加餐：芝麻核桃粉（黑芝麻、核桃仁研磨粉末25 g），猕猴桃60 g，苏打饼干25 g。

午餐：米饭（粳米100 g），黄豆猪骨汤（鲜猪骨200 g、黄豆30 g），青椒炒香干（青椒100 g、香干25 g），凉拌甘蓝（甘蓝100 g）。

加餐：红糖芝麻糊（红糖10 g、黑芝麻25 g），鲜牛奶200 mL，曲奇饼干25 g，苹果100 g。

晚餐：米饭（粳米100 g），红烧鲫鱼（鲫鱼100 g），醋熘白菜（白菜100 g），虾皮豆腐汤（虾皮25 g、嫩豆腐75 g）。

全日植物油20 g，盐5 g。

全日：总能量1920 kcal，蛋白质79 g（16.5%），脂肪58 g（27.3%），碳水化合物270 g（56.2%），膳食纤维12.7 g，钙1429 mg，氮：热能=1：151.65。动物蛋白35.6 g（45.1%），豆类蛋白19.1 g（24.2%）。

第三节　小儿糖尿病

糖尿病（diabetes mellitus，DM）是由于胰岛素缺乏或其他原因造成糖、蛋白质、脂肪的代谢紊乱症，分为原发性和继发性两类。原发性糖尿病又可分为：①1型糖尿病，由于胰岛β细胞被破坏，胰岛素分泌绝对不足所造成，必须使用胰岛素治疗，故又称胰岛素依赖性糖尿病；②2型糖尿病，由于胰岛β细胞分泌胰岛素不足或靶细胞对胰岛素不敏感所致，亦称非胰岛素依赖性糖尿病；③青年成熟期发病型糖尿病，是一种罕见的遗传性β细胞功能缺陷症，属常染色体显性遗传。继发性糖尿病大多由一些遗传综合征和内分泌疾病所引起。98%的儿童期糖尿病属1型糖尿病，2型糖尿病甚少，但随着儿童肥胖症的增多而有增加趋势。小儿1型糖尿病有两个发病高峰年龄组：4~6岁和10~14岁。小儿糖尿病在病因、发病机制、临床表现和治疗原则各方面均与成人不同。我国儿童糖尿病发病率为1.04/100000左右。

一、概述

（一）病因

小儿糖尿病的确切发病机制尚不完全清楚。一般认为，遗传是小儿糖尿病的重要原因。据统计，双亲中有一人患糖尿病，子代的发病率为3%~7%；双亲均为糖尿病者，子代发病率可达30%~50%。此外，环境因素、免疫因素被公认为与糖尿病发病密切相关。

（二）主要临床表现

小儿糖尿病症状如成年人，常有多食、多饮、多尿、消瘦症状，其远期并发症是微血管病变所致的眼、心、肾和神经系统损害。发病诱因常见于感染、饮食不当等。婴儿患糖尿病时，多饮、多尿难以被发现。幼儿患者因夜尿多可出现突然的遗尿，由于遗尿症在幼儿年龄阶段相当普遍，因此可能被家长忽视。小儿遗尿症专科门诊对尿床的患儿必做尿液常规检查，为的就是筛除隐藏在“遗尿症”中的幼儿糖尿病。另外的一个症状是消瘦，消瘦的程度与代谢紊乱的程度以及与尿糖的多少相一致。

小儿糖尿病起病急，一般在3个月内可被确诊。小儿糖尿病的致命危险是酮症酸中毒，而不是微血管病变所致的远期并发症。患儿年龄越小，酮症酸中毒的发生率越高。酮症酸中毒常表现为多尿、呕吐、腹痛、严重脱水、神情呆滞甚至昏迷。酸中毒严重时出现呼吸深长、节律不正，呼气带有烂苹果味，有经验的医生可以此来判断小儿是否患糖尿病。

（三）实验室检查

空腹血糖≥7.0 mmol/L 和餐后 2 小时血糖≥11.1 mmol/L，尿糖阳性即可诊断糖尿病。通过 C 肽检测可以判断是 1 型还是 2 型。

二、本病与营养的关系

糖尿病患儿往往容易饥饿，过食不仅加重胰岛 β 细胞负担，而且易诱发酮症酸中毒，使病情恶化。但过分限制饮食，热能不足又会引起组织分解，同样可产生酮症酸中毒，不利于小儿生长发育。因此，合理安排饮食对减轻胰岛 β 细胞的负担、缓解病情以及避免酮症酸中毒的发生、促进小儿正常生长均有十分重要的作用。营养代谢变化主要有以下几方面。

（一）血糖

美国糖尿病学会 2005 年公布糖尿病诊断的新标准，符合下列任一标准即可诊断为糖尿病：①有典型糖尿病症状并且餐后任意时刻血糖水平≥11.1 mmol/L；②空腹血糖≥7.0 mmol/L；③2 小时口服葡萄糖耐量试验血糖水平≥11.1 mmol/L。

（二）血脂

血清胆固醇、甘油三酯和游离脂肪酸明显增加，适当治疗后会下降，故定期检测血脂水平有助于判断病情控制情况。

（三）尿检

尿检时尿糖定性一般呈阳性；糖尿病伴有酮症酸中毒时尿酮体呈阳性；检测尿微量白蛋白，可及时了解肾脏的病变情况。

（四）代谢性酸中毒

酮症酸中毒在 1 型糖尿病患儿中发生率极高，当血气分析显示患儿 pH 值<7.30，HCO_3^-<15 mmol/L 时，即存在代谢性酸中毒。

（五）微量元素和维生素改变

糖尿、高血糖可使维生素和矿物质从尿中丢失，高纤维素饮食会导致维生素和矿物质吸收不良，尤其是镁、锌的缺乏。

三、营养治疗实施方案

（一）治疗原则

适当控制饮食以减轻胰岛 β 细胞的负担并避免酮症酸中毒的发生。但应满足小儿正常生长发育和活动消耗的需要，不宜过分限食。患儿需终生进行饮食治疗，故应将饮食控制的意义、饮食管理的方法及有关糖尿病的知识教给患儿及其家属，使他们理解和执行。

（二）饮食选择

食物种类选择和餐次安排应以能供给足够营养、减少血糖波动、维持血脂在正常水平为原则，并参考各地区、每一个家庭成员饮食习惯及小儿个人口味和嗜好等进行安排。

1. 热量需要

1 岁以内婴儿每日 100 kcal/kg 计算，以后每 3 岁减 10 kcal/kg，至 15 岁时每日 60 kcal/kg。或按下列公式计算每天所需热量（3 岁内每岁增加 100 kcal，10 岁以上每岁增加 70~80 kcal）：

每天总热量（kcal）= 1000（kcal）+年龄×（70~100）（kcal）

因存在个体差异，所以还应根据患儿的体格、食欲和活动量等综合确定每天所需热量。如身体较胖、活动少或青春期女孩子宜用较低热卡，身体较瘦、食量较大或活动较多的儿童每天热量宜偏高。

2. 热能分配

碳水化合物占 50%、蛋白质 20%、脂肪 30%。应限制精制糖的摄入，忌食糖果、果酱、蜜饯、甜点、藕粉。脂肪主要由植物油提供，避免动物脂肪。但有研究显示，每天脂肪摄入占总热量 30%以下的患者，仅 2%的患者血胆固醇偏高，因此对儿童没有必要严格限制脂肪摄入。主食选大米、面粉、小米等，含淀粉多的白薯、土豆、芋头、胡萝卜等应尽量避免。供给充足的纤维素，蔬菜为最佳选择。蔬菜应选择含糖量低、含纤维多的品种，如黄花菜、青菜、菠菜、绿豆芽、芹菜、南瓜、西红柿、黄瓜、冬瓜、卷心菜、花菜等。注意补充维生素和微量元素。

3. 餐次分配

可有几种方式选择。

（1）第一种方法。分三餐和三次点心，早餐占总热量的 25%，午餐 25%，晚餐 30%，三餐间两次点心各占 5%，睡前加餐 10%。

（2）第二种方法。早餐 20%，午餐 40%，晚餐 40%，将每餐匀出 1/3 食物作为餐间点心。

（3）第三种方法。早餐 20%，午餐 30%，晚餐 30%，下午和临睡前各给 10%作为点心。

4. 参考食谱

某男孩，9 岁，患 1 型糖尿病，体重 26 kg，一日需提供热量约 1950 kcal，其中蛋白质 87 g（18%）、脂肪 58 g（27%）、碳水化合物 268 g（55%）。

早餐：大米粥（粳米 50 g），馒头（面粉 30 g），炒绿豆芽（绿豆芽 100 g）。

加餐：牛奶 250 mL，苏打饼干 25 g，桃子 100 g。

午餐：凉拌海带（海带 100 g），青菜豆腐汤（青菜 100 g、豆腐 100 g），红豆米饭（红豆 25 g、粳米 75 g），冬瓜排骨汤（冬瓜 150 g、排骨 50 g）。

加餐：牛奶 250 mL，面包 25 g，猕猴桃 100 g，蒸鸡蛋（鸡蛋 50 g）。

晚餐：绿豆米饭（绿豆 25 g、粳米 75 g），青椒炒虾仁（青椒 100 g、虾仁 100 g），芹菜炒肉丝（芹菜 100 g、肉丝 50 g）。

全日植物油 20 g，食盐 5 g。

全日：总能量 2001 kcal，蛋白质 88 g（17.6%），脂肪 57 g（25.7%），碳水化合物 284 g（56.7%），维生素 C 234.9 mg，胆固醇 216 mg，氮：热能 = 1：142.1，P/S = 1.25。动物蛋白 42 g（47.7%），豆类蛋白 18 g（20.5%）。

四、其他治疗选择

（1）血糖低于150 mg/dL，症状不明显者，可不用胰岛素治疗。只要调节控制饮食就能达到治疗目的。但血糖在150~250 mg/dL或更高者，主要使用胰岛素治疗，并结合营养饮食治疗。

（2）经胰岛素及饮食治疗，血糖水平基本能控制在正常范围，原则上不限制患儿运动，但运动时间安排在进餐1小时后、2~3小时内为宜，不在空腹时运动，运动后有低血糖症状时可加餐。

（3）低血糖反应：在胰岛素及饮食运动治疗过程中，如发生低血糖反应，应立即口服糖水或果汁，严重者需静脉注射葡萄糖。

第四节　儿童肥胖症

肥胖症（obesity）是由于长期能量摄入超过人体的消耗，使体内脂肪过度积聚、体重超过一定范围的营养障碍性疾病。体重超过同性别、同身高参照人群均值的20%即可称为肥胖。多数发达国家以体质指数（body mass index，BMI）的升高来诊断小儿肥胖症。计算公式如下。

$$BMI=体重（kg）/［身高（m）］^2$$

但小儿的BMI值不固定，不同国家、地区、性别、年龄的儿童有不同的BMI值。一般来说，BMI值位于常态分布的85%~95%区段的小儿，都有超重的危险；超过95%的即可诊断为小儿肥胖症。

小儿肥胖症在我国呈逐年增多的趋势，目前占5%~8%。肥胖不仅影响儿童的健康，且儿童期肥胖可延续至成人，容易引起高血压、糖尿病、冠心病、胆石症、痛风等疾病，对本病的防治应引起社会及家庭的重视。

一、概述

（一）病因

1. 营养过剩

营养过剩致摄入热量超过消耗量，多余的脂肪以甘油三酯的形式储存于体内从而导致肥胖。婴儿喂养不当，例如每次婴儿哭闹时，家长就立即喂奶，时间长了养成习惯，易致婴儿肥胖；或太早给婴儿喂高热量的固体食品，使其体重增长过快，形成肥胖症；妊娠后期过度营养等，均可成为婴儿出生后肥胖的诱因。

2. 心理因素

心理因素在肥胖症的发生发展过程中起重要作用，情绪创伤或父母离异、丧父或者丧母、被虐待、受溺爱等，可诱发儿童胆小、恐惧、孤独，而造成不合群、不活动，或以进食为自娱，导致肥胖症。

3. 缺乏运动

肥胖一旦形成，儿童由于行动不便，便不愿意活动以至体重日增，形成恶性循环。某些疾病如瘫痪、原发性肌病或严重智力落后等，导致儿童活动过少，消耗能量减少，易发生肥胖症。

4. 遗传因素

肥胖症有一定的家族遗传倾向，双亲胖，子代70%~80%出现肥胖；双亲之一肥胖，子代40%~50%

出现肥胖；双亲均无肥胖，子代近1%出现肥胖；单卵孪生者同病率亦极高。

5. 中枢调节因素

正常人体具有中枢能量平衡调解功能，控制体重相对稳定，本病患者的调节功能失去平衡，而致机体摄入热量过多，超过需求，从而引起肥胖。

（二）临床表现

肥胖症可见于任何年龄小儿，以1岁以内、5~6岁及青少年为发病高峰。患儿往往食欲极好，喜食油腻、甜食，懒于活动，皮下脂肪丰厚，面颊、肩部、乳房、腹壁脂肪积聚明显。脂肪分布均匀是与病理性肥胖的不同点。血总脂、胆固醇、甘油三酯及游离脂肪酸均增高。超声检查可见不同程度的脂肪肝。严重肥胖者可因腹壁肥厚、横膈太高、换气困难、低氧，导致气促、紫绀、继发性红细胞增多、心脏扩大及充血性心力衰竭甚至死亡，称为肥胖低通气综合征（obesity hypoventilation syndrome）。

肥胖小儿性发育常较早，故最终身高常略低于正常小儿。由于怕被别人讥笑而不愿与其他小儿交往，因此常有心理上的障碍，如自卑、胆怯、孤独等。

（三）诊断及鉴别诊断

体重超过同性别、同身高参照人群均值10%~19%者为超重；超过20%者便可诊断为肥胖症；20%~29%者为轻度肥胖；30%~49%者为中度肥胖；超过50%者为重度肥胖。确诊时需与可引起继发性肥胖的疾病鉴别：如垂体及下丘脑病变引起的肥胖生殖无能综合征（Frohlich syndrome），又称脑性肥胖，表现为身材矮小，脂肪主要积聚在腰部及下腹部，性发育迟缓，可伴眼底异常和尿崩症；肾上腺皮质增生或肿瘤引起的皮质醇增多症（Cushing's syndrome），呈现身材矮小、皮质积聚呈向心性、满月脸、水牛背、四肢细，可伴性早熟、多毛、痤疮、高血压、低血钾；以及其他继发性肥胖症，各具有原发病的临床特点，可资鉴别。

二、本病与营养的关系

进食过多使摄入能量超过机体代谢需要，过多的能量以脂肪的主要成分即甘油三酯储存于体内而导致肥胖。有些小儿虽进食不多，但活动过少，也可导致能量过剩而肥胖。肥胖的小儿更懒于活动，消耗更少，使肥胖加重，如此恶性循环。营养代谢变化主要有以下几方面。

（一）血脂

肥胖儿常伴有血浆甘油三酯、胆固醇、VLDL及游离脂肪酸增加，但HDL减少。故以后易并发动脉硬化、冠心病、高血压、胆石症等疾病。

（二）蛋白质

肥胖者嘌呤代谢异常，血尿酸水平增高，易发生痛风症。

（三）血糖

肥胖儿空腹血糖及糖耐量试验大多正常，但血胰岛素水平升高。

三、营养预防

（1）孕期妇女避免营养过度和体重增加过多。

（2）围生期保健应包括婴儿喂养的指导，强调母乳喂养的好处，给予母乳喂养的具体指导，并宣传过度喂养的危害。在婴儿期，鼓励纯母乳喂养4~6个月。

（3）婴儿在出生后前4个月不添加固体食物。每月测量并记录体重，如果发现宝宝体重增长过速，要及时对妈妈进行指导，少给、晚给固体食物，尤其是谷类，代之以水果和蔬菜。

（4）在儿童早期要培养良好的进食习惯，建立规律的生活制度，避免过度喂养和过度保护。

（5）对学龄儿童和青春期少年，胖孩子的自我意识和自我控制能力逐渐完善，加强营养教育和健康教育十分重要，宣传营养知识、引导他们做出正确的食物选择，鼓励多吃水果和蔬菜，去除或减少饮食中多脂、含糖的食物成分。

（6）每天进行至少30分钟的中等强度的体育运动或体力活动。

（7）控制看电视和玩电子游戏的时间并减轻学业负担。

（8）对已经肥胖和潜在肥胖的儿童要进行包括饮食调整、运动处方、行为改善、追踪监测和临床治疗的综合性干预措施，但不主张采取饥饿、手术、物理疗法及短期快速减重。

（9）必须使小儿和父母充分理解治疗的必要性和长期性，懂得和医生密切配合。

四、治疗实施方案

小儿肥胖症的治疗，最主要的是饮食控制，其次是运动锻炼，太胖的儿童需用药物进行治疗，关键在于其自身要下定减肥决心以及家长们的监督合作。目前国际上减肥应遵循三原则，即不厌食、不乏力、不腹泻。

（一）营养治疗

1. 营养治疗原则

达到能量负平衡、促进脂肪分解是治疗肥胖的根本原则。治疗开始阶段，机体呈负氮平衡，肌肉组织中蛋白质丢失较多，水丢失也多，体重下降明显。以后负氮平衡逐渐适应而减轻，提供足量优质蛋白，体内蛋白的合成增加，能量负氮平衡由脂肪分解代偿，体重下降幅度有所减少，此时必须坚持治疗，不得放松，否则体重势必回升。开始减重2~4 kg，以后每月减0.5~2 kg为宜。

2. 营养治疗方法

（1）限制饮食。通过限制饮食既要达到减肥目的，又要保证小儿正常生长发育。因此，开始时不可操之过急，使体重骤减，只要求控制体重增长，使其体重下降至超过该身长计算的平均标准体重的10%即可，不需要严格控制饮食。

（2）热量控制的一般原则。幼儿按60 kcal/(kg·d)，中小学儿童按肥胖程度给予80 kcal/(kg·d)，超重100%者应给予50 kcal/(kg·d)。

（3）蛋白质是生长发育所必需的，不宜低于2 g/(kg·d)，应严格限制脂肪，尤其是动物油脂。糖类是主食。

（4）其他。可每周选1~2天以菜汤、水果或1200 mL牛奶代替主食。营养成分为蛋白质占20%，碳水化合物占55%，脂肪占25%。多吃杂粮、鱼类、蔬菜和豆制品，其次为家禽和瘦肉类。土豆、山芋、甜食材料及糖果尽量不吃。重症肥胖儿童可按理想体重的热量减少30%或更多，饮食以高蛋白、低碳水化合物及低脂肪为宜，动物脂肪不宜超过脂肪总量的1/3，并供给一般需要量的维生素和矿物质。为满足小儿食欲，消除饥饿感，可进食热量小且体积大的食物如蔬菜及瓜果等，宜限制吃零食和甜食及高热量的食物，如巧克力等。

3. 参考食谱

某男孩，9岁，体重40 kg，被诊断为小儿肥胖症，热能需要约2400 kcal。

早餐：红豆粥（红豆25 g、粳米50 g），切片面包（小麦粉25 g），水煮蛋（鸡蛋50 g），凉拌芹菜（芹菜100 g）。

加餐：苹果100 g，脱脂牛奶250 mL，苏打饼干25 g。

午餐：荞麦饭（荞麦25 g、粳米75 g），清蒸鲈鱼（鲈鱼150 g），醋熘卷心菜（卷心菜150 g）。

加餐：猕猴桃100 g，燕麦片25 g，脱脂牛奶250 mL。

晚餐：小黄米饭（小黄米25 g、粳米100 g），青椒炒香干（青椒100 g、香干25 g），菠菜肉片汤（菠菜200 g、瘦猪肉50 g）。

全日植物油20 g，食盐5 g。

全日：总能量2446 kcal，蛋白质119 g（19.4%），脂肪66 g（24.3%），碳水化合物344 g（56.3%），膳食纤维23.4 g，胆固醇251.6 mg，维生素C 232.7 mg，氮：热能=1：128.47。动物蛋白42 g（35.3%），豆类蛋白18 g（15.2%）。

（二）运动治疗

肥胖儿童应每日增加运动量，养成习惯，应从小运动量活动开始，而后逐步增加运动量与活动时间。早期应避免剧烈活动，以免增加食欲，常做的运动有：每日餐后1小时慢跑30分钟或爬楼梯、跳绳、打球、跑步机跑步、游泳，要做到身体能耐受即可，不提倡做无氧运动。

（三）行为治疗

教会患儿及家长行为管理方法，年长患儿应学会自我监测，记录每日的体重、活动、摄食及环境的影响因素等情况，并定期总结，父母帮患儿评价执行治疗的情况及建立良好的饮食与行为习惯。

（四）药物治疗

在饮食控制和增加运动等方法未见效时，可加服药物治疗，主要有4类：食欲抑制剂、促进代谢和产热药物、影响消化吸收及促进局部脂肪分解的药物。目前临床常用药物为芬氟拉明、曲美、二甲双胍等。

（五）中药、耳针及体针治疗

西药及降血脂药往往容易有副作用，这时可求助于中医疗法，比如耳针可抑制食欲，对减肥有良好的效果，体针亦然，且花费较低，值得临床推广。

第五节 苯丙酮尿症

苯丙酮尿症（phenylketonuria，PKU）是由于肝脏苯丙氨酸羟化酶（phenylalanine hydroxylase，PAH）缺乏活性或活性减低导致苯丙氨酸代谢障碍的一种遗传性疾病，在遗传性氨基酸代谢缺陷疾病中比较常见。该病的遗传方式为常染色体隐性遗传，临床表现不均一，主要临床特征为智力低下、精神神经症状、湿疹、皮肤抓痕征及色素脱落和鼠尿气味、脑电图异常等。如果能得到早期诊断和早期治疗，那么可避免发生智力低下，脑电图异常也可得到恢复。

一、概述

（一）病因

本病分为典型和 BH_4 缺乏型两类。苯丙氨酸是人体必需的氨基酸之一。正常人每日需要的摄入量约为 200~500 mg，其中 1/3 供合成蛋白，2/3 通过 PAH 转化为酪氨酸以合成甲状腺素、肾上腺素和黑色素等。苯丙氨酸转化为酪氨酸的过程中，除需 PAH 外，还必须有四氢生物蝶呤（BH_4）作为辅酶参与。人体内的 BH_4 是由鸟苷三磷酸（GTP）经过三磷酸鸟苷环化水解酶（GTP-CH-1）、6-丙酮酰四氢蝶呤合成酶（PTPS）和二氢生物蝶呤还原酶（DHPR）的催化而合成。PAH、GTP-CH-1、DHPR 三种酶的编码基因分别定位于 12q24. 1、14q11，4p15. 1-p16. 1；而对 PTPS 编码基因的研究尚在进行中，上述任一编码基因的突变都有可能造成相关酶的活性缺陷，致使苯丙氨酸发生异常累积。

（二）主要临床表现

患儿出生时都正常，通常在 3~6 个月时始出现症状。1 岁时症状明显。

1. 神经系统

以智能发育落后为主，可有行为异常、多动甚至肌痉挛或癫痫小发作，少数患儿呈现肌张力增高和腱反射亢进。BH_4 缺乏型苯丙酮尿症 PKU 患儿的神经系统症状出现较早且较严重：常见肌张力减低，嗜睡和惊厥，智能落后明显；如不经治疗，常在幼儿期死亡。

2. 外貌

患儿在出生数月后因黑色素合成不足，毛发、皮肤和虹膜色泽变浅。

3. 其他

呕吐和皮肤湿疹常见；尿和汗液有鼠尿臭味。

（三）诊断要点

根据智能落后、头发由黑变黄、特殊体味和血苯丙氨酸升高可以确诊。本病应力求早期诊断与治疗，以避免神经系统的损伤。由于患儿早期无症状或症状不典型，因此必须借助实验室检测，目前可开展的有：新生儿期筛查、尿三氯化铁试验、血浆氨基酸分析和尿液有机酸分析、尿蝶呤分析、酶学诊断、DNA 分析。

二、本病与营养的关系

本病发病与饮食中苯丙氨酸含量有直接关系，故必须尽早进行低苯丙氨酸饮食治疗。有报道，患儿出生后 2~3 个月内开始饮食治疗可使智力发育接近正常；出生后 6 个月开始治疗者，大部分智力低下，但可防止脑损伤的发展，并能减少癫痫样发作和行为异常。所以应尽可能在出生后 2~3 个月内即给予低苯丙氨酸饮食治疗，并经常根据血苯丙氨酸含量调整饮食治疗。一般 1 岁以内每周测 1 次，1 岁以后每月测 1 次，3 岁以后每半年测 1 次。血清苯丙氨酸保持在 0. 12~0. 16 mmol/L 最好。

三、营养治疗及预防

（1）疾病一旦确诊，应立即治疗。开始治疗的年龄越小，预后越好。

（2）患儿主要采用低苯丙氨酸奶方治疗，待血浓度降至理想浓度时，可逐渐少量添加天然饮食，其中首选母乳，因母乳中血苯丙氨酸含量仅为牛奶的1/3。较大婴儿及儿童可加入牛奶、粥、面、蛋等，添加食品应以低蛋白、低苯丙氨酸食物为原则，其量和次数随血苯丙氨酸浓度而定。苯丙氨酸（Phe）浓度过高或者过低都将影响生长发育。

（3）由于每个患儿对苯丙氨酸的耐受量不同，故在饮食治疗中，仍需定期测定血苯丙氨酸，根据患儿具体情况调整食谱。低苯丙氨酸饮食治疗至少要持续到青春期，终身治疗对患者更有益。

（4）成年女性患者在怀孕前应重新开始饮食控制，血苯丙氨酸应该在0.3 mmol/L以下，直至分娩，以免高苯丙氨酸血症影响胎儿。

（5）对有本病家族史的夫妇及先证者可进行DNA分析，对其胎儿进行产前诊断。

（6）对诊断BH_4缺乏症患者，治疗需补充BH_4、5-羟色胺和L-DOPA，一般不需要饮食治疗。

四、营养治疗实施方案

（一）苯丙酮尿症婴幼儿的饮食

苯丙酮尿症儿童与普通儿童饮食的主要不同，就是控制苯丙氨酸摄入量。苯丙酮尿症儿童体内缺乏苯丙氨酸羟化酶，不能正常代谢苯丙氨酸。过多的苯丙氨酸蓄积在体内，会影响智力。

（二）苯丙酮尿症儿童饮食的主要特点

控制食物中的苯丙氨酸含量。也就是说，食物中的苯丙氨酸含量既要能维持孩子生长发育的需要，又不能过量，否则会造成危害。因此，苯丙酮尿症儿童必须采用低苯丙氨酸饮食。

（三）保证低苯丙氨酸饮食

1. 苯丙酮尿症儿童的饮食只对蛋白质有特殊要求

由于苯丙氨酸存在于蛋白质中，因此苯丙酮尿症儿童只对蛋白质有特殊要求。对其他营养素，如糖、脂肪、维生素、矿物质（含微量元素）的需求与普通儿童一样。

2. 采用低苯丙氨酸饮食

不能完全摄入普通食物，必须要食用特制的无（或低）苯丙氨酸蛋白质，这种蛋白质是人工合成的，属于特殊营养食品；苯丙酮尿症患儿也要摄入足够的蛋白质，否则会影响生长发育。

3. 特殊营养食品

为了生长发育，在每天所必需的蛋白质中，80%要靠人工制作的特殊营养食品供给，这类食品有：

（1）无（或低）苯丙氨酸营养粉；

（2）无（或低）苯丙氨酸蛋白粉；

（3）苯丙酮尿症专用的低苯丙氨酸主食类食品，例如主食粉、面条粉、饺子粉、自发粉、淀粉米等。因为米、面类食物对苯丙酮尿症儿童来说，也属于“高”苯丙氨酸食品。

其余的20%蛋白质可以采用天然来源的蛋白质，要选用优质蛋白，如肉、蛋、鱼类。这些蛋白质中，必需氨基酸的含量更适合于人类利用。

（四）其他

苯丙酮尿症儿童，除上述特殊食品外，能吃的食物还有很多。

1. 淀粉类食物

粉条、粉丝、凉粉、藕、藕粉、马蹄、土豆、山药、白薯、木薯、芋头、南瓜等。

2. 糖类

蔗糖、葡萄糖、果糖、乳糖、麦芽糖等。

3. 脂肪类食物

各种植物油，如花生油、大豆油、菜籽油、葵花籽油、香油、橄榄油、椰子油及 MCT 等。

4. 炼后除去油渣的动物油

猪油、黄油、人造黄油等。

5. 蔬菜水果类

大多数蔬菜水果都可以食用，但是蔬菜类中的豆类，如豆角、豇豆、大豆、绿豆、芸豆等，不能食用。

（五）苯丙酮尿症儿童的喂养

1. 新生儿及婴儿期

母乳是苯丙酮尿症婴儿最好的营养品，对患儿同样提倡母乳喂养。母乳还是苯丙酮尿症患儿苯丙氨酸最好的来源。当发现小儿患有苯丙酮尿症时，千万不要慌张，也不要焦虑，先停喂几天母乳，这几天可用专用奶粉喂养，当血液中苯丙氨酸浓度恢复正常时，可以给小儿继续喂奶，一般夜里吃母乳，白天吃特殊奶粉。这时期小儿长得快，要注意小儿是否缺乏苯丙氨酸，若母乳不足，可以吃少许 0~6 个月的婴儿配方奶粉，以避免苯丙氨酸摄入不足。

苯丙酮尿症儿童与普通儿童一样，从 4 月龄开始，先吃蔬菜汁、果汁等，每次先用一种辅食，等适应了再换另一种。

（1）苯丙酮尿症儿童的哺乳期可适当延长，一直喂养到无母乳时为止；

（2）添加天然蛋白时，首先吃蛋黄，从 1/4 个开始，慢慢添加。

2. 幼儿及儿童期

家长可以给孩子做色、香、味俱佳的食品和菜肴。

（1）主食。要用苯丙酮尿症儿童专用的低苯丙氨酸主食类食品：用自发粉蒸馒头、花卷、糖包、果酱包、包子（可用蔬菜、肥肉、香油、味精做馅）、烙饼等；用面条粉做面条、捞面、汤面、凉拌面等；用饺子粉包饺子（用蔬菜、油、肥肉、味精等做馅），可做水饺、蒸饺、锅贴、馅饼等；用淀粉米（外形与米相同）做米饭，和做普通米饭一样，用电饭锅做、用锅焖、用碗蒸，均可，只是加水量要比做普通米饭时少一些；淀粉米粥，和做普通米粥一样。

（2）菜肴。除去豆类蔬菜，其余各种蔬菜，凉拌、炒、煮、蒸、炸等均可。

（3）休闲食品。土豆饼、炸土豆、炸白薯、洋葱圈、炸虾片、用特殊奶粉自制果冻、杏仁豆腐、糖藕、水果沙拉、土豆沙拉、苹果脯、梨脯、海棠脯、葡萄干、糖水马蹄、水果糖、棒棒糖、水果冰棍、自制特殊奶粉冰点心等。

（4）饮料。各种鲜榨果汁、酸梅汤、果珍、酸梅晶等。在选购果汁时，一定要看一下配料表，如果写明有甜味素、蛋白糖、阿斯巴甜，就不能饮用，因这些甜味剂中含有较多的苯丙氨酸。

（六）参考食谱

苯丙酮尿症儿童一天的饮食安排可见表16-1。

1~2岁小儿患苯丙酮尿症，每天热量供应1000 kcal，蛋白质20~30 g，苯丙氨酸250 mg。

表16-1　苯丙酮尿症儿童一天饮食安排

餐次	食物	食物量	低苯丙氨酸水解蛋白粉用量
早餐	藕粉	藕粉25 g	
		白糖10 g	
加餐	牛奶（无或低苯丙氨酸营养粉）	牛奶125 mL	
	猕猴桃	猕猴桃100 g	
午餐	麦淀粉糊	麦淀粉50 g	8 g
	碎黄瓜	黄瓜100 g	
	蒸鸡蛋	鸡蛋50 g	
加餐	蒸南瓜	南瓜100 g	
	苹果泥	苹果100 g	
	牛奶（无或低苯丙氨酸营养粉）	牛奶125 mL	
晚餐	麦淀粉面片	麦淀粉50 g	
	碎西红柿	西红柿100 g	8 g
	土豆泥	土豆100 g	

注：该食谱一日提供能量摄入1019.5 kcal；其中，蛋白质32.5 g（12.8%）、脂肪33.5 g（29.6%）、碳水化合物147 g（57.6%）；膳食纤维5.7 g；氮：热能=1：196.06。

【思考题】

1. 简述儿童糖尿病的营养治疗原则。
2. 简述小儿腹泻、佝偻病、儿童糖尿病、儿童肥胖症、苯丙酮尿症的营养代谢特点。

第十七章　外科疾病的营养治疗

第一节　围手术期

学习目标

1. 掌握围手术期的营养代谢特点及治疗方案。
2. 掌握短肠综合征肠外及肠内营养治疗方案。
3. 掌握肠瘘的营养代谢特点及治疗方案。

一、概述

围手术期是指从患者决定需要手术治疗开始至术后基本康复的一段时间，包括术前、术中和术后。外科手术作为一种创伤性治疗手段，可以引起机体一系列内分泌和代谢变化，导致机体消耗增加、营养水平下降及免疫功能受损。部分外科患者因种种原因不能进食或营养摄取不足，机体处于营养不良状态，导致对麻醉和手术的耐受力下降，术后容易发生感染、切口愈合延迟等并发症，影响预后。外科死亡病例中，由营养不良直接或间接引起的死亡率可达30%。

手术顺利进行和患者术后的机体康复与术前机体的营养储备状况和术后的营养支持关系密切。根据病变程度、主要脏器功能状态及全身健康情况，合理地补充营养物质改善围手术期患者的营养状况，对提高患者麻醉和手术耐受力、减少并发症、促进术后恢复有着十分重要的意义。

二、营养代谢特点

在围手术期，患者机体出现的一系列自卫性反应—应激反应，一定程度上可以缓解或拮抗侵袭对机体的伤害，但是过度的应激反应可导致多器官功能紊乱，甚至死亡。围手术期的应激性全身反应主要表现为神经内分泌代谢改变，其综合病理生理变化反应的强弱因创伤的程度而异。

（一）营养物质代谢变化

手术创伤初期，机体处于应激状态，表现为交感—肾上腺髓质系统兴奋，肾上腺素、去甲肾上腺素、糖皮质激素、生长激素和胰高血糖素分泌增加。这些变化可引起：①肝糖原和肌糖原大量分解，抑制脂肪组织、结缔组织、骨骼肌、皮肤摄取和利用葡萄糖，形成高血糖甚至尿糖；②骨骼肌蛋白分解明显加强，生成氨基酸以提供糖异生的原料和热量，出现负氮平衡，但体内蛋白质的合成并未明显减弱，包括合成机体代谢所需的各种酶类、抗体、免疫球蛋白、补体、肽类激素、氨基酸衍生物的神经介质和其他蛋白质等；③脂肪动员加强，血中脂肪酸和甘油浓度升高，脂肪酸氧化供能，甘油成为糖异生的原料。

1. 蛋白质代谢

为了保证机体创伤后的需要，一方面糖皮质激素参与肾上腺素与去甲肾上腺素的作用，另一方面肝外蛋白质大量分解为氨基酸，通过血液循环到达肝脏，在肝脏经糖异生作用生成肝糖原以保证血糖的供应。肌蛋白分解加强，尿氮排出量增加，使机体呈负氮平衡状态。总氮丢失量与创伤的严重程度呈正相关。蛋白质缺乏的患者伴有全身血容量减少，术后易出现低血容量性休克；单核吞噬细胞系统功能障碍，抗体生成减少，机体免疫功能受损；组织间隙易出现水潴留，导致机体水肿和积液。伤口水肿会影响愈合，易合并感染。

2. 脂肪代谢

机体碳水化合物储备提供的能量是有限的。一个体重 65 kg 的成年男子体内储备的碳水化合物（主要是肝糖原）仅为 200 g，提供的能量一般仅能满足 6~12 小时的需要。

通过肾上腺素、去甲肾上腺素、糖皮质激素、胰高血糖素的协同作用，机体脂肪组织分解代谢增强，脂肪动员使血液中的脂肪酸与甘油浓度升高，甘油作为糖异生的原料，脂肪酸氧化供能保证了机体的能量供应。大范围手术后 1~2 天，每天脂肪消耗可达 200 g。脂肪过度分解可引起必需脂肪酸的缺乏，导致细胞膜通透性的病理性改变，使机体细胞再生和组织修复能力降低。

3. 碳水化合物代谢

手术创伤引起患者血液中甲状腺素、儿茶酚胺和胰高血糖素水平增高，机体出现胰岛素抵抗，胰岛素的作用降低，进而出现术后早期的高血糖。甲状腺素的分泌增加加强了去甲肾上腺素及胰岛素对糖代谢的作用，促进脂肪组织对去甲肾上腺素、肾上腺素和胰高血糖素的敏感性。促进肝糖原与肌糖原（机体内约 75%的糖原储存于骨骼肌，25%储存于肝脏）分解为葡萄糖进入血液，抑制脂肪组织、皮肤、结缔组织、淋巴组织、骨骼肌摄取和利用葡萄糖，使血糖保持较高浓度。这种高血糖症不仅提供了大脑组织必需的能量，而且还满足了外周神经、红细胞、白细胞、吞噬细胞及肾髓质等组织细胞的应激需要，是一种机体的保护性反应。

4. 水、电解质代谢

正常体液容量、渗透压及电解质含量是机体正常代谢和各器官功能正常进行的基本保证。手术创伤可刺激丘脑—垂体—抗利尿激素系统和肾素—血管紧张素—醛固酮系统，导致体内水、电解质和酸碱平衡的失调。表现为：①水潴留，即使肾功能正常，患者尿量也很少，一般不超过 1000 mL/d；②钾排出量增加，手术创伤初期，尿钾排出量增加，第一天可达 70~90 mmol，以后排出量逐渐减少，在正氮平衡出现前即可恢复；③钠排出量减少，与尿氮和尿钾的变化相反，术后钠排出量显著减少，呈一时性正平衡，然后经负平衡再恢复为正平衡。尿氮增加时，磷、硫、锌、镁排出量也增加，氯的变化与钠平行但程度较轻。

（二）心血管功能变化

生理性应激刺激心血管系统做出防御性反应，表现为心率增快、心肌收缩力加强、心输出量增加、血压升高。手术创伤可引发交感神经兴奋，同时儿茶酚胺分泌增加，血浆和心肌内的浓度升高，超过一定限度时可导致心律失常，心肌耗氧量增加，脂质过氧化物生成增多，加之冠状动脉收缩使心肌缺氧，导致心肌细胞损害，甚至出现心肌坏死。

（三）消化道功能变化

外科患者消化系统功能的紊乱与胃、肠黏膜组织结构和通透性的改变密切相关。手术创伤可引发交感神经兴奋，引起内脏血管收缩，特别是肾脏和胃肠道血管收缩明显，胃血流量减少，蠕动亢进，胃酸分泌增加，胃黏膜屏障功能降低，出现胃黏膜充血、水肿、浅表糜烂和溃疡出血等病理改变。肠道黏膜组织结构和通透性发生改变，黏膜屏障遭到破坏甚至衰竭，还可出现肠道细菌移位，触发全身炎性反应和多器官功能衰竭，从而加重肠黏膜坏死和细菌移位。

（四）免疫功能降低

围手术期患者的神经内分泌系统出现功能紊乱，糖皮质激素、内啡肽、脑啡肽等大量分泌，致使淋巴细胞增殖、转化及功能发挥受到抑制，出现免疫抑制作用。

三、营养治疗原则

（一）手术前的营养治疗

1. 营养治疗原则

（1）术前应尽量改善患者的各项营养指标（血糖、血红蛋白和血清总蛋白等），最大限度地提高其手术耐受力。

（2）改善患者营养状况的方式依病情而定，优先选择肠内营养，酌情结合肠外营养，严重营养不良且伴有消化吸收功能障碍患者，可选用要素营养制剂，以减轻胃肠道负担。

（3）限期手术患者中有营养不良状态急需改善者，多采用肠外营养，必要时可选用人血制品、新鲜全血或血浆，以迅速改善其营养状态。

（4）急诊手术的患者，一般多采用中心静脉营养，以便于在术中、术后进行营养支持和生命体征监测。

2. 营养供应

（1）能量及来源。营养状态一般的住院治疗患者，如果仅在病床周边活动，运动量减少，供给能量只需增加基础代谢的10%左右即可；对于需要进行室内外活动的患者，则要增加基础代谢的20%~25%；对安静卧床发热患者，按体温每升高1 ℃增加基础代谢的13%计算；患者明显消瘦时，若病情允许，宜在体重恢复正常后再手术。

术前患者每日能量供给量一般需求在8.4~10.5 MJ（2000~2500 kcal），碳水化合物是供给热量中最经济、最有效的物质，供给量应占总能量的65%。脂肪较糖类难以消化吸收，供给量一般应低于正常人，可占全日总能量的15%~20%。蛋白质对外科患者有特别重要的意义，必须供应充足、保证质量，应占每日总能量的15%~20%，或根据1.5~2.0 g/(kg·d）计算，其中50%以上应为优质蛋白质。

（2）维生素。一般应从手术前7~10天开始，应以能使多数人维持最佳营养状态，对防病治病最有效的摄入量为指标。每天可以供给维生素C 100 mg、胡萝卜素3 mg、维生素B_1 5 mg、维生素PP 50 mg、维生素B_6 6 mg，在有出血或凝血机制障碍时需补充维生素，有骨折的患者可以考虑适当补充维生素D。

（3）治疗合并疾患。营养支持过程中，必须注意处理患者的疾病。在制订营养治疗计划时，应考虑疾病因素的影响：①患者有贫血、低蛋白血症和腹水时，输注全血、血浆和白蛋白的同时，还应通过膳食补充足够的蛋白质和能量；②有高血压的患者，在药物治疗外还需给予低盐、低脂膳食，待血压稳定在安全范围时再行手术；③有糖尿病的患者，必须按糖尿病要求供给膳食，配合药物治疗，并密切监测血糖、尿糖，预防术后伤口感染及其他并发症；④有肝功能不全的患者，要供给足够热能和碳水化合物、低脂肪膳食，充分补给各种维生素，合理补充蛋白质，注意蛋白质的量和质，肝功能严重受损时可选用含支链氨基酸较高的静脉营养制剂，限制芳香族氨基酸的输入，以免诱发肝性脑病；⑤对肾功能不全的患者，需依照病情给予高能量、低蛋白、低盐膳食，合理补充维生素，并注意防止水电解质平衡失调。

（二）手术后的营养治疗

外科手术是一种有创伤性的治疗手段，会对机体组织造成不同程度的损伤，一般会产生失血、发热、物质代谢紊乱、消化吸收功能降低等情况，甚至还可能有切口裂开、感染等并发症。患者术后得到适当的治疗和营养支持，可以促进机体恢复，最大限度地减少并发症的发生。

1. 营养支持原则

原则上以肠内营养为主，膳食多从要素营养制剂开始，经普通流食、半流食、软食逐渐过渡至普食。通常采用少食多餐的供给方式，必要时可行肠外营养。

（1）胃肠道手术。手术后患者需禁食2~3天，给胃肠减压引流的同时进行肠外营养支持，待患者排气、肠道功能初步恢复后可给予少量清流质饮食。胃、小肠手术患者术后经口摄食时应先给予少量清流质饮食，然后视病情改为普通流食，5~6天后改为少渣半流食、半流食，一般术后10天左右即可供应软食。直肠和肛门手术患者术后也应先给予清流食，2~3天后可使用少渣、易消化的要素制剂，以减少粪便形成，1周后可使用少渣半流食、软食。阑尾切除术后也可给予要素制剂和少渣的半流食、软食，以减少粪便形成、减小粪便体积，避免排便时用力导致伤口迸裂；拆线后可应用富含蔬菜、水果的普食，以保证膳食纤维的摄入量，防止便秘时腹压增高导致伤口迸裂。有研究表明，病情允许的条件下，早期进行肠内营养支持胃肠道功能恢复较应用传统治疗方法好；即使对于持续胃肠道功能不全的患者，进行肠外营养的同时给予适当途径的肠内营养才是最可取的营养支持方式。

（2）肝、胆、脾手术。肝、胆术后患者的营养支持类似于胃肠道术后，此外应注意采用低脂、高蛋白的半流食，减轻肝胆代谢负担。因门静脉高压症行脾切除手术后的患者，由于存在肝功能障碍和食管胃底静脉曲张，一般要限制膳食中脂肪及粗纤维的含量，烹调时要将食物切碎、做烂，尽量避免食用带有骨、刺的食物及粗糙、干硬的食物。

（3）口腔、咽喉部手术。一般视病情仅在术后短时间禁食，半天后即可供给冷流质饮食，至第3天中午改为少渣半流食。注意食物温度要低，以免引起伤口出血。患者术后1周左右可供给软食。

（4）其他部位手术。其他部位手术患者应根据术前营养状态和手术创伤的大小、患者术后的营养状况和营养需求等因素决定营养支持的时间和方式。状态良好且创伤小的手术一般不会引起或很少引起全身反应，患者在术后即可进食。状态较差且创伤大的手术或全身麻醉的患者，多伴有短时间的消化吸收功能障碍，一般进食较少，需进行肠外营养补充。随着机体的恢复，逐步改为肠内营养。对于颅脑损伤和昏迷的患者应给予管饲营养支持。

慢性消耗性疾病患者（如恶性肿瘤）行限期手术，往往存在不同程度的营养不良且往往不能在手术前给予充足的补充，应给予优质高蛋白膳食。对于严重贫血、低血容量性休克、急性化脓性感染造成大量蛋白质丢失者，须及时输血或血浆代用品。

2. 营养供应

手术后患者对能量和各种营养素的需要量明显加大，主要是由以下因素导致营养素大量消耗：①手术创伤可引发应激反应使机体能量消耗和物质分解代谢增强；②手术中和术后患者出血和呕吐、出汗、胃肠减压、引流、创面渗出等丢失了大量含氮体液；③损伤组织吸收以及感染都会引起体温升高，增加能量消耗；④术后并发症（如消化道瘘）造成的额外消耗。手术后患者的营养补充要依病情而定，但原则上是通过各种途径供给高能量、高蛋白、高维生素膳食。

（1）能量。能量的需要量是基础代谢、体力活动和食物特殊动力作用的总和。手术会造成机体能量大量消耗，必须供给充足的能量以补充机体组织消耗，促进术后恢复。卧床休息的男性患者每日应供给能量8.4 MJ（2000 kcal），女性为7.5 MJ（1800 kcal）。患者经常下床活动后，能量供给应增加到10.9~

12.6 MJ（2600~3000 kcal），也可按公式进行个性化计算。

（2）碳水化合物。碳水化合物是供给热量最有效的物质，并且体内某些组织（如周围神经、红细胞、吞噬细胞）及创伤愈合所必需的成纤维细胞，均主要利用葡萄糖作为能量的来源。给予充足的碳水化合物，在体内可发挥节约蛋白质的作用，加速机体转向正氮平衡，防止酮症酸中毒，并能增加肝糖原储存量，具有保护肝脏的作用。每天碳水化合物供给量以300~400 g为宜，超量供应会引发高血糖和尿糖。

（3）脂肪。脂肪是含能量最丰富的营养素，脂溶性维生素A、D、E、K等只有同脂肪一起才能被人体吸收，故患者膳食中应含有一定量的脂肪，可占总能量的20%~30%。脂肪较糖类难以被人体消化吸收，对胃肠道功能低下和肝、胆、胰手术后的患者，应限制其脂肪的摄入量。若患者长时间依靠肠外营养支持，应保证必需脂肪酸的供给。对肝病患者最好给予中链甘油三酯，因其比长链甘油三酯更容易被人体消化吸收，且可直接经门静脉进入肝脏，也易于氧化分解代谢。

（4）蛋白质。蛋白质是维持组织生长、更新、修复等正常生理活动所必需的原料。手术创伤患者多伴有不同程度的蛋白质缺乏，呈负氮平衡状态，不利于创伤愈合恢复，因此应充分保证蛋白质的数量和质量。在术后反应期，应在各种必需氨基酸的基础上特别考虑支链氨基酸的供给，以满足体内糖原异生作用的需要，从而节省肌肉蛋白质的消耗；在伤口愈合和全身康复阶段，应在充足的优良蛋白质的基础上，考虑到伤口愈合特别需要的含硫氨基酸以及胶原中含量高的各种氨基酸。对术后患者应供给高蛋白膳食，每日供给量应达到100~140 g，以纠正负氮平衡。

（5）维生素。一般术前缺乏维生素者应立即补充。营养状况良好的患者术后可给予足量的水溶性维生素，但是病情没有特殊要求的无需供给太多的脂溶性维生素，防止补给过多或（和）蓄积产生毒性作用。维生素C是合成胶原蛋白、促进创伤愈合所必需的物质，术后每天可给予500~1000 mg。B族维生素与能量代谢有密切关系，也会影响伤口愈合和机体对失血的耐受力，术后每天供给量应增加至平时的2~3倍。

（6）矿物质。术后患者可因呕吐、失血和液体渗出等，导致钾、钠、镁、锌、铁等矿物质大量丢失，可根据实验室检查结果及时补充，尤其是钾在组织恢复时有助于氮的利用。

四、营养治疗实施方案

（一）宜用食物

1. 非胃肠道手术

肝、胆、脾等非胃肠道手术患者，宜选用：①瘦肉、蛋类、乳类及其制品、豆类及其制品等富含优质蛋白的食物；②芹菜、白菜、油菜、菠菜、苹果、橘子、大枣、猕猴桃、香蕉等富含维生素和矿物质的新鲜蔬菜、水果。

2. 胃肠道手术

胃肠道手术患者可采用以下治疗方案：①术后肠道功能恢复前，采用肠外营养支持较多；②术后早期可选用安素、立适康等要素营养制剂，并逐渐增加菜汁、果汁、牛奶、稀粥、烂面条等膳食，由流食过渡到普食；③肠道功能初步恢复后，宜选用高蛋白、少渣食物，如蛋类、鱼肉、乳类及其制品等。烹调方式宜采用蒸、煮、炖、煨等，使食物易于消化。

新近的一些研究指出，胃肠术后早期即可开始肠内营养。术后小肠的蠕动、消化功能在术后几小时即可恢复正常，只要能保证将喂养管置入空肠，术后第一天即可开始肠内营养。

（二）限用食物

围手术期患者忌（少）食生冷、油腻及辛辣刺激性食物，有并发症患者更应忌食相应的食物，具体内容可参见相关章节。

胃肠道术后患者或其他手术术后胃肠道旷置1周以上的患者，在开始经肠营养支持时应避免使用添加纤维的要素制剂或天然食物，以免刺激胃肠道引起腹泻。尤其是处于高度应激状态的外科术后（如脑外伤术后）患者，经肠营养初期给予膳食纤维可能会诱发消化道出血。

（三）参考食谱

早餐：粥（大米100 g），凉拌芹菜（芹菜100 g）。

加餐：牛奶250 mL，饼干30 g。

午餐：米饭150 g，白菜肉片汤（瘦猪肉片50 g、白菜150 g），炖豆腐（豆腐100 g）。

加餐：橙子200 g，切片面包25 g。

晚餐：馒头150 g，西红柿炒鸡蛋（鸡蛋50 g、西红柿150 g），虾仁炒黄瓜（鲜虾100 g、黄瓜100 g）。

加餐：牛奶250 mL，蛋糕50 g。

全日用豆油25 g。

全日：总能量2385.5 kcal，蛋白质102.8 g（17%），脂肪64.9 g（24%），碳水化合物355 g（59%），维生素C 73.8 mg，钠957.9 mg，钾2574.9 mg，铁19.1 mg，胆固醇355.4 mg，膳食纤维6.9 g，P/S比值1.5，氮：热能=1：144.88，动物蛋白56.02 g（54%），豆类蛋白8.1 g（8%）。

第二节　短肠综合征

一、概述

短肠综合征是由各种原因导致的小肠消化吸收面积大量减少而引起的一系列临床综合征。在小肠切除术后，由于小肠吸收面积不足，患者会出现以腹泻、脱水、电解质平衡紊乱、吸收不良和进行性营养不良为主的临床表现，其症状的轻重程度及预后取决于小肠面积减少的程度、部位、是否保留回盲瓣以及残留小肠的适应过程是否良好。临床上行小肠切除术的主要病症有肠扭转引起的肠坏死、肠系膜血管栓塞、严重腹部损伤、恶性肿瘤等。

人小肠的长度为3~8 m，小肠的巨大吸收面积有利于提高营养吸收效率。膳食成分中的多数营养素主要在近端空肠被吸收，维生素B_{12}和肝脏分泌的胆汁则仅在回肠吸收，水与电解质在小肠和大肠均可被吸收。切除50%以下的小肠时，机体仍可代偿，尚能正常吸收营养素，一般不会出现短肠综合征，但切除70%或更多的小肠则导致小肠消化吸收的面积大量减少，出现严重营养障碍甚至危及生命。术后每位患者小肠剩余的长度不同，也有研究主张以剩余小肠的实际长度来评估预后，多数研究表明剩余的小肠尚有100 cm以上时，通过及时合理的营养治疗，小肠可发生代偿性变化，如肠黏膜增生、肠管扩张及延长、运动减缓，从而增加吸收面积、延长排空时间，同时胃的消化及大肠的吸收功能也会代偿性增加，若有完整的回盲瓣，患者就能吸收足够的营养物质而不易发生短肠综合征。剩余小肠在100 cm以下，甚至在60 cm以下时，患者则会出现严重的营养吸收障碍。由于食糜在回肠中停留的时间相对较长，并且胆盐、胆固醇、维生素B_{12}只在回肠被吸收，因此切除回肠更易引起脂肪泻而导致严重营养障碍。切除回盲瓣会使小肠中的食糜加速排入结肠，也可引起严重的营养物质吸收障碍。在患者出现短肠综合征时，应根据病情和残留小肠的吸收面积及切除部位积极进行合理营养支持，挽救患者生命。

短肠综合征最初的主要表现为严重腹泻或脂肪泻，每日可高达 5~10 L，可导致进行性脱水、水电解质和酸碱平衡失调、血容量降低和血压下降，此时还可并发感染。数日至数周后腹泻次数逐渐减少，残留小肠的功能开始代偿，但仍有严重营养不良，表现为体重持续下降、肌萎缩、贫血、血浆蛋白低下、凝血功能较差和吻合口不易愈合等。钙、镁丢失可引起神经肌肉兴奋性增强及手足搐搦。维生素 D 和钙的吸收障碍可引起骨质疏松和骨质软化症。胃酸分泌亢进，易并发消化性溃疡。高草酸尿症易形成泌尿系结石。胆盐吸收障碍易导致胆结石。维生素 B_{12} 吸收障碍可引起巨幼红细胞性贫血。

二、营养代谢特点

小肠是人体重要的消化吸收器官，一般根据形态和结构变化分为十二指肠、空肠和回肠 3 段。小肠的吸收功能主要在十二指肠、空肠近端及回肠远端完成，回盲瓣结构和功能的完整性影响残留小肠的吸收能力。小肠不同部位对营养物质的吸收是具有选择性的，回肠可吸收维生素 B_{12}、胆盐、胆固醇，其他营养物质几乎可在小肠各段被吸收。小肠被广泛切除后，其吸收面积大量减少，食糜在肠腔内停留时间变短，营养物质在体内的代谢发生改变，主要表现为各种营养物质吸收不完全，导致能量摄取不足、负氮平衡、体重减轻及免疫功能下降等。

（一）切除小肠上段对吸收功能的影响

切除上段小肠，影响碳水化合物、蛋白质、脂肪、多数维生素、钙、镁、磷、铁等营养素的吸收，导致低蛋白血症、缺铁性贫血、低钙血症和低镁血症。血钙下降又刺激甲状旁腺功能亢进而引起骨质疏松症和骨质软化症等。如果回肠足够长和回盲瓣的结构和功能保持完整，以上影响会有所减轻。长链脂肪酸吸收不良可导致矿物质在肠内形成沉淀物从大便中排出，明显地影响钙、镁的吸收，形成低钙血症和低镁血症，此种低钙血症和低镁血症在给予低脂膳食后可得到改善。

（二）切除小肠下段对吸收功能的影响

维生素 B_{12} 和胆汁酸的主动吸收仅限于回肠，即回肠细胞内的特异性转运蛋白在摄取维生素 B_{12}—内因子复合物与胆汁酸后进行转运。切除全部或部分回肠，可造成维生素 B_{12} 和胆汁酸吸收障碍。胆汁酸的肝肠循环被阻断后，影响肝脏胆汁酸合成，从而导致脂肪吸收障碍，使大量脂肪滞留在肠腔内引起脂肪泻。脂肪吸收障碍同时会严重影响脂溶性维生素吸收，如维生素 D 缺乏加重了骨质疏松和骨质软化。肠腔内的脂肪酸和草酸竞争与钙离子结合成钙皂，不但使钙的吸收率下降，而且使草酸与钠离子结合成可溶性草酸盐被大肠重新吸收入血，形成高草酸尿症，易引起泌尿系结石。胆汁中胆盐缺乏会造成胆结石。维生素 B_{12} 缺乏会导致巨幼红细胞性贫血。胆汁酸大量进入结肠、未吸收的脂肪酸被结肠内细菌羟基化等均可刺激结肠分泌电解质和水，进而加重腹泻症状。长期腹泻使体液大量丢失，引起水和电解质紊乱，酸碱平衡失调，营养素吸收不全，甚至造成严重的蛋白质—能量营养不良，重者危及生命。

（三）切除回盲部对吸收功能的影响

回盲瓣的主要功能是将回肠与结肠分隔开来，有阻止细菌在小肠的定植和调节回肠内容物排空进入结肠的作用。回盲瓣可延缓食糜进入结肠的时间，使食物中的营养成分得到充分吸收。在大多数回肠切除术中，回盲瓣均被切除，因而会加重营养素的吸收障碍。

（四）对胃酸分泌的影响

小肠的大段切除导致胃肠道动力紊乱，例如会加速胃的蠕动与排空，刺激产生大量胃酸，而过量的胃酸易造成消化性溃疡，进而影响营养物质的消化吸收。

三、营养治疗原则

（一）肠外营养治疗

对术后小肠面积损失较大的患者，应立即采用肠外营养进行支持治疗，使肠道得到必要的休息。在术后最初几周，应密切监测患者的血流动力学指标、电解质水平和酸碱指标，采取综合措施维持体液水电解质和酸碱平衡。肠外营养可满足机体基本的能量需求和提供蛋白质、维生素及矿物质等营养素，有利于维持正氮平衡和水电解质酸碱平衡。一般可按如下量供给：能量 125.52~167.36 kJ（30~40 kcal）/(kg·d)，蛋白质占总能量的 15%（氮能比为 1∶166.66），碳水化合物和脂肪占总能量的 85%左右，二者之比为 1∶1，其他营养素根据临床检测的生化指标合理补充。

（二）肠内营养治疗

进行肠广泛切除术的患者术后应禁食 10 天，以保证肠吻合口充分愈合。待患者肠道功能初步恢复后，应尽早经口或管饲进行肠内营养支持。积极采用肠内营养，可以促进肠黏膜增生、肥大，增加刷状缘酶的活性，有利于剩余小肠的功能代偿。肠内营养需逐渐增加通过肠道吸收营养物质的量，同时逐渐减少肠外营养供给量，循序渐进最终达到完全肠内营养。肠内营养初始适宜供给单纯葡萄糖液、单纯盐溶液试食，一方面可以明确患者肠道是否通畅及其适应能力，另一方面可以刺激空肠对电解质与水分的吸收。随后可用无蛋白、无脂肪流食作为过渡，少量多餐，增加对肠道的刺激。同时要注意饮食卫生，避免生冷和刺激性食物，以免引起或加重腹泻。待肠道适应后，可辅以一些肠内要素膳，如百普素、安素、立适康等，按说明书冲服饮用。服用肠内营养制剂要遵循剂量由少到多、浓度由低到高、速度由慢到快的原则，逐渐增加能量和蛋白质的量。及时合理地采用肠内营养可促进肠道功能恢复，改善患者生存质量。一般能量供给量为 125.52~167.36 kJ（30~40 kcal）/(kg·d)，蛋白质占总能量的 15%，碳水化合物占 75%，脂肪占 10%。随着病情的好转，肠道吸收功能逐步恢复，最终进食高蛋白、高碳水化合物、低脂肪的少渣软食。此膳食每日提供的营养素如下：能量 146.44~167.36 kJ（35~40 kcal）/(kg·d)，蛋白质占总能量的 15%，碳水化合物占 75%左右，脂肪低于 30 g/d。坚持遵循少食多餐的原则。若患者仍需管饲，可将食物制成匀浆膳。对肠内营养无法提供或提供不足的能量和营养素，如维生素 B_{12}、必需脂肪酸、脂溶性维生素、铁、钙、镁、锌等均应经静脉及时补充。短肠综合征患者易并发高草酸尿症及草酸钙肾结石，因此选用食物时应避免高草酸食物。

（三）谷氨酰胺和生长激素的联合应用

谷氨酰胺是肠黏膜细胞的条件必需氨基酸，具有为肠黏膜提供营养的作用，可防止肠黏膜萎缩，预防肠道细菌移位，促进残存小肠的代偿性增生。生长激素具有促进蛋白质合成，提高血浆蛋白含量，改善患者氮平衡，减少体重丢失的作用，并能促进肠黏膜细胞的有丝分裂。研究结果表明，若将谷氨酰胺与生长激素联合应用，可以增加短肠综合征患者剩余小肠对营养素的吸收，能提高肠黏膜对谷氨酰胺的利用率，维持肠黏膜正常结构和功能，并且显著减少肠外营养需要量。一般经口营养时多采用 L-谷氨酰胺悬浮液，肠外营养时多采用谷氨酰胺双肽或三肽。由于谷氨酰胺在溶液中极不稳定，很快被分解，不易配成稳定的溶液，因此要现配现用。重组人生长激素采用肌注法给予。

四、营养治疗实施方案

饮食治疗的原则是采用适量能量、低脂肪、少渣饮食，以少量多餐方式给予。

（一）宜用食物

应根据肠道功能恢复情况选择不同类别的食物，可分3个阶段进行饮食治疗。

1. 试用期

在刚开始经肠营养时，宜选用低蛋白、低脂肪流食，如稀米汤、稀藕粉、果汁、维生素糖水、胡萝卜汁等，由每次20~30 mL开始，若患者能耐受，无不良胃肠道反应，可增至每次50~100 mL，每日3~6次。

2. 适应期

若患者无明显胃肠道不适症状，可在给予试用期饮食3~4天后，依次添加以下食物：含淀粉为主的米粥等，含蛋白质较高的脱脂酸奶等，少量含脂肪的食物如蛋黄等。此期一般持续8~10天。

3. 稳定期

当患者肠道功能进一步恢复时，可给予少渣半流食或软食，并逐渐增加蛋白质、碳水化合物、脂肪的摄入量，采用少量多餐的饮食方式。

在适应期和稳定期给予普通治疗膳食的同时，也可选用营养均衡型肠道营养制剂，如百普素、安素、立适康等。

（二）限用食物

短肠综合征患者应限用高脂、高纤维、辛辣刺激性食物，如动物脂肪、芹菜、菠菜、韭菜、葱、蒜、辣椒等。此外，还应避免选用高草酸食物，如菠菜、蕹菜、苋菜、茄子、青椒、豆腐、草莓、葡萄等。

（三）参考食谱

早餐：馒头（面粉100 g），鸡蛋50 g。
加餐：牛奶250 mL，切片面包50 g，猕猴桃60 g。
午餐：米饭100 g，青菜草鱼汤（青菜150 g、草鱼50 g）。
加餐：冲藕粉100 mL（藕粉15 g、白糖10 g）。
晚餐：馒头100 g，鸡丝冬瓜汤（鸡丝50 g、冬瓜100 g、鸡蛋25 g）。
加餐：酸奶200 mL，松糕50 g。
全日植物油25 g。
全日：总能量2103.6 kcal，蛋白质70.5 g（17%），脂肪57.9 g（24%），碳水化合物330.7 g（59%），维生素C 133.6 mg，钠877.4 mg，钾1675.5 mg，铁16.3 mg，胆固醇307.4 mg，膳食纤维5.4 g，P/S比值1.31，氮：热能=1：144.88。蛋白质中动物蛋白32.92 g（47%）。

第三节 肠 瘘

一、概述

肠瘘是指肠管与其他空腔脏器、体腔或体表存在异常通道，致使肠内容物经此通道漏出体表或进入体腔、腹内其他空腔脏器中。漏出体表的称为外瘘，进入另一肠襻或其他空腔脏器的称为内瘘。临床上较为常见的肠瘘主要是由手术、人工肛门、创伤、腹腔内感染、恶性肿瘤、放射线损伤、化疗以及肠道炎症与感染性疾病等原因所引起。

（一）肠瘘的分类

1. 按瘘管内口部位分类

肠瘘按瘘管内口所在肠襻的部位分为高位瘘和低位瘘，位于胃、十二指肠及空肠上段的瘘为高位瘘，位于空肠下段、回肠及结肠的瘘为低位瘘。高位瘘因流失大量的电解质和消化酶，全身性病理生理变化较大，易造成水电解质和酸碱平衡紊乱及营养不良，而低位瘘全身性病理生理变化一般较小，但是因肠腔内细菌污染周围组织更易发生局部感染。

2. 按瘘的形态分类

肠瘘根据瘘的病理形态可分为唇状瘘、管状瘘、完全瘘。唇状瘘的肠内容物一部分由外口流出，一部分流入远端肠管；管状瘘的肠内容物大部分流入远端肠管，仅有小部分由瘘口流出体表；完全瘘的肠内容物全部或绝大部分由瘘口流出。

3. 按瘘口数量分类

肠瘘根据瘘口的数量可分为单个瘘和多发瘘。

（二）肠瘘的临床表现

肠瘘的临床表现较为复杂，其病情轻重受多种因素影响，例如肠瘘的类型、原因、患者身体状况以及肠瘘发生的不同阶段等。瘘的位置和大小决定了从瘘口流出的肠内容物的量和性质。十二指肠瘘流出物内含有大量胆汁和胰液，每日量高达3~4 L，进食后不久还可见未完全消化的食物。空肠瘘流出物主要为部分消化的食糜，多为淡黄色蛋花样液体，回肠瘘流出物多为稀糊状，结肠瘘流出物多为半成形或不成形的粪便。若瘘口很小，则可能只有气体或少量分泌物排出。一般来说，肠瘘位置越高、流量越大，造成的水电解质紊乱、酸碱平衡失调、营养不良和感染也越严重。大量丢失消化液可出现脱水、低血容量、水电解质紊乱、酸碱平衡失调、营养不良、体重下降，甚至多脏器功能衰竭。瘘口周围皮肤受消化酶腐蚀出现广泛糜烂、疼痛，常可继发感染，在局部形成腹内脓肿，如病情进一步发展还可出现弥漫性腹膜炎、脓毒血症等。大便量可因瘘口流量的增多而减少或无。若肠内容物流入其他空腔脏器还会出现该脏器受累的症状，例如肠道与输尿管、膀胱或者子宫发生的瘘，可出现肠内容物随尿液或者从阴道排出，或者尿液随大便排出。

二、营养代谢特点

肠瘘出现后，除了原有疾病引起的病理生理改变外，肠瘘本身也会引起一系列特有的病理生理改变，其对机体产生了广泛的影响，不仅仅是局部的变化。患者通常处于高代谢状态，能量消耗增加，营养素大量丢失，还存在胰岛素抵抗等病理情况。其代谢特点表现为以下几方面。

1. 水、电解质代谢紊乱

胃肠道的内分泌液每日约8 L，含有大量的电解质，在正常情况下绝大部分被再吸收。肠瘘会造成水和电解质不同程度的丢失，引起水电解质紊乱和酸碱平衡失调、血容量下降等，严重者可出现周围循环衰竭、肾功能衰竭等，如得不到及时有效的补充可危及生命。

2. 消化酶大量丢失

肠液的丢失会造成各种消化酶的损失，引起消化吸收障碍，出现营养不良、体重下降、肌肉和内脏器官萎缩。

3. 营养物质摄入不足

肠瘘使消化道内的食物未经充分消化和吸收就流失到体外，机体对各种营养素的摄取均达不到生理需要量，引起蛋白质—能量营养不良、贫血，以及各种维生素及镁、钙、锌等矿物质缺乏等。

三、营养治疗原则

根据肠瘘的不同类型和病理生理情况，采取有效的营养支持是避免肠瘘患者营养衰竭的根本条件，可以改善患者营养状况，维持内环境稳定，促进瘘口愈合，在降低并发症和死亡率方面有特别重要的作用。但在肠瘘发生的早期，应充分引流，加强抗感染治疗，不宜给予过度的营养治疗，以免加重代谢紊乱。待感染得到控制，代谢状态平复后再加强营养。

营养支持的目的是改善肠瘘患者营养状况，使胃肠功能得到适当的休息。肠瘘早期的营养支持以肠外营养为主，有利于病情稳定和改善。此时的治疗重点是维持生命体征，纠正内稳态失衡，改善腹腔引流以及抗感染治疗。一旦病情稳定，即给予肠内营养，或者同时采用肠内营养和肠外营养支持。双途径营养支持不仅能保持营养治疗的效果，还能较早促进和利用部分胃肠功能，从而避免长期肠外营养带来的各种并发症以及细菌移位、肠源性感染等。

（一）肠外营养治疗

肠瘘初期，营养支持方式首选肠外营养或以肠外营养为主。肠外营养可大大减少胃肠液的分泌量（50%~70%），减少胃肠道反应。如果病情需要，肠外营养可持续应用在肠瘘的整个治疗过程中。对瘘口大、位置高的肠瘘，应在其发生后立即采用肠外营养支持，形成完整瘘管后可经肠供给要素膳。肠外营养一方面为机体提供必要的营养素，改善机体营养状态和免疫功能，另一方面避免食物对胃肠道的刺激，减少消化液的分泌和丢失，减轻消化液对瘘口处及周围皮肤的腐蚀，促进瘘口缩小和愈合。根据实际情况可选择肠外营养和要素营养合用。能量可根据患者全日能量消耗公式计算。蛋白质占总能量的15%左右。

（二）肠内营养治疗

从长远来看，经消化道营养优于肠外营养，因为肠黏膜自身的代谢很大一部分依靠肠腔内营养物质。肠内营养治疗供给的营养全面、均衡，符合胃肠道的正常生理要求，能够维持胃肠道和肝脏的正常功能，刺激肠黏膜增生，保护肠道屏障，防止细菌易位，而且并发症少、费用低、技术要求低，是一种合适的营养支持方式。肠瘘在发生1~2周后，瘘口开始缩小，并形成完整瘘管，此时可经口进食要素膳，也可经鼻胃管或瘘管向远端小肠滴注。

肠内营养可因瘘口的位置而异。高位瘘可经口插管至瘘的下方，灌注肠内营养制剂或高能量、高蛋白质流食或混合奶，亦可在瘘口的远端做空肠造口灌注营养。低位肠瘘回肠远端或结肠瘘可经口进食或使用肠内营养（要素制剂）。中段肠瘘的肠内营养较为困难，往往在给予要素饮食同时结合肠外营养才能取得较好的效果。

肠内营养要从经口流食逐步过渡到半流食，营养内容为米汤、肉汤、菜汤、果汁等。应遵循由少到多、由稀到稠的原则，同时减少并最终停用肠外营养，此时虽然可继续应用要素膳，但应逐渐减少用量，最终使患者能够进食软食甚至普食来满足机体的生理需要。能量可按每日能量消耗量供给，蛋白质占总能量的15%，碳水化合物占60%~65%，脂类占25%~30%。若有腹泻则应减少脂肪摄入量。必要时也可将每餐制成匀浆膳或配制混合奶自瘘口灌入，若能将收集的未污染的消化液一起输入，则效果更佳。进食可以改善肠道自身的营养状况，促进肠黏膜生长，防止肠道细菌移位，并且随着肠道适应性和代偿功能的建立，瘘口流出量会逐步减少，直至愈合。

另外，在营养治疗期间应注意及时补充维生素和矿物质，保证营养均衡，纠正水电解质紊乱。必要时，可直接应用相应制剂。现已知谷氨酰胺是肠道的重要能源物质，尤其在创伤、感染等应激状态下，谷氨酰胺是肠黏膜上皮细胞的主要能源，可作为供氮源参与蛋白质、嘌呤和嘧啶的合成。目前，人们不仅把谷氨酰胺视为一种条件必需氨基酸，甚至把它视为一种具有特殊作用的药物。因此，正确使用生长抑素或生长激素以及谷氨酰胺，也是缩短肠瘘治愈病程的切实有效的措施。

四、营养治疗实施方案

（一）宜用食物

对于肠瘘的营养治疗，开始时可选用均衡型要素营养制剂，以少渣、对肠道刺激性小、易吸收者为佳，如安素、立适康、百普素等。1~2周后，可选用易于消化的半流质、软食等。

（二）限用食物

肠瘘患者应忌食油腻、高脂、多渣、不易消化的食物及刺激性强的食物。

（三）参考食谱

1. 肠瘘混合奶（1000 mL）

牛奶750 mL，鸡蛋50 g，糖45 g，藕粉50 g，植物油5 mL，米汤、菜汁、果汁（苹果200 g）共250 mL，盐3 g。

全日：能量1010.8 kcal，蛋白质29.5 g（12%），脂肪33.2 g（30%），碳水化合物150.7 g（58%），P/S比值2.18，钠2217.7 mg，钾1259.2 mg，氮：热能=1：214.15，胆固醇279.9 mg，膳食纤维1.9 g。

2. 肠瘘少渣软食参考食谱

早餐：粥（大米50 g），糖包（面粉50 g），鸡蛋50 g。

午餐：包子（面粉150 g、猪肉50 g、虾仁25 g、白菜100 g），豆腐汤（豆腐50 g）。

晚餐：馒头100 g，西红柿炒鸡蛋（西红柿150 g、鸡蛋50 g）。

加餐：牛奶250 mL，蛋糕50 g。

全日：能量2068.1 kcal，蛋白质82.5 g（16%），脂肪57.9 g（25%），碳水化合物311.1 g（59%），维生素C 118.8 mg，钠684.6 mg，钾2033.2 mg，铁13.3 mg，胆固醇312.9 mg，膳食纤维6.7 g。

【思考题】

1. 简述围手术期营养代谢特点及手术后的营养治疗原则。
2. 简述短肠综合征的营养代谢特点。
3. 为肠瘘患者设计营养治疗方案。

第十八章　恶性肿瘤的营养治疗

学习目标

1. 熟悉营养素、饮食习惯和食品污染与肿瘤的关系。
2. 熟悉常见恶性肿瘤的营养治疗目的和对营养素的需求。
3. 掌握常见恶性肿瘤的营养治疗方案和膳食防治方法。

第一节　概　述

肿瘤（tumor）是一大类由各种致病因素引起的以组织细胞异常增殖为特点的多发病、常见病，通常在机体局部形成肿块，可发生于任何年龄和身体任何部位。恶性肿瘤对人类的威胁日益突出，随着疾病谱的改变，肿瘤已成为死亡常见原因之一。全世界每年约有760万人死于肿瘤，有1010余万人患恶性肿瘤。恶性肿瘤为男性第二位死因、女性第三位死因。我国每年约新发病例200万，死亡约150余万人，其中60%以上为消化系统肿瘤。我国最常见的恶性肿瘤，在城市依次为肺癌、胃癌、肝癌、肠癌与乳腺癌；在农村为胃癌、肝癌、肺癌、食管癌、肠癌。恶性肿瘤生长较快、发展迅速，严重破坏组织器官，且有转移的特征，给人体带来极大的危害，是目前危害人们生命安全的常见疾病，做到“早期发现、早期诊断、早期治疗”对保障人民健康有着极其重要的意义。

一、病因和发病机制

恶性肿瘤的病因目前尚未明确，可能是环境与宿主内外因素交互作用的结果。据估计，80%以上的恶性肿瘤与环境因素有关。致癌因素、促癌因素和机体的内在因素在肿瘤的发生、发展中有着重要的作用，如遗传（遗传易感性）、内分泌与免疫机制等。体细胞中多基因改变并积累促使肿瘤形成。

（一）环境致癌因素及其致癌机制

1. 化学致癌因素

多环芳烃、芳香胺类与氨基偶氮染料、亚硝胺类、真菌毒素可间接致癌。鱼、虾等海产品活体内集富的砷、汞、铅等有害重金属。某些工业废水及生活污水中存在铅、汞、砷、磷、酚类等多种致突变物，污水处理未达标便直接排放或渗入农田及果园，通过动植物吸收及富集作用，污染食品原料。熏制食品过程中产生的多环芳烃类化合物；腌制咸菜、咸鱼产生的亚硝胺类化合物；包装运输材料沾染的铅、汞、砷、丙烯腈、氮乙烯单体等。例如，香烟中含有的苯并芘可以引起皮肤癌和肺癌；黄曲霉毒素可能引发肝癌；砷可引起皮肤癌、肺癌和肝癌。花生、玉米、谷物等受黄曲霉毒素污染的概率较大，是非洲、东南亚及我国南方地区肝癌、胃癌高发的主要因素。白地霉菌、杂色霉菌毒素也易造成食品污染。有机磷、有机氯等多种农药及除草剂的过量使用或过早采摘，造成果蔬及粮食农药残留也可致癌。天然调味品中的黄樟素、胡椒碱、苏铁素、蕨毒、单宁等，二丁羟基甲苯、苏丹红1号、羟茴香醚等化学合成的色素、甲醛、过量的消毒剂等，即便是允许使用的品种，使用不当也可产生潜在危害。畜类、禽类等动物性食品中存在残留抗生素及激素，如抗动物蠕虫药苯丙咪唑类有致突变作用，促禽类产蛋的雌激素有致癌性。还有许多化合物如烷化剂与酰化剂亦有致癌性。目前公认的化学致癌物还有石棉、铬、镍、煤焦油、芥子气、矿物油、二氯甲醚等。

预防黄曲霉毒素危害人类健康的主要措施是防止食品受黄曲霉菌及其毒素的污染，并尽量减少人类随同食品摄入毒素的可能性。为此，根本问题是加强对食品的防霉，其次为去毒，并应执行国家标准。我国食品中黄曲霉毒素 B_1 限量指标（国家标准 GB 2761—2011）规定如下：玉米、花生仁、花生油不得超过 20 μg/kg；玉米、花生仁及其制品（按原料折算）不得超过 20 μg/kg；大米，除花生油、玉米油外其他食用油不得超过 10 μg/kg；其他粮食、豆类、调味品不得超过 5 μg/kg；婴儿代乳食品不得检出。其他食品可以对照该标准执行。

除黄曲霉毒素外，还有些霉菌毒素也能诱发动物肿瘤，如杂色曲霉毒素、展青霉毒素、黄天精、环氯素以及镰刀菌毒素等。

2. 物理性致癌因素

离子辐射、异物、慢性炎性刺激和创伤亦可能与促癌有关。暴露于自然界或工业、医学及其他来源的电离辐射可引起各种肿瘤，包括白血病、乳腺癌和甲状腺癌。骨、造血系统、肺等是对放射线敏感的器官。例如，长期照射紫外光可以引起皮肤癌；日本原子弹受害者在急性期出现白血病；在慢性期的原子弹受害者和既往因患关节炎利用放射线照射过脊椎的患者发生甲状腺癌或肺癌的比率增高。人体本身的某些生理和病理过程如炎症、氧化应激反应、营养和激素失衡以及反复的组织损伤等，也可产生如氧自由基等致癌的化学物质。

3. 病毒致癌因素

其中 1/3 为 DNA 病毒，2/3 为 RNA 病毒。在对于致瘤病毒，特别是对 RNA 病毒（逆转录病毒）的研究发现了癌基因，如人 T 细胞白血病病毒-1（HTLV-1）和 HTLV-2 病毒可以引起白血病、淋巴瘤等；某些 DNA 病毒如乙型肝炎病毒（HBV）和丙型肝炎病毒（HCV）、EB 病毒、高危险型的人乳头瘤病毒（HPV）分别可导致肝癌、Burkitt 淋巴瘤、鼻咽癌、Hodgkin 淋巴瘤和宫颈癌等。目前，至少有 8 种病毒已被证明与肿瘤相关，虽然其相关性的确定程度不同。

4. 营养性致癌因素

营养与癌也有密切关系。据估计，有 1/3 的肿瘤是由营养因素造成的。

据国内外多项大样本的病例对照研究结果证实，膳食结构失衡及不良生活习惯，如高脂肪、高胆固醇、高能量、高盐、低纤维、低维生素、缺少蔬菜及水果的膳食习惯是多种肿瘤的危险因素。酗酒嗜好，以及腌制食品、熏制食品和油炸食品是不可低估的食品致癌因素。

维生素 A 和它的类似物（通称维甲类）与上皮分化有关。维甲类能抑制正常细胞因受辐射、化学致癌物或病毒引起的细胞转化过程，能作为抗氧化剂直接抑制一些致癌物的致癌作用和抑制某些致癌物与 DNA 结合，起到拮抗促癌物的作用，因此可直接干扰癌变过程。此外，维甲类对许多上皮组织的正常分化和生长有控制作用，对基因表达有调控作用，并对机体免疫系统有作用。食物中天然维甲类——胡萝卜素的摄入量与十几年后几种癌的发生呈负相关，而其中最突出的是肺癌。另一令人瞩目的研究成果是，大肠癌与脂肪类膳食的关系。已证明，过多的热量和肥胖会导致乳腺癌、大肠癌、胰腺癌的发生率增高。

（二）影响肿瘤发生、发展的内在因素及其作用机制

1. 遗传因素

（1）呈常染色体显性遗传的肿瘤。如视网膜母细胞瘤、肾母细胞瘤、肾上腺或神经节的神经母细胞瘤等。

（2）呈常染色体隐性遗传的遗传综合征：如患 Bloom 综合征（先天性毛细血管扩张性红斑及生长发育障碍）易发生白血病及其他恶性肿瘤；毛细血管扩张性共济失调症患者多发生急性白血病和淋巴瘤；着色性干皮病患者经紫外线照射后易患皮肤基底细胞癌、鳞状细胞癌或黑色素瘤。

（3）易感性。目前发现不少常见肿瘤有家族史，如乳腺癌、胃肠癌、食管癌、肝癌、鼻咽癌、白血病、子宫内膜癌、前列腺癌、黑色素瘤等。环境因素是肿瘤发生的始动因素，而个人的遗传特征决定肿瘤的易感性。

2. 宿主对肿瘤的反应——肿瘤免疫

（1）肿瘤抗原。肿瘤抗原可分为两类：只存在于肿瘤细胞而不存在于正常细胞的肿瘤特异性抗原；存在于肿瘤细胞和某些正常细胞的肿瘤相关抗原。肿瘤相关抗原在肿瘤中的表达可分为两类：肿瘤胚胎抗原和肿瘤分化抗原。

（2）抗肿瘤的免疫效应机制。肿瘤免疫反应以细胞免疫为主，体液免疫为辅。

（3）免疫监视。在免疫缺陷病患者和接受免疫抑制治疗的患者中，恶性肿瘤的发病率明显上升。

3. 其他与肿瘤发病学有关的因素

（1）内分泌因素。如乳腺癌的发生发展可能与患者体内雌激素水平过高或雌激素受体异常有关。乳腺癌在妊娠期和哺乳期发展得特别快，切除卵巢或用雌激素治疗可使肿瘤明显缩小。

（2）性别和年龄因素。除生殖器官肿瘤及乳腺癌多见于女性外，胆囊、甲状腺及膀胱等器官的肿瘤也是女性多发。肺癌、食管癌、肝癌、胃癌、鼻咽癌和结肠癌等则以男性为多见。

（3）种族和地理因素。如欧美国家的乳腺癌年死亡率是日本的 4~5 倍，而日本的胃癌年死亡率比美国高 7 倍。

二、肿瘤的分级与分期

肿瘤的分级（grading）和分期（staging）一般都用于恶性肿瘤。恶性肿瘤是根据其分化程度的高低、异型性的大小及核分裂象的多少来确定恶性程度的级别。三级分级法，即Ⅰ级为分化良好的，属低度恶性；Ⅱ级为分化中等的，属中度恶性；Ⅲ级为分化低的，属高度恶性。肿瘤的分级和分期目前有不同的方案，其主要原则是根据原发肿瘤的大小、浸润的深度、范围以及是否累及邻近器官、有无局部和远处淋巴结的转移、有无血源性或其他远处转移等来确定。肿瘤的分级和分期对临床上制定治疗方案和评估预后有参考价值。

第二节 恶性肿瘤的临床表现

恶性肿瘤因其细胞成分、发生部位和发展程度有所不同，可呈现复杂的临床表现。一般而言，恶性肿瘤早期症状较不明显，发展到一定程度后侵犯局部组织和器官时症状显著。

一、局部表现

（一）肿块

肿块是由肿瘤细胞无限增殖形成的，可为患者的首发症状，是诊断肿瘤的重要依据。体格检查时，可在体表或深部触及肿块，也可触及器官（如肝、甲状腺）或淋巴结肿大。恶性肿瘤增长较快，表面凹凸不平，移动度欠佳，一般境界不清。发生于体腔内深部器官的肿瘤，早期一般较难发现，而当肿瘤引起压迫、阻塞或破坏所在器官出现症状时，经检查才能发现肿块，如纵隔肿块压迫上腔静脉引起回流障碍时，患者可出现头、面、颈、上胸壁肿胀，胸壁及颈部静脉怒张、呼吸急促、发绀等症状。

（二）疼痛

疼痛是恶性肿瘤发展后较常见的症状之一，也是促使患者就医的主要原因。可因肿瘤较大引起所在器官的包膜或骨膜膨胀紧张；或压迫或堵塞空腔器官（如胃肠道、泌尿道）形成梗阻；或肿瘤晚期浸润胸膜、腹膜后内脏神经丛等，均可发生疼痛。

（三）病理性分泌物

病理性分泌物可见于头颈外科肿瘤、消化道、呼吸道及泌尿生殖器官的肿瘤，一旦肿瘤向腔内溃破时，可有血性、黏液血性分泌物，并发感染时可有腐臭的分泌物经腔道排出。此症状出现后应该将分泌物送检，明确细胞学检查有助于肿瘤的诊断。

（四）溃疡

恶性肿瘤表面组织坏死可形成溃疡。通常恶性溃疡呈火山口状或花椰菜状，边缘隆起外翻，基底凹凸不平，有较多坏死组织，质韧，易出血，血性分泌物有恶臭味。

（五）出血

出血来自溃疡或肿瘤破裂。体表肿瘤出血可直接发现，体内肿瘤少量出血表现为血痰、血尿、血性白带或粪便隐血试验阳性等；大量出血表现为呕血、咯血或便血等。肿瘤一旦发生出血常反复不止。

（六）梗阻

恶性肿瘤发展较快，呈浸润性生长，瘤细胞四周蔓延侵入周围组织的间隙、管道、空腔等处，可压迫或堵塞呼吸道、胃肠道、胆道或泌尿道，引起呼吸困难、腹胀、呕吐、黄疸或尿潴留等，且症状加重较快。

（七）破坏症状

恶性肿瘤破坏邻近器官和（或）组织。例如，肺癌可引起胸水，胃癌和肝癌可引起腹水，骨肿瘤可引起病理性骨折等。

二、全身表现

大多数恶性肿瘤发展到一定程度都有全身性改变。

（一）乏力或（和）消瘦

乏力或（和）消瘦可能由于肿瘤生长较快而消耗较多能量，饮食减少，消化吸收不良，疼痛或精神因素妨碍休息导致。

（二）发热

一般认为与肿瘤组织坏死后的分解产物被吸收，或并发感染有关，或因肿瘤代谢率增高所致。有些肿瘤发热原因不明。

（三）贫血

贫血可能与肿瘤出血或造血功能障碍有关。

（四）恶病质

恶病质是晚期肿瘤患者最重要的共同症状，是全身衰竭的表现。患者可在肿瘤早期症状或在肿瘤生长或扩散时出现食欲低下。无食欲导致体重下降，使患者虚弱及发生继发的合并症，如无力、褥疮、溃疡、体液和电解质异常，对感染的抵抗力降低，对食物更无兴趣。当肿瘤为人体重的3%~5%时，即出现明显恶病质。

（五）食欲减退

味觉不正常的肿瘤患者失体重的发生率比正常者高。肿瘤患者对苦味阈降低，使用5-氟尿嘧啶治疗时，患者甜感觉阈提高，锌缺乏也可使味觉改变。

（六）器官功能紊乱

颅内肿瘤除可引起头痛外，还可引起视力障碍、面瘫、偏瘫等；肝癌除有肝肿大或肝区疼痛外，还可引起食欲不振、腹胀等胃肠功能失调；内分泌腺体肿瘤可致内分泌功能失调；胰岛素瘤的主要表现为低血糖综合征；嗜铬细胞瘤主要表现为高血压；甲状旁腺瘤的表现为钙代谢紊乱所致的骨和肾病变。

临床上，某些恶性肿瘤的初发症状可能是上列任何1、2项表现。因此，对病因不明的发热持续或反复出现的夜间疼痛、消瘦、无力、贫血或低热等，应充分重视并详细检查。

三、恶性肿瘤主要转移途径

（一）直接浸润

即肿瘤从原发部位直接侵入周围组织器官，如胃癌侵犯横结肠、直肠癌侵犯膀胱等。

（二）淋巴结转移

肿瘤细胞侵入淋巴管，循淋巴道累及区域淋巴结，形成转移癌，然后转移到另一淋巴结，最后经胸导管或右淋巴导管进入静脉内。如胃窦部癌先转移至幽门上、下淋巴结，最后到左锁骨上淋巴结入锁骨下静脉。

（三）血行转移

癌细胞直接侵入静脉或间接经淋巴道进入血液循环。常见转移部位为肺、肝、骨、脑等。

（四）种植性转移

胸、腹腔内器官原发部位肿瘤侵犯浆膜面，癌细胞脱落后，再黏附于其他处浆膜面上继续生长，形成种植性癌结节，并可产生癌性胸、腹水（多为血性）。如胃癌侵犯浆膜后，癌细胞掉入盆腔，在膀胱（或子宫）直肠窝形成种植性转移癌。

第三节　营养相关因素与恶性肿瘤发病的关系

恶性肿瘤的发病原因目前尚不十分清楚。实验研究及临床资料显示，恶性肿瘤的发生与烟酒嗜好、膳食结构失衡、职业接触理化因素、医源性因素及宿主自身因素等多种致癌因素密切相关。据估计，在全部人类的肿瘤中有1/3的发病与营养因素相关。进一步确定这些因素在人类肿瘤漫长而复杂的发生过程中的作用，无疑是十分必要和有益的。膳食营养因素影响恶性肿瘤发生的主要作用机制包括：①影响致癌物的代谢，酚类可促进致癌物降解，十字花科蔬菜可间接或直接阻断致癌物引起的机体损伤；②抑制自由基、抗氧化作用，维生素E是阻止过氧化物产生的关键抗氧化剂，β-胡萝卜素抑制单线态氧和其他自由基，维生素C是直接抑制剂，具有很强的抗氧化作用，硒通过谷胱甘肽过氧化物酶系统发挥抗氧化作用；③促进细胞产生分化及延缓细胞生长，维生素A和它的类似物（通称维甲类）与上皮分化有关，维生素D和钙等也属这类物质；④调节机体免疫功能，维生素A及其衍生物、锌等与机体免疫细胞、上皮细胞介导的细胞免疫及巨噬细胞的吞噬功能密切相关。营养与癌也有密切关系。

（一）能量

流行病学资料表明，总能量摄入过多、超重、肥胖、有久坐生活习惯的人群，增加包括乳腺癌、结肠癌、胰腺癌、胆囊癌、子宫内膜癌和前列腺癌等肿瘤的患病危险性，反之，有规律的体力活动和瘦型体质可降低结肠癌和有可能降低乳腺癌、肺癌的患病危险性。膳食与肿瘤研究显示，低动物脂肪和红肉膳食对肿瘤有保护性倾向，而高脂肪膳食，尤其是高饱和脂肪酸膳食和高能量膳食似乎可增加肿瘤的危险性。总能量是反映三大宏量营养素摄入水平的间接指标，能量的减少反映了食物摄入量的减少，但是蛋白质等营养素摄入减少，会降低人体的抵抗力，使肿瘤易于发生。因此，在适当减少总能量摄入的同时，必须满足蛋白质、维生素和无机盐的摄入需要，维持机体营养均衡。

（二）脂肪

有关脂肪与肿瘤之间的关系的流行病学和实验资料显示，多数调查研究结果认为膳食脂肪摄入量，尤其是含饱和脂肪酸量较高的动物性脂肪的摄入量与某些非吸烟导致的恶性肿瘤，如乳腺癌、结肠癌、前列腺癌、子宫内膜癌等，呈正相关。乳腺癌发病率与人均动物性脂肪相关系数为0.79。动物性脂肪引起肠癌的发病机理与二酰甘油酸（DAG）、脱氧胆酸和石胆酸形成有关。除动物性脂肪外，结肠癌的发病还与总能量摄入过量、活动量减少等因素显著相关。前列腺癌的死亡率与动物性脂肪关系明显，但与植物性脂肪无关。动物性脂肪摄入量与浸润性前列腺癌呈强烈的相关性。另外，子宫内膜癌、卵巢癌、皮肤癌和肺癌的发生与动物性脂肪的摄入亦有关联，但关联程度如何尚有待于进一步研究。

脂肪的构成对肿瘤发病危险性的影响也有差别。饱和脂肪酸和动物性脂肪可能增加肺癌、乳腺癌、结肠癌、直肠癌、子宫内膜癌、前列腺癌的危险性。流行病学资料指出，不饱和脂肪酸和植物性脂肪均与乳腺癌的发生无相关性；单不饱和脂肪酸与前列腺癌不相关；单不饱和脂肪酸与结肠癌、直肠癌的危险性未见任何相关；常食鱼油的人群，肿瘤的死亡率亦低。

（三）蛋白质

流行病学调查和动物实验表明，膳食蛋白质摄入过低和过高均会促进肿瘤的发生。调查发现，食管癌和胃癌患者发病前的膳食蛋白质摄入量较正常对照组低。经常食用大豆制品和乳制品者，胃癌的发病危险性相对较低。动物实验结果提示，过多摄入蛋白质（正常量的2~3倍）可增加化学物质，诱发肿瘤。

（四）膳食纤维

膳食纤维是植物性食物中能耐受人类消化酶的化合物。每种植物性食物一般以一种或两种纤维为主，兼有其他类型。流行病学调查研究证实，膳食纤维摄入量与肠癌发病危险性呈负相关。动物实验结果表明，膳食纤维可降低实验动物结肠对人工致癌剂的敏感性，改善肠憩室病的症状。调查研究还表明，增加膳食纤维的摄取量可降低结肠癌和乳腺癌的发病危险性，甚至能降低口腔癌、咽喉癌、食管癌、胃癌、前列腺癌、子宫内膜癌及卵巢癌的发病危险性。

膳食纤维抑制肿瘤发生的机理与其功能有关。膳食纤维中的纤维素、木质素和半纤维素一般不溶于水，不能被发酵；而果胶、树胶和其他半纤维素一般可溶于水，易被发酵。不发酵的纤维可以通过吸收水分增加大肠内容物体积，刺激肠蠕动功能，缩短食物残渣残留在体内的时间，并且稀释和吸附潜在的致癌物。结肠内细菌可发酵、分解纤维素产生短链脂肪酸，如丁酸、丙酸和乙酸等，降低肠道pH值，抑制结肠癌、直肠癌的发生。部分膳食纤维还可生成植物雌激素，其中包括木脂体和某些异构黄酮，这些化合物具有较弱的雌激素活性，并与机体内雌激素竞争受体位点，降低机体雌激素生物利用率，从而减少激素依赖性恶性肿瘤的发病危险性。膳食纤维通过对胃肠道生理、生化环境的作用而影响口腔癌、咽癌、食管癌和胃癌的发生，而对子宫内膜癌、卵巢癌和前列腺癌的影响则与改变机体雌激素水平相关。因此，蔬菜、水果和全谷食物的抗癌作用应该与其富含膳食纤维有重要关系。

（五）维生素

1. 维生素A

已经证实维生素A与肿瘤的发生有着密切关系。维生素A类化合物主要作用于上皮组织，维持上皮组织细胞正常形态。维生素A的防癌机理：一般认为维生素A可以阻止致癌物与机体DNA结合；可以重建宿主细胞间隙连接及细胞间接触抑制，阻止细胞无限制增殖；可以增强机体天然适应机制，修复DNA损伤，抑制肿瘤细胞生长，甚至使之逆转为正常细胞。动物实验证实，多数起源于上皮组织的恶性肿瘤，如皮肤癌、食管癌、胃癌、肺癌、结肠癌、直肠癌、膀胱癌等的发生，都与机体缺乏维生素A有关。摄入较多类胡萝卜素，尤其是β-胡萝卜素，对食管癌、喉癌、胃癌、宫颈癌、子宫内膜癌、卵巢癌、膀胱癌等均显示有保护作用。

2. 维生素E

部分流行病学调查发现富含维生素E的膳食可降低肿瘤危险性，但是有关调查较少。研究发现，单独摄入维生素E以及和β-胡萝卜素一起摄入均可使口腔的癌前病变明显逆转。临床研究证实，维生素E与某些抗癌药物合用可增强疗效，同时维生素E还可减轻化疗毒性反应。维生素E可以降低肺癌、宫颈癌、乳腺癌、结肠癌的发病危险性。这可能是维生素E的防癌机制：抑制机体自由基的形成，保护细胞的正常分化，阻止上皮细胞过度增生角化，进而减少细胞癌变；抑制癌细胞增殖；诱导癌细胞向正常细胞分化；提高机体的免疫功能。

3. 维生素C

较多的流行病学和研究资料显示，摄入富含维生素C的膳食对口腔癌、食管癌和胃癌具有保护作用，还有研究表明维生素C也可降低宫颈癌和胰腺癌的危险性。维生素C具有很强的抗癌作用，可能是由于：①阻断致癌物质亚硝基混合物的合成；②促进淋巴细胞的形成；③大剂量维生素C能增强机体免疫监视作用；④增加胶原物质生成，增强机体自身对癌细胞的抵抗能力；⑤加速机体致癌化合物的清除和排出，抵消凋亡细胞的毒素；⑥促进机体干扰素合成；⑦通过对癌细胞能量代谢的影响直接抑制癌细胞生长。研究表明，摄入新鲜的蔬菜和水果常与各种肿瘤的死亡率呈负相关，黄绿色蔬菜和水果中不仅含有 β-胡萝卜素和膳食纤维，也含有丰富的维生素 C。

4. 其他维生素

叶酸缺乏可增加食管癌的发病风险，叶酸和富含叶酸的食物与大肠癌和乳腺癌的患病危险呈明显负相关。维生素 B_2、泛酸和烟酸对调整新陈代谢的关键酶的合成起着重要作用，对预防消化系统恶性肿瘤有着重要意义。维生素 B_2 缺乏对二乙基亚硝胺诱发肝癌有促进作用。维生素 B_6 可抑制膀胱癌的进展和转移。维生素 D 可抑制肿瘤细胞增殖，还可通过钙的作用抑制肠道胆汁酸及其衍生物的促癌作用。维生素 K_3 也具有抑癌活性。

（六）无机盐

经研究发现，镍、铅及其化合物可能是直接和潜在的致癌物；高盐饮食与胃癌发病有关。从理论上来说，钙通过与潜在性致癌物，如次级胆汁酸结合，以及通过降低黏膜增殖、增加细胞分化而降低大肠癌的危险性。镁缺乏可影响 T 淋巴细胞杀伤能力，使机体免疫功能降低，甚至导致染色体畸变，诱发恶性肿瘤。锗可以诱发机体产生干扰素，并具有较强的氧化性，与肿瘤细胞争夺氢离子，抑制肿瘤细胞的生长。

硒的营养状况与肿瘤发病率呈负相关，动物实验也强烈支持硒具有预防肿瘤的作用。虽然硒并不是独立的抗氧化剂，但可作为谷胱甘肽过氧化物酶的构成成分，清除自由基、保护机体组织免受氧化性损伤。硒的其他保护性机制包括：改变致癌物的代谢，增强机体免疫功能，抑制蛋白质合成，刺激细胞凋亡，通过调整细胞分裂、分化及癌基因表达使癌细胞行为向正常方向转化。硒还具有促进正常细胞增殖和再生的功能。

流行病学调查发现，碘过多和缺乏都会增加甲状腺癌的发病风险。病例对照研究显示，碘缺乏与甲状腺癌危险性的增加存在着相关性，主要增加滤泡型甲状腺癌的发病率。当碘摄入量超过每日推荐摄入量的 100 倍时，可阻断甲状腺对碘的吸收，结果引发甲状腺肿瘤，主要是乳头型甲状腺癌。碘缺乏也是乳腺癌、子宫内膜癌和卵巢癌的发病因素之一，缺碘可导致乳腺组织上皮细胞发育不良，增加乳腺组织对致癌物质的敏感性。

流行病学研究发现，缺钼地区（如河南林县）人群中食管癌的发病率较高。缺钼地区人群的机体免疫功能降低，癌的发病率增高。钼可以使亚硝酸盐还原成氨而失去致癌毒性，缺钼可使环境和植物体内的亚硝酸盐含量增加，从而影响动物和人群对亚硝酸盐的摄入量及蓄积量。当体内亚硝酸盐过多时，在一定条件下可与二级胺生成亚硝胺化合物，而亚硝胺化合物有较强的致癌作用。

锌摄入过低和过多都会降低机体免疫功能，增加患癌危险性。锌摄入过多还可影响硒的吸收。流行病学资料显示，锌过量可能与食管癌和胃癌有关。

流行病学资料发现，高铁膳食可能增加结肠癌、直肠癌和肝癌的患病危险。动物实验发现，铁缺乏可抑制大鼠肝脏肿瘤的发展，铁过多则可促进小鼠肝癌的形成。铁摄入过多与人类肝癌的关系尚需进一步研究。

（七）酒精

有充分的流行病学证据表明，饮酒可增加口腔癌、咽癌、喉癌、食管癌以及原发性肝癌的患病危险。若饮酒合并抽烟，则患肿瘤的危险性会进一步增加。饮酒也有可能增加结肠癌、直肠癌及乳腺癌的患病危险。但是酒精摄入量对肿瘤危险性的确切影响和其作用机制均不十分明确。

第四节　肿瘤患者的代谢特点

（一）能量代谢异常

部分流行病学调查发现，肿瘤患者能量代谢要比正常人高 10%。但也有报道认为未见有明显差别。然而较多晚期患者出现恶病质，这在胃癌、胰腺癌、结肠癌等消化系肿瘤中尤为常见。恶性肿瘤患者营养不良的发生率较高，其程度与肿瘤类型、部位、分期、大小等有关。多数恶性肿瘤患者在确诊之前已经出现体重下降。

（二）碳水化合物代谢异常

在肿瘤患者中常见葡萄糖不耐受症，这是由于胰岛素抵抗或胰岛素释放不足所造成的。表现为血糖清除延迟、血糖水平升高、葡萄糖转换增加以及乳酸生成量增加。

（三）脂肪代谢异常

肿瘤患者往往丢失大量的蛋白质，应激和肿瘤本身释放的脂溶因素可使脂肪分解作用增加、合成降低，血清脂蛋白酶活性降低，进而出现高脂血症。另外，由于食物摄入量减少，导致体重下降。

（四）蛋白质代谢异常

蛋白质代谢异常多有不同程度的蛋白质缺乏。患者可出现体内蛋白质转换率增加、肝脏蛋白质合成增加，而肌肉蛋白质合成降低。肌蛋白分解使患者消瘦、体重下降。此外，患者血浆支链氨基酸含量也下降。开始时恶性肿瘤消耗周围组织，后来则造成低白蛋白血症。肿瘤扩散的患者较局限者更低。这可能是由于蛋白质合成降低，但丢失很多。有效的肿瘤治疗能使正常组织内有氮潴留。当肿瘤退化时，甚至可使肿瘤的氮参与到体内组织中去。

（五）维生素代谢异常

患者血浆中抗氧化维生素含量下降，如 β-胡萝卜素、维生素 C 和维生素 E 等。此外，其他维生素，如维生素 B_{12} 在食管癌、胃癌患者血浆中含量降低，叶酸亦有降低。

（六）微量元素代谢异常

肿瘤患者大多都有硒含量降低和锌含量降低的情况，同时可见到抗氧化能力降低和细胞免疫功能的下降。胃癌患者还可见到血钴和血锰含量下降。

（七）各种治疗措施可能加重这些营养问题

1. 放射治疗

小肠细胞对放射线的敏感性仅次于骨髓，腹部照射可造成对小肠的广泛损伤，引起腹泻、脂肪痢、吸收不良和梗阻。放射治疗还可造成恶心与呕吐。口腔咽喉部放疗能破坏味觉，降低唾液分泌使患者咀嚼时感觉不舒服，其他不良副作用有黏膜炎、龋齿、进行性牙周病及放射性骨坏死。成人肝脏对放射治疗有抵抗力，但儿童肝脏对放射线很敏感，进行长时间放射治疗须考虑由肝功能低下或干扰而造成的营养不良。

2. 外科手术

头颈部的根治术常干扰咀嚼及吞咽，可能需要长时间的管饲。胃肠道不同部位的切除术可造成倾倒综合征及不同程度的吸收不良。如果不给予注意及营养治疗，此综合征可造成营养不良、恶病质。胰腺切除后，由于胰腺消化酶缺失而形成消化及吸收不良，由于胰岛素及其他激素分泌减少而形成糖尿病。

3. 化学治疗

化学药物可造成恶心、呕吐、无食欲、营养不良、腹泻及胃炎等胃肠道影响。

上述的能量及营养素代谢异常表明，肿瘤患者需要进行营养支持以改善机体营养状况，防止体重进一步下降，提高机体抗氧化能力和免疫功能。

第五节　肿瘤患者的营养治疗

营养不良是恶性肿瘤患者的常见并发症，40%~80%的肿瘤患者存在营养不良。对肿瘤患者进行营养治疗，是为了满足患者的机体需要，改善其营养状况，增强免疫功能，提高患者对手术、放疗、化疗的耐受力和治疗的有效性。首先，要对患者进行营养评估，做到早期发现、早期干预。评估内容包括膳食调查、人体组成分析、人体测量、生化检查、综合评价。其次，要选择合适的给养途径。营养补充途径包括口服、管喂、胃造瘘和静脉营养支持。

（一）能量

能量供给过多易引起患者肥胖，且多种恶性肿瘤的发生都与能量摄入过多有关；而能量摄入过少又易引起或加重患者营养不良，甚至导致恶病质。能量供给要适量，应视患者肿瘤性状、身体营养状况、活动量、性别、年龄而定，以能使患者保持理想体重为宜。在没有严重并发症的情况下，成人每日供给能量 2000 kcal 即可。

（二）蛋白质

恶性肿瘤患者的营养治疗以维持患者正氮平衡为目标。患者有效摄入量减少，加之肿瘤高代谢，使蛋白质消耗增加。手术、放疗、化疗等也会对机体正常组织造成不同程度的损伤，损伤组织的修复需要大量的蛋白质，因此术后早期应以患者处于应激状态考虑供应蛋白质。蛋白质供给量要充足。供给量应占总能量的 15%~20%，或按 1.5~2 g/(kg·d) 计算，其中优质蛋白应占 50%以上。

（三）脂肪

多种恶性肿瘤的发生都与动物性脂肪摄入过多有关。因此要限制脂肪供给量，使其占总能量的 15%~20%，其中饱和脂肪酸、单不饱和脂肪酸与多不饱和脂肪酸的比例应为 1∶1∶1。

（四）碳水化合物

碳水化合物是主要供能物质，应占总能量的 60%~65%。供给足够的碳水化合物可以改善患者的营养状况，减少蛋白质的消耗，保证蛋白质得到充分利用。另外，如果胃肠道条件允许，还应增加膳食纤维的供给。

（五）维生素和矿物质

多种恶性肿瘤的发生都与机体缺乏某些维生素和矿物质密切相关。应根据实验室检测结果，及时予以补充和调整。若膳食调整不能满足需要，则可给予相应制剂，保证患者摄入足够的维生素和矿物质。

（六）特殊营养成分

有些食物含有某些特殊物质，具有很强的防癌、抑癌作用，如香菇、木耳、金针菇、灵芝、海参中含有的多糖类物质、人参中含有的蛋白质合成促进因子、大豆中的异黄酮、茄子中的龙葵碱、四季豆中的植物红细胞凝集素等，应适量供给这些食物。

（七）其他

肝功能不全时应限制水、钠摄入，肾功能不全时应限制蛋白质摄入，患者接受放疗、化疗时，饮食宜清淡。对于伴有严重消化吸收功能障碍者，可选用经肠要素营养或（和）肠外营养，防止出现恶病质状态。

（八）防癌性食物

在保证患者膳食结构合理、营养素摄入平衡的前提下，经常性食用一些目前认为具有防癌、抗癌作用的食物，对患者可能有一定的益处。

1. 有抗突变（抗癌）作用的蔬菜、水果和菌类

大蒜、大葱、洋葱、四季豆、大豆及其制品、胡萝卜、萝卜、菠菜、紫菜、海带、西红柿、西葫芦、卷心菜、莴笋、莼菜、洋白菜、大白菜、茄子、花椰菜、韭菜、芹菜、黄花菜、土豆、红薯、菱角、芦笋、荠菜、南瓜、黄瓜、苦瓜、金瓜；樱桃、梨、苹果、无花果、橘子、桃子、李子、香蕉、石榴、猕猴桃、杏、柠檬、沙棘果、人参果、核桃、芒果、火龙果、柚子、枣、甜瓜；金针菇、猴头菇、黑木耳、银耳；等等。

2. 茶叶类

流行病学研究表明，产茶区居民的癌症死亡率低于非产茶区，有饮茶习惯的人群的癌症发生率低于不饮茶的人群。茶叶中含有茶多酚，如儿茶素、黄酮及黄酮醇类、花白素及花青素、酚酸类和缩酚酸类，其中以儿茶素含量最多。

3. 可食性中草药材

桂圆、银杏、枸杞、灵芝、珍珠粉、大枣、山楂、姜黄、女贞子、苦杏仁、芦荟、红景天、蒲公英、白山药、柳芽、桑葚、石榴皮、荸荠、仙人掌、蜂蜜、蜂王浆、蜂采花粉、海藻、裙带菜、甘草、丹参、黄芪、白菊花、槐花、槐豆、陈皮、茯苓、薏米仁、芝麻、金银花、百合、白茅根等。

4. 乳、肉类及其他

牛、羊乳中均含有某些具有生物活性的特殊物质，具有抗癌作用。鱼类尤其是海鱼含有丰富的锌、钙、硒、碘等元素，有利于抗癌。海参含有海参多糖，对肉瘤有抑制作用，玉竹海参的提取物硫酸糖胺聚糖可明显增加脾脏的重量，增强腹腔巨噬细胞的吞噬功能，改善机体免疫功能。

5. 天然食品中抗癌、抗突变的有效成分

叶绿素、茶多酚、黄酮类物质、多糖、灵芝多糖、枸杞多糖、海带多糖、香菇多糖、人参皂苷、谷类胚芽、膳食纤维、维生素 A、维生素 C、维生素 E、胡萝卜素及类胡萝卜素、B 族维生素、多种抗氧化物、异硫代氰酸酚类、芥子油苷、单萜类、植酸类、大蒜素、植物雌激素，以及微量元素硒、钼、碘、有机锗、铁、铜、锌等。

（九）参考食谱

早餐：小米粥（小米 50 g），发糕（面粉 50 g、玉米面 20 g），芹菜拌干丝（芹菜 50 g、干丝 25 g）。

加餐：红枣银耳莲子羹 150 mL（红枣 10 g、银耳 5 g、莲子 10 g、冰糖 20 g）。

午餐：米饭 100 g，清蒸鲳鱼（300 g），萝卜烧肉（瘦猪肉 30 g、萝卜 100 g、慈菇 50 g）。

加餐：花生汤 150 mL（花生仁 10 g、冰糖 20 g）。

晚餐：面条（面粉 150 g），西芹百合（百合 10 g、芹菜 200 g、枸杞 2 g），苦瓜炒肉丝（瘦猪肉 30 g、苦瓜 200 g）。

加餐：牛奶 250 mL，切片面包 25 g。

全日烹调用油 20 mL，盐 4 g。

全日：总能量 2458.5 kcal，蛋白质 113.5 g（18%），脂肪 53.8 g（20%），碳水化合物 397.1 g（62%）。

【思考题】

1. 简述不能经口进食肿瘤患者的营养治疗途径和方案。

2. 简述恶性肿瘤患者的营养代谢特点和营养治疗原则。

附录一　中国居民膳食营养素参考摄入量 DRIs

附表 1-1　能量和蛋白质的 RNIs 及脂肪供能比

年龄（Age）/岁（Year）	能量（Energy）[#] RNI/MJ		能量（Energy）[#] RNI/kcal		蛋白质（Protein）RNI/g		脂肪（Fat）占能量百分比 /%
	男（M）	女（F）	男（M）	女（F）	男（M）	女（F）	
0～	0.4 MJ/kg		95 kcal/kg[*]		1.5～3 g/（kg・d）		45～50
0.5～							35～40
1～	4.60	4.40	1100	1050	35	35	
2～	5.02	4.81	1200	1150	40	40	30～35
3～	5.64	5.43	1350	1300	45	45	
4～	6.06	5.83	1450	1400	50	50	
5～	6.70	6.27	1600	1500	55	55	
6～	7.10	6.67	1700	1600	55	55	
7～	7.53	7.10	1800	1700	60	60	25～30
8～	7.94	7.53	1900	1800	65	65	
9～	8.36	7.94	2000	1900	65	65	
10～	8.80	8.36	2100	2000	70	65	
11～	10.04	9.20	2400	2200	75	75	
14～	12.00	9.62	2900	2400	85	80	25～30
18～							20～30
体力活动水平 PAL▲							
轻（Light）	10.03	8.80	2400	2100	75	65	
中（Moderate）	11.29	9.62	2700	2300	80	70	
重（Heavy）	13.38	11.30	3200	2700	90	80	

续表

年龄（Age）/ 岁（Year）	能量（Energy）#				蛋白质（Protein）		脂肪（Fat）
	RNI/MJ		RNI/kcal		RNI/g		占能量百分比 /%
	男（M）	女（F）	男（M）	女（F）	男（M）	女（F）	
孕妇（Pregnant women）	+ 0.84		+ 200		+ 5，+ 15，+20		20~30
乳母（Lactating mothers）	+ 2.09		+ 500		+ 20		
50~							
体力活动 PAL▲							
轻（Light）	9.62	8.00	2300	1900	75	65	
中（Moderate）	10.87	8.36	2600	2000			
重（Heavy）	13.00	9.20	3100	2200			
60~							20~30
体力活动 PAL▲							
轻（Light）	7.94	7.53	1900	1800	75	65	
中（Moderate）	9.20	8.36	2200	2000			
70~							20~30
体力活动 PAL▲							
轻（Light）	7.94	7.10	1900	1700	75	65	
中（Moderate）	8.80	8.00	2100	1900			
80~	7.74	7.10	1900	1700			20~30

注：#各年龄组的能量的 RNI 值与其 EAR 值相同。

＊为 AI 值，非母乳喂养应增加 20%。

PAL▲，为体力活动水平。

凡表中数字缺如之处表示未制定该参考值。

附表 1-2　常量和微量元素的 RNIs 或 AIs

年龄（Age）/ 岁（Year）	钙（Ca） AI/ μg	磷（P） AI/ mg	钾（K） AI/ mg	钠（Na） AI/ mg	镁（Mg） AI/ mg	铁（Fe） AI/ mg		碘（I） RNI/ μg	锌（Zn） RNI/ mg		硒（Se） RNI/ μg	铜（Cu） RNI/ mg	氟（F） AI/ mg	铬（Cr） AI/ μg	锰（Mn） AI/ mg	钼（Mo） AI/ μg
0~	300	150	500	200	30	0. 3		50	1. 5		15（AI）	0. 4	0. 1	10		
0. 5~	400	300	700	500	70	10		50	8. 0		20（AI）	0. 6	0. 4	15		
1~	600	450	1000	650	100	12		50	9. 0		20	0. 8	0. 6	20		15
4~	800	500	1500	900	150	12		90	12. 0		25	1. 0	0. 8	30		20
7~	800	700	1500	1000	250	12		90	13. 5		35	1. 2	1. 0	30		30
						男（M）	女（F）		男（M）	女（F）						
11~	1000	1000	1500	1200	350	16	18	120	18. 0	15. 0	45	1. 8	1. 2	40		50
14~	1000	1000	2000	1800	350	20	25	150	19. 0	15. 5	50	2. 0	1. 4	40		50
18~	800	700	2000	2200	350	15	20	150	15. 0	11. 5	50	2. 0	1. 5	50	3. 5	60
50~	1000	700	2000	2200	350	15		150	11. 5		50	2. 0	1. 5	50	3. 5	60
孕妇（Pregnant women）																
早期（1st trimester）	800	700	2500	2200	400	15		200	11. 5		50					
中期（2nd trimester）	1000	700	2500	2200	400	25		200	16. 5		50					
晚期（3rd trimester）	1200	700	2500	2200	400	35		200	16. 5		50					
乳母（Lactating mothers）	1200	700	2500	2200	400	25		200	21. 5		65					

注：凡表中数字缺如之处表示未制定该参考值。

附表 1-3 脂溶性和水溶性维生素的 RNIs 或 AIs

年龄（Age）/岁（Year）	维生素 A VA RNI/ μgRE		维生素 D VD RNI/ μg	维生素 E VE AI/ mg α-TE*	维生素 B_1 VB_1 RNI/ mg		维生素 B_2 VB_2 RNI/ mg		维生素 B_6 VB_6 AI/ mg	维生素 B_{12} VB_{12} AI/ μg	维生素 C VC RNI/ mg	泛酸 Pantothenic acid AI/ mg	叶酸 Folic acid RNI/ μg DFE#	烟酸 Niacin RNI/ mg NE		胆碱 Choline AI/ mg	生物素 Biotin AI/ μg
0~	400（AI）		10	3	0.2（AI）		0.4（AI）		0.1	0.4	40	1.7	65（AI）	2（AI）		100	5
0.5~	400（AI）		10	3	0.3（AI）		0.5（AI）		0.3	0.5	50	1.8	80（AI）	3（AI）		150	6
1~	500		10	4	0.6		0.6		0.5	0.9	60	2.0	150	6		200	8
4~	600		10	5	0.7		0.7		0.6	1.2	70	3.0	200	7		250	12
7~	700		10	7	0.9		1.0		0.7	1.2	80	4.0	200	9		300	16
11~	700		5	10	1.2		1.2		0.9	1.8	90	5.0	300	12		350	20
	男（M）	女（F）			男（M）	女（F）	男（M）	女（F）						男（M）	女（F）		
14~	800	700	5	14	1.5	1.2	1.5	1.2	1.1	2.4	100	5.0	400	15	12	450	25
18~	800	700	5	14	1.4	1.3	1.4	1.2	1.2	2.4	100	5.0	400	14	13	450	30
50~	800	700	10	14	1.3		1.4		1.5	2.4	100	5.0	400	13		450	30
孕妇（Pregnant women）																	
早期（1st trimester）	800		5	14	1.5		1.7		1.9	2.6	100	6.0	600	15		500	30
中期（2nd trimester）	900		10	14	1.5		1.7		1.9	2.6	130	6.0	600	15		500	30
晚期（3rd trimester）	900		10	14	1.5		1.7		1.9	2.6	130	6.0	600	15		500	30
乳母（Lactating mothers）	1200		10	14	1.8		1.7		1.9	2.8	130	7.0	500	18		500	35

注：* α-TE，即 α-生育酚当量。

DFE，即膳食叶酸当量。

凡表中数字缺如之处表示未制定该参考值。

附表 1-4 某些微量营养素的 ULs

年龄（Age）/岁（year）	钙 Ca/mg	磷 P/mg	镁 Mg/mg	铁 Fe/mg	碘 I/μg	锌 Zn/mg 男（M）	锌 Zn/mg 女（F）	硒 Se/μg	铜 Cu/mg	氟 F/mg	铬 Cr/μg	锰 Mn/mg	钼 Mo/μg	维生素 A VA/μg RE	维生素 D VD/μg	维生素 B_1 VB_1/mg	维生素 C VC/mg	叶酸 Folic acid/μg DFE#	烟酸 Niacin/mg NE*	胆碱 Choline/mg
0~				10				55		0.4							400			600
0.5~				30		13		80		0.8							500			800
1~	2000	3000	200	30		23		120	1.5	1.2	200		80			50	600	300	10	1000
4~	2000	3000	300	30		23		180	2.0	1.6	300		110	2000	20	50	700	400	15	1500
7~	2000	3000	500	30	800	28		240	3.5	2.0	300		160	2000	20	50	800	400	20	2000
11~	2000	3500	700	50	800	37	34	300	5.0	2.4	400		280	2000	20	50	900	600	30	2500
14~	2000	3500	700	50	800	42	35	360	7.0	2.8	400		280	2000	20	50	1000	800	30	3000
18~	2000	3500	700	50	1000	45	37	400	8.0	3.0	500	10	350	3000	20	50	1000	1000	35	3500
50~	2000	3500▲	700	50	1000	37	37	400	8.0	3.0	500	10	350	3000	20	50	1000	1000	35	3500
孕妇（Pregnant women）	2000	3000	700	60	1000		35	400						2400	20		1000	1000		3500
乳母（Lactating mothers）	2000	3500	700	50	1000		35	400							20		1000	1000		3500

注：* NE，即烟酸当量。

DFE，即膳食叶酸当量。

▲ 60 岁以上磷的 UL 为 3000 mg。

凡表中数字缺如之处表示未制定该参考值。

附表 1-5　蛋白质及某些微量营养素的 EARs

年龄（Age）/岁（Year）	蛋白质 Protein/（g·kg^{-1}）	锌 Zn/mg		硒 Se/μg	维生素 A VA/μg RE*	维生素 D VD/μg	维生素 B_1 VB_1/mg		维生素 B_2 VB_2/mg		维生素 C VC/mg	叶酸 Folic acid/μg DFE
		男（M）	女（F）				男（M）	女（F）	男（M）	女（F）		
0~	2.25~1.25	1.5			375	8.88*						
0.5~	1.25~1.15	6.7			400	13.8*						
1~		7.4		17	300		0.4		0.5		13	320
4~		8.7		20			0.5		0.6		22	320
5~												
6~												
7~		9.7		26	700		0.5		0.8		39	320
8~												
9~												
10~												
11~		13.1	10.8	36	700		0.7		1			320
14~		13.9	11.2	40			1	0.9	1.3	1	13	320
18~	0.92	13.2	8.3	41			1.4	1.3	1.2	1	75	320
孕妇（Pregnant women）							1.3		1.45		66	520
早期（1st trimester）		8.3		50								
中期（2nd trimester）		+5		50								
晚期（3rd trimester）		+5		50								
乳母（lactating mothers）	0.18	+10		65			1.3		1.4		96	450
50~	0.92										75	320

注：*0~2.9 岁南方地区 8.88 μg，北方地区为 13.8 μg。

#RE 为视黄醇当量。

凡表中数字缺如之处表示未制定该参考值。

附录二　常用食物成分表（食部 100 g）节选

附表 2-1　常用食物成分表（食部 100 g）节选

序号	名　称	可食部分	能量（KJ）	水分（g）	蛋白质（g）	脂肪（g）	膳食纤维（g）	碳水化合物（g）	维生素A（mg）	维生素B_1（mg）	维生素B_2（mg）	烟酸（mg）	维生素E（mg）	钠（mg）	钙（mg）	铁（mg）	类别	维生素C（mg）	胆固醇（g）
1	大黄米（黍）	100	349	11.3	13.6	2.7	3.5	67.6	0	0.3	0.1	1.4	1.8	1.7	30	5.7	11	0	0
2	稻谷（早籼）	64	359	10.2	9.9	2.2	1.4	74.8	0	0.1	0.1	5	0.3	1.6	13	5.1	11	0	0
3	稻米（大米）	100	346	13.3	7.4	0.8	0.7	77.2	0	0.1	0.1	1.9	0.5	3.8	13	2.3	11	0	0
4	稻米（粳，特级）	100	334	16.2	7.3	0.4	0.4	75.3	0	0.1	0	1.1	0.8	6.2	24	0.9	11	0	0
5	稻米（粳，标一）	100	343	13.7	7.7	0.6	0.6	76.8	0	0.2	0.1	1.3	1	2.4	11	1.1	11	0	0
6	稻米（早籼，特等）	100	346	12.9	9.1	0.6	0.7	76	0	0.1	0	1.6	0	1.3	6	0.9	11	0	0
7	稻米（早籼，标一）	100	351	12.3	8.8	1	0.4	76.8	0	0.2	0.1	2	0	1.9	10	1.2	11	0	0
8	方便面	100	472	3.6	9.5	21.1	0.7	60.9	0	0.1	0.1	0.9	2.3	1144	25	4.1	11	0	0
9	高粱米	100	351	10.3	10.4	3.1	4.3	70.4	0	0.3	0.1	1.6	1.9	6.3	22	6.3	11	0	0
10	挂面（标准粉）	100	344	12.4	10.1	0.7	1.6	74.4	0	0.2	0	2.5	1.1	15	14	3.5	11	0	0
11	挂面（精白粉）	100	347	12.7	9.6	0.6	0.3	75.7	0	0.2	0	2.4	0.9	110.6	21	3.2	11	0	0
12	面条（标准粉）（切面）	100	280	29.7	8.5	1.6	1.5	58	0	0.3	0.1	3.1	0.5	3.4	13	2.6	11	0	0
13	米饭（蒸，籼米）	100	114	71.1	2.5	0.2	0.4	25.6	0	0	0	1.7	0	1.7	6	0.3	11	0	0
14	米饭（蒸，粳米）	100	117	70.6	2.6	0.3	0.2	26	0	0	0	2	0	3.3	7	2.2	11	0	0
15	小麦粉（特二粉）	100	349	12	10.4	1.1	1.6	74.3	0	0.2	0.1	2	1.3	1.5	30	3	11	0	0
16	小麦粉（标准粉）	100	344	12.7	11.2	1.5	2.1	71.5	0	0.3	0.1	2	1.8	3.1	31	3.5	11	0	0
17	小麦粉（特一，精粉）	100	350	12.7	10.3	1.1	0.6	74.6	0	0.2	0.1	2	0.7	2.7	27	2.7	11	0	0
18	玉米面（白）	100	340	13.4	8	4.5	6.2	66.9	0	0.3	0.1	3	6.9	0.5	12	1.3	11	0	0
19	玉米面（黄）	100	340	12.1	8.1	3.3	5.6	69.6	7	0.3	0.1	2.3	3.8	2.3	22	3.2	11	0	0

续表

序号	名称	可食部分	能量（KJ）	水分（g）	蛋白质（g）	脂肪（g）	膳食纤维（g）	碳水化合物（g）	维生素A（mg）	维生素B_1（mg）	维生素B_2（mg）	烟酸（mg）	维生素E（mg）	钠（mg）	钙（mg）	铁（mg）	类别	维生素C（mg）	胆固醇（g）
20	豆腐	100	81	82.8	8.1	3.7	0.4	3.8	0	0	0	0.2	2.7	7.2	164	1.9	21	0	0
21	豆腐（南豆腐）	100	57	87.9	6.2	2.5	0.2	2.4	0	0	0	1	3.6	3.1	116	1.5	21	0	0
22	豆腐（北）	100	98	80	12.2	4.8	0.5	1.5	5	0.1	0	0.3	6.7	7.3	138	2.5	21	0	0
23	豆腐干	100	140	65.2	16.2	3.6	0.8	10.7	0	0	0.1	0.3	0	76.5	308	4.9	21	0	0
24	豆腐干（香干）	100	147	69.2	15.8	7.8	1.8	3.3	7	0	0	0.3	15.9	4.1	299	5.7	21	0	0
25	豆浆	100	13	96.4	1.8	0.7	1.1	0	15	0	0	0.1	0.8	3	10	0.5	21	0	0
26	豆浆粉	100	422	1.5	19.7	9.4	2.2	64.6	0	0.1	0.1	0.7	18	26.4	101	3.7	21	0	0
27	黄豆（大豆）	100	359	10.2	35.1	16	15.5	18.6	37	0.4	0.2	2.1	18.9	2.2	191	8.2	21	0	0
28	黄豆粉	100	418	6.7	32.8	18.3	7	30.5	63	0.3	0.2	2.5	33.7	3.6	207	8.1	21	0	0
29	豇豆	100	322	10.9	19.3	1.2	7.1	58.5	10	0.2	0.1	1.9	8.6	6.8	40	7.1	21	0	0
30	绿豆	100	316	12.3	21.6	0.8	6.4	55.6	22	0.3	0.1	2	10.9	3.2	81	6.5	21	0	0
31	豌豆	100	313	10.4	20.3	1.1	10.4	55.4	42	0.5	0.1	2.4	8.5	9.7	97	4.9	21	0	0
32	豌豆（花）	100	322	11.5	21.6	1	6.9	56.7	40	0.7	0.2	2.4	9.6	3.2	106	4.4	21	0	0
33	小豆（红小豆）	100	309	12.6	20.2	0.6	7.7	55.7	13	0.2	0.1	2	14.4	2.2	74	7.4	21	0	0
34	油豆腐（豆腐泡）	100	244	58.8	17	17.6	0.6	4.3	5	0.1	0	0.3	24.7	32.5	147	5.2	21	0	0
35	油炸豆瓣	100	405	8.1	25.1	9.8	0.7	54	0	0.1	0.2	1.8	7.9	359.4	63	1.9	21	0	0
36	油炸豆花	100	400	12.2	33.4	14.8	1.8	33.3	0	0	0.3	1.8	18.8	0	0	0	21	0	0
37	芸豆（白）	100	296	14.4	23.4	1.4	9.8	47.4	0	0.2	0.3	2.4	6.2	0	0	0	21	0	0
38	芸豆（红）	100	314	11.1	21.4	1.3	8.3	54.2	30	0.2	0.1	2	7.7	0.6	176	5.4	21	0	0
39	扁豆（鲜）	91	37	88.3	2.7	0.2	2.1	6.1	25	0	0.1	0.9	0.2	3.8	38	1.9	22	13	0
40	蚕豆（鲜）	31	104	70.2	8.8	0.4	3.1	16.4	52	0.4	0.1	1.5	0.8	4	16	3.5	22	16	0
41	刀豆	92	35	89	3.1	0.2	1.8	5.3	37	0.1	0.1	1	0.3	5.9	48	3.2	22	15	0
42	豆角	96	30	90	2.5	0.2	2.1	4.6	33	0.1	0.1	0.9	2.2	3.4	29	1.5	22	18	0
43	豆角（白）	97	30	89.7	2.2	0.2	2.6	4.8	97	0.1	0	0.9	2.4	9.5	26	0.8	22	39	0
44	发芽豆	83	128	66.1	12.4	0.7	1.3	18.1	0	0.3	0.2	2.3	2.8	3.9	41	5	22	4	0
45	黄豆芽	100	44	88.8	4.5	1.6	1.5	3	5	0	0.1	0.6	0.8	7.2	21	0.9	22	8	0

续表

序号	名　称	可食部分	能量（KJ）	水分（g）	蛋白质（g）	脂肪（g）	膳食纤维（g）	碳水化合物（g）	维生素A（mg）	维生素B_1（mg）	维生素B_2（mg）	烟酸（mg）	维生素E（mg）	钠（mg）	钙（mg）	铁（mg）	类别	维生素C（mg）	胆固醇（g）
46	豇豆（鲜）	97	29	90.3	2.9	0.3	2.3	3.6	42	0.1	0.1	1.4	4.4	2.2	27	0.5	22	19	0
47	豇豆（鲜，长）	98	29	90.8	2.7	0.2	1.8	4	20	0.1	0.1	0.8	0.6	4.6	42	1	22	18	0
48	绿豆芽	100	18	94.6	2.1	0.1	0.8	2.1	3	0.1	0.1	0.5	0.2	4.4	9	0.6	22	6	0
49	毛豆（青豆）	53	123	69.6	13.1	5	4	6.5	22	0.2	0.1	1.4	2.4	3.9	135	3.5	22	27	0
50	四季豆（菜豆）	96	28	91.3	2	0.4	1.5	4.2	35	0	0.1	0.4	1.2	8.6	42	1.5	22	6	0
51	豌豆（鲜）	42	105	70.2	7.4	0.3	3	18.2	37	0.4	0.1	2.3	1.2	1.2	21	1.7	22	14	0
52	甘薯（红心，山芋红薯）	90	99	73.4	1.1	0.2	1.6	23.1	125	0	0	0.6	0.3	28.5	23	0.5	33	26	0
53	甘薯（白心，红皮山芋）	86	104	72.6	1.4	0.2	1	24.2	37	0.1	0	0.6	0.4	58.2	24	0.8	33	24	0
54	胡萝卜（红）	96	37	89.2	1	0.2	1.1	7.7	688	0	0	0.6	0.4	71.4	32	1	33	13	0
55	胡萝卜（黄）	97	43	87.4	1.4	0.2	1.3	8.9	668	0	0	0.2	0	25.1	32	0.5	33	16	0
56	姜	95	41	87	1.3	0.6	2.7	7.6	28	0	0	0.8	0	14.9	27	1.4	33	4	0
57	姜（干）	95	273	14.9	9.1	5.7	17.7	46.3	0	0	0.1	0	0	9.9	62	0	33	0	0
58	姜（子姜，嫩姜）	82	19	94.5	0.7	0.6	0.9	2.8	0	0	0	0.3	0	1.9	9	0.8	33	2	0
59	芋头（芋艿，毛芋）	84	79	78.6	2.2	0.2	1	17.1	27	0.1	0.1	0.7	0.4	33.1	36	1	33	6	0
60	竹笋	63	19	92.8	2.6	0.2	1.8	1.8	0	0.1	0.1	0.6	0.1	0.4	9	0.5	33	5	0
61	竹笋（白笋，干）	64	196	10	26	4	43.2	13.9	2	0	0.3	0.2	0	0	31	4.2	33	0	0
62	竹笋（春笋）	66	20	91.4	2.4	0.1	2.8	2.3	5	0.1	0	0.4	0	6	8	2.4	33	5	0
63	白菜（大白菜）	92	21	93.6	1.7	0.2	0.6	3.1	42	0.1	0.1	0.8	0.9	89.3	69	0.5	31	47	0
64	菠菜（赤根菜）	89	24	91.2	2.6	0.3	1.7	2.8	487	0	0.1	0.6	1.7	85.2	66	2.9	31	32	0
65	菜花（花椰菜）	82	24	92.4	2.1	0.2	1.2	3.4	5	0	0.1	0.6	0.4	31.6	23	1.1	31	61	0
66	葱头（洋葱）	90	39	89.2	1.1	0.2	0.9	8.1	3	0	0	0.3	0.1	4.4	24	0.6	31	8	0
67	葱头（白皮，脱水）	100	330	9.1	5.5	0.4	5.7	76.2	5	0.2	0.2	1	0	31.7	186	0.9	31	22	0
68	葱头（紫皮，脱水）	100	324	9.1	6.9	0.4	7.5	73.1	3	0.2	0.1	1	0	77.4	351	6.2	31	5	0
69	大白菜（青白口）	83	15	95.1	1.4	0.1	0.9	2.1	13	0	0	0.4	0.4	48.4	35	0.6	31	28	0
70	榨菜	100	29	75	2.2	0.3	2.1	4.4	83	0	0.1	0.5	0	4252.6	155	3.9	84	2	0
71	海带（干，江白菜，昆布）	98	77	70.5	1.8	0.1	6.1	17.3	40	0	0.1	0.8	0.9	327.4	348	4.7	34	0	0

续表

序号	名称	可食部分	能量（KJ）	水分（g）	蛋白质（g）	脂肪（g）	膳食纤维（g）	碳水化合物（g）	维生素A（mg）	维生素B_1（mg）	维生素B_2（mg）	烟酸（mg）	维生素E（mg）	钠（mg）	钙（mg）	铁（mg）	类别	维生素C（mg）	胆固醇（g）
72	海带（鲜，江白菜，昆布）	100	17	94.4	1.2	0.1	0.5	1.6	0	0	0.2	1.3	1.9	8.6	46	0.9	34	0	0
73	海冻菜（石花菜，冻菜）	100	314	15.6	5.4	0.1	0	72.9	0	0.1	0.2	3.3	14.8	380.8	167	2	34	0	0
74	猴头菇（罐装）	100	13	92.3	2	0.2	4.2	0.7	0	0	0	0.2	0.5	175.2	19	2.8	34	4	0
75	黄蘑	89	166	39.3	16.4	1.5	18.3	21.8	12	0.2	1	5.8	1.3	0	11	22.5	34	0	0
76	蘑菇（鲜，鲜蘑）	99	20	92.4	2.7	0.1	2.1	2	2	0.1	0.3	4	0.6	8.3	6	1.2	34	2	0
77	木耳（黑木耳，云耳）	100	205	15.5	12.1	1.5	29.9	35.7	17	0.2	0.4	2.5	11.3	48.5	247	97.4	34	0	0
78	木耳（水发，黑木耳，云耳）	100	21	91.8	1.5	0.2	2.6	3.4	3	0	0.1	0.2	7.5	8.5	34	5.5	34	1	0
79	平菇（鲜，糙皮）	93	20	92.5	1.9	0.3	2.3	2.3	2	0.1	0.2	3.1	0.8	3.8	5	1	34	4	0
80	香菇（干，香蕈，冬菇）	95	211	12.3	20	1.2	31.6	30.1	3	0.2	1.3	20.5	0.7	11.2	83	10.5	34	5	0
81	香菇（鲜，香蕈，冬菇）	100	19	91.7	2.2	0.3	3.3	1.9	0	0	0.1	2	0	1.4	2	0.3	34	1	0
82	香杏片口蘑	100	207	15.1	33.4	1.5	22.6	15	0	0	1.9	0	0	21	15	137.5	34	0	0
83	羊肚菌（干，狼肚）	100	295	14.3	26.9	7.1	12.9	30.8	209	0.1	2.3	8.8	3.6	33.6	87	30.7	34	3	0
84	银耳（白木耳）	96	200	14.6	10	1.4	30.4	36.9	8	0.1	0.3	5.3	1.3	82.1	36	4.1	34	0	0
85	菠萝（凤梨，地菠萝）	68	41	88.4	0.5	0.1	1.3	9.5	33	0	0	0.2	0	0.8	12	0.6	41	18	0
86	菠萝蜜肉	43	103	73.2	0.2	0.3	0.8	24.9	0	0.1	0.1	0.7	0.5	11.4	9	0.5	41	9	0
87	菠萝蜜子	97	160	57	4.9	0.3	2.3	34.4	0	0.3	0.2	0.9	0.1	11.5	18	1.6	41	16	0
88	草莓	97	30	91.3	1	0.2	1.1	6	5	0	0	0.3	0.7	4.2	18	1.8	41	47	0
89	橙	74	47	87.4	0.8	0.2	0.6	10.5	27	0.1	0	0.3	0.6	1.2	20	0.4	41	33	0
90	桂圆（鲜）	50	70	81.4	1.2	0.1	0.4	16.2	3	0	0.1	1.3	0	3.9	6	0.2	41	43	0
91	桂圆（干，龙眼，圆眼）	37	273	26.9	5	0.2	2	62.8	0	0	0.4	1.3	0	3.3	38	0.7	41	12	0
92	桂圆肉	100	313	17.7	4.6	1	2	71.5	0	0	1	8.9	0	7.3	39	3.9	41	27	0
93	果丹皮	100	321	16.7	1	0.8	2.6	77.4	25	0	0	0.7	1.9	115.5	52	11.6	41	3	0
94	海棠果	86	73	79.9	0.3	0.2	1.8	17.4	118	0.1	0	0.2	0.3	0.6	15	0.4	41	20	0
95	金橘（金枣）	89	55	84.7	1	0.2	1.4	12.3	62	0	0	0.3	1.6	3	56	1	41	35	0
96	橘柑子（宽皮桂）	78	43	88.6	0.8	0.1	0.5	9.7	82	0	0	0.2	1.2	0.8	24	0.2	41	35	0
97	橘（芦柑）	77	43	88.5	0.6	0.2	0.6	9.7	87	0	0	0.2	0	1.3	45	1.4	41	19	0

续表

序号	名称	可食部分	能量（KJ）	水分（g）	蛋白质（g）	脂肪（g）	膳食纤维（g）	碳水化合物（g）	维生素A（mg）	维生素 B_1（mg）	维生素 B_2（mg）	烟酸（mg）	维生素E（mg）	钠（mg）	钙（mg）	铁（mg）	类别	维生素C（mg）	胆固醇（g）
98	李（玉皇李）	91	36	90	0.7	0.2	0.9	7.8	25	0	0	0.4	0.7	3.8	8	0.6	41	5	0
99	梨	75	32	90	0.4	0.1	2	7.3	0	0	0	0.1	0	3.9	11	0	41	1	0
100	梨（砀山梨）	91	48	83.7	0.2	0.2	4.2	11.4	0	0	0	0	0	0	0	0	41	0	0
101	梨（鸭梨）	82	43	88.3	0.2	0.2	1.1	10	2	0	0	0.2	0.3	1.5	4	0.9	41	4	0
102	梨（鸭广梨，广梨）	76	50	82.4	0.6	0.2	5.1	11.4	0	0	0	0.3	0.5	1	18	0.2	41	4	0
103	荔枝（鲜）	73	70	81.9	0.9	0.2	0.5	16.1	2	0.1	0	1.1	0	1.7	2	0.4	41	41	0
104	杧果（抹猛果，望果）	60	32	90.6	0.6	0.2	1.3	7	1342	0	0	0.3	1.2	2.8	0	0.2	41	23	0
105	柠檬	66	35	91	1.1	1.2	1.3	4.9	0	0.1	0	0.6	1.1	1.1	101	0.8	41	22	0
106	柠檬汁	100	26	93.1	0.9	0.2	0.3	5.2	0	0	0	0.1	0	1.2	24	0.1	41	11	0
107	枇杷	62	39	89.3	0.8	0.2	0.8	8.5	117	0	0	0.3	0.2	4	17	1.1	41	8	0
108	苹果	76	52	85.9	0.2	0.2	1.2	12.3	3	0.1	0	0.2	2.1	1.6	4	0.6	41	4	0
109	苹果（国光苹果）	78	54	85.9	0.3	0.3	0.8	12.5	10	0	0	0.2	0.1	1.3	8	0.3	41	4	0
110	苹果（旱）	96	30	90.8	0.4	0.2	1.7	6.7	0	0	0	0.1	0	0	0	0	41	0	0
111	苹果（红富士苹果）	85	45	86.9	0.7	0.4	2.1	9.6	100	0	0	0	1.5	0.7	3	0.7	41	2	0
112	苹果（红香蕉苹果）	87	49	86.9	0.4	0.2	0.9	11.4	17	0	0	0.1	0.4	2	5	0.6	41	3	0
113	葡萄	86	43	88.7	0.5	0.2	0.4	9.9	8	0	0	0.2	0.7	1.3	5	0.4	41	25	0
114	葡萄（紫）	88	43	88.4	0.7	0.3	1	9.3	10	0	0	0.3	0	1.8	10	0.5	41	3	0
115	葡萄（红玫瑰）	96	37	88.5	0.4	0.2	2.2	8.5	0	0	0	0	1.7	1.5	17	0.3	41	5	0
116	葡萄（巨峰）	84	50	87	0.4	0.2	0.4	11.6	5	0	0	0.1	0.3	2	7	0.6	41	4	0
117	葡萄（马奶子）	84	40	89.6	0.5	0.4	0.4	8.7	8	0	0	0.8	0	0	0	0	41	0	0
118	桑葚	100	49	82.8	1.7	0.4	4.1	9.7	5	0	0.1	0	9.9	2	37	0.4	41	0	0
119	桑葚（干）	100	239	10.7	21.1	6.1	29.3	24.9	0	0.3	0.6	4.8	32.7	28.1	622	42.5	41	7	0
120	柿	87	71	80.6	0.4	0.1	1.4	17.1	20	0	0	0.3	1.1	0.8	9	0.2	41	30	0
121	柿（磨盘）	98	76	79.4	0.7	0.1	1.5	18.1	17	0	0	0.2	1.3	4.7	5	0.2	41	10	0
122	柿饼	97	250	33.8	1.8	0.2	2.6	60.2	48	0	0	0.5	0.6	6.4	54	2.7	41	0	0
123	石榴（红粉皮石榴）	57	64	78.7	1.3	0.1	4.9	14.5	0	0.1	0	0	3.7	0.8	16	0.2	41	13	0

续表

序号	名称	可食部分	能量(KJ)	水分(g)	蛋白质(g)	脂肪(g)	膳食纤维(g)	碳水化合物(g)	维生素A(mg)	维生素B_1(mg)	维生素B_2(mg)	烟酸(mg)	维生素E(mg)	钠(mg)	钙(mg)	铁(mg)	类别	维生素C(mg)	胆固醇(g)
124	石榴（玛瑙石榴）	60	63	79.2	1.6	0.2	4.7	13.7	0	0.1	0	0	2.3	0.7	6	0.4	41	5	0
125	酸刺	16	107	70.7	2.8	0.3	2.2	23.3	25	0	0	0.2	1.5	8.3	105	11.7	41	74	0
126	酸枣棘	52	278	18.3	3.5	1.5	10.6	62.7	0	0	0	0.9	0	3.8	435	6.6	41	0	0
127	桃	86	48	86.4	0.9	0.1	1.3	10.9	3	0	0	0.7	1.5	5.7	6	0.8	41	7	0
128	桃（白粉桃）	93	24	92.7	1.3	0.1	0.9	4.6	0	0	0	0.2	0	0	0	0	41	9	0
129	桃（黄桃）	93	54	85.2	0.5	0.1	1.2	12.8	15	0	0	0.3	0.9	0	0	0	41	9	0
130	桃（金红桃）	88	26	92.2	0.7	0.1	1	5.6	0	0	0	0.2	0	0	0	0	41	9	0
131	桃（蜜桃）	88	41	88.7	0.9	0.2	0.8	9	2	0	0	1	1	2.9	10	0.5	41	4	0
132	桃（晚，黄）	75	39	89	0.7	0.2	1	8.6	3	0.1	0	0	0.2	0.5	6	0.3	41	11	0
133	无花果	100	59	81.3	1.5	0.1	3	13	5	0	0	0.1	1.8	5.5	67	0.1	41	2	0
134	香蕉	59	91	75.8	1.4	0.2	1.2	20.8	10	0	0	0.7	0.2	0.8	7	0.4	41	8	0
135	西瓜脯	100	305	18.7	0.7	0.2	2	75.5	3	0	0	0.4	0	529.3	253	11	41	13	0
136	杏	91	36	89.4	0.9	0.1	1.3	7.8	75	0	0	0.6	0.9	2.3	14	0.6	41	4	0
137	杨梅（树梅，山杨梅）	82	28	92	0.8	0.2	1	5.7	7	0	0.1	0.3	0.8	0.7	14	1	41	9	0
138	桃（杨桃）	88	29	91.4	0.6	0.2	1.2	6.2	3	0	0	0.7	0	1.4	4	0.4	41	7	0
139	椰子	33	231	51.8	4	12.1	4.7	26.6	0	0	0	0.5	0	55.6	2	1.8	41	6	0
140	樱桃（野，白刺）	23	288	18.8	11.4	3.9	7.9	51.9	0	0.1	0.2	3.5	0	98.5	59	11.4	41	0	0
141	樱桃	80	46	88	1.1	0.2	0.3	9.9	35	0	0	0.6	2.2	8	11	0.4	41	10	0
142	枣（鲜）	87	122	67.4	1.1	0.3	1.9	28.6	40	0.1	0.1	0.9	0.8	1.2	22	1.2	41	243	0
143	枣（干）	80	264	26.9	3.2	0.5	6.2	61.6	2	0	0.2	0.9	3	6.2	64	2.3	41	14	0
144	猕猴桃（中华猕猴桃，羊桃）	83	56	83.4	0.8	0.6	2.6	11.9	22	0.1	0	0.3	2.4	10	27	1.2	41	62	0
145	白果	100	355	9.9	13.2	1.3	0	72.6	0	0	0	0	0.7	17.5	54	0.2	42	0	0
146	白果（干，银杏）	67	355	9.9	13.2	1.3	0	72.6	0	0	0.1	0	24.7	17.5	54	0.2	42	0	0
147	核桃（干，胡桃）	43	627	5.2	14.9	58.8	9.5	9.6	5	0.2	0.1	0.9	43.2	6.4	56	2.7	42	1	0
148	核桃（鲜）	43	327	49.8	12.8	29.9	4.3	1.8	0	0.1	0.1	1.4	41.2	0	0	0	42	10	0
149	花生（生，落花生，长生果）	53	298	48.3	12.1	25.4	7.7	5.2	2	0	0	14.1	2.9	3.7	8	3.4	42	14	0

续表

序号	名　称	可食部分	能量（KJ）	水分（g）	蛋白质（g）	脂肪（g）	膳食纤维（g）	碳水化合物（g）	维生素A（mg）	维生素B_1（mg）	维生素B_2（mg）	烟酸（mg）	维生素E（mg）	钠（mg）	钙（mg）	铁（mg）	类别	维生素C（mg）	胆固醇（g）
150	花生（炒）	71	589	4.1	21.9	48	6.3	17.3	10	0.1	0.1	18.9	12.9	34.8	47	1.5	42	0	0
151	肠（茶肠）	100	329	52.4	9	29.6	0	6.7	0	0.1	0.1	3.1	0.2	723.2	2	2.1	51	0	72
152	肠（大腊肠）	100	267	54.9	12.9	20.1	0	8.6	0	0.7	0.1	10	0	1099.1	24	1.5	51	0	0
153	肠（大肉肠）	100	272	57	12	22.9	0	4.6	0	0.2	0.1	7.4	0	1370.4	67	3.1	51	0	72
154	肠（香肠）	100	508	19.2	24.1	40.7	0	11.2	0	0.5	0.1	4.4	1	2309.2	14	5.8	51	0	82
155	肠（猪肉香肠，罐头）	100	290	60.7	7.9	28.1	0	1.3	0	0.2	0.2	1.9	0.9	874.3	6	0.6	51	0	0
156	叉烧肉	100	279	49.2	23.8	16.9	0	7.9	16	0.7	0.2	7	0.7	818.8	8	2.6	51	0	68
157	方腿	100	117	73.9	16.2	5	0	1.9	0	0.5	0.2	17.4	0.2	424.5	1	3	51	0	45
158	酱牛肉	100	246	50.7	31.4	11.9	0	3.2	11	0.1	0.2	4.4	1.3	869.2	20	4	51	0	76
159	酱羊肉	100	272	45.7	25.4	13.7	0	11.8	0	0.1	0.1	8.3	1.3	937.8	43	4.1	51	0	92
160	酱汁肉	96	549	24	15.5	50.4	0	8.4	4	0.1	0.1	2.5	0.5	257.4	9	1.5	51	0	92
161	腊肉（培根）	100	181	63.1	22.3	9	0	2.6	0	0.9	0.1	4.5	0.1	51.2	2	2.4	51	0	46
162	腊肉（生）	100	498	31.1	11.8	48.8	0	2.9	96	0	0	0	6.2	763.9	22	7.5	51	0	123
163	腊肉（熟）	100	587	10.9	13.2	48.9	0	23.6	0	0.2	0	0	0	0	0	0	51	0	135
164	牛肚	100	72	83.4	14.5	1.6	0	0	2	0	0.1	2.5	0.5	60.6	40	1.8	51	0	104
165	牛肝	100	139	68.7	19.8	3.9	0	6.2	20220	0.2	1.3	11.9	0.1	45	4	6.6	51	0	297
166	牛肉（肥瘦）	100	190	68.1	18.1	13.4	0	0	9	0	0.1	7.4	0.2	57.4	8	3.2	51	0	84
167	牛肉（五花，肋条）	100	123	75.1	18.6	5.4	0	0	7	0.1	0.1	3.1	0.4	66.6	19	2.7	51	0	84
168	牛肉（后腿）	100	98	77.1	19.8	2	0	0.1	2	0	0.2	5.7	0.8	30.6	7	2.1	51	0	58
169	牛肉（后腱）	94	93	78.1	18	1.8	0	1.1	3	0	0.2	3.7	0.7	70.6	6	2.3	51	0	58
170	牛肉（前腱）	95	100	76.6	18.4	2.1	0	1.8	2	0	0.2	4.1	0.4	61.2	6	3	51	0	58
171	牛肉（前腿）	100	95	78	15.7	2.4	0	2.7	2	0	0.2	3.9	0.7	54.6	7	1.6	51	0	58
172	牛肉（瘦）	100	106	75.2	20.2	2.3	0	1.2	6	0.1	0.1	6.3	0.3	53.6	9	2.8	51	0	58
173	羊肝	100	134	69.7	17.9	3.6	0	7.4，	20972	0.2	1.8	22.1	29.9	123	8	7.5	51	0	349
174	羊肝（青羊）	100	143	69.5	23.2	5	0	1.2	0	0	0	0	0	0	0	0	51	0	349
175	羊脑	100	142	76.3	11.3	10.7	0	0.1	0	0.2	0.3	3.5	0	151.8	61	0	51	0	2004

续表

序号	名称	可食部分	能量(KJ)	水分(g)	蛋白质(g)	脂肪(g)	膳食纤维(g)	碳水化合物(g)	维生素A(mg)	维生素B_1(mg)	维生素B_2(mg)	烟酸(mg)	维生素E(mg)	钠(mg)	钙(mg)	铁(mg)	类别	维生素C(mg)	胆固醇(g)
176	羊肉（肥，瘦）	90	198	66.9	19	14.1	0	0	22	0.1	0.1	4.5	0.3	80.6	6	2.3	51	0	92
177	羊肉（瘦）	90	118	74.2	20.5	3.9	0	0.2	11	0.2	0.2	5.2	0.3	69.4	9	3.9	51	0	60
178	猪胆肝	100	336	16.3	44.2	6.4	0	25.3	3582	0.4	2.5	11	0	3625	12	181.3	51	0	1017
179	猪大排	68	264	58.8	18.3	20.4	0	1.7	12	0.8	0.2	5.3	0.1	44.5	8	0.8	51	0	165
180	猪肚	96	110	78.2	15.2	5.1	0	0.7	3	0.1	0.2	3.7	0.3	75.1	11	2.4	51	0	165
181	猪肝	99	129	70.7	19.3	3.5	0	5	4972	0.2	2.1	15	0.9	68.6	6	22.6	51	0	288
182	猪肝（卤煮）	100	203	56.4	26.4	8.3	0	5.6	37	0.4	0.4	0	0.1	674.7	68	2	51	0	469
183	猪肉（肥，瘦）	100	395	46.8	13.2	37	0	2.4	0	0.2	0.2	3.5	0.5	59.4	6	1.6	51	0	80
184	猪肉（后臀尖）	97	331	55.1	14.6	30.8	0	0	16	0.3	0.1	2.8	0.9	57.5	5	1	51	0	0
185	猪肉（后蹄膀，后肘）	73	320	57.6	17	28	0	0	8	0.4	0.2	2.6	0.5	76.8	6	1	51	0	79
186	猪肉（脊背，里脊）	100	155	70.3	20.2	7.9	0	0.7	5	0.5	0.1	5.2	0.6	43.2	6	1.5	51	0	81
187	猪肉（瘦）	100	143	71	20.3	6.2	0	1.5	44	0.5	0.1	5.3	0.3	57.5	6	3	51	0	81
188	猪肉松	100	396	9.4	23.4	11.5	0	49.7	44	0	0.1	3.3	10	469	41	6.4	51	0	111
189	鹌鹑	58	110	75.1	20.2	3.1	0	0.2	40	0	0.3	6.3	0.4	48.4	48	2.3	52	0	157
190	北京烤鸭	80	436	38.2	16.6	38.4	0	6	36	0	0.3	4.5	1	83	35	2.4	52	0	91
191	鹅	63	245	62.9	17.9	19.9	0	0	42	0.1	0.2	4.9	0.2	58.8	4	3.8	52	0	74
192	鹅肝	100	129	70.7	15.2	3.4	0	9.3	6100	0.3	0.3	0	5.3	70.2	2	7.8	52	0	285
193	鸡	66	167	69	19.3	9.4	0	1.3	48	0.1	0.1	5.6	0.7	63.3	9	1.4	52	0	106
194	鸡（母，一年内鸡）	66	256	56	20.3	16.8	0	5.8	139	0.1	0.1	5.6	0.7	63.3	9	1.4	52	0	106
195	鸡（乌骨鸡）	48	111	73.9	22.3	2.3	0	0.3	0	0	0.2	7.1	1.8	64	17	2.3	52	0	106
196	鸭	68	240	63.9	15.5	19.7	0	0.2	52	0.1	0.2	4.2	0.3	69	6	2.2	52	0	94
197	鸭（北京填鸭）	75	424	45	9.3	41.3	0	3.9	30	0	0	4.2	0.5	45.5	15	1.6	52	0	96
198	冰激凌粉	100	396	2.5	14.5	3.5	0	76.7	62	0.1	0.4	0.3	0	180.6	539	1.2	53	0	86
199	果味奶	100	20	95.5	1.9	0.8	0	1.4	0	0	0	0	0	37.4	88	0.1	53	0	18
200	炼乳（罐头，甜）	100	332	26.2	8	8.7	0	55.4	41	0	0.2	0.3	0.3	211.9	242	0.4	53	0	36
201	奶豆腐（鲜）	100	305	31.9	46.2	7.8	0	12.5	0	0	0.7	0.7	0	90.2	597	3.1	53	0	36

续表

序号	名称	可食部分	能量（KJ）	水分（g）	蛋白质（g）	脂肪（g）	膳食纤维（g）	碳水化合物（g）	维生素A（mg）	维生素 B_1（mg）	维生素 B_2（mg）	烟酸（mg）	维生素E（mg）	钠（mg）	钙（mg）	铁（mg）	类别	维生素C（mg）	胆固醇（g）
202	奶豆腐（脱脂）	100	343	14.7	53.7	2.5	0	26.5	0	0	0.3	0.4	0	55.4	360	12.4	53	0	36
203	牛乳	100	54	89.8	3	3.2	0	3.4	24	0	0.1	0.1	0.2	37.2	104	0.3	53	0	15
204	牛乳粉（母乳化奶粉）	100	510	2.9	14.5	27.1	0	51.9	303	0.3	1.2	0.5	0.2	168.7	251	8.3	53	0	0
205	牛乳粉（强化维生素，多维奶粉）	100	484	2.8	19.9	22.7	0	49.9	77	0.3	6.7	0.5	0.5	567.8	1797	1.4	53	0	68
206	牛乳粉（全脂）	100	478	2.3	20.1	21.2	0	51.7	141	0.1	0.7	0.9	0.5	260.1	676	1.2	53	0	110
207	牛乳粉（全脂，速溶）	100	466	2.3	19.9	18.9	0	54	272	0.1	0.8	0.5	1.3	247.6	659	2.9	53	0	71
208	牛乳粉（婴儿奶粉）	100	443	3.7	19.8	15.1	0	57	28	0.1	1.3	0.4	3.3	9.4	998	5.2	53	0	91
209	酸奶	100	72	84.7	2.5	2.7	0	9.3	26	0	0.2	0.2	0.1	39.8	118	0.4	53	0	15
210	酸奶（高蛋白）	100	62	86.6	3.2	2.2	0	7.3	0	0.1	0.1	0.1	0	43	161	0	53	0	15
211	鹌鹑蛋	86	160	73	12.8	11.1	0	2.1	337	0.1	0.5	0.1	3.1	106.6	47	3.2	54	0	515
212	鹌鹑蛋（五香罐头）	89	152	74.4	11.6	11.7	0	0	98	0	0.1	0.3	5.3	711.5	157	2.6	54	0	480
213	鹅蛋	87	196	69.3	11.1	15.6	0	2.8	192	0.1	0.3	0.4	4.5	90.6	34	4.1	54	0	704
214	鹅蛋白	100	48	87.2	8.9	0	0	3.2	7	0	0	0.3	0.3	77.3	4	2.8	54	0	0
215	鹅蛋黄	100	324	50.1	15.5	26.4	0	6.2	1977	0.1	0.6	0.6	95.7	24.4	13	2.8	54	0	1696
216	鸡蛋（白皮）	87	138	75.8	12.7	9	0	1.5	310	0.1	0.3	0.2	1.2	94.7	48	2	54	0	585
217	鸡蛋（红皮）	88	156	73.8	12.8	11.1	0	1.3	194	0.1	0.3	0.2	2.3	125.7	44	2.3	54	0	585
218	松花蛋（鸡）	83	178	66.4	14.8	10.6	0	5.8	310	0	0.1	0.2	1.1	0	26	3.9	54	0	595
219	松花蛋（鸭，皮蛋）	90	171	68.4	14.2	10.7	0	4.5	215	0.1	0.2	0.1	3	542.7	63	3.3	54	0	608
220	鸭蛋	87	180	70.3	12.6	13	0	3.1	261	0.2	0.3	0.2	5	106	62	2.9	54	0	565
221	蛏子	57	40	88.4	7.3	0.3	0	2.1	59	0	0.1	1.2	0.6	175.9	134	33.6	62	0	131
222	淡菜（干）	100	355	15.6	47.8	9.3	0	20.1	36	0	0.3	4.3	7.3	779	157	12.5	62	0	493
223	淡菜（鲜）	49	80	79.9	11.4	1.7	0	4.7	73	0.1	0.2	1.8	14	451.4	63	6.7	62	0	123
224	干贝	100	264	27.4	55.6	2.4	0	5.1	11	0	0.2	2.5	1.5	306.4	77	5.6	62	0	348
225	海蛎肉	100	66	85.6	8.4	2.3	0	2.9	0	0	0.1	1.7	7.7	194	167	5.4	62	0	0
226	海参	93	262	18.9	50.2	4.8	0	4.5	39	0	0.1	1.3	0	4967.8	0	9	62	0	62
227	海蜇皮	100	33	76.5	3.7	0.3	0	3.8	0	0	0.1	0.2	2.1	325	150	4.8	62	0	8

续表

序号	名称	可食部分	能量（KJ）	水分（g）	蛋白质（g）	脂肪（g）	膳食纤维（g）	碳水化合物（g）	维生素A（mg）	维生素B_1（mg）	维生素B_2（mg）	烟酸（mg）	维生素E（mg）	钠（mg）	钙（mg）	铁（mg）	类别	维生素C（mg）	胆固醇（g）
228	海蜇头	100	74	69	6	0.3	0	11.8	14	0.1	0	0.3	2.8	467.7	120	5.1	62	0	10
229	蛤蜊	45	31	91	5.8	0.4	0	1.1	19	0	0.1	0.5	0.9	317.3	138	2.9	62	0	156
230	蛤蜊（花蛤）	46	45	87.2	7.7	0.6	0	2.2	23	0	0.1	1.9	0.5	309	59	6.1	62	0	63
231	河蚌	23	36	89.8	6.8	0.6	0	0.8	202	0	0.1	1	1.4	28.7	306	3.1	62	0	57
232	河蚬（蚬子）	35	47	88.5	7	1.4	0	1.7	37	0.1	0.1	1.4	0.4	18.4	39	11.4	62	0	257
233	墨鱼	69	82	79.2	15.2	0.9	0	3.4	0	0	0	1.8	1.5	165.5	15	1	62	0	226
234	鲜贝	100	77	80.3	15.7	0.5	0	2.5	0	0	0.2	2.5	1.5	120	28	0.7	62	0	116
235	鲜赤贝	34	61	84.9	13.9	0.6	0	0	0	0	0.1	0.2	13.2	266.1	35	4.8	62	0	0
236	鲜扇贝	35	60	84.2	11.1	0.6	0	2.6	0	0	0.1	0.2	11.9	339	142	7.2	62	0	0
237	白米虾（水虾米）	57	81	77.3	17.3	0.4	0	2	54	0.1	0	0	3.3	90.7	403	2.1	63	0	103
238	东方对虾（中国对虾）	67	84	78	18.3	0.5	0	1.6	87	0	0.1	0.9	3.9	133.6	35	1	63	0	183
239	对虾	61	93	76.5	18.6	0.8	0	2.8	15	0	0.1	1.7	0.6	165.2	62	1.5	63	0	193
240	海虾	51	79	79.3	16.8	0.6	0	1.5	0	0	0.1	1.9	2.8	302.2	146	3	63	0	117
241	春卷	100	463	23.5	6.1	33.7	1	33.8	0	0	0	3	3.9	485.8	10	1.9	71	0	0
242	蛋糕（蛋清）	100	339	17.8	6.5	2.4	0	72.9	55	0.2	0.3	0	1.6	49	30	1.6	71	0	0
243	蛋糕（老式烤）	100	383	14.6	13	9.6	0.6	61.2	75	0.2	0.3	2	3.7	118.5	96	4.4	71	0	0
244	蛋糕（奶油）	100	378	21.9	7.2	13.9	0.6	55.9	175	0.1	0.1	1.4	3.3	80.7	38	2.3	71	0	161
245	蛋糕	100	347	18.6	8.6	5.1	0.4	66.7	86	0.1	0.1	0.8	2.8	67.8	39	2.5	71	0	0
246	面包	100	312	27.4	8.3	5.1	0.5	58.1	0	0	0.1	1.7	1.7	230.4	49	2	71	0	0
247	面包（多维）	100	318	30.9	8.8	8.4	0	51.9	0	0	0	2.6	0.6	652.7	0	2.9	71	0	0
248	面包（法式配餐）	100	282	28.3	10	1.2	1	57.7	0	0	0	6.1	1.4	478.4	127	1.9	71	0	0
249	面包（法式牛角）	100	375	21.3	8.4	14.3	1.5	53.1	0	0.1	0	5	3.8	352.3	83	1.7	71	0	0
250	面包（果料）	100	278	31.2	8.5	2.1	0.8	56.2	0	0.1	0.1	4.6	1.3	210.5	124	2	71	0	0
251	月饼（百寿宴点）	100	428	16.9	5.1	22.1	3	52.3	85	0.1	0	2.8	0.8	11.1	31	2.1	71	0	0
252	月饼（豆沙）	100	405	11.7	8.2	13.6	3.1	62.5	7	0.1	0.1	1.9	8.1	22.4	64	3.1	71	0	0
253	月饼（奶油果馅）	100	441	9.4	5.7	16.9	1	66.6	23	0.1	0	2.9	0.2	28.2	12	3.5	71	0	0

续表

序号	名称	可食部分	能量（KJ）	水分（g）	蛋白质（g）	脂肪（g）	膳食纤维（g）	碳水化合物（g）	维生素 A（mg）	维生素 B_1（mg）	维生素 B_2（mg）	烟酸（mg）	维生素 E（mg）	钠（mg）	钙（mg）	铁（mg）	类别	维生素 C（mg）	胆固醇（g）
254	月饼（奶油松仁）	100	438	12.6	6.4	21.4	4.1	54.9	62	0.3	0.2	3.1	2.1	17.7	26	2.5	71	0	0
255	月饼（唐王赏月）	100	429	15.1	8	18.4	0	57.8	17	0.1	0	2.9	9.8	56.8	29	2	71	0	0
256	月饼（五仁）	100	416	11.3	8	16	3.9	60.1	7	0	0.1	4	8.8	18.5	54	2.8	71	0	0
257	月饼（枣泥）	100	424	11.7	7.1	15.7	1.4	63.5	8	0.1	0.1	2.7	1.5	24.3	66	2.8	71	0	0
258	冰棍	100	47	88.3	0.8	0.2	0	10.5	0	0	0	0.2	0.1	20.4	31	0.9	85	0	45
259	冰激凌	100	126	74.4	2.4	5.3	0	17.3	48	0	0	0.2	0.2	54.2	126	0.5	85	0	51
260	冰砖	100	153	69.6	2.9	6.8	0	20	20	0	0	0.2	0.7	43.5	140	0.4	85	0	35
261	橘汁（VC 蜜橘）	100	95	76.4	0.1	0.2	0	23.2	0	0	0	0	0	4.4	4	0.3	85	187	0
262	萝卜	94	20	93.9	0.8	0.1	0.6	4	3	0	0.1	0.6	1	60	56	0.3	33	18	0
263	萝卜（白，莱菔）	95	20	93.4	0.9	0.1	1	4	3	0	0	0.3	0.9	61.8	36	0.5	33	21	0
264	萝卜（红皮萝卜）	94	26	91.6	1.2	0.1	1.2	5.2	3	0	0	0.6	1.8	68	45	0.6	33	24	0
265	马铃薯（土豆，洋芋）	94	76	79.8	2	0.2	0.7	16.5	5	0.1	0	1.1	0.3	2.7	8	0.8	33	27	0
266	藕（莲藕）	88	70	80.5	1.9	0.2	1.2	15.2	3	0.1	0	0.3	0.7	44.2	39	1.4	33	44	0
267	藕粉	100	372	6.4	0.2	0	0.1	92.9	0	0	0	0.4	0	10.8	8	41.8	33	0	0
268	山药（薯蓣）	83	56	84.8	1.9	0.2	0.8	11.6	7	0.1	0	0.3	0.2	18.6	16	0.3	33	5	0
269	山药（干）	100	324	15	9.4	1	1.4	69.4	0	0.3	0.3	0	0.4	104.2	62	0.4	33	0	0
270	甜萝卜（甜菜头，糖萝卜）	90	75	74.8	1	0.1	5.9	17.6	0	0.1	0	0.2	1.9	20.8	56	0.9	33	8	0
271	大白菜（酸，酸菜）	100	14	95.2	1.1	0.2	0.5	1.9	5	0	0	0.6	0.9	43.1	48	1.6	31	2	0
272	大白菜（小白口）	85	14	95.2	1.3	0.1	0.9	1.9	5	0	0	0.5	0.2	34.8	45	0.9	31	19	0
273	大葱（鲜）	82	30	91	1.7	0.3	1.3	5.2	10	0	0.1	0.5	0.3	4.8	29	0.7	31	17	0
274	大蒜（蒜头）	85	126	66.6	4.5	0.2	1.1	26.5	5	0	0.1	0.6	1.1	19.6	39	1.2	31	7	0
275	大蒜（紫皮）	89	136	63.8	5.2	0.2	1.2	28.4	3	0.3	0.1	0.8	0.7	8.3	10	1.3	31	7	0
276	枸杞菜（枸杞地骨）	49	44	87.8	5.6	1.1	1.6	2.9	0	0.1	0.3	1.3	3	29.8	36	2.4	31	58	0
277	茴香菜（小茴香）	86	24	91.2	2.5	0.4	1.6	2.6	402	0.1	0.1	0.8	0.9	186.3	154	1.2	31	26	0
278	茭白（茭笋，茭粑）	74	23	92.2	1.2	0.2	1.9	4	5	0	0	0.5	1	5.8	4	0.4	31	5	0
279	芥菜（大叶芥菜）	71	14	94.6	1.8	0.4	1.2	0.8	283	0	0.1	0.5	0.6	29	28	1	31	72	0

续表

序号	名称	可食部分	能量（KJ）	水分（g）	蛋白质（g）	脂肪（g）	膳食纤维（g）	碳水化合物（g）	维生素A（mg）	维生素B_1（mg）	维生素B_2（mg）	烟酸（mg）	维生素E（mg）	钠（mg）	钙（mg）	铁（mg）	类别	维生素C（mg）	胆固醇（g）
280	芥蓝（甘蓝菜）	78	19	93.2	2.8	0.4	1.6	1	575	0	0.1	1	1	50.5	128	2	31	51	0
281	茎用芥菜（青菜头）	92	5	95.4	1.3	0.2	2.8	0	47	0	0	0.3	1.3	41.1	23	0.7	31	76	0
282	芥菜（小叶芥菜）	88	24	92.6	2.5	0.4	1	2.6	242	0.1	0.1	0.7	2.1	38.9	80	1.5	31	7	0
283	金针菜（黄花菜）	98	199	40.3	19.4	1.4	7.7	27.2	307	0.1	0.2	3.1	4.9	59.2	301	8.1	31	10	0
284	韭菜	90	26	91.8	2.4	0.4	1.4	3.2	235	0	0.1	0.8	1	8.1	42	1.6	31	24	0
285	韭芽（韭黄）	88	22	93.2	2.3	0.2	1.2	2.7	43	0	0.1	0.7	0.3	6.9	25	1.7	31	15	0
286	苦菜（节节花，拒马菜）	100	35	85.3	2.8	0.6	5.4	4.6	90	0.1	0.1	0.6	2.9	8.7	66	9.4	31	19	0
287	萝卜缨（白）	100	14	90.7	2.6	0.3	1.4	0.3	0	0	0	0	0	0	0	0	31	77	0
288	萝卜缨（青）	100	32	87.2	3.1	0.1	2.9	4.7	33	0.1	0.1	0.2	0.5	91.4	110	1.4	31	41	0
289	萝卜缨（小，红）	93	20	92.8	1.6	0.3	1.4	2.7	118	0	0.1	0.4	0.9	43.1	238	0.2	31	51	0
290	芦笋（石叼柏，龙须菜）	90	18	93	1.4	0.1	1.9	3	17	0	0.1	0.7	0	3.1	10	1.4	31	45	0
291	马兰头（马兰，鸡儿肠）	100	25	91.4	2.4	0.4	1.6	3	340	0.1	0.1	0.8	0.7	15.2	67	2.4	31	26	0
292	苜蓿（草头，金花菜）	100	60	81.8	3.9	1	2.1	8.8	440	0.1	0.7	2.2	0	5.8	713	9.7	31	118	0
293	牛俐生菜（油麦菜）	81	15	95.7	1.4	0.4	0.6	1.5	60	0	0.1	0.2	0	80	70	1.2	31	20	0
294	瓢儿白（瓢儿菜）	79	15	94.1	1.7	0.2	1.6	1.6	200	0	0	0.5	0	56.9	59	1.8	31	10	0
295	荠菜（野荠）	65	11	95.6	0.7	0.2	1.2	1.5	48	0	0	1.8	0.3	109.4	89	1.1	31	5	0
296	芹菜（白茎，旱芹，药芹）	66	14	94.2	0.8	0.1	1.4	2.5	10	0	0.1	0.4	2.2	73.8	48	0.8	31	12	0
297	芹菜（茎）	67	20	93.1	1.2	0.2	1.2	3.3	57	0	0.1	0.4	1.3	159	80	1.2	31	8	0
298	芹菜（水芹菜）	60	13	96.2	1.4	0.2	0.9	1.3	63	0	0.2	1	0.3	40.9	38	6.9	31	5	0
299	芹菜（叶）	100	31	89.4	2.6	0.6	2.2	3.7	488	0.1	0.2	0.9	2.5	83	40	0.6	31	22	0
300	青蒜	84	30	90.4	2.4	0.3	1.7	4.5	98	0.1	0	0.6	0.8	9.3	24	0.8	31	16	0
301	生菜	94	13	95.8	1.3	0.3	0.7	1.3	298	0	0.1	0.4	1	32.8	34	0.9	31	13	0
302	蒜（小蒜）	82	30	90.4	1	0.4	2	5.7	113	0	0.1	0.5	0.2	17.2	89	1.2	31	28	0
303	蒜黄	97	21	93	2.5	0.2	1.4	2.4	47	0.1	0.1	0.6	0.5	7.8	24	1.3	31	18	0
304	蒜苗（蒜薹）	82	37	88.9	2.1	0.4	1.8	6.2	47	0.1	0.1	0.5	0.8	5.1	29	1.4	31	35	0
305	茼蒿（蓬蒿菜，艾菜）	82	21	93	1.9	0.3	1.2	2.7	252	0	0.1	0.6	0.9	161.3	73	2.5	31	18	0

续表

序号	名 称	可食部分	能量（KJ）	水分（g）	蛋白质（g）	脂肪（g）	膳食纤维（g）	碳水化合物（g）	维生素A（mg）	维生素 B_1（mg）	维生素 B_2（mg）	烟酸（mg）	维生素E（mg）	钠（mg）	钙（mg）	铁（mg）	类别	维生素C（mg）	胆固醇（g）
306	蕹菜（空心菜）	76	20	92.9	2.2	0.3	1.4	2.2	253	0	0.1	0.8	1.1	94.3	99	2.3	31	25	0
307	乌菜（塌菜，塌棵菜）	89	25	91.8	2.6	0.4	1.4	2.8	168	0.1	0.1	1.1	1.2	115.5	186	3	31	45	0
308	莴苣笋（莴苣）	62	14	95.5	1	0.1	0.6	2.2	25	0	0	0.5	0.2	36.5	23	0.9	31	4	0
309	莴苣叶	89	18	94.2	1.4	0.2	1	2.6	147	0.1	0.1	0.4	0.6	39.1	34	1.5	31	13	0
310	苋菜（青，绿苋菜）	74	25	90.2	2.8	0.3	2.2	2.8	352	0	0.1	0.8	0.4	32.4	187	5.4	31	47	0
311	苋菜（紫苋菜，红苋）	73	31	88.8	2.8	0.4	1.8	4.1	248	0	0.1	0.6	1.5	42.3	178	2.9	31	30	0
312	香椿（香椿头）	76	47	85.2	1.7	0.4	1.8	9.1	117	0.1	0.1	0.9	1	4.6	96	3.9	31	40	0
313	小白菜（青菜，白菜）	81	15	94.5	1.5	0.3	1.1	1.6	280	0	0.1	0.7	0.7	73.5	90	1.9	31	28	0
314	小葱	73	24	92.7	1.6	0.4	1.4	3.5	140	0.1	0.1	0.4	0.6	10.4	72	1.3	31	21	0
315	雪里蕻（雪菜，雪里红）	94	24	91.5	2	0.4	1.6	3.1	52	0	0.1	0.5	0.7	30.5	230	3.2	31	31	0
316	油菜	87	23	92.9	1.8	0.5	1.1	2.7	103	0	0.1	0.7	0.9	55.8	108	1.2	31	36	0
317	油菜（脱水）	100	299	9	7.6	0.6	8.6	65.7	577	0.3	0	10.5	7.7	405.3	596	19.3	31	124	0
318	油菜薹	82	20	92.4	3.2	0.4	2	1	90	0.1	0.1	0.8	0.9	83.2	156	2.8	31	65	0
319	圆白菜（甘蓝，卷心菜）	86	22	93.2	1.5	0.2	1	3.6	12	0	0	0.4	0.5	27.2	49	0.6	31	40	0
320	芫荽（香菜，香荽）	81	31	90.5	1.8	0.4	1.2	5	193	0	0.1	2.2	0.8	48.5	101	2.9	31	48	0
321	菜瓜（生瓜，白瓜）	88	18	95	0.6	0.2	0.4	3.5	3	0	0	0.2	0	1.6	20	0.5	32	12	0
322	冬瓜	80	11	96.6	0.4	0.2	0.7	1.9	13	0	0	0.3	0.1	1.8	19	0.2	32	18	0
323	哈蜜瓜	71	34	91	0.5	0.1	0.2	7.7	153	0	0	0	0	26.7	4	0	32	12	0
324	黄瓜（胡瓜）	92	15	95.8	0.8	0.2	0.5	2.4	15	0	0	0.2	0.5	4.9	24	0.5	32	9	0
325	葫芦条（干）	100	219	25.4	4.3	1.8	18.1	46.5	0	0.1	0	1.4	0	36.3	114	8	32	0	0
326	葫芦（长瓜，蒲瓜，瓠瓜）	87	14	95.3	0.7	0.1	0.8	2.7	7	0	0	0.4	0	0.6	16	0.4	32	11	0
327	苦瓜（凉瓜，赖葡萄）	81	19	93.4	1	0.1	1.4	3.5	17	0	0	0.4	0.9	2.5	14	0.7	32	56	0
328	南瓜（饭瓜，番瓜，倭瓜）	85	22	93.5	0.7	0.1	0.8	4.5	148	0	0	0.4	0.4	0.8	16	0.4	32	8	0
329	丝瓜	83	20	94.3	1	0.2	0.6	3.6	15	0	0	0.4	0.2	2.6	14	0.4	32	5	0
330	笋瓜（生瓜）	91	12	96.1	0.5	0	0.7	2.4	17	0	0	0	0.3	0	14	0.6	32	5	0
331	甜瓜（香瓜）	78	26	92.9	0.4	0.1	0.4	5.8	5	0	0	0.3	0.5	8.8	14	0.7	32	15	0

续表

序号	名称	可食部分	能量（KJ）	水分（g）	蛋白质（g）	脂肪（g）	膳食纤维（g）	碳水化合物（g）	维生素A（mg）	维生素B_1（mg）	维生素B_2（mg）	烟酸（mg）	维生素E（mg）	钠（mg）	钙（mg）	铁（mg）	类别	维生素C（mg）	胆固醇（g）
332	小西胡瓜	79	22	94.4	0.7	0	0	4.8	0	0	0	0	0	1.7	5	0.2	32	0	0
333	西瓜（寒瓜）	56	25	93.3	0.6	0.1	0.3	5.5	75	0	0	0.2	0.1	3.2	8	0.3	32	6	0
334	西瓜（忠于6号，黑皮）	64	32	92.3	0.5	0.5	0.1	6.4	38	0	0	0.2	0.2	0	0	0	32	6	0
335	西瓜（京欣1号）	59	34	91.2	0.5	0	0.2	7.9	13	0	0	0.4	0	4.2	10	0.5	32	7	0
336	西瓜（郑州3号）	59	25	93.4	0.6	0.1	0.2	5.5	35	0	0	0.3	0.1	2.4	4	0.2	32	4	0
337	西葫芦	73	18	94.9	0.8	0.2	0.6	3.2	5	0	0	0.2	0.3	5	15	0.3	32	6	0
338	籽瓜	46	4	98.7	0.2	0.3	0.5	0.1	0	0	0	0.1	0	0	0	0	32	10	0
339	茄子（长）	96	19	93.1	1	0.1	1.9	3.5	30	0	0	0.6	0.2	6.4	55	0.4	31	7	0
340	青椒（灯笼椒，柿子椒，大椒）	82	22	93	1	0.2	1.4	4	57	0	0	0.9	0.6	3.3	14	0.8	31	72	0
341	番茄（西红柿，番柿）	97	19	94.4	0.9	0.2	0.5	3.5	92	0	0	0.6	0.6	5	10	0.4	31	19	0
342	辣椒（红尖，干）	88	212	14.6	15	12	41.7	11	0	0.5	0.2	1.2	8.8	1.8	12	6	31	0	0
343	辣椒（红小）	80	32	88.8	1.3	0.4	3.2	5.7	232	0	0.1	0.8	0.4	2.6	37	1.4	31	144	0
344	辣椒（尖，青）	84	23	91.9	1.4	0.3	2.1	3.7	57	0	0	0.5	0.9	2.2	15	0.7	31	62	0
345	奶柿子西红柿	100	13	95.6	0.6	0.1	0.8	2.4	88	0.1	0	1	1.2	0	15	0.4	31	8	0
346	茄子	93	21	93.4	1.1	0.2	1.3	3.6	8	0	0	0.6	1.1	5.4	24	0.5	31	5	0
347	黄瓜（甜辣黄瓜）	100	99	62.7	2.8	0.2	1.2	21.6	0	0.1	0	0.4	0	0	96	4.1	84	0	0
348	黄瓜（酱黄瓜）	100	24	76.2	3	0.3	1.2	2.2	30	0.1	0	0.9	0	3769.5	52	3.7	84	0	0
349	姜（糟）	100	27	67.7	1.6	0.8	1.4	3.4	0	0	0.1	0.8	0	9686	39	4.4	84	0	0
350	酱包瓜	100	107	59.2	4.7	0	2.8	22	0	0	0.1	0.6	1.9	2523.2	15	4.2	84	0	0
351	芥菜（酸）	100	25	90.3	1.2	0.1	0	4.9	0	0	0.1	0.6	0.9	1164	51	1.4	84	0	0
352	花生仁（生）	100	563	6.9	25	44.3	5.5	16	5	0.7	0.1	17.9	18.1	3.6	39	2.1	42	2	0
353	花生仁（炒）	100	581	1.8	24.1	44.4	4.3	21.2	0	0.1	0.1	18.9	15	445.1	284	6.9	42	0	0
354	葵花子（生）	50	597	2.4	23.9	49.9	6.1	13	5	0.4	0.2	4.8	34.5	5.5	72	5.7	42	0	0
355	葵花子（炒）	52	616	2	22.6	52.8	4.8	12.5	5	0.4	0.3	4.8	26.5	1322	72	6.1	42	0	0
356	葵花子仁	100	606	7.8	19.1	53.4	4.5	12.2	0	1.8	0.2	4.5	79.1	50	1	2.9	42	0	0
357	南瓜子（炒，白瓜子）	68	574	4.1	36	46.1	4.1	3.8	0	0.1	0.2	3.3	27.3	15.8	37	6.5	42	0	0

续表

序号	名称	可食部分	能量（KJ）	水分（g）	蛋白质（g）	脂肪（g）	膳食纤维（g）	碳水化合物（g）	维生素A（mg）	维生素B_1（mg）	维生素B_2（mg）	烟酸（mg）	维生素E（mg）	钠（mg）	钙（mg）	铁（mg）	类别	维生素C（mg）	胆固醇（g）
358	山核桃（熟，小核桃）	30	596	2.2	7.9	50.8	7.8	26.8	0	0	0.1	1	14.1	430.3	133	5.4	42	0	0
359	山核桃（干）	24	601	2.2	18	50.4	7.4	18.8	5	0.2	0.1	0.5	65.6	250.7	57	6.8	42	0	0
360	松子（炒）	31	619	3.6	14.1	58.5	12.4	9	5	0	0.1	3.8	25.2	3	161	5.2	42	0	0
361	松子仁	100	698	0.8	13.4	70.6	10	2.2	2	0.2	0.3	4	32.8	10.1	78	4.3	42	0	0
362	西瓜子（话梅）	38	541	5	30.3	46.5	13.2	0.2	0	0	0.1	3.2	2.7	133.7	392	4.4	42	0	0
363	西瓜子（炒）	43	573	4.3	32.7	44.8	4.5	9.7	0	0	0.1	3.4	1.2	187.7	28	8.2	42	0	0
364	杏仁	100	514	5.6	24.7	44.8	19.2	2.9	0	0.1	1.3	0	18.5	7.1	71	1.3	42	26	0
365	鸭蛋（咸）	88	190	61.3	12.7	12.7	0	6.3	134	0.2	0.3	0.1	6.3	2706.1	118	3.6	54	0	647
366	鸭蛋白	100	47	87.7	9.9	0	0	1.8	23	0	0.1	0.1	0.2	71.2	18	0.1	54	0	0
367	鸭蛋黄	100	378	44.9	14.5	33.8	0	4	1980	0.3	0.6	0	12.7	30.1	123	4.9	54	0	1576
368	大黄鱼（大黄花鱼）	66	96	77.7	17.7	2.5	0	0.8	10	0	0.1	1.9	1.1	120.3	53	0.7	61	0	86
369	带鱼（白带鱼，刀鱼）	76	127	73.3	17.7	4.9	0	3.1	29	0	0.1	2.8	0.8	150.1	28	1.2	61	0	76
370	大麻哈鱼（大马哈鱼）	72	143	74.1	17.2	8.6	0	0	45	0.1	0.2	4.4	0.8	0	13	0.3	61	0	101
371	黄鳝（鳝鱼）	67	89	78	18	1.4	0	1.2	50	0.1	1	3.7	1.3	70.2	42	2.5	61	0	126
372	黄鳝（鳝丝）	88	61	85.2	15.4	0.8	0	0	0	0	2.1	1.8	1.1	131	57	2.8	61	0	0
373	河虾	86	84	78.1	16.4	2.4	0	0	48	0	0	0	5.3	138.8	325	4	63	0	240
374	江虾（沼虾）	100	87	77	10.3	0.9	0	9.3	102	0	0.1	2.2	11.3	0	78	8.8	63	0	116
375	基围虾	60	101	75.2	18.2	1.4	0	3.9	0	0	0.1	2.9	1.7	172	83	2	63	0	181
376	龙虾	46	90	77.6	18.9	1.1	0	1	0	0	0	4.3	3.6	190	21	1.3	63	0	121
377	蟹（河蟹）	42	103	75.8	17.5	2.6	0	2.3	389	0.1	0.3	1.7	6.1	193.5	126	2.9	63	0	267
378	蟹（梭子蟹）	49	95	77.5	15.9	3.1	0	0.9	121	0	0.3	1.9	4.6	481.4	280	2.5	63	0	142
379	蟹肉	100	62	84.4	11.6	1.2	0	1.1	0	0	0.1	4.3	2.9	270	231	1.8	63	0	65
380	菜籽油	100	899	0.1	0	99.9	0	0	0	0	0	0	60.9	7	9	3.7	81	0	0
381	豆油	100	899	0.1	0	99.9	0	0	0	0	0	0	93.1	4.9	13	2	81	0	0
382	花生油	100	899	0.1	0	99.9	0	0	0	0	0	0	42.1	3.5	12	2.9	81	0	0
383	色拉油	100	898	0.2	0	99.8	0	0	0	0	0	0	24	5.1	18	1.7	81	0	0

续表

序号	名称	可食部分	能量（KJ）	水分（g）	蛋白质（g）	脂肪（g）	膳食纤维（g）	碳水化合物（g）	维生素A（mg）	维生素B_1（mg）	维生素B_2（mg）	烟酸（mg）	维生素E（mg）	钠（mg）	钙（mg）	铁（mg）	类别	维生素C（mg）	胆固醇（g）
384	玉米油	100	895	0.2	0	99.2	0	0.5	0	0	0	0	51.9	1.4	1	1.4	81	0	0
385	芝麻油（香油）	100	898	0.1	0	99.7	0	0.2	0	0	0	0	68.5	1.1	9	2.2	81	0	0
386	猪油（未炼）	100	827	4	0	88.7	0	7.2	89	0	0	0	21.8	138.5	0	2.1	81	0	0
387	猪油（炼，大油）	100	897	0.2	0	99.6	0	0.2	27	0	0	0	5.2	0	0	0	81	0	93
388	棕榈油	100	900	0	0	100	0	0	0	0	0	0	15.2	1.3	0	3.1	81	0	0
389	雪糕（双棒）	100	137	69.7	2.3	3.6	0	23.9	45	0	0	0.1	0.8	51.1	100	0.8	85	0	38
390	白砂糖	100	400	0	0	0	0	99.9	0	0	0	0	0	0.4	20	0.6	83	0	0
391	白糖（绵白糖）	100	396	0.9	0.1	0	0	98.9	0	0	0	0.2	0	2	6	0.2	83	0	0
392	冰糖	100	397	0.6	0	0	0	99.3	0	0	0	0	0	2.7	23	1.4	83	0	0
393	蜂蜜	100	321	22	0.4	1.9	0	75.6	0	0	0.1	0.1	0	0.3	4	1	83	3	0
394	巧克力	100	586	1	4.3	40.1	1.5	51.9	0	0.1	0.1	1.4	1.6	111.8	111	1.7	83	0	0
395	粉皮	100	64	84.3	0.2	0.3	0	15	0	0	0	0	0	3.9	5	0.5	11	0	0
396	粉丝	100	335	15	0.8	0.2	1.1	82.6	0	0	0	0.4	0	9.3	31	6.4	11	0	0
397	粉条	100	337	14.3	0.5	0.1	0.6	83.6	0	0	0	0.1	0	9.6	35	5.2	11	0	0
398	凉粉	100	37	90.5	0.2	0.3	0.6	8.3	0	0	0	0.2	0	2.8	9	1.3	71	0	0
399	醋	100	31	90.6	2.1	0.3	0	4.9	0	0	0.1	1.4	0	262.1	17	6	82	0	0
400	酱油	100	63	67.3	5.6	0.1	0.2	9.9	0	0.1	0.1	1.7	0	5757	66	8.6	82	0	0
401	酱油（高级）	100	71	67.5	8.4	0.2	0	9	0	0	0.1	1.5	0	4056	30	3	82	0	0
402	酱油（三鲜）	100	41	74.3	3.4	0.1	0	6.6	0	0	0.2	0.8	0	2462	58	1.7	82	0	0
403	酱油（一级）	100	66	64.8	8.3	0.6	0	6.9	0	0	0.3	1.7	0	4861.1	27	7	82	0	0
404	甜面酱	100	136	53.9	5.5	0.6	1.4	27.1	5	0	0.1	2	2.2	2097.2	29	3.6	82	0	0
405	味精	100	268	0.2	40.1	0.2	0	26.5	0	0.1	0	0.3	0	21053	100	1.2	82	0	0
406	盐	100	0	0.1	0	0	0	0	0	0	0	0	0	25127.2	22	1	82	0	0
407	芝麻酱	100	618	0.3	19.2	52.7	5.9	16.8	17	0.2	0.2	5.8	35.1	0	1170	9.8	82	0	0

参考文献

[1] 中国营养学会．中国居民膳食指南（2022）[M]．北京：人民卫生出版社，2022.

[2] 李勇．营养与食品卫生学 [M]．北京：北京大学医学出版社，2005.

[3] 蔡美琴．医学营养学 [M]．2 版．上海：上海科学技术文献出版社，2007.

[4] 唐劲天．临床肿瘤学概论 [M]．北京：清华大学出版社，2011.

[5] 穆尔．营养评估与营养治疗手册 [M]．陈伟，译．北京：人民军医出版社，2009.

[6] 焦广宇，蒋卓勤．临床营养学 [M]．3 版．北京：人民卫生出版社，2010.

[7] 沈晓明，王卫平．儿科学 [M]．7 版．北京：人民卫生出版社，2008.

[8] 吴再德，吴肇汉．外科学 [M]．7 版．北京：人民卫生出版社，2008.

[9] 陆再英，钟南山．内科学 [M]．7 版．北京：人民卫生出版社，2008.

[10] 乐杰．妇产科学 [M]．7 版．北京：人民卫生出版社，2008.

[11] 杨宗城．烧伤治疗学 [M]．3 版．北京：人民卫生出版社，2006.

[12] 杨月欣．中国食物成分表 [M]．2 版．北京：北京大学医学出版社，2009.

[13] BOWMAN B A，RUSSELL R M. 现代营养学 [M]．8 版．荫士安，汪之顼，王茵，译．北京：人民卫生出版社，2008.

[14] 葛可佑．中国营养科学全书 [M]．北京：人民卫生出版社，2004.

[15] 陈炳卿．营养与食品卫生学 [M]．3 版．北京：人民卫生出版社，1994.

[16] 曹伟新．临床营养新概念与新技术 [M]．北京：人民军医出版社，2002.

[17] 傅华．预防医学 [M]．4 版．北京：人民卫生出版社，2005.

[18] 周爱儒．生物化学 [M]．6 版．北京：人民卫生出版社，2006.

[19] 姚泰．生理学 [M]．6 版．北京：人民卫生出版社，2004.

[20] 孙远明．食品营养学 [M]．2 版．北京：中国农业大学出版社，2010.